W0258705

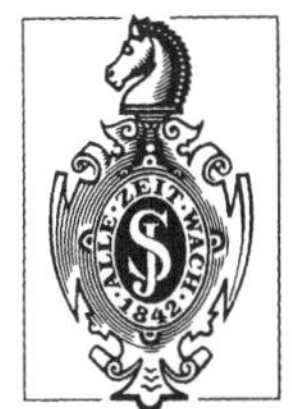

Claus Toni Haid

Vestibularisprüfung und vestibuläre Erkrankungen

Ein Leitfaden für Praxis und Klinik
zur Diagnostik und Therapie von
Schwindel und Gleichgewichtsstörungen

Mit 158 Abbildungen und 57 Tabellen

Springer-Verlag Berlin Heidelberg GmbH

Prof. Dr. med. Claus Toni Haid
Klinik und Poliklinik für Hals-Nasen-Ohrenkranke
der Universität Erlangen-Nürnberg
Waldstraße 1
D-8520 Erlangen

ISBN 978-3-662-10792-8

CIP-Titelaufnahme der Deutschen Bibliothek
Haid, Claus Toni:
Vestibularisprüfung und vestibuläre Erkrankungen:
ein Leitfaden für Praxis und Klinik zur Diagnostik und Therapie von Schwindel und Gleichgewichtsstörungen /
Claus Toni Haid.
ISBN 978-3-662-10792-8   ISBN 978-3-662-10791-1 (eBook)
DOI 10.1007/978-3-662-10791-1

Ursprünglich erschienen bei Springer-Verlag Berlin Heidelberg New York 1990
Softcover reprint of the hardcover 1st edition 1990

2122/3130-543210 – Gedruckt auf säurefreiem Papier

Vorwort

Schwindel und Gleichgewichtsstörungen werden von den betroffenen Personen oft
sehr unangenehm und quälend empfunden, dem Symptom Schmerz ähnlich.

Sie können bei zahlreichen Krankheitsbildern als Einzelsymptome oder kombiniert mit zusätzlichen Beschwerden in Erscheinung treten. Viele Ärzte unterschiedlicher Fachdisziplin werden damit konfrontiert, wie z. B. der Allgemeinmediziner,
Internist, Neurologe, Neurochirurg, HNO-Arzt, Pädiater, Orthopäde und Augenarzt. Die Ursachen für diese Beschwerden herauszufinden kann sich sehr schwierig
gestalten. Viele Fragen tauchen auf. Ist das vestibuläre System überhaupt geschädigt?
Wenn ja, liegt die Läsionsstelle im peripher-vestibulären, zentral-vestibulären oder
kombiniert in beiden Abschnitten? Oder besteht eine zentral-nervöse Integrations-
störung von afferent ankommenden Informationen als Folge zahlreicher Erkrankungen, die nicht unbedingt zu einer Schädigung des vestibulären Systems führen müssen?

Um diese Fragen näher abzuklären ist fast immer eine Gleichgewichtsuntersuchung unerläßlich, die sich aus zahlreichen komplizierten Einzeluntersuchungen
zusammensetzt. Sie sind zeitraubend und erfordern einen hohen technischen Aufwand. Darüber hinaus gestaltet sich die Auswertung und Quantifizierung der Ergebnisse, das Erkennen physiologischer Variationen von einem pathologischen Zustand,
sowie die Gesamtbeurteilung oft sehr kompliziert. Neben Fingerspitzengefühl und
Erfahrung ist es für die Diagnostik notwendig, ein fundiertes Wissen über anatomische, physiologische, pathophysiologische und klinische Vorgänge und Grundbegriffe
des vestibulären Systems zu besitzen. Dazu soll dieses Buch dem Anfänger den
Einstieg auf diesem Gebiet erleichtern und dem mit Schwindel und / oder Gleichgewichtsstörungen konfrontierten Arzt exakte Informationen liefern und als Nach-
schlagewerk dienen. Auch für das neurootologische Assistenzpersonal soll dieses
Buch nützlich sein, die physiologischen Zusammenhänge und Untersuchungen leichter zu verstehen.

Um den Rahmen dieses Buches nicht zu sprengen und da es als Leitfaden für die
Vestibularisprüfung und von vestibulären Erkrankungen für Praxis und Klinik dien-
lich sein soll, können nicht alle Variationen und sämtliche Krankheitsbilder und
dazugehörige Publikationen erörtert werden. Das Buch umfaßt im ersten Teil u. a.
die für die Klinik wichtigsten Untersuchungsmethoden sowie die Auswertung und
Beurteilung der vorgefundenen Ergebnisse. Der zweite Teil befaßt sich mit zahlreichen vestibulären Erkrankungen in jeweils systematischer Reihenfolge:

Symptome, Ätiologie und Pathogenese, Komplikationen, Differentialdiagnosen,
interdisziplinäre Untersuchungsvorgänge, Ergebnisse der Vestibularisprüfung, konservative und chirurgische Therapie; schließlich werden zum Schluß einige besondere
Hinweise mit auf den Weg gegeben. Darüber hinaus zeigt die Kasuistik einige aus-
gewählte Krankheitsbilder zum besseren Verständnis auf. Neben vestibulären Er-

krankungen werden zusätzlich internistische und okuläre Krankheiten erörtert, die mit Schwindel und Gleichgewichtsstörungen einhergehen können.

Meiner langjährigen Mitarbeiterin im neurootologischen Labor der HNO-Universitätsklinik Erlangen, Frau Klose, danke ich herzlich für ihren unermüdlichen und aufopfernden persönlichen Einsatz und ihre tatkräftige Mithilfe. Frau Gilmore und Frau Balduin danke ich für die Schreibarbeiten und unserem Photographen Herrn Gerard für zahlreiche photographische Abbildungen. Bei Herrn Dr. rer. nat. M. Berg bedanke ich mich für die langjährige audiologische Beratung und technische Mithilfe. Herrn Dr. Christ, Herrn Dr. Meier und Herrn Dr. Goertzen danke ich für die Mithilfe bei zahlreichen Vestibularisprüfungen.

Dem Graphiker Herrn Brand verdanke ich die zahlreichen erstellten Abbildungen, die durch mühevolle Arbeit den Rahmen dieses Buches positiv beeinflussen.

Herr Prof. Dr. M.E. Wigand, Direktor der HNO-Universitätsklinik Erlangen-Nürnberg, mein Chef und mein Lehrer, hat mich in die komplizierte Vestibularisdiagnostik und in die diffizile Otoneuromikrochirurgie eingeführt, die Gegenstand dieses Buches geworden ist. Ich möchte mich bei meinem hochverehrten Klinikchef Herrn Prof. Wigand sehr herzlich für sein stetes Interesse und seine große Hilfe bedanken.

Dem Springer-Verlag, insbesondere Herrn Bergstedt, möchte ich für die Veröffentlichung dieses Buches danken.

Meiner lieben Frau Uta danke ich herzlichst für die Mithilfe und ihre große Geduld.

Erlangen   Claus Toni Haid

Inhaltsverzeichnis

VIII

Leitfaden der Vestibularisprüfung
Teil I

Kurze Geschichte der Vestibularisforschung

Der Prager Physiologe Johann Evangelista Purkinje widmete sich Anfang des 19. Jahrhunderts Schwindelphänomenen, ausgelöst durch optokinetische, galvanische und kinetische Reize. Er erkannte damals bestimmte Augenbewegungen von Personen als Oszillationen und vermutete zentrifugale Einwirkungen im Gehirn als Auslösemechanismus. Die Labyrinthe als Ausgangsorgane für den Mechanismus des Schwindels waren damals noch unbekannt.

Einige Zeit später fand Flourens (1842) heraus, daß nach Durchtrennung der Labyrinthe an Tauben oder Kaninchen charakteristische Kopf- und Körperbewegungen entstanden und zwar entsprechend der Ebene des zerstörten Bogenganges.

Goltz fand 1870 den Zusammenhang heraus, daß bei Kopfbewegungen Endolymphbewegungen in den Bogengängen entstehen. Dadurch wird eine Erregung des N. octavus erzeugt, die zum Gleichgewichtszentrum im Hirnstamm weitergeleitet wird und eine Innervation von bestimmten Muskelgruppen erzeugt, wodurch das Gleichgewicht aufrechterhalten werden kann.

Kurze Zeit später bestätigten Mach (1875), Breuer (1874) und Crumbrown (1874) die Theorie von Goltz. Sie fanden heraus, daß bei Winkelbeschleunigungen eine Endolymphbewegung in einem der Bogengänge erzeugt wird. Infolge von Trägheitsmomenten wird die Endolymphe in entgegengesetzter Richtung der Rotation ausgelenkt und verursacht eine Cupulaauslenkung. Dies erzeugt eine Reizung des N. ampullaris, wodurch eine Drehempfindung mit Entstehung eines Nystagmus in der gleichen Ebene des stimulierten Bogengangs und in der gleichen Richtung wie die Rotation ausgelöst wird.

Ewald (1892) fand auf Grund experimenteller Untersuchungen an Tauben heraus, daß vom Labyrinth und vestibulärem System eine permanente Tonisierung der Augen-, Kopf-, Körper- und Extremitätenmuskulatur ausgeht. (Ewaldsche Gesetze S. 14.)

Bárány war der eigentliche Erfinder der kalorischen Prüfung, wofür er 1912 den Nobelpreis erhielt. Das war der eigentliche Beginn der klinischen Vestibularisprüfung. Er fand heraus, daß durch Erwärmung oder Abkühlung des horizontalen Bogengangs ein jeweiliger Richtungswechsel des Nystagmus entsteht, und zwar bei der Warmspülung ein ipsilateraler und bei der Kaltspülung ein kontralateraler Nystagmus. Damit bestand die Möglichkeit, beide Labyrinthe isoliert voneinander zu untersuchen. Seine Theorie für die Auslösung des kalorischen Nystagmus bestand in einer Endolymphströmung in Abhängigkeit vom spezifischen Gewicht der Endolymphe in Relation zur Gravitation. Seit den experimentellen Gleichgewichtsuntersuchungen im Weltraum mit der europäischen Spacelab Mission 1983 unter nahezu schwerelosen Bedingungen, ist seine Theorie der Endolymphströmung ins Wanken geraten (von Baumgarten 1987; Scherer u. Clarke 1987). Es scheinen mehrere Faktoren für die Erzeugung eines kalorischen Nystagmus verantwortlich zu sein (s. S. 76).

Anatomische und physiologische Grundlagen des vestibulären Systems

Zur Aufrechterhaltung eines statischen und dynamischen Gleichgewichts sind drei vorwiegend afferente Systeme maßgeblich beteiligt: das optische, propriozeptive (somatosensible) und vestibuläre System.

Das **optische System** beider Augen bietet über die Retina mit ihren Sinnesrezeptoren und dann über den N. opticus sowie über zentralnervöse Verschaltungen (Corpus geniculatum laterale, retinotektale und prätektale Bahn) mit Hilfe des übergeordneten optischen Zentrums im Kortex des Lobus occipitalis (Area 17, 18, 19) eine wichtige visuelle Kontrolle über unsere statische Lage im dreidimensionalen Raum. Ähnliches gilt für den Kortex des Lobus frontalis (Area 7, 8).

Das **propriozeptive System** übt eine bedeutende Funktion für die anatomische Kopf- und Körperhaltung in alltäglichen Situationen aus. In der menschlichen Haut und den angrenzenden Schleimhäuten können Sinnesempfindungen wie Berührung, Druck, Vibration, Wärme, Kälte, Schmerz und Juckreiz durch Mechanorezeptoren wahrgenommen werden. In der Haut existieren sensible Nervenendigungen (Nervengeflechte der Haarscheiden, Vater-Pacinische Lamellenkörperchen, Ruffini-Körperchen, Merkelsche Scheiben und freie Nervenendigungen). Die Intensität einer Druck- oder Berührungsempfindung (z. B. an der Fußsohle im Stehen) hängt von der Größe der Eindellung, von deren Änderungsgeschwindigkeit, vom Ausmaß der Reizfläche und somit von der Zahl der zur gleichen Zeit innervierten Rezeptoren ab. Besteht einige Zeit ein Hautdruck, so entsteht eine Adaptation (Abnahme der anfänglichen Impulsfrequenz). Die Propriozeptoren für die „Tiefensensibilität" geben eine Auskunft über die Gliederstellung und Muskelspannung und ermöglichen dadurch eine Information über die Lageempfindung und Bewegungsempfindung. Die propriozeptiven Mechanorezeptoren befinden sich in Muskeln, Muskelhüllen, Sehnen, Bändern und Gelenken (Golgi-Organe, Vater-Pacinische Körperchen, Ruffini-Körperchen, afferente Muskelfaserinnervationen).

Das **vestibuläre System** besitzt drei wichtige Funktionen:

1. Es liefert Informationen zum Zentralnervensystem über lineare oder anguläre Akzellerations- oder Deakzellerationsvorgänge.
2. Es hält die visuelle Orientierung aufrecht durch Steuerung der Augenmuskulatur insbesondere bei Kopf- oder Körperbewegung.
3. Es reguliert den Muskeltonus des Körpers in Relation zur jeweils eingenommenen Kopf- oder Körperposition im Raum.

Anatomie des vestibulären Systems: Labyrinth mit Bogengängen und Otolithen, vestibulärer Reflexbogen

Das periphere Gleichgewichtsorgan liegt paarig zusammen mit dem Hörorgan als sog. Labyrinth eingebettet im Felsenbein. Beide Organe stellen eine anatomische und daher auch vielfach eine pathologische Einheit dar. In ihrer Funktion sind sie jedoch grundverschieden. Das eine Organ funktioniert als Hörorgan und das andere als Gleichgewichtsorgan. Das Cortische Organ des Hörorgans mit dem häutigen Labyrinth des Ductus cochlearis wird in diesem Leitfaden für die Vestibularisprüfung und die vestibulären Erkrankungen nicht abgehandelt.

Das Labyrinth liegt in einem knöchernen Hohlraumsystem eingebettet. Der Raum zwischen dem Knochen und einem häutigen Labyrinth als Begrenzung ist mit Perilymphe angefüllt und der Raum darunter (häutiges Labyrinth) mit Endolymphe. Das häutige Labyrinth mit den Rezeptoren für das periphere Gleichgewichtsorgan besteht aus dem Sacculus, Utrikulus und 3 Ductus semicirculares (Abb. 1).

Im Innenohr befinden sich Flüssigkeiten, die chemisch der extrazellulären und intrazellulären Flüssigkeit ähneln. Die Perilymphe ist natriumreich (140 mval/l) und kaliumarm (10 mval/l), sowie recht proteinreich. Sie ähnelt dem Gemisch aus Blutfiltrat und Liquor cerebrospinalis. Die Endolymphe dagegen ist kaliumreich (144 mval/l) und natriumarm (5 mval/l) und etwas proteinärmer als die Perilymphe. Sie wird produziert in der Stria vaskularis der Kochlea, außerdem in sekretorischen Zellen der Ampulle und des Utrikulus und Sacculus. Der Endolymphschlauch vom vestibulären Labyrinth schließt über dem Aquaeductus vestibuli bzw. Ductus endolymphaticus als Duraduplikatur im Saccus endolymphaticus ab und kann im Trautmannschen Dreieck im Bereich des Canalis semicircularis posterior aufgesucht werden. Im Saccus endolymphaticus spielen sich resorptive Vorgänge der Endolymphe ab. Die Elektrolytkonzentration der Perilymphe und Endolymphe ist bedeutungsvoll für die normale Funktion der Sinneszellen.

Utrikulus und Sacculus sind im Vestibulum lokalisiert, ein Raum zwischen der Hörschnecke und den Bogengängen. Die Maculae utriculi und Maculae sacculi bestehen aus Sinneszellen und Stützzellen. Von den Sinneszellen gehen feine Sinneshärchen in eine gelatinöse Membran. An deren Oberfläche liegen kristallförmige Partikel aus Kalziumkarbonat, die Otolithen (Otokonien, Statolithen). Die Sinneszellen des Utrikulus sind im häutigen Labyrinth des Vestibulums mehr in Bodennähe und die des Sacculus mehr an der seitlichen Wand. Dadurch wird eine Schwerkraftorientierung sowohl in der horizontalen als auch in der vertikalen Ebene möglich (Abb. 2).

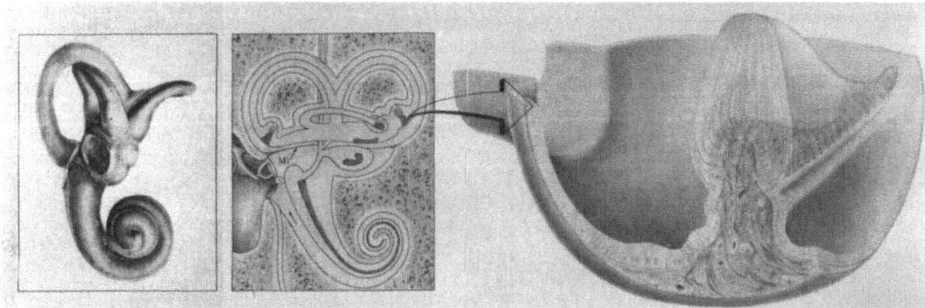

Abb. 1. Schematischer Aufbau des Innenohres. *Links:* knöchernes System mit den 3 Bogengängen und die Kochlea; Bildmitte: das knöcherne und häutige Innenohr (3 Bogengänge mit Cupula, Utrikulus und Sacculus und Kochlea); *Rechts:* Ausschnitt von der Cupula (Ampullenwand, Crista ampullaris mit Stützzellen und Sinneszellen. (Aus Ritter u. Bräuer 1987)

4

Im Bereich des Utrikulus haben die 3 Bogengänge ihren Ursprung: Canalis semicircularis superior, Canalis semicircularis horizontalis und Canalis semicircularis posterior. Der horizontale Bogengang ist um 30° in seiner Ebene angehoben. Der obere Bogengang verursacht in der mittleren Schädelgrube häufig eine Vorwölbung, die Eminentia arcuata. Die Bogengänge stehen praktisch senkrecht in den 3 Ebenen des Raumes, d. h. sie bilden einen Winkel von 90° zueinander. Sie sind halbkreisförmig gebaut mit einem Durchmesser von etwa 6 mm und mit einer Lumenweite des Kanälchens von etwa 0,6 mm und von der Ampulle von etwa 1,5 mm beim Erwachsenen. Die Sinneszellen sind lokalisiert an einem kolbig aufgetriebenen Ende eines jeden Bogenganges (Ampulle). An der Crista ampullaris, einer bogenförmigen Erhöhung, liegen die Rezeptoren. Von den Haarzellen münden feine Zilien in eine gallertige Masse, die Cupula. Die Cupula reicht bis zum Dach des Bogenganges (Abb. 1) und ist rund 1 mm hoch. Sie wird nicht wie eine Schwingtür hin und her bewegt, sondern je nach der Intensität der Auslenkung hauptsächlich in ihrer Mitte am meisten ausgelenkt infolge der „Verankerung" an der Crista ampullaris und am Dach (Mc Laren 1977).

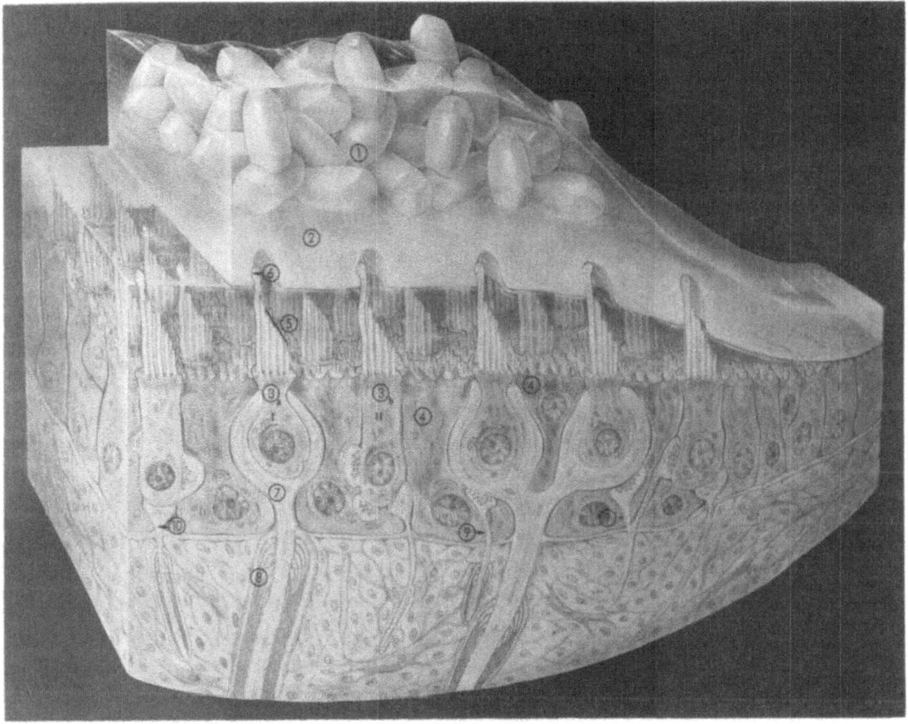

Abb. 2. Schematischer Aufbau einer Makula. 1 Statolithen, 2 gallertartige Statolithenmembran; 3a vestibulärer Rezeptor Typ I; 3b vestibulärer Rezeptor Typ II; 4 Stützzellen, 5 Stereozilien, 6 Kinozilie, 7 afferenter Nerv mit flaschenförmigem Axonende, 8 Myelinscheide; 9 efferenter Nerv mit kolbenartigem Axonende; 10 afferenter Nerv mit kolbenartigem Axonende. (Aus Ritter u. Bräuer 1987)

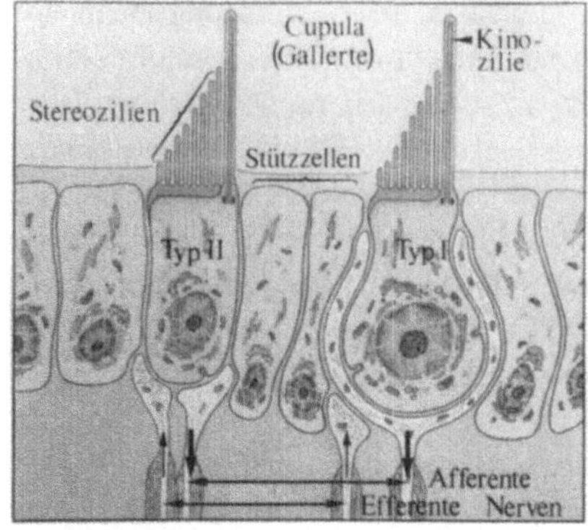
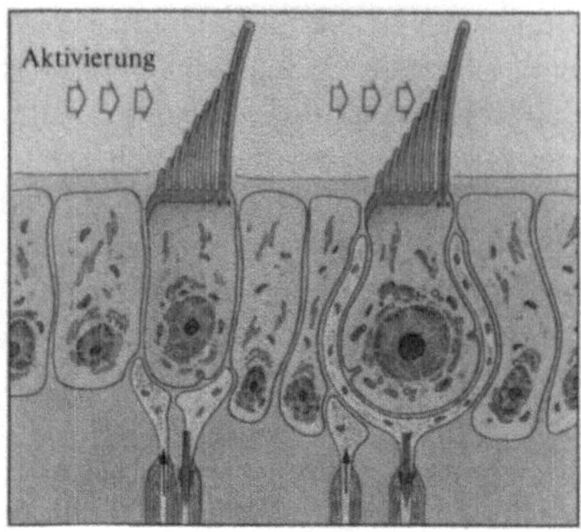
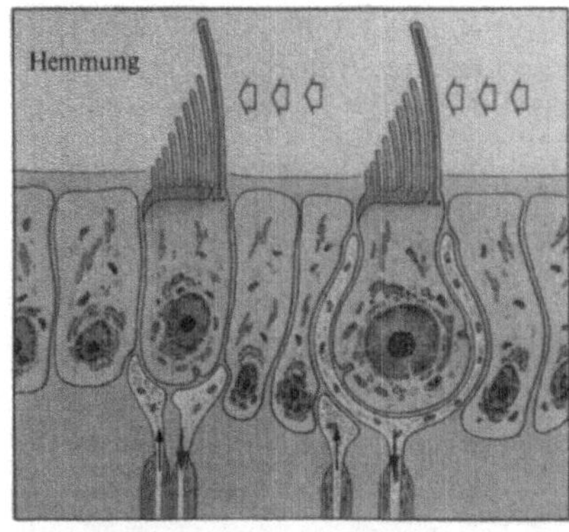

Abb. 3. Schematischer Aufbau der Sinneszellen.
Links oben: Sinneszellen Typ I und Typ II mit
Stereozilien und einer Kinozilie.
Rechts oben: Aktivierung des Ruhepotentials
Links unten: Hemmung des Ruhepotentials
(Aus Ritter u. Bräuer 1987)

Die Sinneszellen mit Anschluß an afferente und einige efferente Nervenfasern, sowohl die der Crista ampullaris als auch die der Maculae, bestehen aus zwei verschiedenen Typen (Wersäll 1956). Der zahlreich vorkommende Typ I ist mehr von flaschenförmiger Gestalt und besitzt an der Basis eine Synapse mit Anschluß an eine afferente Nervenfaser. Typ II ist von zylindrischer Gestalt und hat an der Basis eine Synapse mit mehreren Anschlüssen zu einer afferenten Nervenfaser. Beide Zelltypen sind umgeben von Stützzellen. An der Basis der Sinneszellen inserieren auch efferente Nervenfasern. Alle Nervenfasern versammeln sich im Ganglion Scarpae als erstes Neuron und laufen weiter zum Vestibulariskerngebiet.

Jede Sinneszelle besteht aus einem exzentrisch gelegenen Kinozilium, das etwas länger und dicker ist als ca. 50–80 folgende Stereozilien. Diese Sinneshaare sind in einer W-Konfiguration angeordnet mit einem zugeordneten Platz für das Kinozilium. Mit dieser Anordnung ist eine bestimmte Reizrichtung verbunden, obwohl das Kinozilium mehr eine Stützfunktion ausübt. Die Stereozilien besitzen kontraktile Eigenschaften (Aktin, Myosin+ATP-->Kontraktion) ähnlich einer Muskelfaser (Flock 1982). In den Maculae sacculi, als auch den Maculae utriculi sind die jeweiligen Kinozilien in Richtung zu oder gegen eine gebogene Trennlinie (Striola) orientiert (Spoendlin 1965). An der Crista ampullaris vom horizontalen Bogengang sind die jeweiligen Kinozilien zum Utrikulus ausgerichtet und an den vertikalen Bogengängen zum Bogengang hin, d. h. weg vom Utrikulus (Abb. 3).

Bereits in Ruhe existiert eine hohe Aktivität von elektrischen Impulsen in den Sinneszellen vom Labyrinth, die via N. vestibularis superior und inferior zum Zentralnervensystem weitergeleitet werden (Aktionspotential, Ruhepotential). Diese Aktionspotentiale können in ihrer Aktivität entweder vergrößert oder verringert werden (z. B. durch kalorische Prüfung, Rotationsprüfung) je nachdem, in welcher Richtung das Kinozilium jeder Sinneszelle ausgelenkt wird. Neben den afferenten Impulsen existieren als Kontrolle für die peripheren Rezeptoren vom Zentralnervensystem ausgehende efferente Impulse. Bei Normalstellung des Kopfes im Raum existiert ein Ruhetonus in den afferenten Sinneszellen von ca. 50 Impulsen/Sek. In den Neuronen der Vestibulariskerne von etwa 20–40 Impulsen/Sek. Die Impulsaktivität in den Sinnesrezeptoren des labyrinthären Endorgans, des N. vestibularis und des zentral-vestibulären Systems wird beeinflußt durch Neurotransmitterstoffe. Damit kann die Feuerrate erhöht oder erniedrigt werden. Für das vestibuläre System sind die einwirkenden Neurotransmitter im einzelnen noch nicht ganz abgeklärt. An den efferenten Synapsen des peripher-vestibulären Systems wirkt Acetylcholin. An dem afferenten Synapsen-System des peripher-vestibulären Endorgans scheinen Aspartat, Glutamat und GABA (Gamma-Amino-Buttersäure) einen positiven Effekt auszuüben, d. h. mit einer Erhöhung der Impulsrate einherzugehen (Flock). Im Bereich der Formatio reticularis soll GABA einen inhibitorischen Effekt ausüben.

Der *vestibuläre Reflexbogen* besteht aus fünf unterschiedlichen Komponenten (Henriksson 1984):

1. Die Rezeptoren als peripher-vestibuläres Endorgan (3 Bogengänge sowie Utrikulus und Sacculus).
2. Das erste (periphere) Neuron (Ganglion Scarpae).
3. Das Vestibulariskerngebiet als zweites Neuron (zentrales Neuron mit multisynaptischen Anschlüssen sowie Kommissurenverbindungen zwischen dem rechten und linken Vestibulariskern).
4. Das dritte Neuron (Motoneurone).
5. Effektororgane (Augenmuskulatur, Nacken- und Extremitätenmuskulatur).

Die Signale von den Sinneszellen im rechten und linken Labyrinth werden über afferente bipolare Neurone (erstes Neuron = Ganglion Scarpae) zu den Vestibulariskernen (Nucleus superior, Nucleus inferior, Nucleus medialis und Nucleus lateralis = zweites Neuron) im Stammhirn weitergeleitet (Abb. 4a, b).

Von den auf beiden Seiten jeweils 4 vorhandenen Vestibulariskernen existieren folgende Verbindungen (gekreuzte und ungekreuzte Bahnen):

1. mit den Augenmuskelkernen des N. okulomotorius, N. trochlearis und N. abducens via zweier Wege:
   a) Fasciculus longitudinalis medialis,
   b) multisynaptische Verbindungen in der Formatio reticularis
2. mit dem motorischen Anteil des Rückenmarks durch drei unterschiedliche Bahnen:
   a) die retikulospinale Bahn,
   b) die vestibulospinale Bahn,
   c) unterer Teil des Fasciculus longitudinalis medialis,

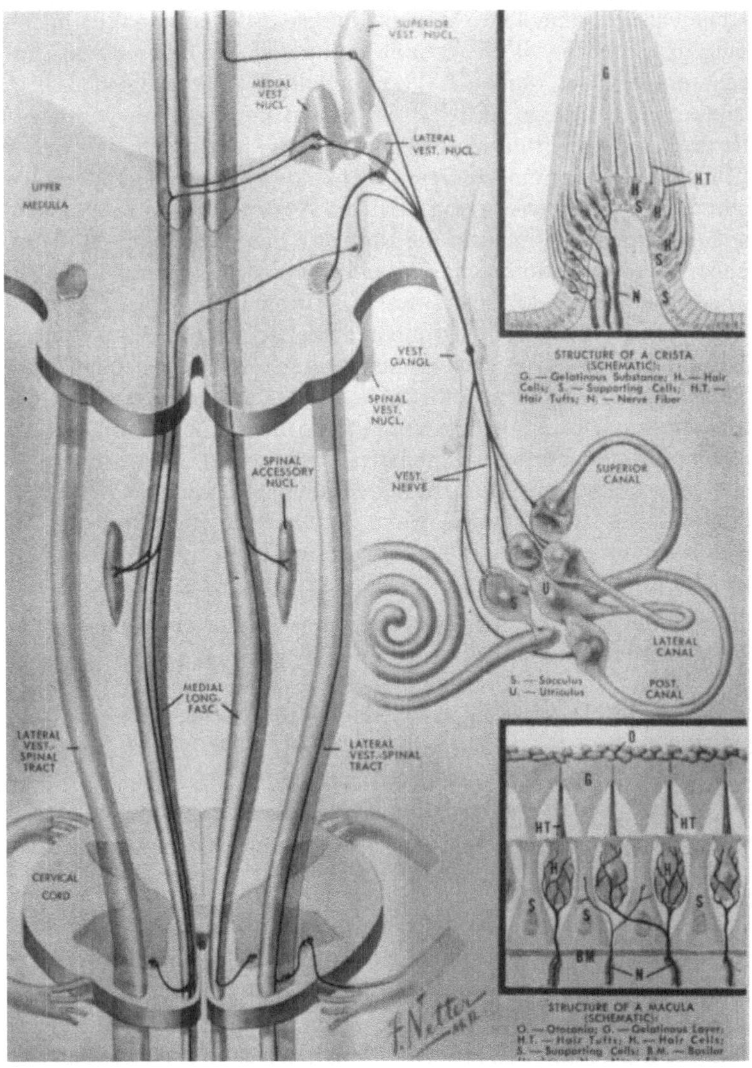

Abb. 4 a. Schematische Aufzeichung des peripher-vestibulären Systems. (Aus Netter 1964)

3. mit vestibulären Kernen des Zerebellums als überwiegend zerebellär-vestibuläre Bahnen,
4. mit dem autonomen Nervensystem,
5. als multisynaptische Bahnen von den Vestibulariskernen via Thalamus zum hinteren Anteil des Gyrus postcentralis im Kortex des Großhirns möglicherweise auch zum Anteil des Temporallappens (kortikal-vestibuläres Projektionsfeld).

Das kortikale Vestibularisprojektionsfeld ist bilateral angelegt und somit besteht zwischen beiden Labyrinthen und beiden Großhirnhemisphären eine Verbindung (gekreuzte und ungekreuzte Bahnen). Nach Kornhuber (1974) wird dieses kortikale

8

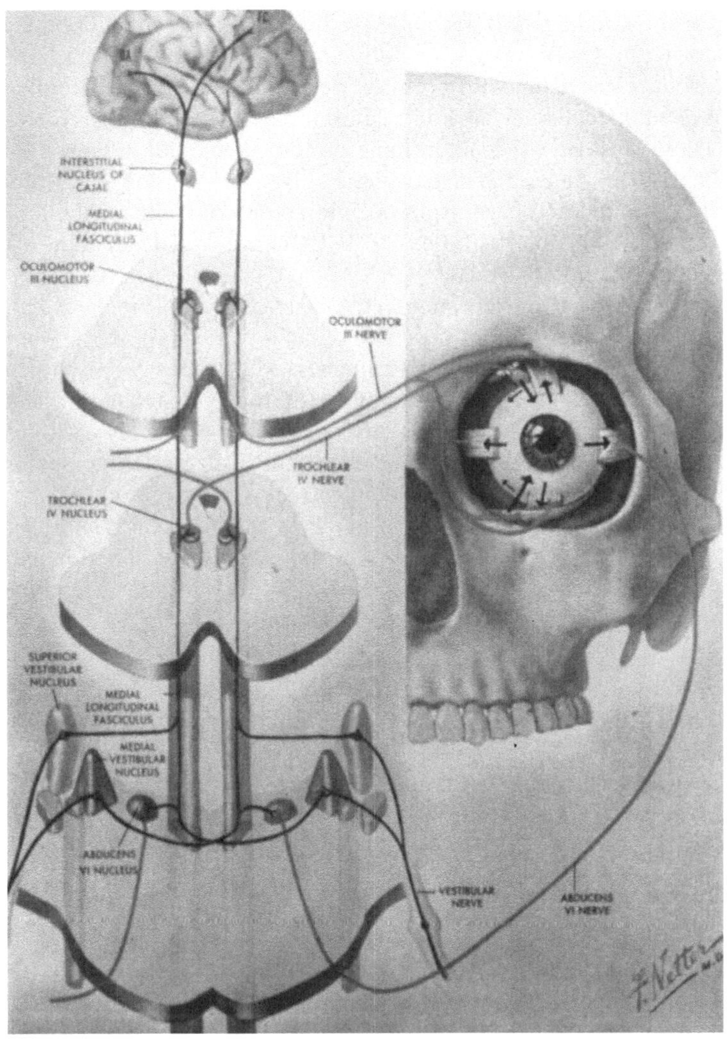

Abb. 4 b. Schematische Aufzeichung des zentral-vestibulären Systems. (Aus Netter 1964)

Projektionsfeld in Area 2 vermutet. Dort treffen somatosensible und propriozeptive Afferenzen zusammen. Sie sind wichtig für die Koordination von bewußter Ziel- motorik und Stützmotorik, sowie für die bewußte räumliche Orientierung. Nach Liedgren (1976) und Ödkvist (1974) wird dieses kortikale Zentrum im parietalen Kortex und Area 3a vermutet.

Die dritten Neurone (Motoneuronen) bilden den Anschluß zu den Effektoror- ganen (Augenmuskeln, Nacken- und Extremitätenmuskulatur, Abb. 4a, b).

Etwas vereinfacht kann festgehalten werden: jeder Bogengang bewegt die Augen in seiner eigenen Ebene als Zeichen einer wichtigen Funktionseinheit zwischen den

9

Bogengängen und den Augenmuskeln (Trinker 1965). Durch eine ampullopetale Strömung der Endolymphe (z. B. kalorische Prüfung, Rotationsprüfung) im horizontalen Bogengang auf einer Seite, wird normalerweise zunächst am ipsilateralen Auge der Musculus rectus medialis und am kontralateralen Auge der Musculus rectus lateralis aktiviert. Diese Muskeln werden kontrahiert und lenken beide Augen langsam nach kontralateral (langsame Nystagmusphase). Danach werden die Bulbi schnell zurückgelenkt (schnelle Nystagmusphase) und somit wird ein vestibulärer Nystagmus erzeugt (vestibulookulärer Reflex). Ein Labyrinth auf jeder Seite ist verantwortlich für drei Muskeln des ipsilateralen und die dazugehörigen Antagonisten am kontralateralen Auge. Jeder Neuronentyp (A = anterior semicircular canal, H = horizontal semicircular canal und P = posterior semicircular canal) steht jeweils mit einem Muskel des gleichseitigen und jeweils mit einem Muskel des gegenseitigen Auges im Kontakt. Die sog. A-Neurone im Vestibulariskerngebiet stehen mit dem ipsilateralen Musculus rectus superior und als Antagonist der Musculus obliquus inferior in Verbindung und die sog. P-Neurone mit dem ipsilateralen Musculus obliquus superior und dem kontralateralem Musculus rectus inferior und die sog. H-Neurone mit dem ipsilateralen Musculus rectus medialis und dem contralateralen Musculus rectus lateralis. Der N. III innerviert den Musculus rectus superior und -medialis sowie den Musculus obliquus inferior. Der N. IV innerviert den Musculus obliquus superior und der N. VI den Musculus rectus lateralis.

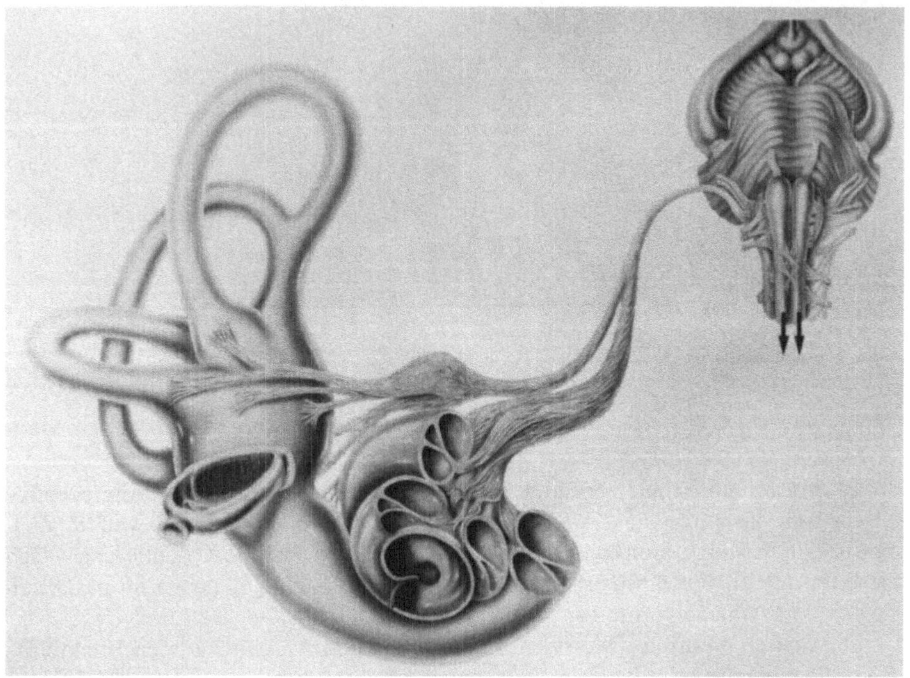

Abb. 5. Schematische Aufzeichnung des Endorgans vom Innenohr, N. vestibulo-cochlearis und Medulla oblongata. (Aus Ritter u. Bräuer 1987)

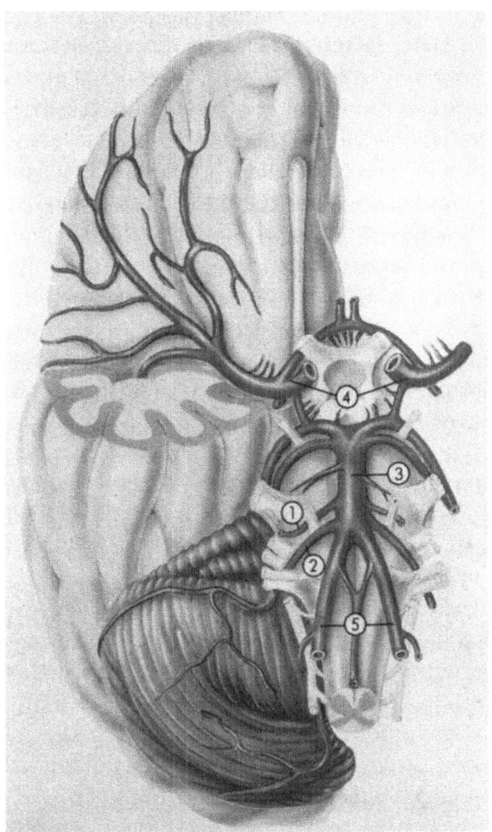

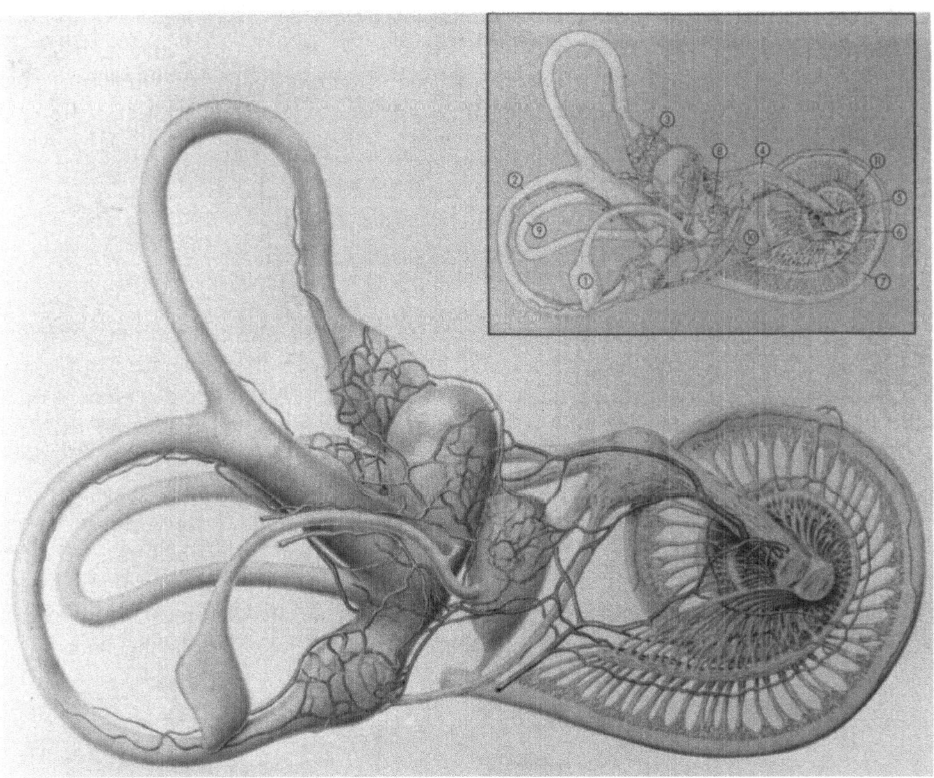

Abb. 6. a Schematische Aufzeichnung der Blutversorgung des Zentralnervensystems mit Aufzweigungen zum Innenohr. 1 A. labyrinthi, 2 A. cerebelli inferior anterior, 3 A. basilaris, 4 A. carotis interna, 5 Ae. vertebrales. **b** Schematische Aufzeichnung der Blutversorgung des Innenohres. 1 Saccus endolymphaticus, 2 Ductus semicircularis posterior, 3 Arterien- und Venengeflecht der Ampulla membranacea, 4 Ganglion vestibulare (Scarpae), 5 A. labyrinthi, 6 Nervus cochlearis, 7 Ductus cochlearis, 8 Sacculus mit Arterien- und Venengeflecht, 9 Ductus semicircularis lateralis, 10 Ramus cochlea der A. labyrinthi, 11 V. spiralis. (Aus Ritter u. Bräuer 1987)

Die vorwiegend afferenten Nervenfasern des Ramus ampullaris superior, Ramus ampullaris horizontalis und Ramus utricularis, ausgehend von den Sinneszellen des Labyrinths, vereinigen sich im Meatus acusticus internus (Abb. 5) als N. vestibularis superior sowie der Ramus ampullaris posterior (N. singularis) und Ramus saccularis als N. vestibularis inferior. Im Anschluß an die Area cribrosa, wo beide Gleichgewichtsnerven den Fundus des inneren Gehörganges erreichen, erscheint alsbald das Ganglion Scarpae, afferente bipolare Ganglionzellen des Gleichgewichtsnerven (I Neuron). Zusammen bildet der N. vestibularis superior und inferior sowie der N. cochlearis den VIII Hirnnerven (N. statoacusticus). Die beiden Gleichgewichtsnerven (etwa 4200–24000 Nervenfasern, Lang 1981) laufen im hinteren Anteil des inneren Gehörganges zusammen mit dem N. cochlearis (vorderer unterer Bezirk mit ca. 35000–50000 Nervenfasern, Engström et al. 1962) und N. facialis (vorderen oberen Bereich des Canalis acusticus internus) zum Kleinhirnbrückenwinkel und schließlich zur Medulla, zum Pars dorsalis pontis, wo sich das Vestibulariskerngebiet befindet. Der Kernkomplex ist ca. 10 mm lang und wird in einen Nucleus medialis (Schwalbe) mit ca. 120000 Zellen, einen Nucleus lateralis (Deiters) mit ca. 50000 Zellen, einen Nucleus superior (Bechterew) mit etwa 35000 Zellen und einen Nucleus inferior (Roller) mit etwa 50000 Zellen unterteilt (Lang).

Die Blutversorgung des häutigen Labyrinthes entstammt hauptsächlich der A. labyrinthi. Es existieren zahlreiche Variationen, von welchem Ast sie entspringt und wie sie sich nachher aufteilt. Sie kann direkt aus der A. basilaris kommen, aus der A. cerebellaris inferior-anterior (ca. 80%) oder sogar aus der A. cerebellaris inferior posterior. Im Bereich des Fundus des inneren Gehörganges teilt sich die A. labyrinthi in die A. vestibularis anterior und A. cochlearis communis. Der erste Ast versorgt im wesentlichen den oberen und horizontalen Bogengang, sowie den Utrikulus und der zweite in Form von radiär verlaufenden Arteriolen das Cortische Organ. Ein Ast der A. cochlearis communis (A. vestibularis posterior) versorgt den hinteren Bogengang und den Sacculus. Eine akute Durchblutungsstörung in der A. labyrinthi oder einer ihrer Äste kann eine bedrohliche Funktionseinbuße im Labyrinth bewirken, da keine Anastomosen zu anderen wichtigen Arterien existieren (Abb. 6a, b).

Physiologie des peripher-vestibulären Systems

Die Otolithen reagieren auf lineare Akzelerations- oder Deakzelerationsvorgänge. Ein Beispiel hierfür stellt bereits die Gravitation bei Normalstellung des Kopfes dar. Andere solche Phänomene werden im Aufzug, im Anfangsstadium des Gehens oder beim Beschleunigen oder Bremsen eines Autos erzeugt. Durch eine lineare Beschleunigung werden die gegenüber der Endolymphe träger reagierenden Otolithen bewegt und lösen schließlich in den dazugehörigen afferenten Nerven Impulse aus. Infolge des makulookulären Reflexes (Teils des vestibulookulären Reflexes) resultieren bestimmte Augenbewegungen, die die Körperbewegungen kompensieren, wodurch eine Fixierung von Gegenständen möglich wird, ohne daß Scheinbewegungen der Umwelt entstehen. Gleichzeitig gelangen Impulse von dem Vestibulariskerngebiet zum Vorderhorn des Rückenmarks zur Stabilisierung des Körpergleichgewichts.

Die Bogengänge reagieren auf anguläre Akzelerations- oder Deakzelerationsvorgänge (z. B. Kopfbewegungen, Karussellfahren). Bei einer Rotation wird infolge
Trägheit der Endolymphe zum Bogengang die Cupula ausgelenkt. Bei einer Drehung
in der horizontalen Ebene wird die Endolymphe in beiden horizontalen Bogengängen
bewegt und zwar werden die Cupulae in der entgegengesetzten Richtung zur Winkelbeschleunigung bewegt. Wird schließlich eine konstante Drehung erreicht, geht
die Cupula allmählich infolge der Eigenelastizität in ihre ursprüngliche Lage zurück.
Wird die Rotation abgebremst, so wird die Cupula in entgegengesetzter Richtung
als zu Beginn der Rotation ausgelenkt. Eine Rotation nach rechts (Abb. 7) in der
horizontalen Ebene erzeugt in dem rechten Canalis semicircularis horizontalis eine
Cupulaauslenkung des Kinoziliums jeder Sinneszelle zum Utrikulus hin (utrikulo-
petal). Dadurch resultiert eine Erhöhung der Feuerrate vom Aktionspotential infolge
einer Depolarisation, die zentral fortgeleitet werden. Im gegenüberliegenden linken
horizontalen Bogengang wird dagegen eine Cupulaauslenkung weg vom Utrikulus
produziert (utrikulofugal) und damit eine entgegengesetzte Auslenkung des Kinoziliums der Sinneszellen als bei der utrikulopetalen Auslenkung. Dadurch wird infolge
einer Hyperpolarisation eine Verminderung der Feuerrate relativ zum Ruhetonus
ausgelöst, die zentral weitergeleitet wird. Infolge des vestibulookulären Reflexes
entsteht bei der Rotation nach rechts zunächst eine langsame Augenbewegung in
entgegengesetzter Richtung zur Drehung, also nach links. Dieser Auslenkung der

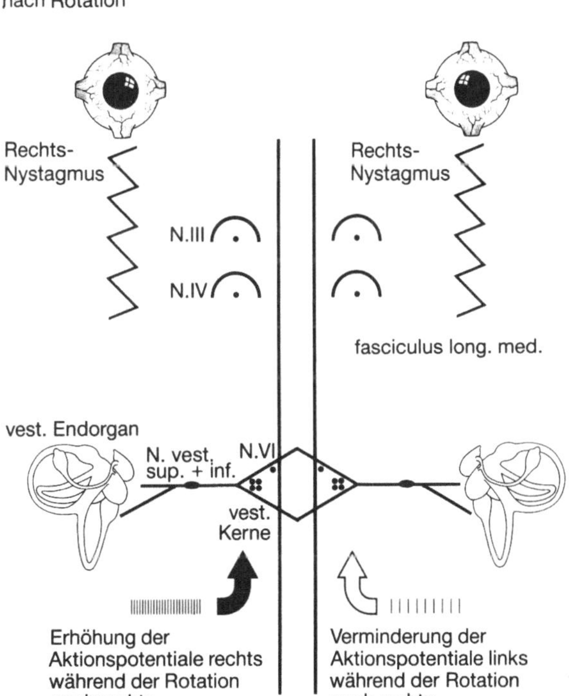

Abb. 7. Entstehungsmechanismus
eines Nystagmus bei der Rotation
nach rechts

Augen entspricht die langsame Nystagmusphase. Zentral wird sogleich eine schnelle Rückstellbewegung der Augen bewerkstelligt. Dies entspricht der schnellen Phase des Nystagmus (S. 28). Durch die Rotation in einer Richtung und der entstehenden Diskrepanz zwischen rechtem und linkem Labyrinth und der Erzeugung eines Nystagmus infolge des vestibulookulären Reflexes wird eine Drehempfindung (in Richtung der schnellen Phase) bei den Betroffenen ausgelöst. Infolge der vestibulospinalen Verbindungen als vestibulospinaler Reflex werden die Kopf- und Armmuskulatur einschließlich Rumpfmuskulatur so tonisiert, daß der Körper sich zur gleichen Seite neigt oder dreht wie die langsame Augenkomponente, d. h. es kommt zu einer Tonisierung der Extremitäten auf der gleichen Seite. In Abhängigkeit, ob es sich um eine Änderung der einwirkenden Gravitation durch Einnehmen einer bestimmten Kopfhaltung handelt (Maculae-Einwirkung) oder um drehförmige Kopfbewegungen (Cupula-Einwirkung), entstehen mehr rotierende Augenbewegungen um die Sehachse oder mehr horizontale Augenbewegungen oder Mischformen davon. Damit entsteht die Möglichkeit, Fixierpunkte auch während Kopf- und Körperbewegungen im Auge zu behalten. Im Gegensatz zu dem horizontalen Bogengang löst eine ampullofugale Reaktion in einem vertikalen Bogengang eine Depolarisation aus und damit eine Zunahme der Impulsfeuerrate. Nystagmus, Kopf- oder Körperbewegung und Drehempfindung entsprechen der Raumebene des Bogenganges (I. Ewaldsches Gesetz). Nach dem II. Ewaldschen Gesetz beinhaltet eine Aktivitätssteigerung der Aktionspotentiale einen größeren Reiz als eine Aktivitätsminderung.

Physiologie des zentral-vestibulären Systems

Die von der Peripherie zum Vestibulariskerngebiet ankommenden vestibulären Impulse (z. B. nach Drehbeschleunigungen oder linearen Beschleunigungsvorgängen) werden zu den höher gelegenen zentralvestibulären Bahnen weitergeleitet, wobei die Formatio reticularis als Assoziationsfeld für den Hirnstamm und Kortex fungiert. Durch die Verknüpfung der Vestibulariskerne mit den Augenmuskelkernen über den Fasciculus longitudinalis medialis entstehen reflektorische Augenbewegungen oder gar ein Nystagmus.

a) Das vestibuläre System bekommt auch Meldungen über aszendierende Bahnen (Mechanorezeptoren der Haut, Propriozeptoren der Sehnen, Muskeln und Gelenke). Eine Bewegung des Kopfes oder eines Körperteils löst eine Kraft bzw. Spannungsänderung aus. Sie ist abhängig von der Größe der Spannung und von der Geschwindigkeit der Spannungsänderung. Eine Störung dieser afferenten Bahnen resultiert in Störungen der Lage- und Bewegungsempfindung und somit zu Einbußen der reflektorischen Kontrolle der statischen Motorik.

b) Von den Vestibulariskernen verlaufen deszendierende Bahnen zu den Kerngebieten der Kopf- und Halsmuskulatur sowie zum Rückenmark für die Körpermuskulatur (Tractus vestibulospinalis, Tractus reticulospinalis), wo die γ-Motoneuronen und α-Motoneuronen im Rückenmark für die Skelettmuskulatur beeinflußt werden (Tonisierung der ipsilateralen Skelettmuskulatur). Zur Aufrechterhaltung eines optimalen Muskeltonus in Ruhe oder bei Körperbewegungen (unwillkürlich) fungiert das extrapyramidale System. Zunächst werden die γ-Motoneurone angesprochen und bei intensiveren Erregungszuflüssen auch die α-Motoneuronen. Die Funktion des extrapyramidalen Systems besteht in unbewußten, zeitlichen und räumlichen Koordinationen der Muskeltätigkeit (wichtig für Haltungs- und Stellreflexe). Bei einer willkürlich ausgelösten Muskeltätigkeit werden die vom Kortex über die Pyramidenbahn ausgehenden Efferenzen beansprucht, wobei hauptsächlich die α-Motoneuronen des Rückenmarks ansprechen. Interessanterweise fungieren bei Willkürbewegungen die Erregungen der Pyramidenbahn und der extrapyramidalen Bahn zusammen. Dadurch entsteht eine optimale Bewegungsautomation.

Das Kleinhirn (Nodulus, Flocculus, Vermis) ist wichtig für die Koordination von vestibulären, optischen und propriozeptiven Informationen. Entwicklungsgeschichtlich stehen vestibuläres System und Kleinhirn eng zusammen (Archeozerebellum als Vestibulozerebellum mit den Teilen Lingua, Nodulus, Flocculus). Als eine wichtige efferente Verbindung zu den Vestibulariskernen übt das Kleinhirn eine inhibitorische Wirkung auf das vestibuläre System aus (Purkinje-Zellen des Lobus flocculonodularis). Bei dessen Untergang resultiert ein enthemmtes vestibuläres System. Weiterhin existieren von den Vestibulariskernen aszendierende Bahnen über den Thalamus zum kortikal gelegenen vestibulären Projektionsfeld im Großhirn. Dort werden zusammen mit anderen afferenten Impulsen schließlich die vestibulären Reize ins Bewußtsein gerufen, genauso wie optische und propriozeptive Reize. Dadurch können bewußte vestibuläre Reaktionen ausgelöst werden. Falls eines der drei afferenten Systeme (optisches, propriozeptives, vestibuläres System) jedoch in seinen afferenten Meldungen im Kortex nicht mehr übereinstimmt oder wenn die zentrale Integration gestört ist, wird Schwindel ausgelöst. Trotzdem ist eine Raumorientierung noch möglich. Eine visuelle oder eine vestibuläre Information, für sich allein funktionstüchtig, ist nicht in der Lage, den Mensch in einer aufrechten Position zu halten. Jedoch ein isoliert funktionserhaltenes propriozeptives System soll dazu noch in der Lage sein.

Durch das intakte Zusammenspiel all dieser komplexen vestibulären, optischen und propriozeptiven Systeme ist der Mensch schließlich in der Lage, seine Statik nicht nur im Stehen oder in Ruhe ungestört aufrechtzuhalten, sondern auch bei Ausführungen von Bewegungen. Dies wird bereits nach der Geburt zunächst recht mühselig erlernt. Später, vor allem nach intensivem Training, gelingt es, das Gleichgewicht bei extremen Belastungen aufrecht und unter Kontrolle zu halten (z. B. Turner, Jagdpilot, Eiskunstläufer). Jede Bewegung bzw. Kombinationen von Bewegungen werden in unserem Gehirn gespeichert und mit früher gespeicherten Mustern verglichen (Henriksson 1984). Meist geschieht dies im Unterbewußtsein, jedoch bei neuen und vor allem komplizierten Bewegungsabläufen, die die Statik erheblich beanspruchen, jedoch mehr oder weniger bewußt. Hier ist ständiges Üben erforderlich.

Das vestibuläre System, das Symptom Schwindel und seine Funktionsdiagnostik

Zur Aufrechterhaltung des Gleichgewichts besitzt der Mensch drei wichtige Systeme: das optische System, das Vestibularissystem und das propriozeptive System, die schließlich im Gehirn koordiniert werden.

Die *Augen* geben uns Information über unsere Position zur Umwelt. Der Mensch ist immer in der Lage Entfernungen zu Gegenständen oder zum Boden abzuschätzen. Die Augen registrieren außerdem Eigenbewegungen und Umweltbewegungen. Dies hilft uns im ständigen Kampf gegen die Schwerkraft.

Mit Hilfe des *propriozeptiven Systems* ist der Mensch fähig den Druck an der Fußsohle und am Körper im Stehen oder im Sitzen zu fühlen. Die Muskelspannung, die Sehnenspannung und die Stellung der Gelenke kann gefühlt und beeinflußt werden. Damit kann die Berührung mit der Umwelt wahrgenommen werden. Dies ist zur Aufrechterhaltung des statischen und dynamischen Gleichgewichts im täglichen Leben notwendig.

Das *vestibuläre System* hat drei wichtige Funktionen. Als erstes beeinflußt es die Augen so, daß sie bei Körperbewegungen in Relation zur Umwelt in Ruhe bleiben. Damit ist der Mensch fähig, Gegenstände auch bei Körperbewegungen scharf in der Fovea centralis abzubilden. Als zweites gibt es Informationen über eigene Körperbewegungen (anguläre oder lineare Akzelerations- und Deakzelerationsvorgänge). Als drittes beeinflußt das vestibuläre System die optimale Muskelanspannung für das Gleichgewicht (Henriksson 1984).

Das Gefühl von *Schwindel (Vertigo)* tritt immer dann auf, wenn die zur Aufrechterhaltung von Gleichgewicht und Raumorientierung erforderlichen Afferenzen aus dem vestibulären –, optischen – oder propriozeptiven System (Muskeln, Sehnen, Gelenke) sowie von somatonsensiblen Afferenzen (Haut) in ihren sonst koordinativen Meldungen nicht mehr übereinstimmen, oder wenn die in sich übereinstimmenden Impulse nicht ausreichend zentral-nervös im Gehirn koordiniert werden können und schließlich ins Bewußtsein dringen. Der Schwindel löst vielfach Bewegungswahrnehmungen aus. Diese können auftreten in Form von Drehbewegung der Umgebung oder manchmal sogar innerhalb des Kopfes. Beim intensiven Schwindel können optische Phänomene wie eine Fixationsstörung hinzukommen. Darüber hinaus können Gleichgewichtsstörungen entstehen, die die Statik des Betroffenen mehr oder weniger beeinträchtigen.

Leitsymptom Schwindel ist ein sehr häufiges Symptom. Viele Ärzte wie der Allgemeinarzt, der Neurologe, der Neurochirurg, der Internist, der Pädiater, der Orthopäde, der Augenarzt und der Hals-Nasen-Ohrenarzt, um nur einige aufzuzählen, werden täglich von Erkrankten mit Schwindel aufgesucht, in der Hoffnung, davon geheilt zu werden. Nach Fischer (1972) hat eine Umfrage in Allgemeinpraxen ergeben, daß 65 % der befragten Patienten in den vorausgegangenen 12 Monaten unter Schwindel litten. Ab und zu wird er zwar nur als ein Nebensymptom aufgezählt. Doch viele Erkrankte werden von dem Schwindel so intensiv geplagt, daß sie außer Stande sind, ein normales Leben zu führen, geschweige denn ihrem Beruf voll funktionstüchtig nachzugehen. Das Gefühl kann so unbehaglich sein, daß sie erschrocken werden und Angst ausgesetzt werden, lebensgefährlich erkrankt zu sein.

Die Ursachen dieses lästigen Symptoms sind mannigfaltig: *okulär* (z. B. akute Augenmuskelparesen mit Strabismus und Doppelbildern, Refraktionsanomalien), *vestibulär* (z. B. Labyrinthläsionen, Prozeß im inneren Gehörgang oder im Kleinhirnbrückenwinkel, Läsionen im zentral-vestibulären System) und *propriozeptiv* (z. B. zervikal) bedingt sein. Auch Störungen der Bewußtseinsschwelle (Henriksson 1984) können als Schwindel erlebt werden (Epilepsie, Synkopen, Psychopharmaka, orthostatische Dysregulationsstörungen oder zerebrale Hypoxämie) sowie Störungen

16

in der Integration von sensorischen Impulsen (kardiovaskuläre und zerebrovaskuläre Erkrankungen, funktionelle Ursachen), obwohl das vestibuläre, optische und propriozeptive System an und für sich hierbei intakt sind.

Wird ein Allgemeinarzt oder Internist von einem Patienten mit dem Hauptsymptom Schwindel aufgesucht, so muß dieser anamnestisch genau präsiziert werden. Als nächstes kann eine Blutdruckmessung (an beiden Armen zum Ausschluß eines subclavian-steal-syndroms) und eine EKG-Bestimmung Aufschluß bringen über eine kardiovaskuläre Störung als mögliche Ursache des Schwindels. Als nächstes sollte der Allgemeinarzt den Gang des Erkrankten beobachten und die vestibulospinalen Reaktionen prüfen. Von großer Wichtigkeit ist es, die Augen der erkrankten Person zu betrachten, am besten mit Hilfe der Frenzelbrille oder einer Lupe oder notfalls nur durch direktes Betrachten der Augen. Bei Vorliegen einer vestibulären Störung, vor allem bei einem akuten Funktionsausfall, imponiert in vielen Fällen ein pathologischer Nystagmus. In solch einem Fall ist es dringend ratsam, den Patienten zur weiteren Abklärung zum HNO-Arzt, Nervenarzt oder in eine Spezialklinik zu überweisen, zur kompletten Funktionsdiagnostik des vestibulären Systems durch eine Vestibularisprüfung bzw. neurootologische Untersuchung. Eine okuläre Ursache des Schwindels durch z. B. falsche Dioptrie-Zahl der Brille oder andere okuläre Läsionen müssen in besonderen Fällen ophthalmologisch oder neuroophthalmologisch abgeklärt werden.

Die Untersuchungen zur Abklärung von Personen mit Schwindel oder Gleichgewichtsstörungen, insbesondere die Vestibularisprüfung, kann recht zeitraubend und diffizil sein. Jongkees (1966) bezeichnet treffend die Gleichgewichtsprüfung als einen „time consuming test". Sie besteht aus zahlreichen und wichtigen Teiluntersuchungen, deren Methodik und Auswertung der Ergebnisse Zeit, Geduld und Erfahrung erfordert. Es ist nämlich wichtig, daß alle Teiluntersuchungen in der Vestibularisprüfung absolviert werden, da es vorkommen kann, daß der Nachweis einer vestibulären Läsion nur mit Hilfe einer einzelnen Teiluntersuchung gelingt, z. B. Nachweis eines sog. benignen paroxysmalen Lagerungsnystagmus durch die Lageprüfung als Hinweis für eine peripher-vestibuläre Läsion, wobei die restlichen Ergebnisse in den anderen Teiluntersuchungen dagegen normal ausfallen können. Daraus kann man ersehen wie gefährlich eine sog. „Screening Untersuchung" sein kann.

Die Vestibularisprüfung

Die **Vestibularisprüfung** setzt sich aus zahlreichen Teiluntersuchungen zusammen, die erst in ihrer Gesamtheit eine Aussage über den Funktionszustand des vestibulären Systems erlaubt.

1. Die *Schwindelanamnese* (S. 20).
2. Die *Untersuchung des Spontannystagmus* (S. 42).
3. Die *Untersuchung des Blickrichtungsnystagmus* (S. 49).
4. Die *Prüfung des Nackenreflexes* (S. 50).
5. Die *Lageprüfung* (S. 58).
6. Die Untersuchung von *Hirnnerven* (S. 73). Gegebenenfalls inklusive elektrophysiologischer Untersuchungen.

7. Die Untersuchung der *Blickmotorik* (langsame Pendelblickfolgebewegung, Sakkaden-Test, optokinetische Prüfung (S. 90).
8. Die Untersuchung der *vestibulospinalen Reaktionen* (S. 69).
9. Die *Rotations-* und/oder *Pendelstuhlprüfung* (S. 96 und 98).
10. Die *kalorische Prüfung* (S. 74).

Noch bleibt es der Zukunft überlassen, wann es möglich sein wird, elektrisch evozierte vestibuläre Potentiale routinemäßig abzuleiten. Erste Ansätze dazu liegen bereits vor.

Oft wird der HNO-Arzt zum Konzil eines Erkrankten mit Schwindel gerufen und hat somit nicht die Möglichkeit, die Geräte des Vestibularislabors zu verwenden. Am Krankenbett ist es ratsam folgenden Untersuchungsablauf einzuschlagen (*„Screening Untersuchung"*):

1. Anamnese.
2. Ohrinspektion.
3. Stimmgabelversuch nach Weber und Rinne.
4. Leuchtbrillenuntersuchung (mit Frenzelbrille oder notfalls mit einer Lupe)
   a) Spontannystagmus
   b) orientierende Lageprüfung.
5. Okulomotorische Prüfung
   a) mit dem Zeigefinger die langsame Folgebewegung
   b) mit dem Zeigefinger der rechten und linken Hand des Untersuchers die Sakkadenbewegung als rasche Blickfolgebewegung
   c) optokinetische Prüfung (mit Hilfe eines Maßbandes, Hofferberth 1985)
   d) Untersuchung des Blickrichtungsnystagmus.
6. Vestibulospinale Prüfung als statische Funktionsprüfung.
7. Grobe Hirnnervenfunktionsprüfung.

Voruntersuchungen vor Beginn einer Vestibularisprüfung

Vor Beginn einer neurootologischen Untersuchung sind zahlreiche Voruntersuchungen notwendig. Aus der Sicht des HNO-Arztes:

1. *HNO-Spiegeluntersuchung* (am besten Mikroinspektion): Beurteilung des Trommelfells zum Ausschluß einer Otitis media acuta mit gefäßinjiziertem roten Trommelfell, einer Otitis media chronica mit randständigem oder zentralem Defekt, einer otobasalen Fraktur mit Hämatotympanon und/oder Stufe im äußeren Gehörgang, einer Grippe-otitis mit hämorrhagischen Blasen, einem Zoster oticus mit Bläschen an der Ohrmuschel und im äußeren Gehörgang und hämorrhagisch verändertem Trommelfell, eines Glomustumors mit hellroter, isolierter Verfärbung eines Trommelfellbezirkes als Beispiele für eine peripher-vestibuläre Läsion.
2. *Audiologische Untersuchungen:*
   a) Tonschwellenaudiogramm (oder Spielaudiogramm bei Kleinkindern)
   b) Sprachaudiogramm
   c) überschwellige Audiometrie und

18

d) *Hirnstammaudiometrie* zur Feststellung eines Hörverlustes sowie Unterscheidung in kochleär, retrokochleär oder zentral.
3. *Röntgenuntersuchungen:*
   a) eine Nasennebenhöhlenaufnahme zum Ausschluß eines sinugenen Schwindels
   b) spezielle Felsenbeinaufnahmen wie Stenvers oder Schüller zum Nachweis von röntgenologisch sichtbaren Veränderungen in dieser Region.

Indikationen zur Vestibularisprüfung

Die Indikation zur Durchführung einer Vestibularisprüfung liegt vor:

1. Bei Patienten, insbesondere mit „systematischem" bzw. „charakteristischem" Schwindel bzw. Gleichgewichtsstörungen.
2. Bei Erkrankten mit einseitigem sensoneuralen Hörverlust oder bei Seitendifferenz eines Innenohrhörverlustes auf beiden Seiten. Auch bei ausgeprägtem sensoneuralen Hörverlust auf beiden Seiten ist es vorteilhaft, neben speziellen Hörtests auch das vestibuläre System zu überprüfen.
3. Zur Überprüfung der Gleichgewichtsorgane von Piloten, Hochkranführern, Tauchern sowie unmittelbar vor, während und nach Gabe von ototoxischen Medikamenten.
4. Bei Personen nach Schädeltrauma oder peripherer Fazialisparese (wünschenswert auch ohne subjektives Schwindelgefühl der betroffenen Person).

Zweck der Vestibularisprüfung

Die aus zahlreichen Teiluntersuchungen bestehende Vestibularisprüfung dient:

1. Zum Ausschluß oder Nachweis einer vestibulären Störung (bei Vorliegen eines pathologischen Nystagmus oder einer pathologischen Reaktion eines experimentell ausgelösten Nystagmus).
2. Zur Differenzierung einer vestibulären Läsion in:
   a) peripher-vestibuläre Störung oder in
   b) zentral-vestibuläre Störung oder in
   c) Kombination von peripher- und zentral-vestibulärer Störung.
3. Zur Feststellung der Topodiagnostik der vestibulären Läsion.
4. Zur Erkennung von notwendigen Zusatzuntersuchungen (Indikation zur interdisziplinären Untersuchung oder Indikation zur Computertomographie und/oder Kernspintomographie).
5. Zur Feststellung der Diagnose (aus Vestibularisbefunden unter Berücksichtigung aller bereits vorliegenden Untersuchungsergebnisse).
6. Zur Erkennung der „Schwere" einer vestibulären Erkrankung mit Hilfe des Vestibularis-Index (S. 122).
7. Zur Festlegung von therapeutischen Möglichkeiten (konservativ oder operative Maßnahmen).

Aus den vestibulären Ergebnissen der in regelmäßigen Zeitabständen durchzuführenden Kontrolluntersuchungen kann eine Aussage über die Prognose, die Leistung der vestibulären Kompensation, den Zeitpunkt der Fahrerlaubnis, den Therapieerfolg getroffen sowie eine Diagnoseüberwachung durchgeführt werden.

Krankenerhebung an Patienten mit Schwindel

Bei einer kompletten Schwindelanalyse versteht es sich von selbst, daß nach der Anamnese des Schwindels auch nach Begleitsymptomen und vielen anderen Faktoren gefragt wird, die für die Diagnose eine ganz wesentliche Rolle spielen können. Sie sollte nicht in Form eines Formblattes vom Patienten angekreuzt werden, sondern vielmehr von dem behandelnden Arzt erhoben werden. Dies setzt ein Fingerspitzengefühl des Arztes voraus. Die Anamnese sollte folgende Angaben beinhalten:

1. Schwindelanalyse.
2. Ohrsymptomatik: Hörverlust: einseitig-beidseitig-plötzlich, progredient, fluktuierend, nicht bemerkt; Ohrensausen: permanent, rezidivierend, mit Intensitätsschwankungen, Charakterform des Tinnitus; Ohrenlaufen.
3. Schmerzsymptomatik: Lokalisation, einseitig, Schmerzcharakter.
4. Sehstörung: Sehschwäche, Augenflimmern, Doppelbilder, Sehfeldeinschränkung.
5. Sensibilitätsstörung (wo?).
6. Geschmacks-, Geruchs-, Sprach- oder Schluckstörung.
7. Trauma (insbesondere Schädeltrauma), Zeitpunkt des Unfalls; bewußtlos, Art der Verletzung.
8. Anfallsleiden, Meningitis.
9. Grundleiden bekannt (z. B. Herzinsuffizienz, Hypertonie, Hypotonie, Diabetes, Gicht, Hyperlipidämie, Nieren- oder Lebererkrankungen, HWS-Beschwerden)
10. Durchgemachte Erkrankungen und Operationen.
11. Neigung zu Angst oder Spannungszuständen.
12. Berufliche (z. B. Fragen nach Arbeiten mit gewerblichen Stoffen) und soziale Verhältnisse.
13. Einnahme von Medikamenten;
    a) Arzneimittel (Schmerzmittel, Sedativa, Schlafmittel, Chemotherapeutika)
    b) Rauschmittel (Alkoholkonsum, Koffein und Zigarettenkonsum, Drogen)
    c) Ototoxische Medikamente.

Die Schwindelanalyse

Die Vestibularisuntersuchung beginnt mit einer eingehenden *Schwindelanalyse (Schwindelanamnese)*, die vom Arzt erhoben werden soll. Es ist wichtig, um Aufschlüsse für die Diagnose zu erhalten, nach Beginn, Charakter (Schwindelart), Form, Dauer, Verlauf, provokationsauslösenden Faktoren und nach Begleitsymptomen des Schwindels zu fragen. Weiter ist es von Bedeutung, nach einem besonderen Ereignis als möglichem Schwindelauslöser zu suchen (z. B. Streß, Trauma, Grippe, internistische Grundleiden).

Charakter des Schwindels

Schwindel kennzeichnet „ein anderes Gefühl als normal". Das Symptom Schwindel wird oft von den Betroffenen in mannigfacher Art beschrieben. Einige haben Schwierigkeiten ihn genau zu definieren (*Charakter des Schwindels*). Andere wiederum können ihn präzise beschreiben, besonders die Personen, die einen vestibulär ausgelösten Schwindel erleiden. Frenzel (1955) unterscheidet einen *systematischen (charakteristischen)* von einem *unsystematischen (uncharakteristischem) Schwindel.* Unter der Klassifikation des systematischen Schwindels wird ein Drehschwindel, Schwankschwindel, Liftschwindel sowie Fallneigung verstanden, mit Angaben des Erkrankten über echte Scheinbewegungen der Umgebung und unter unsystematischem Schwindel ein Unsicherheitsgefühl, Betrunkenheitsgefühl, Taumeligkeit, Benommenheitsgefühl, sonderbares Gefühl im Kopf, Augenflimmern oder Ohnmachtsschwindel. Patienten mit einem systematischen Schwindel neigen eher dazu, von einer vestibulären Störung befallen zu sein als Personen mit einem unsystematischen Schwindel. Es existieren aber zwischen den beiden Arten fließende Übergänge.

Auch Gleichgewichtsstörungen werden oft von den Patienten unter der Kategorie Schwindel aufgezählt. Patienten mit vestibulären Störungen haben oft Balancestörungen, vor allem nach akuten peripher-vestibulären Läsionen. Neben einem intensiven Drehschwindelgefühl tritt zunächst zuerst eine Fallneigung (Lateropulsion bzw. Abweichreaktion) im Sinne einer Gleichgewichtsstörung auf. Im akuten Stadium fällt oder weicht der Patient, besonders nach Augenschluß, zur Seite der Läsion bzw. zur Seite der langsamen Phase des Spontannystagmus. Eine Person, die den Schwindel bzw. die Gleichgewichtsstörung in Form von Fehltritten angibt, kann z. B. von einer spinalen Ataxie, einer cerebellären Ataxie oder einer zentral-vestibulären Erkrankung als Folge einer Encephalomyelitis disseminata befallen sein (cerebrale Ataxie).

Als Symptom Schwindel können auch Doppelbilder aufgezählt werden. Normalerweise sind Doppelbilder nicht typisch für eine vestibuläre Erkrankung und schon gar nicht für eine otogene Erkrankung (= peripher-vestibulär), sondern für eine ophthalmologische oder neurologische Erkrankung. Jedoch kann im Rahmen einer akuten peripher-vestibulären Erkrankung ein intensiver Spontannystagmus neben Fixationsstörungen und unscharfem Sehen beim Lesen oder Fernsehen auch zu Doppelbildern führen, die allmählich je nach der Intensität des Spontannystagmus verschwinden. Dies kommt dadurch zustande, daß beim Fixieren eines Gegenstandes dieser auf Grund des im akuten Stadiums vorhandenen intensiven Spontannystagmus auf der Retina „wandert" und zwar in Richtung der schnellen Nystagmusphase. Die reflektorische Augenbewegung (Spontannystagmus) täuscht eine Drehbewegung der Umwelt in Richtung schneller Phase vor. Das Empfinden, daß die Gegenstände wackeln (Oszillopsie) kann an Erkrankten mit Sonderformen des Nystagmus (S. 52) oder mit Sonderformen von spontanen Augenbewegungen (S. 54) auftreten. Dies bleibt im allgemeinen ein Dauerzustand.

Bizarre Angaben des Schwindels, wie das Gefühl auf Wolken zu gehen oder ein Schaukelgefühl von seiten der Bodenunterlage, kann funktionell unter Streßbedingungen vorkommen ohne Schädigung des vestibulären Systems. Jedoch berichten Erkrankte mit einer Unterfunktion oder mit Ausfall beider Labyrinthe vielfach über ein Unsicherheitsgefühl, Schaukelgefühl bzw. Schwankschwindel, insbesondere beim

Gehen. Zudem kommt durch rasche Kopfbewegungen oder beim Gehen Oszillopsie hinzu (Dandy-Phänomen). Ein Liftgefühl (nach oben, nach unten oder geradlinig zur Seite) bzw. ein Gefühl, in die Tiefe zu fallen, kann ein Hinweis für eine Otolithenschädigung sein.

Insgesamt kann man feststellen, daß Personen, die über echte Scheinbewegungen berichten, insbesondere über Drehschwindel („rotatorischer" Schwindel), eher an einer vestibulären Erkrankung leiden. Erkrankte mit einer peripher-vestibulären Läsion verspüren besonders im akuten Stadium einen intensiven Drehschwindel, meist verbunden mit vegetativer Begleitsymptomatik. Sie haben sowohl mit geöffneten als auch mit geschlossenen Augen das Gefühl, sich selbst zu drehen, oder die Umgebung drehe sich um sie herum, im Gegensatz zu denen mit einer zentral-vestibulären Läsion, die oft den Drehschwindel mehr innerhalb des Kopfes fühlen. Ein Unsicherheitsgefühl als Charakterisierung des Schwindels kann sowohl bei vestibulären als auch bei nicht vestibulären Erkrankungen vorkommen.

Dauer des Schwindels

Wichtig für den Arzt ist es nach der *Dauer des Schwindels* zu fragen. Ein kurzdauernder Schwindel von einigen wenigen Sekunden, z. B. bei einem älteren Patienten, kann ein Hinweis sein für eine zerebrovaskuläre Insuffizienz infolge Arteriosklerose mit passageren Durchblutungsstörungen, vor allem im Stammhirnbereich, die zu Störungen in der Integration von sensorischen Impulsen führen. Bei einer etwas jüngeren Person kann der kurzdauernde Schwindel funktionell ausgelöst sein. Ein Schwindel, der ca. 10 – 30 Sek. dauert, der durch Lagerungsänderung ausgelöst wird (Lagerungsschwindel) und recht intensiv ist, kann bezeichnend sein für eine peripher-vestibuläre Läsion (z. B. Cupulolithiasis, Perilymphfistel, Labyrinthfistel). Ein Schwindel, der attackenartig (Anfallsschwindel) auftritt und meist eine Stunde bis mehrere Stunden dauert, ist typisch für M. Menière, insbesondere, wenn gleichzeitig eine Ohrsymptomatik wie Hörverlust und Ohrensausen, hinzukommt. Dazwischen liegen freie Intervalle. Ein starker Schwindel (Dauerschwindel), der viele Tage anhält und allmählich an Intensität mehr und mehr abnimmt und schließlich im allgemeinen verschwindet oder später nur durch Provokationsmaßnahmen, wie Kopfschütteln für 1 – 2 Sekunden, hervorgebracht werden kann, ist ein recht typischer Ablauf nach einer akuten Läsion des peripher-vestibulären Apparates. Ein kontinuierlich zunehmender oder konstanter Schwindel (chronischer Schwindel), der viele Wochen, Monate oder dauernd anhält, kann sowohl bei peripher- als auch bei zentral-vestibulären Schädigungen vorkommen (z. B. infolge Insuffizienz der vestibulären Kompensation nach Trauma). Ein Schwindelgefühl, das in seiner Intensität von Tag zu Tag variiert und ohne wesentliche Attacken einhergeht, kann funktionell oder zentral (vaskulär) entstanden sein.

Provokationsauslösende Faktoren des Schwindels

Um Rückschlüsse für die Diagnose zu bekommen ist es bedeutungsvoll, nach *provokationsauslösenden Faktoren des Schwindels* zu fragen. Ein Schwindel für einige Sekunden bis ca. 1/2 Minute, der ausgelöst wird vom Wechsel aus einer sitzenden oder horizontal liegenden Position in eine vertikal aufrechte Körperposition und sich als Schwarzwerden, Augenflimmern oder Sternchen vor den Augen äußert, ist ein großes Indiz für eine orthostatische Dysregulationsstörung. Dies kann auch bei Patienten mit Anämie und Herzfehler zum Vorschein kommen. Ein Schwindel, der nach vermehrtem Atmen zum Vorschein kommt und gleichzeitig ein Beklemmungsgefühl mit Kribbeln in Händen und Füßen auslöst, kann ein Hinweis für ein Hyperventilationssyndrom sein. Ein kurzzeitiger Schwindel für wenige Sekunden nach Pressen, Niesen oder Husten kann ein Hinweis für eine Perilymphfistel darstellen. Ein Schwindel von ca. 10–30 Sek. Dauer, entstanden durch rasche Lagerungen, z. B. Bücken, Hinlegen oder Drehen im Bett, kann ein Hinweis für eine peripher-vestibuläre Läsion sein (Cupulolithiasis, Perilymphfistel, Labyrinthfistel).

Ein Schwindelgefühl für etwa 15 – 60 Sek., ausgelöst durch Kopfbewegungen nach rückwärts (z. B. beim Hinaufschauen nach einem Flugzeug oder beim Gardinenaufhängen), kann ein Anzeichen für eine Vertebralis-Basilaris-Insuffizienz sein. Genauso kann ein Schwindelgefühl, provoziert durch Kopfdrehung, zervikal entstanden sein. Während vestibulärer Kompensationsvorgänge nach einem einseitigen Labyrinthausfall oder überhaupt bei vielen Labyrintherkrankungen wird oft ein ganz kurzdauernder Schwindel („Schlenkerer") ausgelöst, durch abrupte Körperbewegungen oder nach schnellen Kopfbewegungen. Dies rührt daher, daß das intakte Labyrinth dies im Gegensatz zum erkrankten Labyrinth verarbeiten kann. Der Funktionsunterschied beider Seiten wird durch schnelle Kopfbewegungen verdeutlicht. Sowohl ein vestibulär verursachter als auch ein funktionell bedingter Schwindel kann durch Anstrengung, Streß oder durch meteorologische Vorgänge (Fön, rascher Hoch- und Tiefwechsel) ausgelöst oder verstärkt werden, ebenso durch Aufhalten der Person im Straßenverkehr oder in Kaufhäusern. Personen mit zentral-vestibulären Läsionen berichten häufig über eine Alkoholintoleranz. Schwindel, der in der Dunkelheit ausgelöst oder verstärkt wird und sich meist als Unsicherheitsgefühl bemerkbar macht, wird vielfach von Personen berichtet, die eine Unterfunktion oder einen Ausfall beider peripherer Vestibularapparate besitzen. Der Schwindel wird einmal

Tabelle 1. Formen des otogenen Schwindels

Dauerschwindel: (typische Stadieneinteilung; akuter Beginn)

traumatisch:	otobasale Fraktur
infektiös:	Labyrinthitis
vaskular:	Neuropathia vestibularis

Attackenschwindel: (typische Stadieneinteilung)

Dyschylie:	M. Menière

Lagerungsschwindel: (ohne typische Stadieneinteilung)

traumatisch:	Cupulolithiasis, Perilymphfistel, nach Stapedektomie
infektiös:	Labyrinthfistel, sinugener Schwindel

Chronischer Schwindel: (ohne typische Stadieneinteilung, schleichender Verlauf)

tumorös:	Akustikusneurinom, Glomus-Tumor
toxisch:	ototoxische Läsion der Labyrinthe
degenerativ:	kochleo-vestibuläre Insuffizienz, Patienten mit reduzierter vestibulärer Kompensation

---

infolge Wegfalls der optischen Orientierung ausgelöst, zum zweiten infolge der nun
erheblich reduzierten Information und Verarbeitung von propriozeptiven Daten,
insbesondere, wenn die Unterlage uneben oder extrem weich ist (z.B. beim Gehen
im Sand). Bei Ausfall beider Labyrinthe kommt es zum sog. „Dandy-Phänomen".
Infolge Ausfalls des vestibulookulären Reflexes entsteht eine Instabilisierung des
Blickfeldes, d. h. beim Gehen, Springen oder Laufen kann das Blickfeld nicht ruhig
gehalten werden, sondern wackelt von oben nach unten und verursacht eine Oszillopsie. Es resultieren Scheinbewegungen der Umwelt bei Kopf- oder Körperbewegungen. Die Personen sind oft auf fremde Hilfe angewiesen. Wichtig für den Arzt
zu wissen ist, daß Medikamente Nebenwirkungen wie Schwindel auslösen können
(Digitalis, Antihypertonika, Antihypotonika, ototoxische Medikamente etc.).

Schwindelformen

Eine ganz wesentliche Aussage für die Diagnose kann der Arzt aus der *Schwindelform*
erhalten (Tabelle 1). Die Unterscheidung zwischen einem Dauerschwindel, Anfallsschwindel, Lage- und Lagerungsschwindel und einem chronischen Schwindel hat sich
für die Klinik bewährt, insbesondere zur Erkennung von verschiedenen peripher-
vestibulären Schwindelerkrankungen (otogener Schwindel).

Der Dauerschwindel

Ein otogener Schwindel mit *Dauerschwindel* wird in der Regel ausgelöst durch einen
akuten Ausfall eines Labyrinthes oder durch eine akute Läsion im inneren Gehörgang
(z. B. Neuropathia vestibularis, Labyrinthitis acuta, otobasale Fraktur). Die Patienten durchlaufen im allgemeinen während des Krankheitsverlaufes typische Stadien
und weisen dafür jeweils charakteristische, pathologische vestibuläre Ergebnisse auf
(S. 111). Allgemein kann man festhalten: synchron mit der Intensität des Spontannystagmus ist auch der Schwindel. Das akute Stadium ist durch einen intensiven

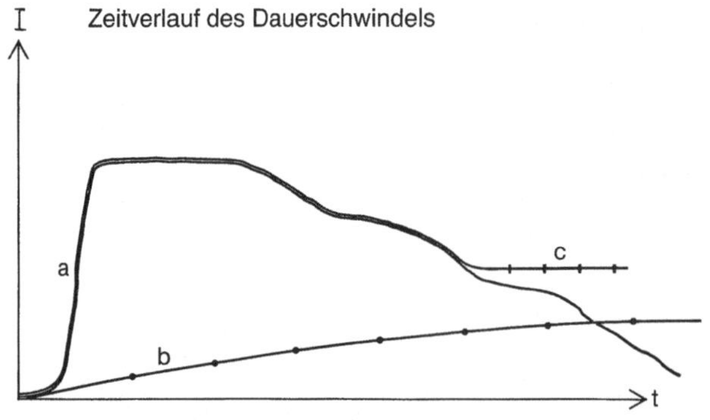

Abb. 8. Zeitverlauf des Dauerschwindels anhand eines einseitigen Labyrinth-ausfalls, **a** mit erfolgreicher vestibulärer Kompensation, **b** chronische Schwindel-form (z. B. chronische Laby-rinthitis), **c** mit reduzierter vestibulärer Kompensation

Drehschwindel mit vegetativer Begleitsymptomatik gekennzeichnet, der mehrere
Tage anhält und dann von Woche zu Woche abnimmt. Allmählich läßt dieser Dauerschwindel mehr und mehr nach und wird zum Schluß (Wochen bis Monate), je
nach Restitutionsvorgang (Vorgang der Ausheilung) oder der vestibulären Kompensationsleistung (Abb. 8), nur durch Provokationsmaßnahmen, wie nach raschen
Kopf- oder Körperbewegungen ausgelöst, bis er im allgemeinen ganz verschwindet.
Zum Schluß wird aus dem Drehschwindel ein Unsicherheitsgefühl, d. h. der Schwindel kann in Abhängigkeit vom zeitlichen Verlauf in eine andere Schwindelart übergehen, um dann im Idealzustand ganz zu verschwinden.

Der Anfallsschwindel

Typisch für den *Anfallsschwindel (Attackenschwindel)* ist das akute Auftreten des
Schwindels nach freien Intervallen (Abb. 9). Die Häufigkeit und Intensität der
Anfälle, meist von Art des Drehschwindels, sind unterschiedlich. Sie können ca.
$^1/_2$ Stunde bis mehrere Stunden dauern, oft verbunden mit vegetativer Begleitsymptomatik. Ein Paradebeispiel für den Attackenschwindel stellt das Krankheitsbild
des M. Menière dar, mit typischer Stadieneinteilung und dazugehörigen pathologischen vestibulären Resultaten. Hinzu kommt eine Ohrsymptomatik wie Hörverlust
und Tinnitus.

In Form von Attackenschwindel kann auch die zentral-vestibuläre Erkrankung
Vertebralis-Basilaris-Insuffizienz imponieren. Jedoch sind diese Anfälle viel kürzer
(Sekunden bis wenige Minuten), nicht so intensiv und gehen mit anderen Begleitsymptomen einher. Genauso kann der benigne paroxysmale Lagerungsschwindel in
der Kindheit anfallsartig erscheinen, ist aber meist nur von Sekunden- oder Minu-
tendauer.

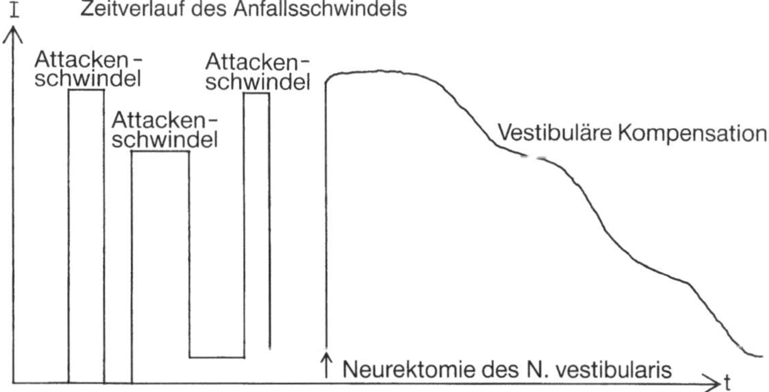

Abb. 9. Zeitverlauf des Attackenschwindels bei M. Menière. Bei konservativ therapieresistenten
Fällen kann durch eine Neurektomie (*Pfeil*) des Gleichgewichtsnerven der Anfallsschwindel beseitigt
werden. Dadurch entsteht zunächst ein Dauerschwindel, der allmählich im Rahmen einer vestibulären Kompensation verschwindet

Der Lage- und Lagerungsschwindel

Personen mit einem *Lage- oder Lagerungsschwindel* verspüren einen mehr oder
weniger ausgeprägten Schwindel mit oder ohne Nystagmus durch Einnehmen einer
langsamen Positionsänderung bzw. Verharren in einer statischen Position (z. B.
Hypoxämie des Stammhirns, raumfordernder Prozeß in der hinteren Schädelgrube,
nach Alkoholintoxikation mit Auslösung des PAN I und PAN II) oder durch eine
schnelle (kinetische) Lagerung (z. B. orthostatische Dysregulationsstörung, zerebro-
vaskulärer Insuffizienz, peripherer Lagerungsschwindel). Der otogen bzw. peripher
bedingte Lagerungsschwindel geht ohne eine typische Stadieneinteilung einher, löst
aber im allgemeinen ein charakteristisches, pathologisches vestibuläres Zeichen
aus, nämlich den sog. benignen paroxysmalen Lagerungsnystagmus (z. B. Cupulolithiasis, Perilymphfistel, Labyrinthfistel, möglich nach Ohreingriffen wie Stapedektomie). Auch beim sinugenen Schwindel kann oft ein Lagerungsschwindel provoziert
werden, oft nur kombiniert mit einem Lagerungsnystagmus.

Der chronische Schwindel

Typisch für die *chronische Schwindelform* (Tabelle 2a) ist der mehr schleichende
bzw. chronische Verlauf (Abb. 8). Er kann sich als Drehschwindel oder Unsicherheitsgefühl äußern oder manchmal schwer definierbar sein. Der Schwindel wird von
den Betroffenen meist nicht so intensiv wahrgenommen wie der Dauerschwindel
nach akutem Labyrinthausfall. Er ist aber sehr lästig für den Betroffenen, variiert an
Stärke von Tag zu Tag und kann über Monate und Jahre hinweg dauern. Die vestibulären Ergebnisse fallen unterschiedlich pathologisch aus, in Abhängigkeit vom
Krankheitsbild (Akustikusneurinom, Glomustumor, kochleo-vestibuläre Insuffizienz, nach ototoxischer Labyrinthläsion, Patient mit reduzierter vestibulärer Kompensation, chronische Labyrinthitis).

Die chronische Schwindelform mit ihrem kontinuierlichen Verlauf kann auch
recht typisch sein für zentral-vestibuläre Läsionen mit tageszeitlichen Intensitätsschwankungen des Schwindels (z. B. Kleinhirnbrückenwinkeltumor, Hirntumor,
M. S., basiläre Impression, olivoponto-zerebelläre Atrophie, spinozerebelläre Heredoataxie = Friedreich-Ataxie, Pseudobulbärparalyse, Syringobulbie). Vom Charakter des Schwindels wird oft über Benommenheitsgefühl, Betrunkenheitsgefühl oder
Unsicherheitsgefühl geklagt. Es existieren aber genauso Angaben über einen systematischen Schwindel, d. h. eine Empfindungswahrnehmung über passive Richtungs-
änderungen. Meist korrelieren hierbei die Stärke des Schwindels nicht gleichzeitig
mit der Intensität des pathologischen Nystagmus im Gegensatz zu den peripher-
vestibulären Erkrankungen. Es kann somit vorkommen, daß der Erkrankte über
einen intensiven Schwindel klagt und keinen oder nur einen diskreten pathologischen
Nystagmus aufweist und umgekehrt.

Als Pendant zum chronischen Schwindel gibt es, wie zu erwarten, auch eine akute
Schwindelform (Tabelle 2b). In der Regel gehen peripher-vestibuläre Erkrankungen
wie der Dauerschwindel nach einem plötzlichen Labyrinthausfall und der Anfallsschwindel wie beim M. Menière mit einem akuten Schwindel einher. Auch zentral-
vestibuläre Erkrankungen können mit akutem Schwindel vergesellschaftet sein wie

Tabelle 2 a. Vestibuläre Erkrankungen mit chronischem Schwindel oder Gleichgewichtsstörungen

peripher:
1. Intrameataler Tumor
2. Glomus-tympanicum-Tumor
3. Chronische kochleovestibuläre Insuffizienz
4. Nach ototoxischer Läsion der Labyrinthe
5. Patient mit reduzierter vestibulärer Kompensation
6. Chronische Labyrinthitis

zentral:
1. Kleinhirnbrückenwinkeltumor, Hirntumor
2. Encephalomyelitis disseminata
3. Basiläre Impression
4. Olivo-ponto-zerebelläre Atrophie
5. Spinozerebelläre Heredoataxie
6. Pseudobulbärparalyse
7. Syringobulbie

Tabelle 2 b. Vestibuläre Erkrankungen mit akutem Schwindel und/oder Gleichgewichtsstörungen

peripher:
1. Neuropathia vestibularis
2. Felsenbeinquerfraktur
3. Contusio labyrinthi
4. M. Menière
5. Labyrinthitis acuta
6. Postoperativer Zustand nach Neurektomie des N. vestibularis
7. Akute kochleovestibuläre Insuffizienz

zentral:
1. Vertebralis-Basilaris-Insuffizienz
2. Transitorisch ischämische Attacken
3. Stammhirnkontusion
4. Stammhirninfarkt
5. Wallenberg-Syndrom
6. Zerebellitis
7. Temporallappenepilepsie

Vertebralis-Basilaris-Insuffizienz, entzündliche Hirnstammprozesse, transitorisch ischämische Attacken in Folge von Durchblutungsstörungen im Karotisstromgebiet (= TIA), Contusio cerebri, Stammhirninfarkt, Wallenberg-Syndrom, Zerebellitis, Temporallappenepilepsie, um einige zu nennen.

Chronisches Schwindelgefühl eines Erkrankten mit Angaben über vor allem unsystematischen aber manchmal auch systematischen Schwindel muß nicht unbedingt mit einer Läsion des peripher- oder zentral-vestibulären Systems einhergehen, sondern kann funktionell oder im Rahmen von zahlreichen internistischen oder neurologischen Erkrankungen, die zu Störungen in der zentralen Integration von sensorischen Impulsen führen können, ausgelöst werden. Beispiele für solche Erkrankungen sind: Hypotonie, Hypertonie, Anämie, Arteriosklerose, Herzinsuffizienz, Elektrolytstörungen bzw. Stoffwechselstörungen.

Schwindelprovokation bei Normalpersonen

Schwindel kann auch bei gesunden Personen ausgelöst werden, ohne daß das vestibuläre System erkrankt ist. Man unterscheidet:

a) Optokinetischen Schwindel: Hierbei handelt es sich um optisch induzierte Pseudocoriolis-Effekte durch bewegte optische Reize, z. B. längeres Herabschauen von einer Brücke auf einen strömungsstarken Fluß. Oder wer kennt dieses Gefühl nicht: man sitzt in einem zum Stillstand gekommenen Zug und betrachtet einen anderen ebenfalls stehenden Zug auf dem anderen Gleis. Plötzlich freut man sich, weil man das Gefühl hat, der eigene Zug fährt endlich ab. Genauso rasch wird man aber wieder enttäuscht, als man schließlich merkt: es war der andere Zug, der sich in Bewegung gesetzt hat. Was war geschehen? Durch die bewegten optischen Reize wurde eine Eigenbewegungsempfindung ausgelöst, wodurch infolge der engen Verknüpfungen des visuellen Systems mit dem vestibulären System Schwindel provoziert werden kann, wenn diese Informationen gleichzeitig nicht übereinstimmen.

b) Okulären Schwindel: er ist die Folge von Brechungsanomalien des Auges oder Abweichen beider Augen von der Parallelstellung. Der Schwindel resultiert durch Entstehen verzerrter oder inkongruenter Netzhautbilder (z. B. Brillen mit stark unterschiedlichem Brechungsindex an einem Normalsehenden).

c) Visuellen Schwindel: dieser Schwindel kann durch Betrachtung eines Films mit Szenen von schnell fahrenden Flugzeugen oder Autos ausgelöst werden. Sehr rasch kann ein intensives und recht unbehagliches Schwindelgefühl entstehen, das bei stehenden Personen sogar zum Hinfallen führen kann. Er wird provoziert durch die Diskrepanz zwischen dem Istwert (visueller Realität) und dem Sollwert (visueller Erfahrungswert). Normalerweise werden beim Betrachten dieser Szenen Akzelerations- und Deakzelerationsvorgänge erwartet, die wiederum Gegenbewegungen auslösen und schließlich neben Schwindel zum Hinfallen führen können. In Wirklichkeit passiert jedoch nichts. Diese Reaktionen werden nur ausgelöst wegen der Diskrepanz zwischen visuellem Erfahrungswert („halt Dich fest") und visueller Realität („nichts passiert").

In diesen Formenkreis kann man auch die Entstehung von Kinetosen und Höhenschwindel einreihen. Ein vorübergehender vestibulärer Schwindel wird an Normalpersonen ausgelöst durch Rotation (z. B. Karussellfahren) oder im Rahmen einer Vestibularisprüfung (z. B. die kalorische Prüfung).

Der Nystagmus

Unter einem **Nystagmus** versteht man unwillkürliche, meist in regelmäßigen Perioden auftretende charakteristische Bewegungen beider Augen, bestehend aus einer langsamen (vestibulären) und einer schnellen (zentralen) Phase. Die Nystagmusrichtung wird nach der schnellen Augenkomponente benannt. Ein Nystagmus kann in unterschiedliche Richtungen schlagen. Er kann infolge des vestibulookulären Reflexes experimentell (kalorische Prüfung, Rotationsprüfung, Pendelstuhl) oder infolge einer Läsion von vestibulären Bahnen als pathologisches Zeichen spontan als sog. Spontannystagmus entstehen.

Nystagmusarten

1. Peripher-vestibulärer Spontannystagmus (z. B. Reiznystagmus, Ausfallsnystagmus, Erholungsnystagmus, s. S. 44).
2. Zentral-vestibulärer Spontannystagmus (z. B. upbeat-nystagmus, downbeat-nystagmus, s. S. 45).
3. Blickrichtungsnystagmus (s. S. 49).
4. Okulärer Nystagmus (z. B. Pendelnystagmus, latenter Fixationsnystagmus, s. S. 55).
5. Sonderformen von Augenbewegungen (z. B. Kippdeviationen, square wave jerks, Pendeldeviationen s. S. 54).

Parameter des Nystagmus (Abb. 10)

1. *Schlagform* (Rucknystagmus, Pendelnystagmus, pendelartiges Rucken, hüpfender Nystagmus). Ein vestibulärer Nystagmus schlägt wegen der Zusammensetzung aus einer langsamen und schnellen Augenkomponente ruckartig (Rucknystagmus).
2. *Schlagrichtung* (horizontal, horizontal-rotierend, diagonal, vertikal, rotierend). Ein experimentell produzierter Nystagmus schlägt im allgemeinen horizontal-rotierend. Dagegen kann ein Spontannystagmus eine ganz unterschiedliche Schlagrichtung aufweisen.
3. *Schlagfeld.* Der vestibuläre Nystagmus spielt sich im allgemeinen auf der Orbitahälfte der langsamen Nystagmusphase ab.
4. *Schlagtyp* (rhythmisch, dysrhythmisch, dissoziiert). Der experimentell ausgelöste Nystagmus schlägt normalerweise rhythmisch und assoziiert an beiden Augen.

Parameter des Nystagmus

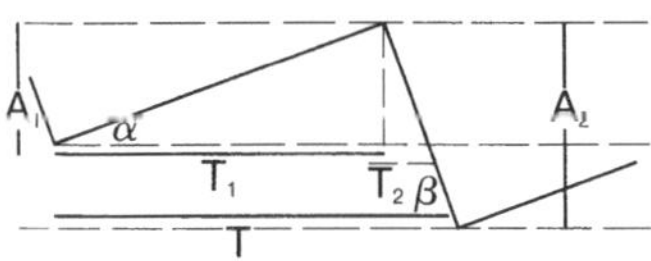

α = Winkelgeschwindigkeit der langsamen Phase
β = Winkelgeschwindigkeit der schnellen Phase
A_1 – Amplitude der langsamen Phase
A_2 = Amplitude der schnellen Phase
T = Dauer des Nystagmus (Schlagzahl)
T_1 = Dauer der langsamen Phase
T_2 = Dauer der schnellen Phase

Abb. 10. Parameter des Nystagmus

5. *Intensität* (die Winkelgeschwindigkeit der langsamen Nystagmusphase, die Schlagzahl, die Amplitude, die Nystagmusdauer).

Die Nystagmusintensität stellt einen sehr wichtigen Parameter dar. Es ist von großer Bedeutung, den Nystagmus in den einzelnen Teiluntersuchungen einer Vestibularisprüfung möglichst exakt zu quantifizieren.

Zur Dokumentation und zur halbquantitativen Bestimmung des Nystagmus hat Frenzel Symbole entwickelt:

 horizontal-rotierender Nystagmus nach links,

diagonaler Nystagmus nach links,

 vertikaler Nystagmus nach oben,

horizontaler Nystagmus nach rechts.

Mit weiteren Zeichen (Balken) kann die Nystagmusintensität (Amplitude, Frequenz) grob quantitativ beurteilt werden.

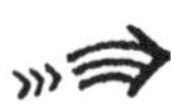 Beispiel für einen grobschlägigen und sehr frequent schlagenden Nystagmus nach links.

Charakteristische Merkmale des vestibulären Nystagmus

1. Verminderung der Nystagmusintensität durch Licht oder Fixation;
2. Nystagmusintensität abhängig von Vigilanz, Alter und Pharmakaeinnahme;
3. Abhängigkeit der Nystagmusintensität von der Blickrichtung (Zunahme der Intensität bei Blick in Richtung schnelle Phase, Abnahme bei Blick in Richtung langsame Phase, besonders provokativ beim Blick nach oben).

Objektivierung des Nystagmus

Der Nystagmus kann mit Hilfe der Elektronystagmographie (S. 32) registriert werden oder durch Beobachtung der Augen (Leuchtbrille nach Frenzel, S. 30) objektiviert werden. Mit Hilfe einer Infrarotfernsehkamera können die Augenbewegungen in völliger Dunkelheit auf einem Monitor verfolgt werden. Des weiteren kann ein Nystagmus mit Hilfe der Computer-Vestibulometrie exakt quantifiziert und dokumentiert werden.

Die beiden wichtigsten Hilfsmittel zur Identifizierung eines Nystagmus stellen die *Leuchtbrille* nach Frenzel und die *Elektronystagmographie (ENG)* dar.

Die Frenzelbrille

Mit Hilfe der *Leuchtbrille* nach Frenzel (1925) kann ein Nystagmus nahezu unter Ausschaltung der Fixation durch spezielle Gläser (konkave Linsen) von +15 Diop-

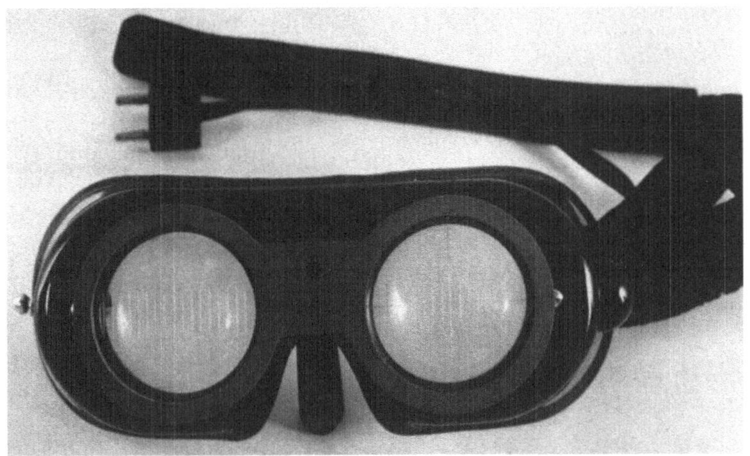

Abb. 11. Frenzel-Leuchtbrille, leicht modifiziert durch Einsetzen eines Fadenkreuzes zur leichteren Erkennung der Amplitude bzw. Winkelgeschwindigkeit (Haid)

trien und seitlich angebrachte Lämpchen erkannt werden (ein geübter Untersucher noch bis zu einer Winkelgeschwindigkeit des Nystagmus von 1–2°/Sek.). Eine Vestibularisprüfung sollte vor der ENG-Registrierung zunächst mit Hilfe der Frenzelbrille in einem abgedunkelten Raum beginnen. Sie ist ein unentbehrliches Hilfsmittel zur Untersuchung des Spontannystagmus, Blickrichtungsnystagmus und des Lage- und Lagerungsnystagmus. Es existieren unterschiedliche Modelle mit Stromversorgung oder mit Batterieanschluß (Abb. 11).

Vorteile der Leuchtbrille

1. geringe Kosten,
2. leicht bedienbar (Konsiliarbesuche),
3. kaum störanfällig
4. keine Ermüdung des Patienten möglich (konstantes Vigilanzniveau),
5. bestimmte Nystagmusformen damit objektivierbar (rein rotierender Nystagmus, Nystagmus retractorius).

Hinweise

1. Besonders provokativ erscheint der Nystagmus beim Blick nach oben. Die Untersuchungen mit der Frenzelbrille sollten in einem möglichst abgedunkelten Raum geschehen. Hat man diese Leuchtbrille nicht und auch keine Ohrlupe zur Hand, kann man versuchen, einen Nystagmus durch direkte Augenbeobachtung zu erkennen oder durch Auflegen der Finger an den zu untersuchenden Augenlidern zu fühlen.
2. Zur Feststellung von Simulation einer Schwerhörigkeit oder Taubheit kann der zu Untersuchende durch Aufsetzen einer Leuchtbrille abgelenkt werden.

3. Eine Gleichgewichtsuntersuchung mit Hilfe der Frenzelbrille sollte stets von einem Arzt ausgeführt werden.
4. Eine „Frenzelbrillenuntersuchung" sollte vor der kompletten Vestibularisprüfung mit dem ENG vollzogen werden.
5. Neue Aspekte erlaubt die „Video-Okulographie" die Clarke und Scherer 1988 vorgestellt haben: Die Registrierung selbst von Torsionsbewegungen des Auges wird möglich durch Verwendung einer auf CCD-Videosensoren beruhenden Video-Nystagmusbrille.

Die Elektronystagmographie (ENG)

Zur Registrierung von Augenbewegungen wurden im vorigen und Anfang dieses Jahrhunderts mechanische (Hebelnystagmographie, Ohm 1928) und photografische Methoden (Dodge 1901) herangenommen. Die elektrische Registrierung des Nystagmus **(Elektronystagmographie = ENG)** erfolgte 1922 von Schott und 1929 von Meyers. Der Ausdruck Elektrookulographie wird selten benutzt. Die Technik der ENG-Registrierung wurde allmählich weiterentwickelt (Jung 1939; Tönnies) und stellt bis zum heutigen Tag ein wesentliches Instrumentarium in der neurootologischen und neuroophthalmologischen Diagnostik dar.

Vorteile des ENG

1. genaue Dokumentation von Untersuchungsergebnissen;
2. exakte Quantifizierung von zahlreichen Meßwerten möglich;
3. bestimmte Teiluntersuchungen nur mit Hilfe des ENG möglich (z. B. Stuhlpendelung, optokinetische Prüfung, langsame Pendelblickfolgebewegung, eye trakking test);
4. Ergebnisse sind nachträglich auswertbar.

Prinzip des ENG

Das ENG (Abb. 12) dient zur Aufzeichnung von Augenbewegungen und ist nur möglich infolge des vorhandenen korneoretinalen Potentials beider Augen (lichtabhängig). Das menschliche Auge besitzt elektrische Dipoleigenschaften (wie eine Batterie). Die Pigmentschicht der Retina ist im Verhältnis zu ihrer Umgebung negativ geladen, während die Cornea positiv geladen ist. Die Potentialdifferenz beträgt ca. 1mV. Somit existiert an beiden Augen jeweils ein elektromagnetisches Feld. Die optische Achse entspricht annähernd der elektrischen Achse. Augenbewegungen führen zu Mitbewegungen des elektrischen Dipols, wodurch in der Nachbarschaft Potentialverschiebungen auftreten. Durch Plazieren von Elektroden (z. B. zwei aktive Silber-Silberchloridelektroden als Ableitelektroden und eine indifferente Elektrode zur Erdung) um die Augen ist es möglich, diese Potentialänderungen bei Augenbewegungen abzuleiten. Mit Hilfe eines Vorverstärkers (zur Regelung des

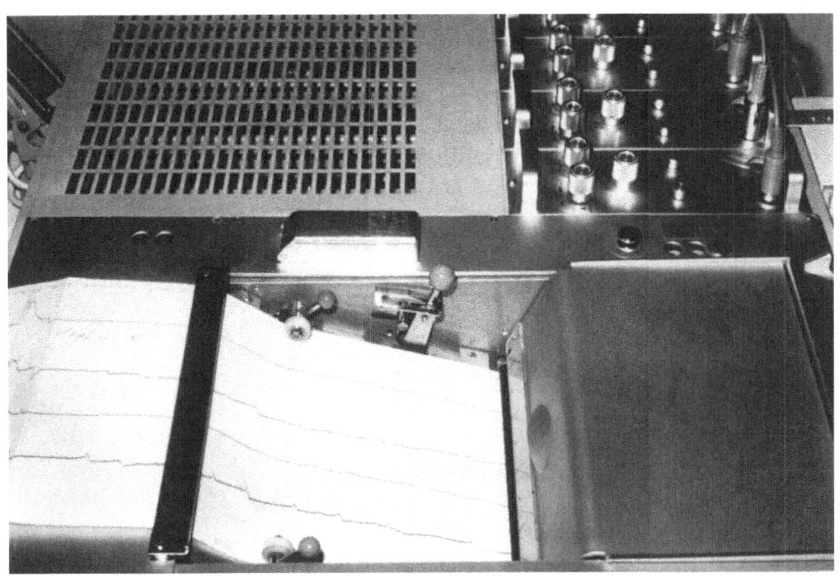

Abb. 12. Elektronystagmographie-Gerät (ENG) zur Aufzeichnung von Augenbewegungen (4 Kanäle)

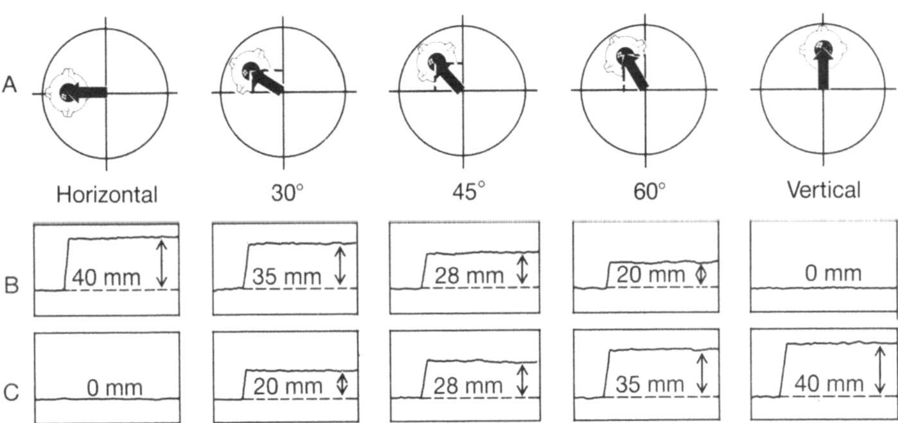

Abb. 13. Zeigerauslenkung des ENG bei Augenbewegungen (**A**) in der Horizontalableitung (**B**) und Vertikalableitung (**C**)

Haut-Elektroden-Widerstandes) und Hauptverstärkers (Signalverstärker) können somit horizontale oder vertikale Augenbewegungen mittels eines Schreibers auf Millimeterpapier registriert werden. Diese Spannungsänderungen bewegen sich zwischen 15–200 μV und sind dem Blickwinkel von 1°–30° proportional (Pfaltz 1984). Das Auflösungsvermögen liegt bei 1°–2°.

Beim Blick geradeaus entsteht zwischen den beiden aktiven Elektroden, z. B. für die Horizontalableitung, keine Potentialverschiebung und somit schreibt der

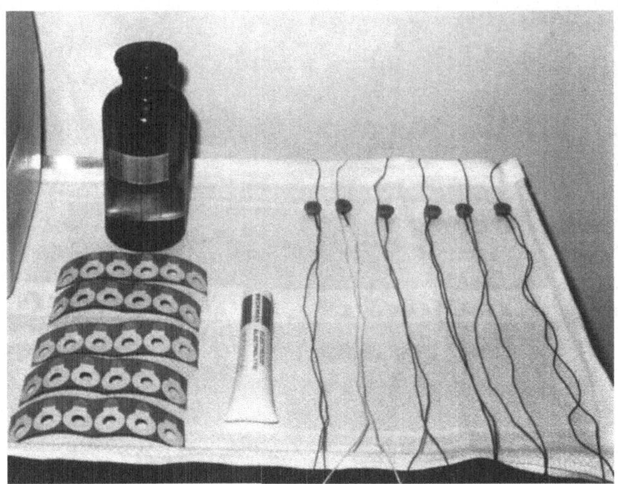

Zeiger auf dem ENG-Blatt eine gerade Linie (Nullinie). Beim Blick zur Seite resultiert eine Potentialverschiebung und damit eine Zeigerauslenkung, nämlich beim Blick nach rechts ein Zeigerausschlag nach oben und beim Links-Blick nach unten (Abb. 13). In der vertikalen Ableitung entsteht beim Blick nach oben eine Zeigerauslenkung nach oben und beim Blick nach unten einen Ausschlag nach unten.

Die Elektroden bestehen aus konkaven Scheiben zwischen 0,3 und 1,5 cm² aktiver Oberfläche. Sie sind aus Silber, überzogen mit einer nicht polarisierbaren Silberchloridschicht und eingefaßt von einem Isoliermaterial (Abb. 14). Befestigt werden die Elektroden mit Hilfe von Doppelkleberingen. Zur Verbesserung des Elektroden-Hautwiderstandes muß die Haut für die anzubringenden Elektroden mit Alkohol, Benzin oder feinem hautschonenden Schleifpapier gereinigt und entfettet werden. Zur Optimierung der elektrischen Leitfähigkeit zwischen Haut und Elektroden wird auf die Innenfläche Elektrodenpaste (Gel aus NaCl oder andere Elektrolyte) in homogener Mischung aufgetragen. Die Elektrodenkabel sollen möglichst dünn, biegsam, isoliert und gut abgeschirmt sein.

Zur Ableitung von horizontalen Bewegungen von nur einem Auge bedient man sich der monokulären Ableitung und für beide Augen der binokulären Ableitung. Bei der *monokulären Ableitung* wird eine aktive Elektrode am lateralen Augenwinkel (temporal) und die andere im Bereich des medialen Augenwinkels plaziert. Die indifferente Elektrode kann man auf einem Ohrläppchen oder der Wange befestigen. Auf die gleiche Art und Weise kann auch das andere Auge monokulär registriert werden. Bei der *binokulären Ableitung* (Abb. 15a) werden die beiden aktiven Elektroden jeweils am lateralen Augenwinkel (temporal bzw. bitemporal) angebracht. Bei dieser Ableitung werden die Potentialverschiebungen beider Augen registriert (Summenpotential).

Zur Registrierung von vertikalen Augenbewegungen wird eine aktive Elektrode knapp oberhalb einer Augenbraue und die andere etwas unterhalb des Unterlids angeklebt (Abb. 15b). Ausschläge des Zeigers nach oben zeigen eine Augenbewegung nach oben an und umgekehrt.

34

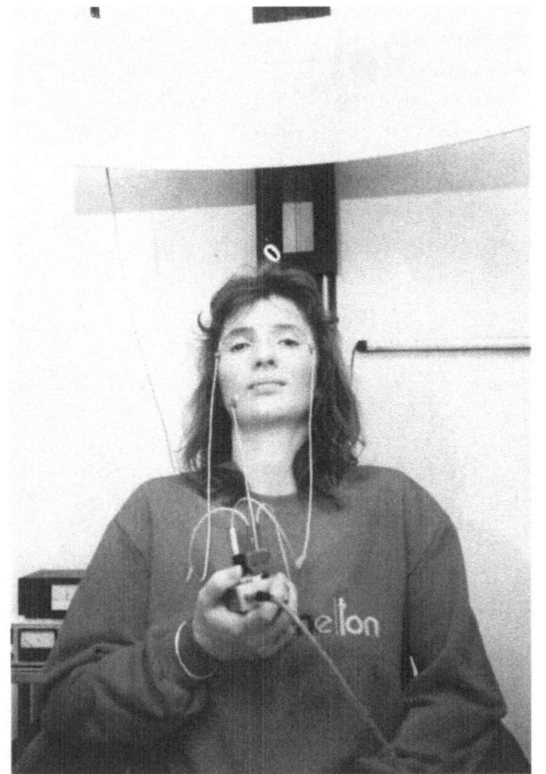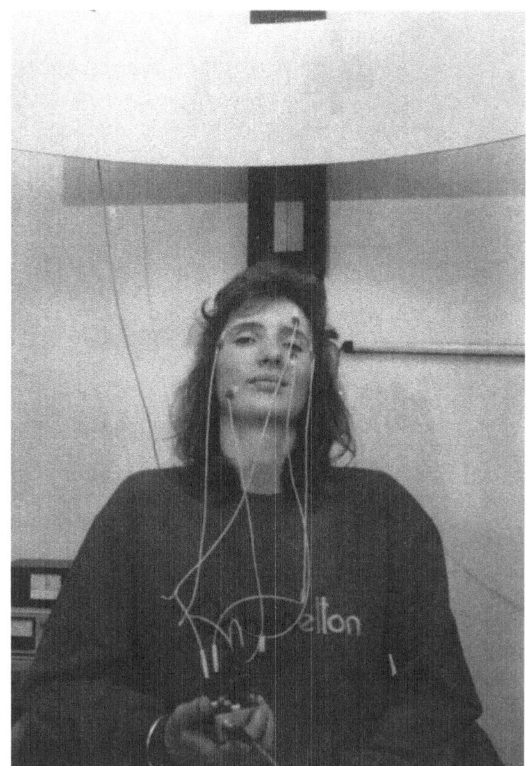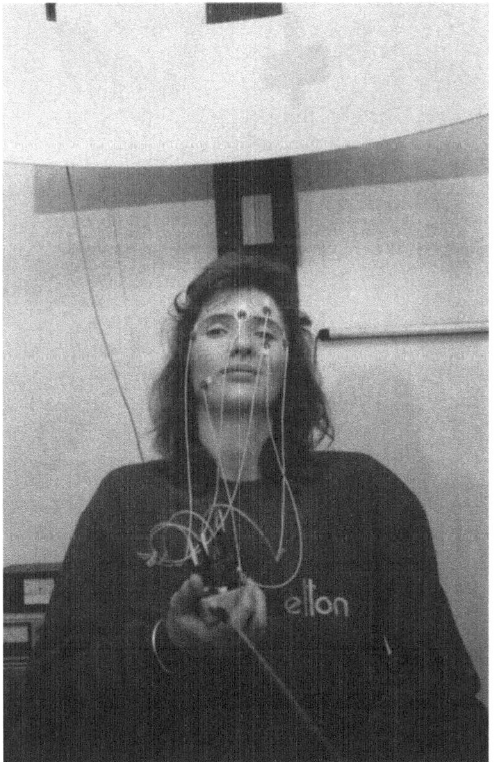

Abb. 15. a Binokuläre ENG-Ableitung für horizontale Augenbewegungen und eine indifferente Elektrode. **b** 2-Kanal-ENG-Registrierung (horizontale und vertikale Ableitung) und eine indifferente Elektrode. **c** 4-Kanal-ENG-Registrierung (horizontale Ableitung als Summenpotential, horizontale Ableitung linkes und rechtes Auge und vertikale Ableitung linkes Auge) und eine indifferente Elektrode

Benutzt man, was sehr vorteilhaft ist, mehrere solche Ableitungen zusammen, so besteht die Möglichkeit, isoliert horizontale und vertikale Bewegungen eines jeden Auges zu registrieren. Das ist wichtig, um konjugierte Augenbewegungen bzw. Läsionen im Bereich des Fasciculus longitudinalis medialis (z. B. durch internukleäre Ophthalmoplegie bei Encephalomyelitis disseminata), im Bereich der Augenmuskelkerne oder von Augenmuskelparesen zu erkennen (Abb. 15c).

ENG-Verstärker

Zur Registrierung eines Nystagmus bzw. von Augenbewegungen mit Hilfe des Elektronystagmographen müssen die periokulär auftretenden Potentialverschiebungen des korneoretinalen Potentials mittels Verstärker umgewandelt werden. Erstens, ein *Vorverstärker* (Impendanzwandler) senkt den Haut-Elektroden-Widerstand von 2000–10.000 Ohm auf 50–100 Ohm (Scherer 1984). Zweitens, ein *Hauptverstärker* (Signalverstärker) verstärkt die zu messenden Spannungsdifferenzen auf ein erforderliches Registrierniveau. Eingebaute Filter dienen zur Ausschaltung von Störpotentialen (z. B. vom Lichtnetz). Es existieren unterschiedliche Verstärker für die ENG-Registrierung (Wechselstrom und Gleichstromverstärker). Für die Praxis und ebenso für den Klinikbetrieb bewährt sich der Wechselstromverstärker (AC-Verstärker = alternating current). Das Prinzip des AC-Verstärkers beruht darauf, daß das „output"-Signal (Ausgangssignal) gegenüber dem „input"-Signal (Eingangssignal) je nach der Zeitkonstante exponentiell abnimmt, bis es die Nullinie erreicht hat (Abb. 16). Unter der Zeitkonstante versteht man die Zeit, nach der das „output"-Signal 1/3 seines Ausgangswertes erreicht hat. Eine AC-Ableitung mit sehr kurzer Zeitkonstante (ca. 1 Sek.) verformt einen Nystagmus. Am geeignetsten zur Registrierung des Nystagmus ist eine Zeitkonstante von 3–5 Sek.

Das Prinzip des Gleichstromverstärkers (DC-Verstärker = direct current) beruht darauf, daß das „input"-Signal und das „output"-Signal konstant bestehen bleiben (Abb. 17). Dadurch ist es möglich, die momentane Augenposition auf dem ENG-Papier festzustellen und eine exakte Geschwindigkeit von Augenbewegungen zu erhalten. Der Nachteil dieses Verstärkers liegt in einem Drift der isoelektrischen Linie und dem Entstehen von Artefakten. Neben dem elektrischen Teil besteht das ENG noch aus einem mechanischen Teil (Papiermagazin mit Transportmotor und

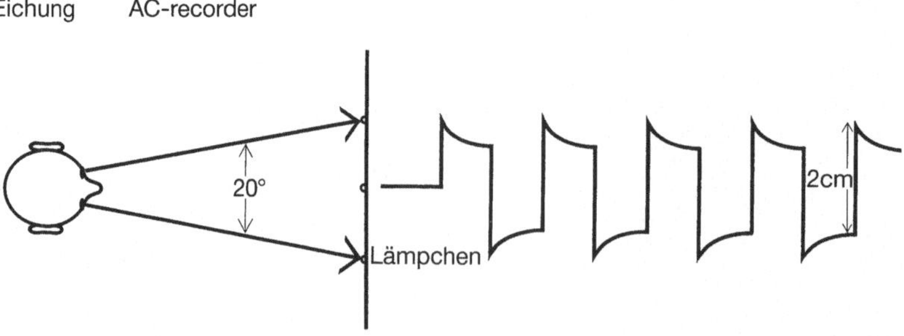

Abb. 16. Prinzip des AC-Verstärkers

36

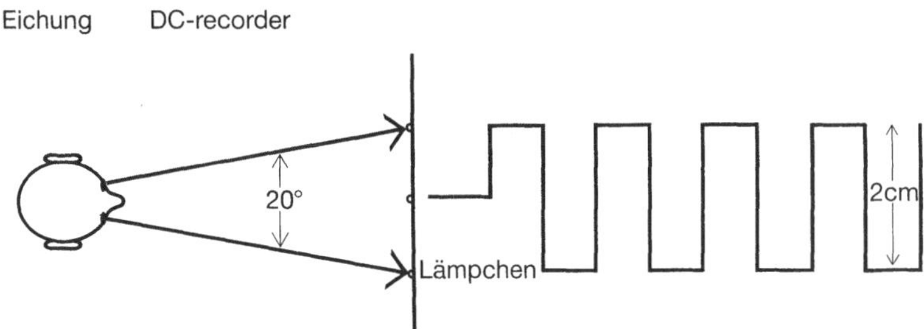

Abb. 17. Prinzip des DC-Verstärkers

Schreiber). Für die Aufzeichnung von Augenbewegungen existieren unterschiedliche Schreibsysteme (z. B. thermoelektrische bzw. thermosensitive Schreiber, Tintenschreiber mit Feder- oder Düsenschreiber). Am gebräuchlichsten sind die thermosensitiven Schreiber. Die Papiergeschwindigkeit zur Registrierung des Nystagmus für den Routinebetrieb sollte 10 mm/Sek. betragen. Zur Aufzeichnung von speziellen Augenbewegungen kann die Papiergeschwindigkeit geändert werden (z. B. für Quick-Kalibration zur Erkennung von Sakkadenstörungen der Blickmotorik). Eine Zeitmarkierung für das ENG-Blatt ist vorteilhaft.

Kalibration

Zur quantitativen Messung von Augenbewegungen bzw. des Nystagmus ist eine *Eichung* (*Kalibration*) des ENG nötig (Abb. 16). Der zu Untersuchende blickt abwechselnd zur linken und rechten Seite jeweils auf ein in etwa 1,5–2 m vor ihm befindliches Lämpchen (Eichkreuz). Der Abstand ist so gewählt, daß von der Mitte der Sehachse zum linken und rechten Lämpchen jeweils eine Augenbewegung von 10° resultiert. Eine Augenbewegung vom linken zum rechten Lichtpunkt ergibt somit 20°. Zur Vereinfachung der Quantifizierung ist es vorteilhaft, eine Zeigerauslenkung auf dem Registrierpapier von 2 cm einzustellen, die einem Blickwinkel von 20° entspricht. Somit entspricht eine Zeigerauslenkung von 1 cm einem Winkel von 10°. Der Patient wird aufgefordert (bei abwechselndem Aufleuchten der Lämpchen), 5 mal diese Augenbewegungen vom linken zum rechten Lichtpunkt durchzuführen. Hierbei ist es wichtig, nur die Augen und nicht den Kopf mitzubewegen. Zur Eichung von vertikalen Augenbewegungen werden entsprechend oben und unten plazierte Lichtpunkte abwechselnd fixiert. Als *„biologische" Eichung* wird der Schreiber so eingestellt (durch Manipulieren am Verstärker), daß 1 cm Zeigerauslenkung einer bestimmten Potentialverschiebung entspricht und damit einer bestimmten Augenbewegung (10°). Wichtig für die Kalibration ist das Erkennen der Lämpchen (Brille gegebenenfalls aufsetzen lassen).

Die Kalibration als Voraussetzung zur Quantifizierung von Augenbewegungen kann auch zur Untersuchung der Blickmotorik (S. 90) herangezogen werden (das *Sakkaden-System*). Das sakkadische Blickfolgesystem (Abb. 18) dient dazu, rasch und präzise ein Bild auf der Fovea centralis einzufangen (z. B. beim Lesen für

Blickzielbewegungen). Die maximale Geschwindigkeit (Normalperson) für eine Sakkade bewegt sich zwischen 500°/Sek. und 700°/Sek. mit einer Dauer von 30 m Sek. bis 120 m Sek. und einer Latenz von 200 m Sek. Die Geschwindigkeit ist abhängig von der Blickwinkelamplitude. Sie ist verlangsamt nach Medikamentenintoxikation wie Sedativa oder Alkohol oder durch degenerative ZNS-Erkrankungen (M.S., amyotrophe Lateralsklerose oder durch raumfordernde pontine Hirnstammprozesse). Als *Blickdysmetrie* werden überschießende und ständig kompensierende Korrekturen der Augen beim Fixieren oder Einfangen eines Blickzieles bezeichnet.

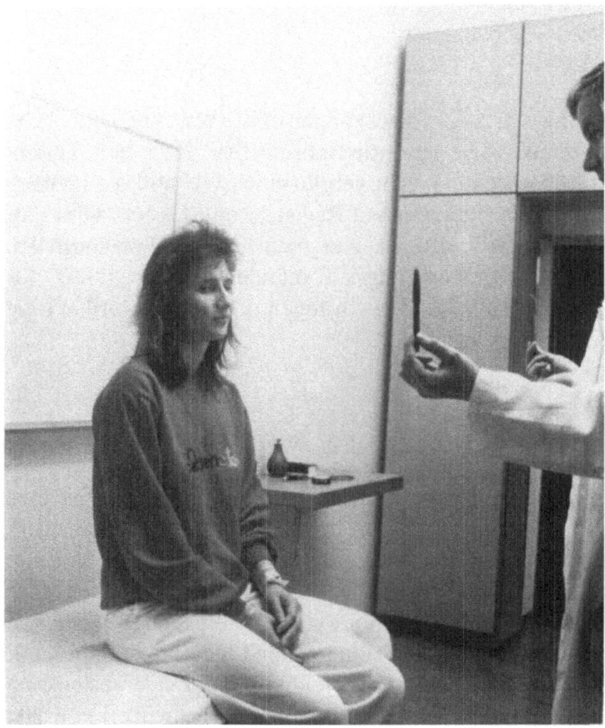

Abb. 18. Die Sakkaden-Funktion kann grob klinisch geprüft werden durch schnelles Hin- und Herschauen auf einen Gegenstand (z. B. Bleistift) in der linken und rechten Hand des Untersuchers

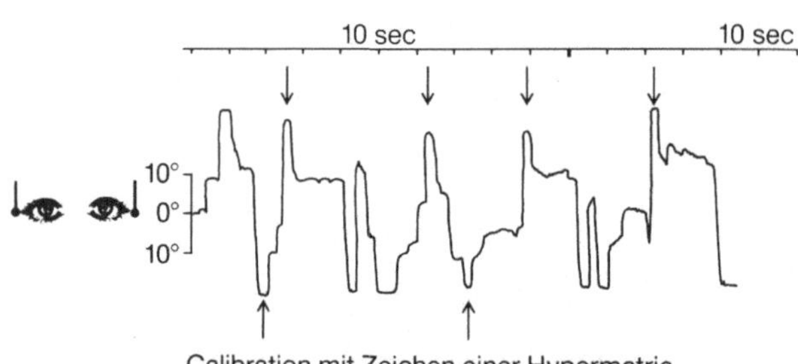

Abb. 19. Patientin (K.H., 42 Jahre) mit einem Kleinhirnsarkom auf der rechten Seite weist eine gestörte Calibration auf (Hypermetrie, s. *Pfeile*)

38

Dieser Sakkaden-Test kann bei zerebellären Läsionen pathologisch ausfallen (*Entstehung von Hypermetrie oder Hypometrie*), ebenso bei Prozessen des Frontalhirns oder Läsionen des Mesenzephalon oder Stammhirns (Abb. 19). Störungen der Kalibration, bedingt durch Unaufmerksamkeit und Nervosität, sind davon zu unterscheiden.

Zur feineren Objektivierung von Störungen der Blickmotorik kann die sogenannte *Quick-Kalibration* (Schnell-Eichung) herangezogen werden. Hierbei wird die Papiergeschwindigkeit von 10 mm/Sek. auf 100 mm/Sek. erhöht. Dadurch erkennt man auf dem ENG-Blatt vielfach auch geringere Störungen der Blickmotorik.

Ablauf einer ENG-Registrierung

Bei der ENG-Registrierung ist es wichtig, mindestens 2 Kanäle (eine für die horizontale und eine für die vertikale Ableitung von Augenbewegungen) zu verwenden. Noch vorteilhafter ist ein Mehrkanal-ENG, bei der Bewegungen isoliert für jedes Auge registriert und miteinander verglichen werden können. Der Untersuchungsraum soll abgedunkelt sein, am besten völlige Dunkelheit zur Ausschaltung von Fixationsmöglichkeiten des Patienten und um ein möglichst konstantes korneoretinales Potential aufrechtzuerhalten. An der Erlanger HNO-Universitätsklinik wurde bisher ein 4-Kanal-ENG-Gerät mit einer Zeitkonstante von 4 Sek. benutzt (AC-Recorder). Bei der Kalibration entsprachen 20 mm Zeigerauslenkung 20° Augendeviation. Die Papiergeschwindigkeit betrug 10 mm/Sek.

Der Ablauf einer ENG-Registrierung empfiehlt sich wie folgt:

1. Haut des zu Untersuchenden entfetten bzw. reinigen (zur Verminderung des Haut-Elektroden-Widerstandes und damit Reduzierung von elektrischen Artefakten).
2. Die Elektroden (mit Elektrolytpaste) in den richtigen Positionen anbringen.
   a) die unterschiedlichen Ableitungen beschriften,
   b) auf dem Papier die jeweiligen Kanäle beschriften und die durchzuführende Untersuchung vermerken (für andere Untersucher und spätere Kontrollen).

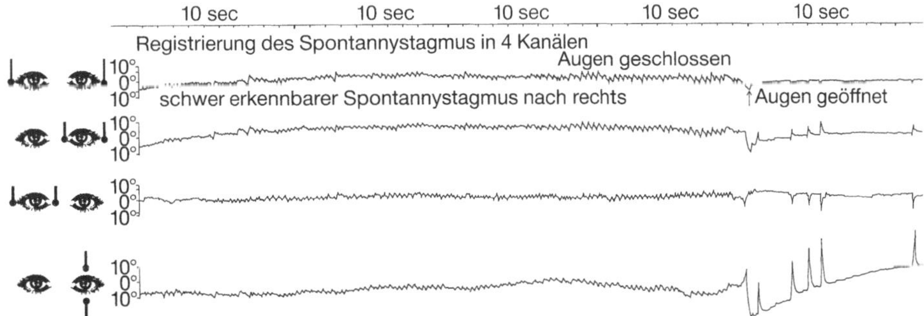

Abb. 20. Patient (H.S., 37 Jahre) mit Neuropathia vestibularis auf der linken Seite weist im ENG (4-Kanal-Registrierung) einen Spontannystagmus nach rechts auf (langsame und schnelle Nystagmusphase gerade erkennbar). Bei Fixation (geöffnete Augen) wird der Spontannystagmus unterdrückt

3. Exakte Kalibration (1 cm Zeigerausschlag = 10°).
4. Registrierung bzw. Fahndung nach dem Spontannystagmus (zuerst mit der Frenzelbrille) beim Blick geradeaus zunächst
   a) mit geschlossenen Augen 30 Sek. lang (Abb. 20),
   b) danach mit geöffneten Augen ca. 15 Sek. lang (zur Erkennung eines Fixationsnystagmus oder einer Fixationssuppression eines vorhandenen Spontannystagmus).
5. Registrierung des Blickrichtungsnystagmus (Blickwinkel nicht weiter lateral als
   30–40°). Vorher den Blickrichtungsnystagmus unter der Frenzelbrille prüfen
   oder besser durch Fixation des Zeigefingers vom Untersucher.
6. Die Lageprüfung mit ENG-Registrierung (nur nötig, wenn bei der Lageprüfung
   mit Hilfe der Frenzelbrille kein Nystagmus auslösbar war). In jeder Position ca.
   15 Sek. aufzeichnen. Erscheint ein Nystagmus solange registrieren, bis dieser
   verschwindet (Hinweis für einen Lagerungsnystagmus). Zeichnet sich ein Lagenystagmus ab, kurzzeitige Intervall-ENG-Registrierung innerhalb einer Minute
   (um Papier zu sparen). Die Quantifizierung des Lagenystagmus auf 1 Minute
   kann aus den 10-Sek.-Intervall-Messungen hochgerechnet werden.
7. Untersuchung der Blickmotorik,
   a) Pendelblickfolgebewegung,
   b) optokinetische Prüfung,
   c) Sakkaden-Test.
8. Als letzte Funktionsprüfung die kalorische Prüfung.
9. Am Ende aller Untersuchungen nach Einlegen einer längeren Pause von ca. 5
   Min. noch einmal nach einem Spontannystagmus fahnden (Auftreten eines latenten Spontannystagmus?).
10. Zur Vervollständigung einer kompletten neurootologischen Untersuchung kann
    eine Rotationsprüfung oder Stuhlpendelung durchgeführt werden.

Fehlermöglichkeiten der ENG-Registrierung

Fehlermöglichkeiten bei der ENG-Registrierung können erfolgen durch:

1. Verbreiterte, unscharfe Registrierkurven, dicke Nullinie, Artefakte (durch Bulbusunruhe, Lidtremor, Lidpressen, Wechselstromeinfluß, mangelhafte Abschir-
   mung, Elektrodenartefakte).
2. Veränderung des korneoretinalen Potentials durch Lichteinwirkung.
3. Störung des Hautwiderstandes (z. B. Schweiß). Dadurch Änderung der Kon-
   taktspannung an dem Elektroden-Haut-Segment durch Oberflächenoxydation
   (hoher Haut-Elektroden-Widerstand von ca. 10.000 Ohm) mit Drift der isoelektrischen Grundlinie infolge von elektrischen Störpotentialen.
4. Abhängigkeit der Nystagmusintensität von der Augenstellung in Relation zur
   Nystagmusrichtung (Intensität des vestibulären Nystagmus nimmt beim Blick zur
   schnellen Nystagmusphase zu und beim Blick zur langsamen Phase ab). Kontrolle
   der Augenposition mit DC-Verstärker, Frenzelbrille oder mit Hilfe einer Infrarotfernsehkamera.
5. Abnahme der Nystagmusintensität durch Ermüdung oder Zunahme durch zerebrale Erregung (möglichst konstante Vigilanz aufrechterhalten).

6. Atmung (lange Atemdepression hemmt einen vestibulären Nystagmus).
7. Toxische Einflüsse auf das Z.N.S. (z. B. Alkohol, Nikotin, Barbiturate, Medikamente).
8. Diagnostische Voruntersuchungen (z. B. Lumbalpunktion, Einsetzen eines zerebralen Shunts, Arteriographie). Nach Möglichkeit die Vestibularisprüfung erst nach Ablauf einer Woche ausführen.
9. Mangelhafte Kalibration.
10. Fehlerhafte Zeitkonstante.
11. Bestimmte Augenbewegungen sind im ENG nicht nachweisbar, weil keine periokuläre Potentialverschiebungen entstehen (rein rotierender Nystagmus, Nystagmus retractorius).

Die Photoelektronystagmographie

Das *Photo-ENG* hat den Vorteil eines hohen Auflösungsvermögens des Nystagmus (bis ca. $1/10°$). Das Wirkungsprinzip beruht auf einer verschiedenartigen Absorption bzw. Reflexion von Licht auf der Sklera und Iris. Mit Hilfe einer Photozelle kann das unterschiedlich reflektierte Licht von diesen Augenpartien bei Bulbusbewegungen und somit bei Vorliegen eines Nystagmus gemessen werden (Torok et al. 1951; Pfaltz u. Richter 1956). Die galvanische Reizung ist nur mit Hilfe des Photo-ENG möglich. Das Photo-ENG ist nur verwendbar mit geöffneten Augen und bei ängstlichen Personen mit starker Bulbusunruhe und zahlreichen Lidschlägen nicht einsetzbar. Für die Routinediagnostik hat sich diese Methodik nicht durchgesetzt.

ENG-Registrierung mit Hilfe der Infrarotfernsehkamera

Ein wertvoller Vorteil ist die ENG-Registrierung mit gleichzeitiger direkter Beobachtung von Augenbewegungen des zu Untersuchenden mit Hilfe einer *Infrarotfernsehkamera* (Abb. 21). Damit besteht die Möglichkeit, in vollständiger Dunkelheit, trotz eines AC-Recorders, die momentane Augenstellung direkt auf einem Monitor zu überprüfen. Alle Bewegungsformen der Augen können exakt beobachtet werden. Die Bewegungen der Augen sowie der Nystagmus können außerdem auf einem Video-Film übertragen und damit dokumentiert und jederzeit vorgeführt werden (für wissenschaftliche Aufgaben oder für Lehrzwecke).

Hinweis

Trägt ein Proband eine Augenprothese, die Elektroden (monokuläre Ableitung) für die Horizontalableitung nur am gesunden Auge plazieren. Das gleiche gilt für die Vertikalableitung.

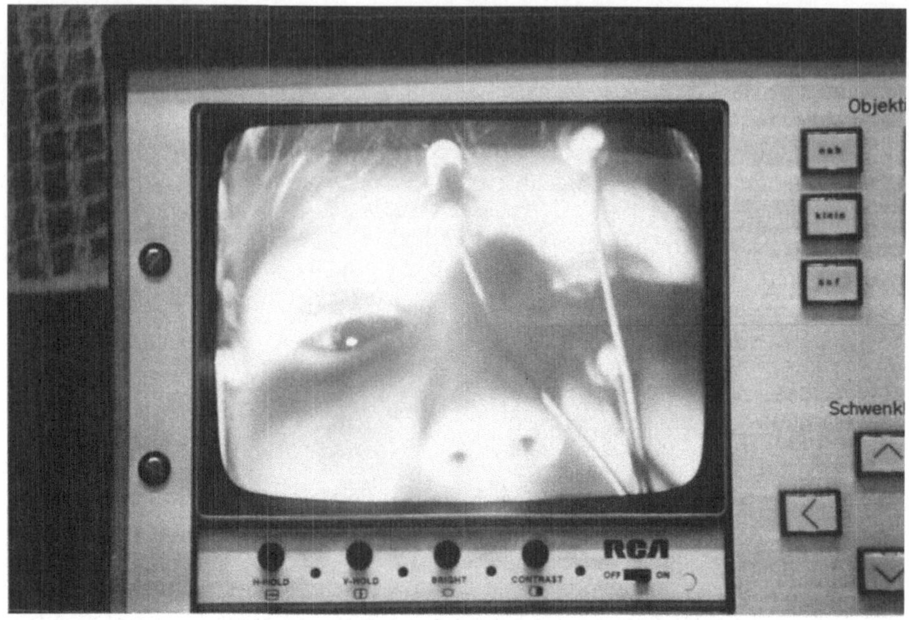

Abb. 21. Nystagmusbeobachtung im Monitor und gleichzeitiger ENG-Registrierung in völliger Dunkelheit durch Verwendung einer Infrarotkamera

Der Spontannystagmus

Nach erhobener Anamnese beginnt der erste Untersuchungsschritt einer Vestibularisprüfung mit der Fahndung nach einem *Spontannystagmus*. Es empfiehlt sich, zuerst mit der Frenzelbrille und danach mit dem ENG zu untersuchen. Ein Spontannystagmus unter der Frenzelbrille gilt immer als pathologisch (Kornhuber 1966; Haid u. Gavalas 1981). Im ENG kann ein Spontannystagmus auch in der Normalbevölkerung vorkommen (Fluur, Mulch). Ein Spontannystagmus kann durch eine Erkrankung im peripheren Endorgan, im inneren Gehörgang, im Kerngebiet des N. vestibularis oder durch eine Läsion in der Medulla oblongata bis zum Mittelhirn oder Kleinhirn ausgelöst werden. Er kann aber auch durch „Fernwirkung" oder durch Läsion der vestibulären Projektionsfelder im Großhirn zum Vorschein kommen. Der Spontannystagmus hat somit eine peripher-vestibuläre (otogene) oder eine zentral-vestibuläre Ursache, kann aber auch aus einer Kombination der beiden bestehen.

Technik der Untersuchung

Zur Fahndung nach einem Spontannystagmus wird der sitzende Patient aufgefordert, ruhig unter der Frenzelbrille geradeaus zu blicken (Abb. 22). Ist ein Nystagmus erkennbar, so muß die Schlagrichtung und Nystagmusintensität bestimmt werden. Mit Hilfe einer Stoppuhr wird die Nystagmusschlagzahl während 30 Sek. ausgezählt. Bei der ENG-Registrierung sitzt der Patient mit geschlossenen Augen in einem

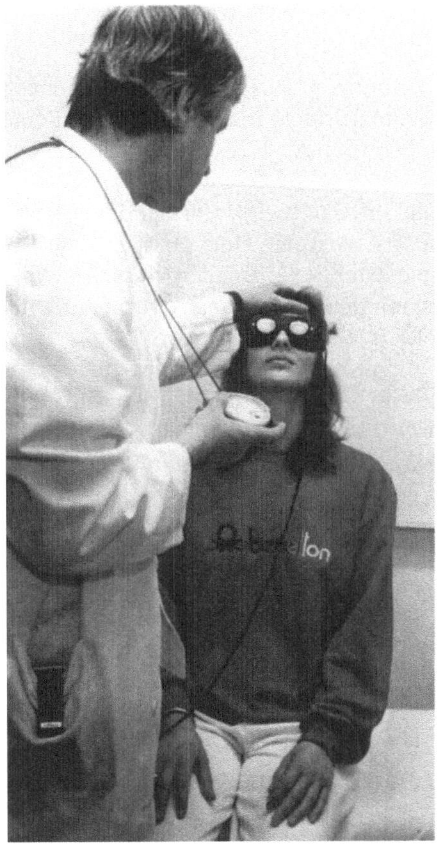

Abb. 22. Untersuchung des Spontannystagmus mit Hilfe der Frenzelleuchtbrille und gleichzeitiger Quantifizierung (Schlagzahl/30 Sek.)

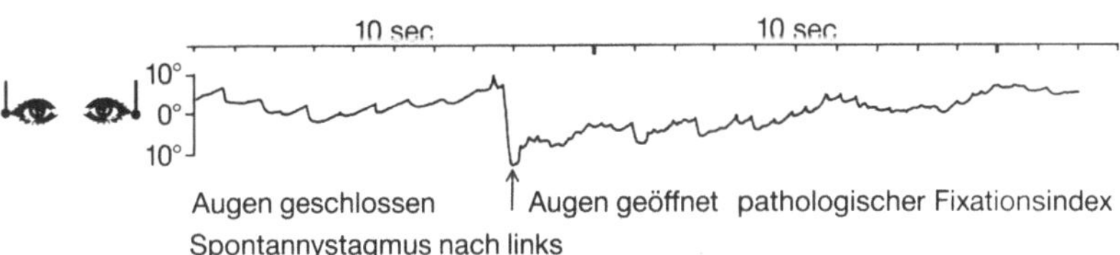

Abb. 23. Eine Patientin (M.M., 59 Jahre) mit einer Encephalomyelitis disseminata weist bei der Registrierung des Spontannystagmus eine gestörte Fixationssuppression auf. Der bei Augenschluß vorhandene Spontannystagmus nach links erhöht seine Nystagmusintensität mit geöffneten Augen als Zeichen einer zentral-vestibulären Läsion (*Pfeil*)

abgedunkelten Raum oder noch besser in völliger Dunkelheit mit geöffneten Augen. Hierbei kann die Schlagzahl während 30 Sek. und außerdem die Winkelgeschwindigkeit der langsamen Nystagmusphase ermittelt werden. Als letztes sollte die sog. Fixationssuppression des Spontannystagmus (Abb. 23) beobachtet werden. Dies geschieht durch Fixation, indem der Patient im erhellten Raum geradeaus schaut. Der vestibuläre Nystagmus, vor allem ein peripher ausgelöster Spontannystagmus, verringert deutlich seine Intensität oder verschwindet.

Der periphere Spontannystagmus

Ein *peripherer Spontannystagmus* schlägt in der horizontalen Ebene und weist meist noch eine rotierende Komponente auf (horizontal-rotierender Nystagmus). Seine Intensität kann unterschiedlich sein, je nach Schwere der Läsion und Stadium der Erkrankung.

Ein *Reiznystagmus* schlägt zum erkrankten Ohr. Zu Beginn einer peripher-vestibulären Erkrankung kann dieser Spontannystagmus infolge einer Irritation mit Erhöhung der Impulse auf der erkrankten Seite entstehen (z. B. Labyrinthitis serosa, nach Stapedektomie, Grippeotitis). Im Reizstadium des M. Menière, wo häufig ein Reiznystagmus zu sehen ist, kann er eine große Intensität aufweisen.

Bei akuten und subaktuen Erkrankungen imponiert der Spontannystagmus als *Ausfallsnystagmus,* als Hinweis für eine plötzliche Unterfunktion oder Ausfall eines peripher-vestibulären Abschnittes (Funktionsverlust). Hierbei schlägt er mit großer Intensität zum gesunden Ohr (z. B. Neuropathia vestibularis, Labyrinthitis acuta, otobasale Fraktur, nach Neurektomie des N. vestibularis).

In einigen Fällen kann im Remissionsstadium einer peripher-vestibulären Erkrankung ein *Erholungsnystagmus („recovery-nystagmus")* zum Vorschein kommen, d. h. die Schlagrichtung ist zum ehemals erkrankten Ohr gerichtet und stellt einen Hinweis für ein abheilendes Ohr dar. Der Erholungsnystagmus resultiert durch ein Übergewicht des Ruhetonus auf der noch erkrankten Seite, das sich meist kurze Zeit später normalisiert.

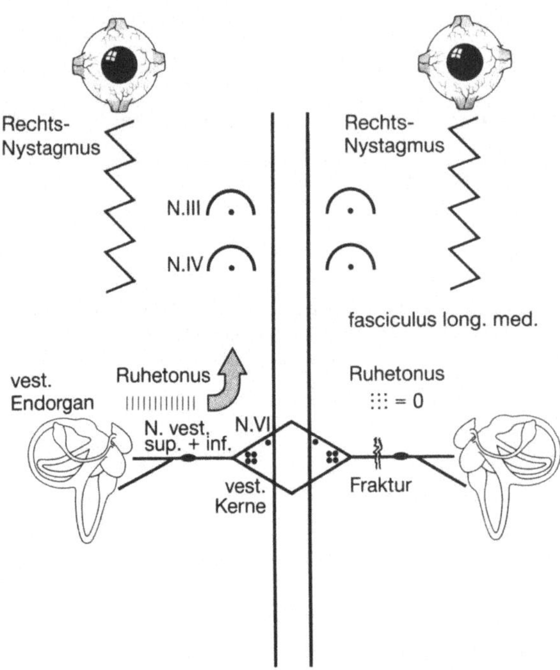

Abb. 24. Entstehungsmechanismus eines peripheren Spontannystagmus nach rechts als Beispiel einer otobasalen Fraktur auf der linken Seite

Meist ist der Spontannystagmus zum gesunden Ohr gerichtet, so auch im allgemeinen bei Erkrankungen mit einem schleichenden Verlauf (z. B. Akustikusneurinom).

Der Entstehungsmechanismus eines peripheren Spontannystagmus (Ausfallsnystagmus) wird anhand eines Patienten mit einer otobasalen Fraktur erläutert (Abb. 24). Normalerweise sind die Impulse der Aktionspotentiale vom rechten und linken Vestibularissystem identisch. Kommt es infolge der otobasalen Fraktur zur einseitigen Durchtrennung des N. vestibularis superior und inferior, so treten keine Aktionspotentiale mehr auf dieser Seite auf (sowohl im peripheren als auch im zentralen Abschnitt). Auf der gesunden Seite ist die Feuerrate der Impulse im vestibulären System unverändert. Durch die zentrale Verschaltung (vestibulookulärer Reflex) resultiert daraus eine Verschiebung des Tonusgleichgewichts zwischen der gesunden und erkrankten Seite, wodurch ein intensiver Spontannystagmus entsteht. In diesem Fall ist er nach kontralateral von der Läsionsseite gerichtet (zum gesunden Ohr) und stellt somit einen Ausfallsnystagmus dar. Gleichzeitig verspürt der Betroffene einen starken Drehschwindel (Rotationsgefühl zum gesunden Ohr) verbunden mit vegetativer Begleitsymptomatik. Darüber hinaus entsteht infolge der Verbindung über den Tractus vestibulospinalis eine Fallneigung zur Läsionsseite infolge Wegfall der Tonisierung der Extremitätenmuskulatur auf dieser Seite. Allmählich, infolge beginnender vestibulärer Kompensationsvorgänge nimmt der Spontannystagmus mehr und mehr an Intensität ab und verschwindet unter Umständen ganz. Der Zeitpunkt bis zum Verschwinden des Ausfallsnystagmus ist recht unterschiedlich (einige Wochen bis Monate) und abhängig von der Leistung der vestibulären Kompensation. Synchron mit der Abnahme des Spontannystagmus nimmt auch das Schwindelgefühl ab.

Im allgemeinen gilt: um so peripherer die Läsionsstelle gelegen ist, um so intensiver ist der Spontannystagmus und gleichzeitig das subjektive Schwindelgefühl.

Der zentrale Spontannystagmus

Ein *zentral-vestibulärer Spontannystagmus* kann genauso aussehen wie ein periphervestibulärer. Ein rotierender (Rotation um die Mittelachse des Auges) oder vertikaler Spontannystamus wird zentral ausgelöst, genauso ein klein- oder großamplitudiger

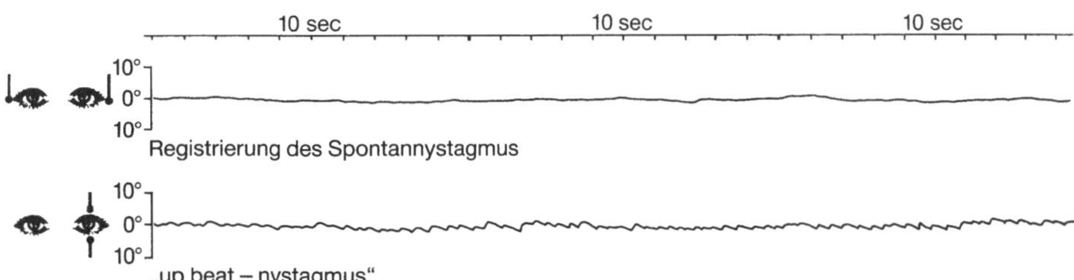

Abb. 25. Eine Patientin (M.H., 38 Jahre) weist in der vertikalen Ableitung einen vertikalen Spontannystagmus nach oben auf (»upbeat-nystagmus«) als Folge einer Encephalomyelitis disseminata. In der horizontalen Ableitung liegt kein Nystagmus vor

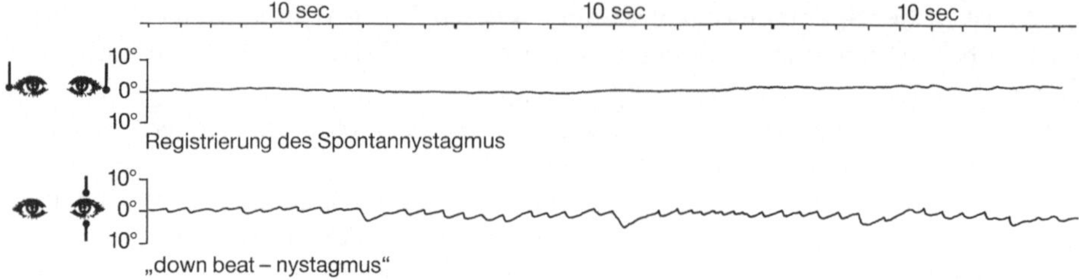

Abb. 26. Eine Patientin (S.K., 65 Jahre) weist einen vertikalen Spontannystagmus nach unten auf (»downbeat-nystagmus«) in der vertikalen Ableitung als Folge einer basilären Impression. In der horizontalen Ableitung existiert kein Nystagmus

und frequenter Spontannystagmus ohne Schwindelgefühl des Patienten. Nimmt er während der Fixation an Intensität zu (Fixationsnystagmus) oder bleibt bestehen (gestörte Fixationssuppression), kann er niemals peripheren Ursprungs sein (zentral oder auch okulär). Die Richtung des horizontal schlagenden zentralen Spontannystagmus in Bezug auf die Läsionsseite hängt vom zentralen Tonus der Impulse ab.

Ein vertikal nach oben schlagender Spontannystagmus *(„upbeat-nystagmus")* stellt einen Hinweis für eine zentral-vestibuläre Läsion dar. Es resultiert eine Oszillopsie. Der upbeat-nystagmus kann verursacht werden durch eine Läsion im Bereich des kaudalen Hirnstammes in Höhe der unteren Olive (z. B. Encephalomyelitis disseminata, nach Intoxikation, Tumor, Trauma oder vaskuläre Störung, Abb. 25).

Ein vertikal nach unten schlagender Spontannystagmus *(„downbeat-nystagmus")* wird zentral verursacht. Der Patient verspürt Oszillopsien in Form von vertikalen Scheinbewegungen. Außerdem besteht eine statische Ataxie. Der Läsionsort liegt im Flocculus-Bereich des Kleinhirns oder im pontomedullären Hirnstamm (z. B. Anomalie im kraniozervikalen Übergang wie Arnold-Chiari-Mißbildung, Intoxikationsfolge, Encephalomyelitis disseminata, Enzephalitis, nach Trauma oder vaskulärer Störung, Abb. 26). Die Intensität des „upbeat" oder „downbeat"-Nystagmus wird durch Fixation nicht beeinflußt.

Weiterhin gibt es *Sonderformen des Spontannystagmus,* die zentral und manchmal okulär entstehen (Pendelnystagmus, Nystagmus alternans, Nystagmus retractorius, dissoziierter Spontannystagmus etc., s. S. 52).

Klassifikation des vestibulären Spontannystagmus

Der *vestibuläre Spontannystagmus* kann in drei weiteren Erscheinungsformen vorkommen (Frenzel 1953):

1. als richtungsbestimmter Spontannystagmus (s. S. 48),
2. als regelmäßiger Blickrichtungsnystagmus (s. S. 49),
3. als regelloser Blickrichtungsnystagmus (s. S. 49).

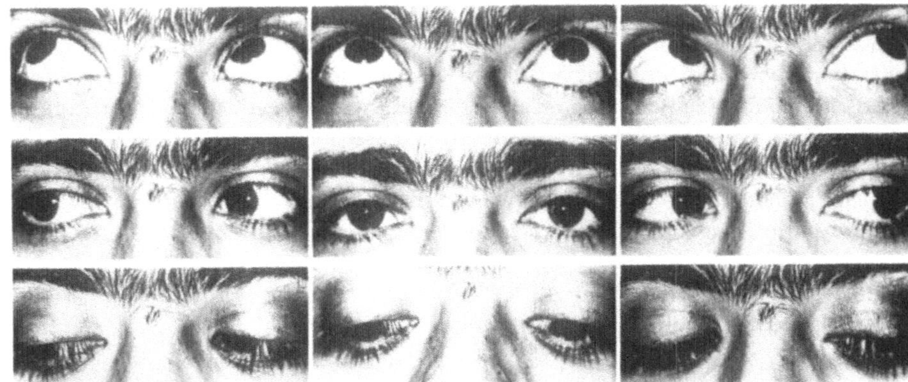

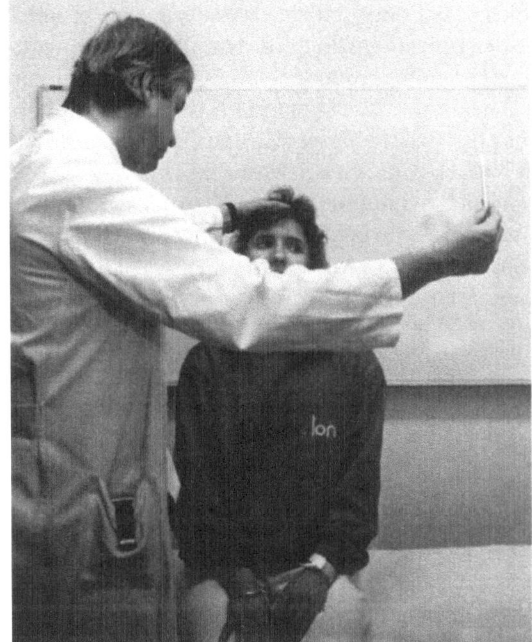

Abb. 27. a Untersuchung des Spontannystagmus und Blickrichtungsnystagmus in 9 verschiedene Blickrichtungen. **b** Klinische Untersuchung des Blickrichtungsnystagmus und Verhalten eines Spontannystagmus bei Blick in verschiedene Richtungen

Technik der Untersuchung

Den richtungsbestimmten Spontannystagmus und den Blickrichtungsnystagmus untersuchen wir in neun Blickrichtungen (Haid 1981, Abb. 27 a, b).

Das Schema von Frenzel mit nur fünf Blickrichtungen erfaßt nicht die kombinierten Blickrichtungen, die besonders stark provokativ sind. Am empfindlichsten reagiert das vestibulookuläre System auf den Blick nach oben lateral. Der Patient wird aufgefordert, den Finger des Untersuchers aus ca. 0,5 m zu fixieren: Blick geradeaus, Blick zur Seite links, dann rechts, Blick nach oben Mitte, Blick nach oben links, dann nach oben rechts und schließlich Blick nach unten Mitte sowie nach unten links und danach unten rechts. Bei Überschreiten des Blickwinkels von 40° nach

47

lateral kann ein sog. Endstellnystagmus (physiologisch) mit dem pathologischen Blickrichtungsnystagmus verwechselt werden. Der Endstellnystagmus weist nur einige (erschöpfliche) Nystagmusausschläge in eingenommener Blickrichtung infolge Muskelermüdung auf, während der Blickrichtungsnystagmus auch bei extremem Lateralblick unerschöpflich (persistierend) weiterschlägt. Mit zunehmendem Lateralblick nimmt die Nystagmusintensität des Blickrichtungsnystagmus im allgemeinen zu. Der Patient ist infolge blickparetischer Vorgänge nicht in der Lage bei Seitwärtsblick die Augen in Ruhe zu halten bzw. normal zu fixieren.

Der richtungsbestimmte Spontannystagmus

Der *richtungsbestimmte und horizontal-rotierend schlagende Spontannystagmus*, der in allen Blickrichtungen in die gleiche Richtung schlägt, weist auf eine periphervestibuläre Läsion hin (Ausnahme: der zentral-vestibuläre richtungsbestimmte vertikale Spontannystagmus). Dieser meist zum gesunden Ohr gerichtete Spontannystagmus stellt einen Hinweis für eine akute bzw. subakute Läsion im peripheren Endorgan oder im inneren Gehörgang dar (z. B. Neuropathia vestibularis, otobasale Fraktur, Labyrinthitis diffusa, nach Neurektomie des N. vestibularis).

Je nach Stadium der Erkrankung und voranschreitender Kompensation nimmt die Intensität des Spontannystagmus und die Zahl der Blickrichtungen mit Nystagmus allmählich von kontralateral nach ipsilateral ab (Alexanders Gesetz). Die Nystagmusintensität ist in Blickrichtung zum erkrankten Ohr am geringsten und in Blick-

Verhalten des Spontannystagmus
beim Blick in 9 Blickrichtungen

B.R.1. postop. Tag

80 ←	60 ←	20 ←
66 ←	20 ←	12 ←
14 ←	8 ←	4 ←

B.R. 31.postop. Tag

72 ←	24 ←	∅
46 ←	∅	∅
∅	∅	∅

B.R. 50.postop. Tag

33 ←	∅	∅
∅	∅	∅
∅	∅	∅

Abb. 28. Rückgang der Intensität des Spontannystagmus im Rahmen der vestibulären Kompensation nach einer Neurektomie des N. vestibularis auf der linken Seite (B.R., 41 Jahre, M. Menière links) am 1., 31. und 50. postoperativen Tag und Abhängigkeit der Nystagmusintensität von der Blickrichtung

richtung zum gesunden Ohr am größten (Abb. 28). Schließlich, wenn der Spontannystagmus feinschlägig und wenig frequent erscheint, kann es trotz Vorliegen eines peripher induzierten Spontannystagmus schwierig sein, den richtungsbestimmten Charakter zu erkennen. Eine Abhilfe kann manchmal erreicht werden durch Untersuchung der neun Blickrichtungen unter der Frenzelbrille (Wegfall bzw. Reduzierung der Fixation). Auch ein intensiver Reiznystagmus (z. B. Reizstadium des M. Menière) schlägt in den verschiedenen Blickrichtungen konstant in dieselbe Richtung aber zum erkrankten Ohr.

Der Blickrichtungsnystagmus

Ein *regelmäßiger Blickrichtungsnystagmus* (Abb. 29) deutet auf eine zentral-vestibuläre bzw. zentral-okuläre Läsion hin. Er ist gekennzeichnet durch einen in die jeweilige Blickrichtung schlagenden Nystagmus jedoch ohne Nystagmus bei Geradeausblick. Die Ursache dieses Blickrichtungsnystagmus (blickparetischer Nystagmus) besteht in blick-, bzw. fixationsparetischen Vorgängen (Frenzel 1955; Kornhuber 1966). Überhaupt ist die Unterscheidung zwischen Blickrichtungsnystagmus und blickparetischem Nystagmus infolge Augenmuskelparese oder Nervenläsion oft schwierig. Der regelmäßige Blickrichtungsnystagmus kann durch einen erhöhten Hirndruck, bei Patienten mit degenerativen Erkrankungen des zentralen Nervensystems (Encephalomyelitis disseminata) oder infolge einer toxischen Schädigung als Intoxikationssyndrom entstehen (z. B. nach übermäßigem Alkoholgenuß, Phenobarbiturate, Diazepam).

Ein *regelloser Blickrichtungsnystagmus* (Abb. 30) stellt ein zentralvestibuläres Zeichen dar. Er besteht aus einer Mischung von blick- und fixationsparetischen sowie von vestibulären Nystagmusvorgängen. Im Unterschied zum regelmäßigen Blickrichtungsnystagmus imponiert beim Blick geradeaus ein Nystagmus. Der regellose Blickrichtungsnystagmus entsteht oft bei raumfordernden Prozessen der hinteren Schädelgrube und bei Tumoren im Kleinhirnbrückenwinkel (z. B. großes Akustikusneurinom) als Hinweis für eine Druckwirkung auf dem Hirnstamm und das Zerebellum infolge der Größe des raumfordernden Prozesses. Eine Sonderform des regellosen

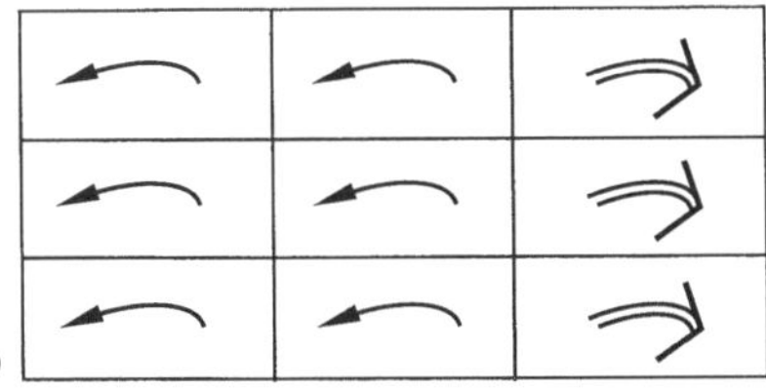
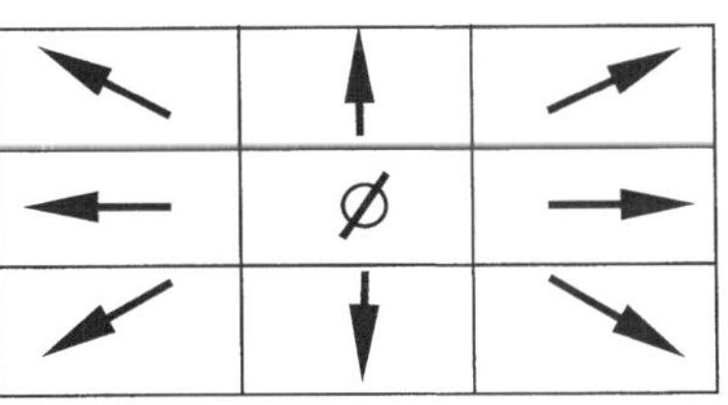

Abb. 29. Untersuchung des Blickrichtungsnystagmus: Eine Patientin (Z.E., 33 Jahre) mit Encephalomyelitis disseminata weist einen regelmäßigen Blickrichtungsnystagmus auf. Es entsteht ein Nystagmus der horizontal, diagonal und vertikal schlägt je nach der eingenommenen Blickrichtung, d. h. ein sog. »rosettenförmiger« Blickrichtungsnystagmus (Haid)

Abb. 30. Untersuchung des Blickrichtungsnystagmus: Ein Patient (L.D., 51 Jahre) mit einem großen Akustikusneurinom auf der linken Seite hat einen regellosen Blickrichtungsnystagmus (Bruns-Nystagmus)

Blickrichtungsnystagmus ist der Bruns-Nystagmus. Dieser Nystagmus kommt bei Kleinhirnbrückenwinkeltumoren vor. Er weist beim Blick des Erkrankten zur Tumorseite eine niederfrequente, aber grobschlägige (großamplitudig) Schlagform in dieser Richtung auf. Beim Blick zur gesunden Seite wird der Nystagmus kleinamplitudig und frequent mit einer Schlagrichtung in die neu eingenommene Blickrichtung.

Hinweise

1. Den Spontannystagmus genügend lange beobachten (Hinweis auf einen Nystagmus alternans? Provokationsnystagmus?)
2. Ein Spontannystagmus unter der Frenzelbrille ist besonders provokativ beim Blick nach oben.
3. Einen äußerst feinschlägigen Spontannystagmus nicht mit Bulbusunruhe oder Augeneinstellbewegungen verwechseln. Ausschau halten nach einer sich wiederholenden langsamen und schnellen Augenkomponente.
4. Eine Erhöhung der Aktionspotentiale auf einer Seite des vestibulären Systems (Depolarisation) löst einen Nystagmus zur gleichen Seite aus. Eine Verminderung des Ruhepotentials auf einer Seite des vestibulären Systems (Hyperpolarisation) verursacht einen Nystagmus zur Gegenseite.

Der Nackenreflex

In der Vestibularisdiagnostik besitzen Reflexe einen wichtigen Stellenwert. Neben dem vestibulookulären Reflex spielen Haltungsreflexe, Halsreflexe, Labyrinthreflexe und Stellreflexe für den Gleichgewichtssinn eine bedeutende Rolle. Die Untersuchung des sog. *Nackenreflexes* (Haid 1986) gestaltet sich einfach, schnell und ohne die Notwendigkeit von technisch aufwendigen Apparaturen.

Technik der Untersuchung

Es empfiehlt sich, den Nackenreflex im Anschluß an die Untersuchung des Blickrichtungsnystagmus zu prüfen. Der auf einer Untersuchungsliege (mit den Händen im Schoß) sitzende Patient wird aufgefordert, nach oben auf den vorgehaltenen Zeigefinger des Untersuchers zu blicken (Abb. 31a). Gleichzeitig hält der Untersucher mit der anderen Hand den Hinterkopf des Erkrankten fest. Um den über ihn gehaltenen Zeigefinger des Prüfers besser ins Blickfeld zu bekommen, drückt der Patient seinen Hinterkopf automatisch fester gegen die abstützende Hand, was für diese Untersuchung vorteilhaft ist. Plötzlich läßt der Arzt den mit der Hand fixierten Patientenkopf los. Normalerweise wird die resultierende Kopf- und Körperverlagerung nach hinten sofort innerhalb von Bruchteilen einer Sekunde wieder ausgeglichen. Ein Erkrankter mit einem „gestörten Nackenreflex", d. h. wenn die Kopf- und Körperverlagerung nicht rasch genug ausbalanciert werden kann, beginnt nach hinten oder zur Seite zu taumeln oder gar das Gleichgewicht zu verlieren. Aus diesem Grund ist es ratsam, eine Hilfsperson hinter den zu Untersuchenden aufzustellen (Abb. 31b).

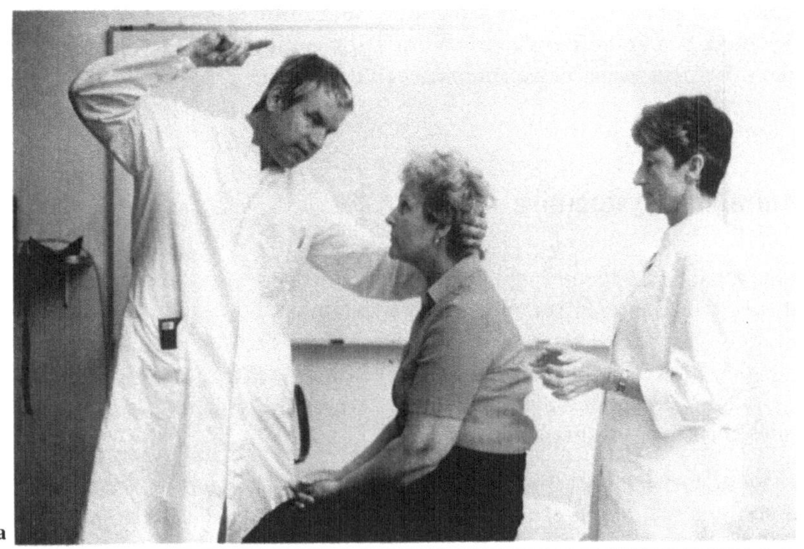

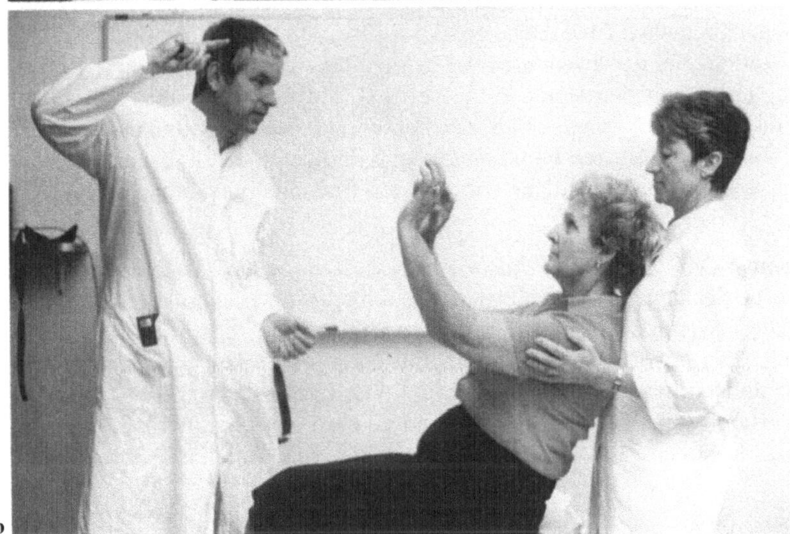

Abb. 31. a Methodik zur Prüfung des Nackenreflexes. **b** Patientin mit gestörtem Nackenreflex als Zeichen einer zentral-vestibulären Läsion. Sie taumelt weit nach hinten und muß von einer Hilfsperson aufgefangen werden. Normalerweise wird die passiv ausgelöste Rückwärtsbewegung der Person sofort reflektorisch gebremst

Vor allem Personen mit einer ausgedehnten Läsion des Zerebellums und Stammhirns (z. B. Encephalomyelitis disseminata, großer Kleinhirnbrückenwinkeltumor) können einen gestörten Nackenreflex zeigen, niemals solche mit peripher-vestibulären Krankheiten. Der Pathomechanismus des Nackenreflexes scheint von komplexer Natur zu sein. Möglicherweise handelt es sich um zerebelläre, vestibuläre und propriozeptive Vorgänge, die, wenn sie in ihren koordinativen Funktionen beeinträchtigt werden, zu einer Beeinträchtigung des Nackenreflexes führen können. Diese Untersuchung kann eine Bereicherung zur Differentialdiagnose von vestibulären, aber auch von neurologischen Erkrankungen darstellen.

Sonderformen des Nystagmus

Rebound-Nystagmus: Der *Rebound-Nystagmus* stellt eine zentral-vestibuläre Läsion dar und kann bei zerebellären Erkrankungen vorkommen. Das Phänomen dieses Nystagmus ist, daß sich die Schlagrichtung beim Blick zur Seite der schnellen Phase nach Änderung der Blickrichtung, von lateral zur Mitte umkehrt, d. h. es resultiert dadurch eine Umkehr des Spontannystagmus. Der Rebound-Nystagmus gehört zum Formenkreis des Blickrichtungsnystagmus.

Dissoziierter Spontannystagmus: Man unterscheidet einen *quantitativ dissoziiert* schlagenden Spontannystagmus und einen *qualitativ dissoziiert* schlagenden Spontannystagmus. Bei der ersten Form schlagen die Augen in gleicher Richtung aber mit unterschiedlicher Frequenz. Eine Augenmuskelparese als Ursache hierfür muß ausgeschlossen werden. Bei der zweiten bewegen sich die Augen in unterschiedlicher Schlagrichtung (z. B. auf dem einen Auge vertikal, auf dem anderen Auge horizontal). Ein dissoziierter Nystagmus als Zeichen einer zentral-vestibulären Läsion kann bei der sog. internukleären Ophthalmoplegie infolge einer Läsion im Bereich des Fasciculus longitudinalis medialis wie bei der Encephalomyelitis disseminata vorkommen.

Pendelnystagmus: Der *erworbene Pendelnystagmus* ist ein zentral-vestibuläres Zeichen. Bei dieser Schlagform fehlt die typische schnelle und langsame Phase des Nystagmus. Die Frequenz (ca. 3/Sek.) bzw. Amplitude kann recht unterschiedlich ausgeprägt sein. Der erworbene Pendelnystagmus kann an Patienten mit MS beobachtet werden und verursacht Oszillopsie-Gefühl. Der Läsionsort ist oft im Zerebellum oder Hirnstamm gelegen. Er tritt insbesondere bei Fixation auf (Fixationspendelnystagmus). Daneben gibt es einen angeborenen okulären Pendelnystagmus (S. 55).

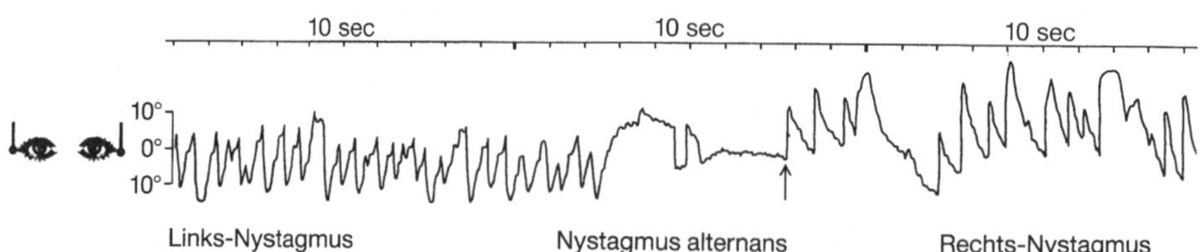

Abb. 32. Patient (W.R., 18 Jahre) weist als Folge einer zentral-vestibulären Läsion einen Nystagmus alternans im ENG bei geschlossenen Augen auf (ebenso unter der Frenzelbrille). Im Summenpotential der Horizontalabteilung wird der Umschlag des zuerst nach links schlagenden Nystagmus (nach einer Pause von 5 Sek.) nach rechts erkennbar (*Pfeil*)

Nystagmus alternans: Ein *Nystagmus alternans* (Abb. 32) stellt ein zentral-vestibuläres Zeichen dar, wobei die Schlagrichtung dieses Spontannystagmus periodisch wechselt. Der Nystagmus schlägt etwa 60–180 Sek. horizontal in einer Richtung und kann eine Nullphase von einigen Sekunden aufweisen, um dann in die andere Richtung umzuschlagen (periodisch alternierender Nystagmus). Dieser Vorgang wiederholt sich immer wieder. Die Läsionsstelle kann im Kleinhirn oder pontomedullären Hirnstammbereich liegen. Die Ursache liegt möglicherweise in einer Läsion von inhibitorischen Impulsen der Vestibulariskerne durch bilaterale Läsionen der pontomesenzephalen Formatio reticularis (Kornhuber 1966) als Folge einer Encephalomyelitis disseminata, Enzephalitis, Schädelhirntrauma, Syringobulbie oder Tumoren in diesem Bereich. Ein Nystagmus alternans kann auch kongenital bedingt sein.

Konvergenz-Nystagmus: Ein sog. *Konvergenz-Nystagmus* gibt einen Hinweis auf eine Läsion des zentral-vestibulären Systems (Mesenzephalonbereich). Hierbei tritt meist synchron auf beiden Augen jeweils ein zueinander gerichteter Nystagmus auf.

Hinweis: Unter der Frenzelbrille kann ab und zu ein konvergenzähnlicher Nystagmus bei Normalpersonen auftreten, der aber meist nach wenigen Sekunden verschwindet (Augenmuskelermüdung).

Nystagmus retractorius: Der *Nystagmus retractorius* kann für sich alleine oder zusammen mit einem Konvergenz-Nystagmus vorkommen. Als zentral-vestibuläres Zeichen kann er auf eine Schädigung des Mittelhirns hinweisen. Bei dieser Nystagmusform schlagen die Bulbi nicht in einer horizontalen, sondern in einer sagittalen Ebene, d. h. die Augen bewegen sich mit den Kriterien eines Nystagmus herein und heraus in jeder Orbita. Manchmal kann diese seltene Nystagmusform einseitig auftreten und ein Hinweis für einen Gefäßprozeß hinter der Orbita sein.

Schaukelnystagmus (seesaw nystagmus): Der sog. *Schaukelnystagmus* schlägt mit pendelförmigen vertikalen Schaukelbewegungen (Brandt) und zwar an einem Auge nach oben und am anderen nach unten, zusätzlich besteht noch eine rotierende Augenkomponente. Dieser zentral-vestibulare Nystagmus kann bei einer parasellären Läsion oder einer Schädigung im oberen Stammhirnbereich ausgelöst werden. In einigen Fällen kann er auch kongenital bedingt sein.

Skew deviation (Hertwig-Magendiesche Schiefstellung): Eine sog. *skew deviation* besteht in einem Abdriften des einen Auges vertikal nach oben und des anderen vertikal nach unten (Divergenzstellung der Augen). Zusätzlich kann eine Drehung der Augen dazukommen. Manchmal kann eine *skew deviation* bei einer Läsion im Bereich des Pons, Hirnstamms oder Kleinhirns zu sehen sein.

Ocular tilt reaction: Eine sog. *ocular tilt reaction* besteht aus einer skew deviation mit Augendrehung und Kopfschiefhaltung nach einer Seite infolge Läsion im Bereich der Trochlearis- und Okulomotoriuskerne. Dieses Phänomen wurde auch bei akuter einseitiger Otolithenläsion ausgelöst.

Sonderformen von spontanen Augenbewegungen mit abnormen Formen

Pendeldeviationen: Im Unterschied zum Pendelnystagmus besitzt eine *Pendeldeviation* im ENG eine wesentlich niedrigere Frequenz (ca. 0,3/Sek.) und größere Amplituden (meist über 20°). Sie entsteht bei Augenschluß und kann ein Zeichen von Ermüdung darstellen. Erkrankte mit Kontusionsherden können auch diese sinusförmigen Augenbewegungen aufweisen.

Gegenrucke (square wave jerks): Die sog. *square wave jerks* mit ihren typischen horizontalen raschen Augenbewegungen nach beiden Seiten mit dazwischenliegenden Pausen werden im ENG nicht selten beobachtet (Abb. 33). Diese physiologischen Augenbewegungen entstehen leicht bei sensiblen Personen beim Blick geradeaus mit geschlossenen Augen. Es können bei zerebellären Störungen großamplitudige Gegenrucke als sog. *macro square wave jerks* imponieren.

Kippdeviationen: Unter *Kippdeviationen* versteht man rasche sakkadische Augenbewegungen infolge Störung der Haltefunktion der Bulbi. Die Amplituden sind relativ groß (ca. 15–30°) mit einer Frequenz der Kippdeviationen von etwa 2–3/Sek. An den Blickendpunkten können ganz kurze Intervalle auftreten. Diese Augenbewegungen können bei Kleinhirnläsionen vorkommen (z. B. im Rahmen einer Meningoenzephalitis).

Opsoklonus: Bei *Opsoklonus* treten äußerst rasche (6 – 12/Sek.) konjugierte, meist horizontale Augenbewegungen (Sakkaden) mit verschiedenen Amplituden ohne Intervalle auf („*dancing eye*"). Opsoklonus entsteht bei Kleinhirnläsionen und verursacht Oszillopsie sowie statische Ataxie (Brandt 1983).

Okuläre Oszillationen: *Okuläre Oszillationen* („*ocular flutter*") besitzen Ähnlichkeiten mit dem Opsoklonus und bestehen aus raschen und unregelmäßigen Augenbewegungen (myoklonusartige Augenbewegungen).

Okulärer Myoklonus: Der *okuläre Myoklonus* besteht aus ständigen Pendeloszillationen, meist in der vertikalen Richtung. Im Unterschied zum erworbenen Pendel-

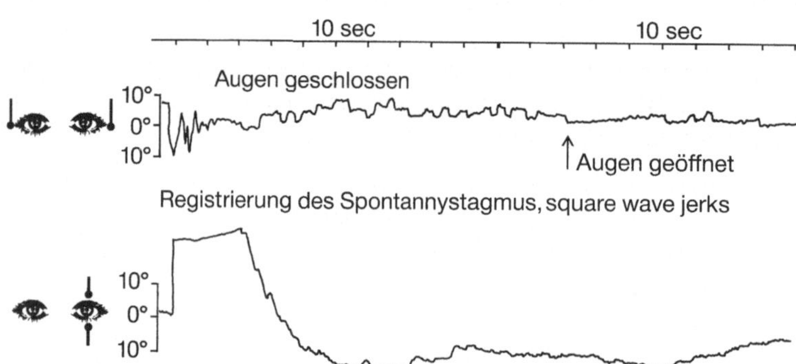

Abb. 33. Patient (V.R., 40 Jahre) mit physiologischen Augenbewegungen bei Augenschluß in Form von square wave jerks in der Horizontalableitung, die bei geöffneten Augen verschwinden (*Pfeil*). In der Vertikalableitung existieren kaum Augenbewegungen

nystagmus imponieren gleichzeitig auch muskuläre Myoklonien (z. B. Gaumensegel, Zunge, Gesichtsmuskulatur). Diese Sonderform von spontanen Augenbewegungen kann im Rahmen einer zerebralen Hypoxämie oder infolge einer metabolischen bzw. toxischen Enzephalopathie auftreten.

Ocular bobbing: *Ocular bobbing* sind spontan vorkommende rasche vertikale Augenbewegungen nach unten mit dazwischenliegenden Intervallen mit langsamer Rückdrift der Augen (Brandt u. Büchele 1983). Sie kommen nur bei bewußtlosen Patienten vor und gelten als prognostisch ungünstiges Zeichen mit Hinweis für Schädigung im ponto-medullären Hirnstammbereich (Tumor, Ischämie, Blutung, Intoxikation, Degeneration). An dieser Stelle sei erwähnt, daß zur groben Funktionsprüfung des Hirnstamms an bewußtlosen Patienten der okulozephale Reflex (*Puppenkopf-Phänomen*) und die Ausübung des vestibulookulären Reflexes durch kalorische Reizung (z. B. Eiswasser) herangezogen werden können (Brandt 1983).

Beim okulozephalen Reflex können an komatösen Patienten bei noch intakter Hirnstammfunktion durch passive Kopfdrehungen horizontale oder auch vertikale Augenbewegungen produziert werden. Bei wachen, gesunden Personen bleiben hierbei die Augenachsen unverändert (*Puppenkopf-Phänomen*). Durch Erzeugung des vestibulookulären Reflexes mittels kalorischer Reizung kommt an Bewußtlosen eine binokuläre Augendeviation in Richtung der normalerweise zu erwartenden langsamen Nystagmusphase zum Vorschein. Falls dieser Reflex nicht ausgelöst werden kann, spricht dies für eine schwere pontomedulläre Schädigung.

Der okuläre Nystagmus

Der **kongenitale Nystagmus** imponiert bereits bei der Geburt oder im Säuglingsalter. Er ist oft mit Sehdefekten kombiniert (z. B. Schielen, Foveaaplasie, Albinismus). Es besteht eine Instabilität der Folgebewegung der Augen mit einer Zunahme bei Fixationsmaßnahmen (Fixationsnystagmus). Der binokuläre und meist horizontal schlagende Nystagmus verringert im allgemeinen seine Intensität bei Lidschluß oder im Dunkeln oder verschwindet (im Gegensatz zum vestibulären Nystagmus). Manchmal kann eine vertikale Schlagrichtung vorhanden sein. Die Schlagform des kongenitalen Nystagmus kann recht unterschiedlich sein: Pendelnystagmus, Rucknystagmus, Sattelnystagmus, Spitzennystagmus, pendelförmige Augenbewegungen. In den meisten Fällen nimmt eine Person mit diesem Nystagmus kein Wackeln der Gegenstände wahr (kaum Oszillopsie) außer bei Nystagmusaktivierung (z. B. durch Seitwärtsblicke). Die Tests für die Blickmotorik fallen meist pathologisch aus. Durch neurootologische bzw. neuroophthalmologische Unterschungsverfahren kann ein okulärer Nystagmus in der Regel von einem erworbenen vestibulären Nystagmus unterschieden werden.

Der Pendelnystagmus

Der *angeborene Pendelnystagmus* (Abb. 34a, b) schlägt beim Blick geradeaus meist in der Horizontalebene an beiden Augen, und zwar in der gleichen Richtung und

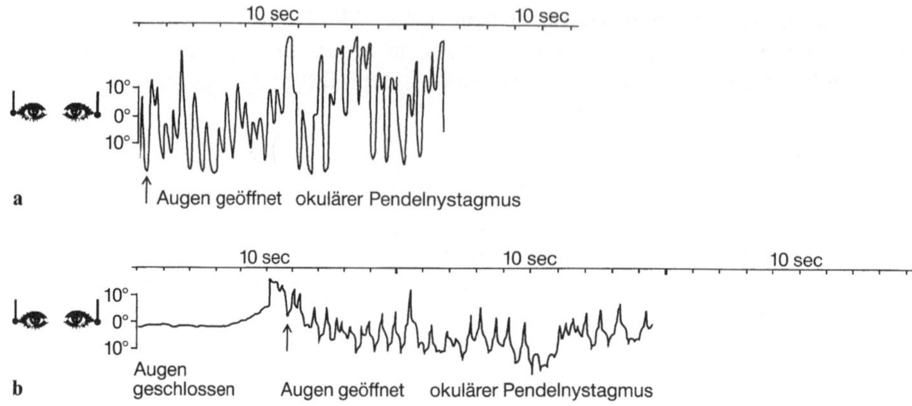

Abb. 34. a Kind (E.M., 9 Jahre) zeigt im ENG mit geöffneten Augen (*Pfeil*) einen großamplitudigen Pendelnystagmus okulären Ursprungs (ca. 3 Schläge/Sek.). **b** Ein Erwachsener (L.N., 24 Jahre) zeigt im ENG bei geöffneten Augen (*Pfeil*) einen kleinamplitudigen okulären Pendelnystagmus (etwa 2–3 Schläge/Sek.). Bei Augenschluß verschwindet er

gleichen Frequenz. Die typische langsame und schnelle Nystagmusphase fehlt beim Blick geradeaus. Die Amplitude kann an beiden Augen unterschiedlich sein (z. B. infolge von Augenmuskelschwäche). Die Frequenz bewegt sich im allgemeinen zwischen 2–5 Schlägen/Sek. Interessanterweise geht beim Blick nach oben der Pendelnystagmus häufig in einen Rucknystagmus über. Zweitens passiert das gleiche durch Seitwärtsblicken, wobei die Schlagrichtung zur Seite der jeweils eingenommenen Blickrichtung geht. Dabei nimmt die Nystagmusfrequenz auch zu. Dadurch kann leicht eine Verwechslung mit dem erworbenen Blickrichtungsnystagmus entstehen. Als drittes kann durch Konvergenz oder eine geringe Augendeviation zur Seite eine sog. Null-Zone erreicht werden, d. h. in diesem Augenhaltezustand ist die Nystagmusintensität am geringsten. Als viertes charakteristisches Merkmal gibt es beim kongenitalen Nystagmus in 50% der Fälle eine sog. Inversion des horizontal ausgelösten optokinetischen Nystagmus, d. h. eine Reizmusterbewegung nach rechts löst überraschenderweise nicht einen optokinetischen Nystagmus nach links aus, sondern nach rechts. Diese vier aufgezählten Phänomene können zur Differenzierung zwischen einem angeborenen und erworbenen Pendel- oder Fixationsnystagmus verwendet werden. Der vestibulär induzierte Nystagmus ist im allgemeinen normal auslösbar bei Personen mit einem okulären Nystagmus. Die Sehschärfe ist meist reduziert und hängt wesentlich von der Nystagmusintensität ab. Bei diesen angeborenen typischen Augenbewegungen besteht eine Funktionsstörung des retinookulären Reflexbogens. Dadurch können bei Fixation Objekte nicht mehr stabil in der Fovea gehalten werden. Es entsteht eine Drift der Augen vom Sehziel, die in Form von sinusförmigen (Pendelnystagmus) oder sakkadischen (Rucknystagmus mit paradoxer Schrift) Augenkorrekturbewegungen kompensiert wird.

Der sog. **Nystagmus amblyopicus** stellt eine Sonderform des okulären Pendelnystagmus dar.

Beim sog. **Spasmus nutans** besteht eine Trias von Pendelnystagmus, Kopfwackeln und Schiefhals. Dies tritt im 4.–18. Lebensmonat auf. Durch die Kopfschiefhaltung zu einer Seite kann die störende Oszillopsie infolge einer daraus resultierenden

56

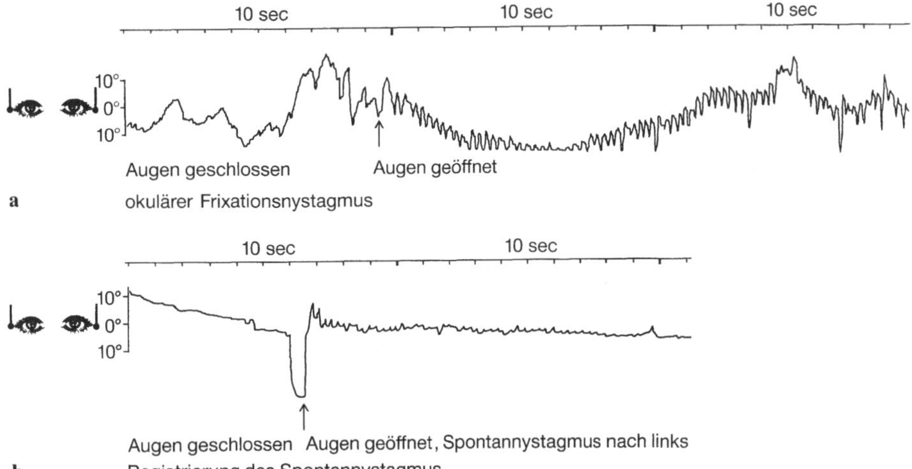

Abb. 35. a Patient (H.J., 42 Jahre) mit einem okulären Fixationsnystagmus nach rechts (nur bei geöffneten Augen), der bei Konvergenz-Blick deutlich an Intensität abnahm. **b** Patient (V.J., 52 Jahre) mit einer Encephalomyelitis disseminata besitzt bei Augenschluß im ENG keinen Nystagmus. Jedoch bei geöffneten Augen (*Pfeil*) entsteht ein Spontannystagmus nach links als Zeichen für einen erworbenen Fixationsnystagmus. Dieser Nystagmus war durch Konvergenz-Blick nicht beeinflußbar

Intensitätsabnahme des Pendelnystagmus vermindert werden. Die Ätiologie ist noch nicht exakt abgeklärt. Die Prognose ist sehr günstig, da diese Phänomene sich spontan bis zum 3. Lebensjahr zurückbilden.

Der sog. **Blindennystagmus** ist mit ruckförmigen oder pendelförmigen Augenbewegungen versehen, infolge von Haltefunktionsstörungen der Augen wegen stark reduzierter visueller Afferenz.

Kongenitaler Fixationsnystagmus

Der *kongenitale Fixationsnystagmus* imponiert in Form binokulärer konjugierter Augenbewegungen mit horizontaler Schlagebene und wird durch Fixation aktiviert. Er verursacht keine Oszillopsien. Durch Konvergenz und einäugiges Fixieren entsteht in der Regel eine Verminderung oder Hemmung des Nystagmus. Manchmal kann es sogar zu einer Umkehr des optokinetischen Nystagmus kommen. Dadurch kann er differentialdiagnostisch von einem erworbenen Fixationsnystagmus unterschieden werden. Ätiologie und Ort des Geschehens sind derzeit unbekannt (Abb. 35a, b).

Der latente Fixationsnystagmus

Der *latente Fixationsnystagmus* (Abb. 36) stellt eine Sonderform des okulären Fixationsnystagmus dar. Es handelt sich um einen Rucknystagmus in der horizontalen Richtung, der aber nur bei monokulärer Fixation zum Vorschein kommt. Wird das linke Auge mit einer Hand des Untersuchers abgedeckt, so entsteht am anderen,

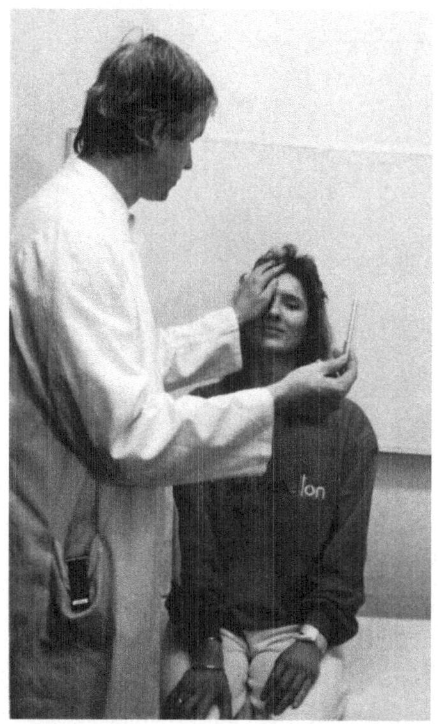

Abb. 36. Untersuchung des latenten Fixationsnystagmus

fixierenden Auge ein horizontal schlagender Rucknystagmus nach rechts und umgekehrt ein Rucknystagmus nach links, wenn das rechte Auge abgedeckt wird. Bei
Fixation mit beiden Augen wird kein Nystagmus sichtbar. Bei Lidschluß oder in
völliger Dunkelheit kann mit ENG-Registrierung zu 40 % ein „Spontannystagmus"
objektiviert werden. Häufig haben Personen mit einem latenten Fixationsnystagmus
ein Begleitschielen.

Die Lageprüfung

Die *Lageprüfung* stellt eine sehr wichtige Teiluntersuchung der Gleichgewichtsprüfung dar. In zahlreichen Fällen liefert sie das einzige pathologische Resultat zur
Aufdeckung einer vestibulären Erkrankung. Es kommt durch die Lageprüfung (oder
Lagerungsprüfung) am Patienten zu einer Verschiebung des Schädelinhalts, Änderung der Hirndurchblutung, hydrostatischen Veränderungen, Liquordruckschwankungen, lymphokinetischen Vorgängen im Innenohr und zu Einflüssen auf die La-
gerezeptoren der Labyrinthe, wodurch bei vestibulären Erkrankungen ein transitorischer (Lagerungsnystagmus) oder ein persistierender Nystagmus (Lagenystagmus)
zum Vorschein kommen kann. Die Lageprüfung produziert einen Minimalreiz und
beeinflußt alle drei Bogengänge und das Otolithensystem auf beiden Seiten sowie
die weiter zentral gelegenen Vestibularzentren. Sie ist eine sehr sensitive Provoka-

58

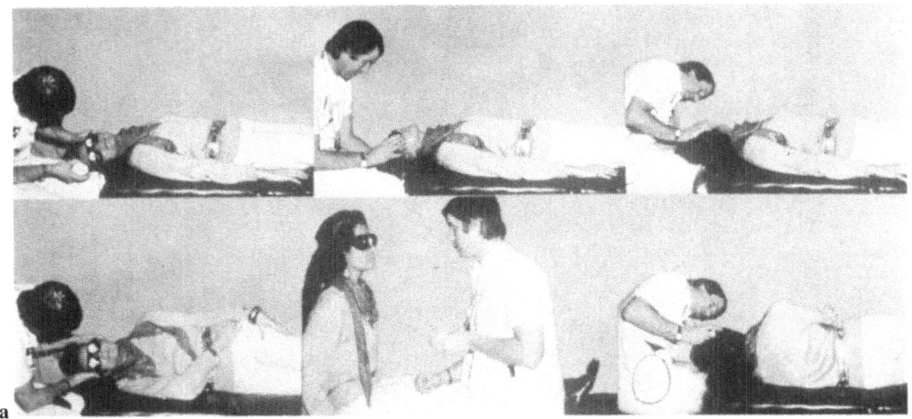

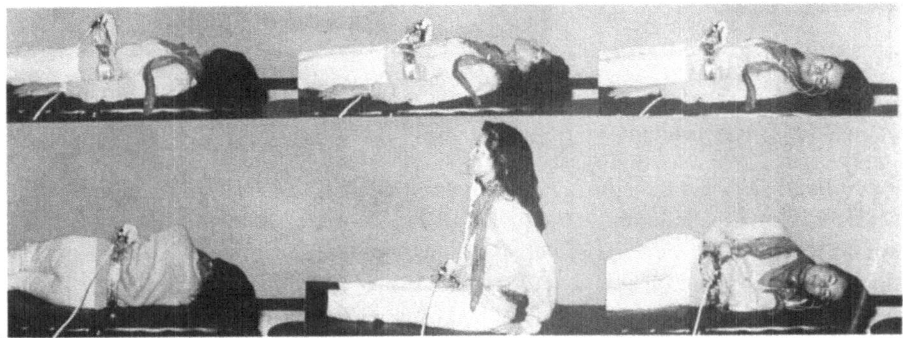

Abb. 37. a Methodik der Lageprüfung mit 6 Standardpositionen unter Verwendung der Frenzelbrille und Quantifizierung der möglicherweise entstehenden Nystagmusschläge. **b** Methodik der Lageprüfung mit 6 Standardpositionen bei ENG-Registrierung

tionsmethode und stellt eigentlich die physiologischste Prüfmethode dar, da sie sich aus alltäglichen Bewegungen zusammensetzt.

Es herrschen fließende Übergänge zwischen der *Lageprüfung* und der Lagerungsprüfung. Streng genommen versteht man unter der Lageprüfung statische Positionsänderungen, d. h. langsames Einnehmen einer Position und unter der *Lagerungsprüfung* kinetische Positionsveränderungen, d. h. schnelles Einnehmen einer Position. Dazu müßte man aber spezielle Lagetische besitzen mit der Möglichkeit, Beschleunigungsvorgänge unterschiedlich einzustellen. Für die routinemäßige Durchführung der Lageprüfung genügt eine herkömmliche Untersuchungsliege. Außerdem führen die Patienten die Positionsänderungen selbst aktiv aus; der eine, möglicherweise wegen Adipositas oder höheren Alters in Form einer langsamen Positionsänderung (Lageprüfung) und ein etwas beweglicherer, sportlicher Patient in Form von raschen Positionsveränderungen (Lagerungsprüfung). Es ist nicht von Bedeutung, ob der möglicherweise auftretende Nystagmus durch die Lageprüfung oder durch die Lagerungsprüfung ausgelöst wurde, sondern um welche Nystagmusform es sich handelt.

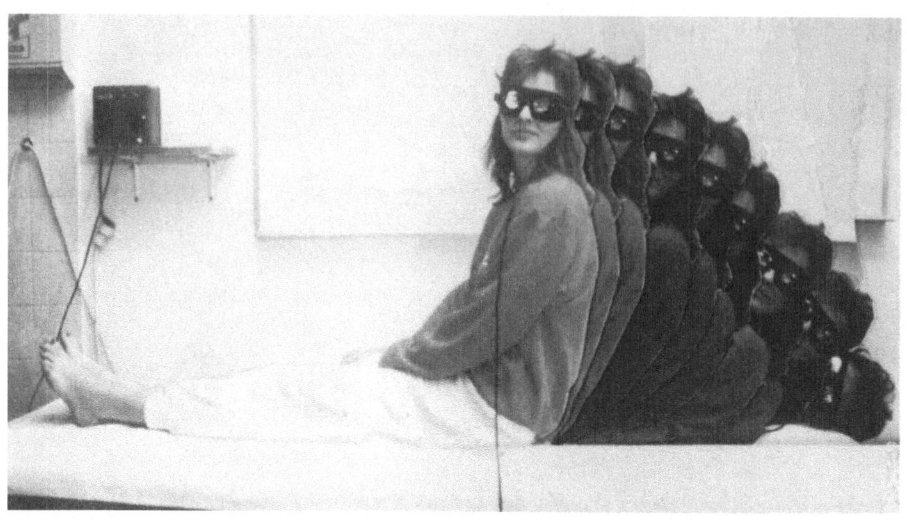

Abb. 38. Lagerungsprüfung nach Hallpike (Hallpike-Manöver)

Technik der Untersuchung

Es empfiehlt sich, die Lageprüfung in einem möglichst dunklen Raum im Anschluß an die Prüfung des Spontannystagmus und Blickrichtungsnystagmus noch vor dem experimentellen Teil der Vestibularisprüfung durchzuführen. Es existieren unterschiedliche Methoden für die Lageprüfung, die sich aus vielen verschiedenen Lage- und Lagerungsänderungen zusammensetzt (Frenzel 1955; Stenger 1965).

In der Erlanger HNO-Klink haben sich folgende sechs Standardpositionen bewährt: Kopfhängelage, Kopfdrehung nach rechts, danach nach links, Körperdrehung nach rechts und danach nach links und schließlich schnelles Aufsetzen (Abb. 37a, b).

Diese sechs Positionen beinhalten Mischformen aus statischen und kinetischen Positionsänderungen. Diese Prozedur sollte dreimal wiederholt werden. Erstens um zu erkennen, ob der gegebenenfalls auftretende Nystagmus reproduzierbar ist. Zweitens kann es vorkommen, daß ein Nystagmus erst bei der zweiten oder dritten Durchführung dieser Untersuchung zum Vorschein kommt.

Falls immer noch kein Nystagmus provoziert wird, so kann die Lagerungsprüfung nach Hallpike (1955) und Stenger (1965) ausgeführt werden (Abb. 38). Der Patient wird aufgefordert, sich aus sitzender Position schnell hinzulegen mit gleichzeitiger Kopfdrehung nach rechts. Anschließend folgt die Wiederholung des gleichen Vorgangs mit Kopfdrehung nach links. Durch die Kopfdrehung oder Kopfhängelage kann es zusätzlich zu HWS-Einflüssen kommen.

Zunächst sollte die Untersuchung mit Hilfe der Frenzelbrille erfolgen. Normalerweise wird kein Nystagmus in der Lageprüfung ausgelöst. Der Arzt beobachtet zunächst, ob ein Nystagmus entsteht und sollte ihn nach Art, Richtung und Intensität klassifizieren. Bei Vorhandensein eines Spontannystagmus ist es wichtig festzustellen, ob er seine Intensität oder Schlagrichtung ändert. Wenn unter der Frenzelbrille kein Nystagmus zu erkennen ist, ist es ratsam, die Lageprüfung nochmals bei gleichzeitiger

60

ENG-Registrierung zu wiederholen. Als pathologisch gilt der ENG-registrierte Nystagmus bei geschlossenen Augen, wenn mindestens 5 aufeinanderfolgende Schläge mit mindestens 6°/Sek. in einer Position auftreten (Barber 1964; Haid u. Gavalas 1981) oder wenn ein Nystagmus in 3 Positionen oder in 2 Positionen richtungswechselnd vorkommt (Barber 1964; Bos et al. 1963). Bei der ENG-Aufzeichnung mit offenen Augen in der Lageprüfung gilt jeder Nystagmus als pathologisch.

Nystagmusformen in der Lageprüfung

Es existieren unterschiedliche Einteilungen des Provokationsnystagmus (Nylén 1950; Aschan 1956).

In der Lageprüfung haben sich folgende Einteilungen von Nystagmusformen bewährt (Haid 1981):

1. Der **Lagenystagmus** (persistierender Nystagmus > 60 Sek.)

a) *Ein richtungsbestimmter Lagenystagmus* schlägt jeweils in der gleichen Richtung. Beim Aufsitzen des Patienten geht er oft in den Spontannystagmus über (falls vorhanden). Der richtungsbestimmte Lagenystagmus kann bei peripher-vestibulären (z. B. im akuten Stadium), aber auch bei zentral-vestibulären Erkrankungen vorkommen.

b) *Ein regelmäßig richtungswechselnder Lagenystagmus* zeichnet sich durch eine Rechts-Links-Symmetrie der Nystagmusausschläge aus. Diese Form kann ein Hinweis für eine toxische Schädigung sein (z. B. Morphin, Alkohol).

Als Musterbeispiel für die Entstehung des regelmäßig richtungswechselnden Lagenystagmus gilt der sog. Alkohol-Lagenystagmus (*positional alcohol nystagmus* = PAN). Während der Resorptionsphase des Alkohols im Körper entsteht ein divergierender Lagenystagmus = PAN I, d. h. die Richtung des Lagenystagmus ist jeweils bei Lagewechsel auseinandergerichtet zum unten liegenden Ohr (bereits ab einem Blutalkoholspiegel von c.a. 0,2–0,4‰). In Kopfhängelage bzw. Rückenlage und beim Aufsitzen verschwindet der Nystagmus. Er wird also nur in Seitwärtslage ausgelöst. Nach einem nystagmusfreien Intervall von ca. 3 Std. beginnt die Ausscheidungsphase des Alkohols mit Auslösung des PAN II (konvergierender Lagenystagmus), d. h. die Nystagmusrichtung ist nun jeweils entgegengesetzt zum oben liegenden Ohr gerichtet (Money et al. 1974; Oosterveld 1975). Der Pathomechanismus liegt in der unterschiedlichen Diffusion von Alkohol in die Endolymphe und in die Cupula der Bogengänge mit Veränderung des spezifischen Gewichts (normalerweise gleiches spez. Gewicht). Das Labyrinth wird je nach Alkoholmenge zu einem gravitationsabhängigen System umgewandelt. Bei übermäßigem Alkoholgenuß entsteht neben der recht offensichtlichen statischen Ataxie auch ein regelmäßiger Blickrichtungsnystagmus und eine Beeinträchtigung der Blickmotorik.

c) *Ein regellos richtungswechselnder Lagenystagmus* ist durch eine Asymmetrie der Nystagmusrichtung gekennzeichnet. Diese Nystagmusform kann ein Hinweis für eine Erkrankung im Bereich der Medulla oblongata sein (Abb. 39).

2. **Kombination eines Lage- und Lagerungsnystagmus**

Entsteht in einigen Positionen ein Lagenystagmus (persistierender Nystagmus) und in anderen ein Lagerungsnystagmus (transitorischer Nystagmus) handelt es sich

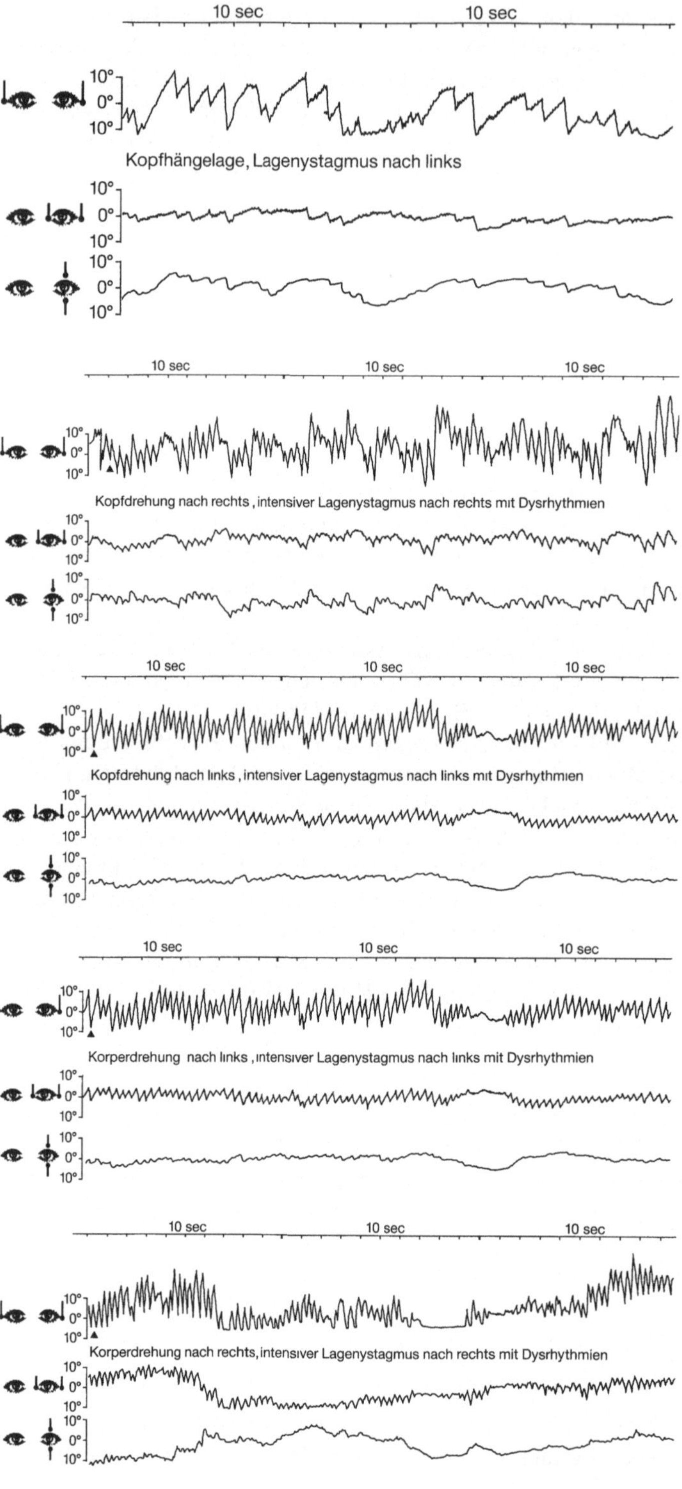

Abb. 39. Ein Patient (M.R., 57 Jahre) weist in der Lageprüfung einen richtungswechselnden Lagenystagmus von großer Intensität auf, verbunden mit Dysrhythmien als Hinweis für eine zentral-vestibuläre Läsion (in 5 Positionen). Die Schlagrichtung des Nystagmus ist schwierig zu bestimmen

um eine *Kombination von Lage- und Lagerungsnystagmus.* Diese Form kann bei Übergang einer akuten peripher-vestibulären Erkrankung in das subakute Stadium vorkommen (meist richtungsbestimmt), aber auch bei einer zentral-vestibulären Störung, vor allem bei Richtungswechsel des Nystagmus.

3. Der **Lagerungsnystagmus** (transitorischer Nystagmus zwischen 5–30 Sek.)

a) *Ein Lagerungsnystagmus* kann richtungsbestimmt oder richtungswechselnd auftreten. Bevor man von einem Lagerungsnystagmus spricht, sollten unter der Frenzelbrille mindestens 5 aufeinanderfolgende, einwandfrei zu identifizierende Nystagmusschläge in mindestens einer Position erkennbar sein. Ein feinschlägiger Lagerungsnystagmus darf nicht mit Bulbusunruhe oder Augeneinstellbewegungen verwechselt werden, die nystagmusähnlich aussehen können. Bei vielen peripher-vestibulären Erkrankungen, so auch im Kompensationsstadium oder im Remissionsstadium, entsteht ein mehr richtungsbestimmt schlagender Lagerungsnystagmus (Abb. 40). Manchmal handelt es sich um eine vorübergehende Intensitätszunahme des Spontannystagmus oder um einen latenten Spontannystagmus, der durch die Provokation hervorkommt.

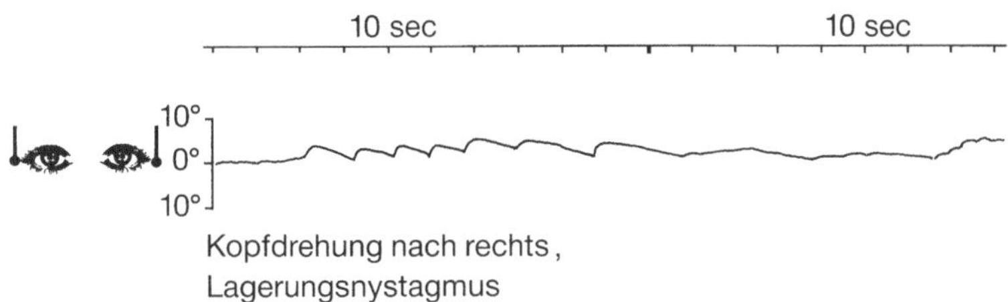

Abb. 40. Eine Patientin (L.R., 40 Jahre) mit Otosklerose auf der linken Seite bekommt in der Lageprüfung (Kopfdrehung nach rechts) im ENG einen geringgradigen Lagerungsnystagmus nach rechts (7 Schläge während einer Nystagmusdauer von 9 Sek.)

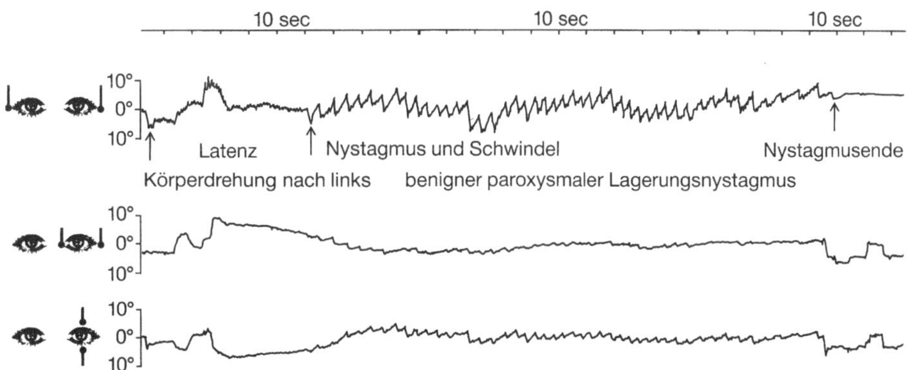

Abb. 41. Ein Patient (B.M., 60 Jahre) bekommt wegen einer Cupulolithiasis auf der linken Seite in der Lageprüfung bei schneller Körperbewegung zur gleichen Seite einen benignen paroxysmalen Lagerungsnystagmus (*Pfeil*) horizontal-rotierend nach links. Auch in der vertikalen Ableitung (*unten*) sind Nystagmusausschläge in der vertikalen Richtung nach unten erkennbar. Aus der horizontalen und vertikalen Ableitung zusammen wird die diagonale bzw. rotierende Augenbewegung erkenntlich

b) Der *benigne paroxysmale Lagerungsnystagmus* (Dix u. Hallpike 1952; Kornhuber 1966; Stenger 1965, Abb. 41) spricht für eine peripher-vestibuläre Läsion und kommt bei der Cupulolithiasis, einer Perilymphfistel, einer Labyrinthfistel, nach degenerativen Veränderungen im Innenohr, nach Ohroperationen oder sonstigen Läsionen, insbesondere im Bereich eines einzelnen Bogenganges, vor. Diese Nystagmusform kann auch idiopathisch entstehen. Andere peripher-vestibuläre Erkrankungen mit Läsion des ganzen Endorgans oder des Vestibularisnerven, wie z. B. Neuropathia vestibularis, M. Menière oder ein intrameatales Akustikusneurinom, gehen im allgemeinen nie mit einem benignen paroxysmalen Lagerungsnystagmus einher, sondern treten zusammen mit einem „gewöhnlichen" Lage- oder Lagerungsnystagmus auf.

Der **benigne paroxysmale Lagerungsnystagmus** weist typische Merkmale auf (Tabelle 3):

Entstehung:	a) durch kinetische Lageänderung,
	b) Latenz bis zum Auftreten des Nystagmus.
Schlagform:	horizontal-rotierender Nystagmus (sogar mit vertikaler Komponente möglich).
Dauer:	< 30 Sek.
Charakter:	krescendo-dekrescendo Verhalten des Nystagmus und synchron dazu Schwindelgefühl (manchmal mit Übelkeit) des Erkrankten.
Richtung:	oft Richtungsänderung beim Aufrichten gegenüber Hinlegen.
Reproduzierbarkeit:	Nystagmus nicht immer reproduzierbar.
Einordnung:	gilt als peripher-vestibuläres Zeichen.

Patienten mit einem benignen paroxysmalen Lagerungsnystagmus besitzen im allgemeinen keinen Spontannystagmus und meist eine seitengleiche kalorische Erregbarkeit.

Differentialdiagnostisch gibt es einen sog. *malignen paroxysmalen Lagerungsnystagmus* (Sakata et al. 1984). Dieser spezielle Lagerungsnystagmus kommt bei zerebellären Läsionen vor, infolge Untergang von inhibitorischen Bahnen. Er ist ständig reproduzierbar, hat oft vertikale Komponenten und der Patient verspürt häufig einen Schwindel, verbunden mit Übelkeit bis zu Erbrechen.

Tabelle 3. Charakteristische Merkmale des benignen paroxysmalen Lagerungsnystagmus

Entstehung:	a) durch kinetische Lageänderung
	b) Latenzverhalten des Nystagmus
Schlagform:	horizontal-rotierender Nystagmus
Dauer:	< 30 Sek.
Charakter:	krescendo-dekrescendo-Charakter der Nystagmusintensität, synchron dazu Schwindelgefühl des Patienten
Richtung:	Oft Richtungsänderung des Nystagmus von der horizontalen in die vertikale Position des Patienten (und umgekehrt)
Reproduzierbarkeit:	nicht immer reproduzierbar
Einordnung:	Praktisch immer ein peripher-vestibuläres Zeichen
D. D.:	Maligner paroxysmaler Lagerungsnystagmus

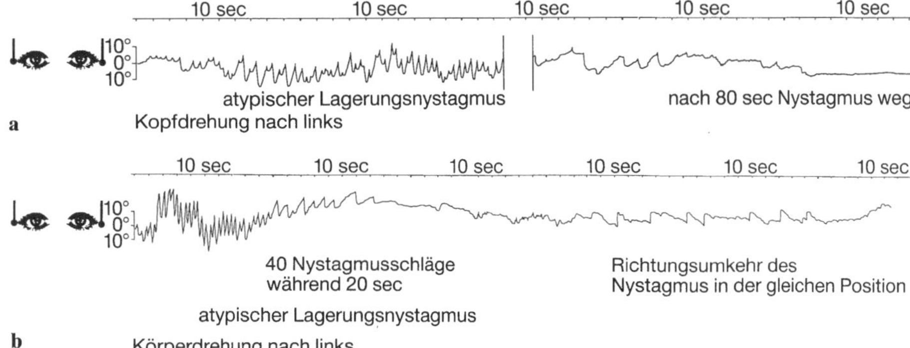

Abb. 42. a Bei einer Patientin (H.A., 34 Jahre) wird in der Lageprüfung ein sog. atypischer Lagerungsnystagmus ausgelöst als Zeichen einer zentral-vestibulären Läsion. Der transitorische Nystagmus nach links reduziert zusehends seine Intensität und ist erst nach 80 Sek. verschwunden. **b** Eine Patientin (R.A., 56 Jahre) mit Menière-Syndrom rechts, infolge einer schweren Vertebralis-Basilaris-Insuffizienz, bekommt in der Lageprüfung einen sog. atypischen Lagerungsnystagmus als Zeichen einer zentral-vestibulären Läsion. Bei der Körperdrehung nach links wird zunächst ein intensiver Lagerungsnystagmus nach links erzeugt, der später in derselben beibehaltenen Position für mehrere Sekunden nach rechts umschlägt

4. **Sonderformen** des Nystagmus in der Lageprüfung

a) *Der „atypische Lagerungsnystagmus".* Dieser ebenfalls transitorisch schlagende Nystagmus weist eine längere Nystagmusdauer auf (oft zwischen 30–60 Sek., manchmal sogar bis zu 80 Sek.) und unterscheidet sich dadurch von dem benignen paroxysmalen Lagerungsnystagmus und zeigt auch nicht immer alle seine typischen Merkmale (Abb. 42 a). Der atypische Lagerungsnystagmus kann auch dadurch gekennzeichnet sein, daß in beibehaltener Position (Abb. 42 b) sich die Schlagrichtung plötzlich ändert (z. B. von der horizontalen in die vertikale Richtung oder in die entgegengesetzte horizontale Richtung). Oder es kann vorkommen, daß sich die Schlagform aus Rucknystagmus und zwischendurch kombiniert aus pendelförmigen Augenbewegungen zusammensetzt. Wenn der Nystagmus nicht transitorisch, sondern persistierend diese Phänomene zeigt, so sprechen wir von einem „atypischen Lagenystagmus". Diese sog. „atypischen" Nystagmusformen stellen einen Hinweis für eine zentral-vestibuläre Läsion dar, möglicherweise infolge Störung von inhibitorischen Bahnen zwischen Zerebellum und Vestibulariskerngebiet durch vaskuläre, traumatische oder raumfordernde Schädigungen in diesem Bereich.

b) *Lymphokinetische Vorgänge* (pendelähnliche Augenbewegungen oder einige wenige Nystagmusschläge abwechselnd nach rechts und nach links, oft synchron mit Körperschwanken des Patienten nach schnellem Aufsitzen). Diese Sonderform kann manchmal an Erkrankten mit einer Labyrinthfistel oder mit einem kleinen Akustikusneurinom beobachtet werden.

c) *Langsame Augendeviationen* („als ob ein Nystagmus starten würde"). Langsame Augendeviationen kann man nach einem einseitigen Labyrinthausfall nach erfolgter kompletter Kompensation beobachten oder bei komatösen Patienten.

d) Das *Lagefistelsymptom* (Stenger 1965). Als positives Lagefistelsymptom imponiert in der Kopfhängelage ein meist zum gesunden Ohr schlagender horizontal rotierender Nystagmus, der beim Aufsitzen zum erkrankten Ohr umschlägt (Abb. 101, S. 184). Gleichzeitig verspürt der Patient Schwindel. Das Lagefistelsymptom entspricht den Kriterien des sog. benignen paroxysmalen Lagerungsnystagmus. Es kann isoliert oder zusammen mit dem sog. pressorischen Fistelsymptom bei Erkrankten mit einer Labyrinthfistel bei Otitis media chronica (Haid 1979) positiv ausfallen.

Das Positiogramm

Da die Lageprüfung eine sehr empfindliche Untersuchungsmethode darstellt und in ihren sechs Standardpositionen recht unterschiedliche Nystagmusintensitäten auslösen kann, ist ein übersichtliches Auswerteschema zur Eintragung der vorgefundenen Daten wichtig, in dem auch der Nystagmus quantifiziert dargestellt werden kann. Dafür hat sich das *Positiogramm* (Haid) bestens bewährt (Abb. 43).

Mit Hilfe des Positiogrammes erkennt man übersichtlich:

1. die Nystagmusintensität und damit eine quantitative Aussage (Schlagzahl und Dauer des Nystagmus oder auch Winkelgrad pro Sekunde bei ENG-Registrierung),
2. die jeweilige Nystagmusrichtung,

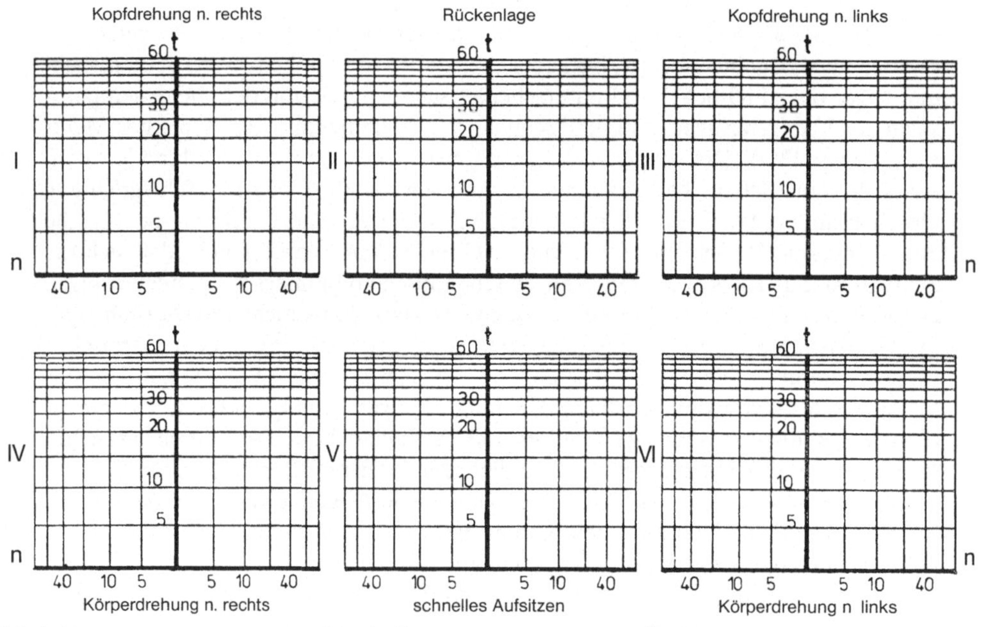

Schwindel:
Crescendo – Decrescendo – Charakter:
Nyst. in 1, 2 oder 3 Prüfungen:
Frenzelbrille:
ENG:

in welcher Position:

Übelkeit:
Lymphokinetische Vorgänge:
Latenzzeit:

Abb. 43. Das Positiogramm

3. die Schlagform (z. B. horizontaler, horizontal-rotierender oder rein rotierender Nystagmus),
4. die Nystagmusform (Lage- oder Lagerungsnystagmus, richtungsbestimmt oder richtungswechselnd).

Das Positiogramm ordnet den sechs Standardpositionen sechs Felder zu (Feld I – VI). Sie enthalten jeweils in der Abszisse eine Doppelskala nach rechts bzw. nach links für die Nystagmusschlagzahl. In der Ordinate steht die Zeit für die Nystagmusdauer. Die parallelen Meßfelder sind in Arcustangensdarstellungen für die jeweiligen

Tabelle 4. Vestibularis-Reaktionen in der Lageprüfung

Parameter	*periphere Läsion*		*zentrale Läsion*
	Akuter Ausfall	subakut, Kompensation, Remission	
Schwindel	meist vorhanden	oft vorhanden (abnehmend) – im Remissionsstadium relativ selten	selten
Schwindel- und Nystagmusintensität	meist korrelierend	meist korrelierend	selten korrelierend
Nystagmusintensität	meist groß (bei Lagenystagmus oder Lagerungsnystagmus)	mittelgroß bis klein (rückläufig)	groß, mittelgroß o. klein
Nystagmusdauer	lang (>60 sec.) als Lagenystagmus als benigner paroxysmaler Lagerungsnystagmus kurz (<30 sec.)	kurz (<30 sec.) bei Lagerungsnystagmus Übergang des Lagenystagmus mehr und mehr in einen Lagerungsnystagmus	meist lang (>60 sec.) aber auch <30 sec. oder ca. 45 sec.
Latenzzeit	sehr gut erkennbar beim benignen paroxysmalen Lagerungsnystagmus, kaum erkennbar beim herkömmlichen Lage- oder Lagerungsnystagmus		kaum vorhanden
Nystagmusrichtung	als Lagenystagmus oder Lagerungsnystagmus oft richtungsbestimmt (zur Seite des Spontannystagmus), als benigner paroxysmaler Lagerungsnystagmus oft richtungswechselnd	Übergang des Lagenystagmus aus dem akuten Stadium mehr und mehr in einen Lagerungsnystagmus, meist richtungsbestimmt	oft richtungswechselnd
Typ Krescendo/ Dekrescendo	nicht beim herkömmlichen Lage- oder Lagerungsnystagmus, nur beim benignen paroxysmalen Lagerungsnystagmus		sehr selten oder Krescendo-Dekrescendo mit Nystagmusdauer (>30 sec.)
Schlagtyp	rhythmisch	rhythmisch	dysrhythmisch, rhythmisch oder dissoziiert
Nystagmus in Positionen	meist in vielen Positionen	meist in wenigen Positionen	oft in vielen Positionen

Fortsetzung, S. 68

Tabelle 4 (Fortsetzung)

Parameter	periphere Läsion		zentrale Läsion
	Akuter Ausfall	subakut, Kompensation, Remission	
Nystagmus nach Aufrichten	Falls Lagenystagmus, ja mit Übergang in Spontannystagmus; benigner paroxysmaler Lagerungsnystagmus meist ohne Spontannystagmus, aber mit Richtungswechsel	oft transitorischer Nystagmus	selten, evtl. Übergang in Spontannystagmus
Nystagmusebene	meist horizontal oder horizontal-rotierend; als benigner paroxysmaler Lagerungsnystagmus horizontal-rotierend, rotierend oder vertikal	meist horizontal oder horizontal-rotierend;	oft rein vertikal, diagonal, rotierend oder horizontal
Reproduzierbarkeit	oft vorhanden	als benigner paroxysmaler Lagerungsnystagmus selten; sonst oft reproduzierbarer Provokationsnystagmus	meist vorhanden
Nystagmus bei Verlaufskontrollen	meist Abnahme der Intensität bei nicht heilenden Prozessen: konstant oder progredient	meist Abnahme der Intensität	oft konstant
Lymphokinetische Vorgänge[a]	nicht deutlich	kann vorhanden sein	sehr selten

[a] Lymphokinetische Vorgänge sind pendelähnliche Nystagmuszuckungen wechselnder Richtung, oft synchron mit Körperschwanken.

Meßdaten angeordnet. Mit Hilfe des Positiogramms kann aus Verlaufsbeobachtungen mit einem Blick eine Remission, Konstanz oder Progredienz abgelesen werden. Außerdem eignet es sich gut für die Gutachtendokumentation.

Bei vielen vestibulären Erkrankungen sind die pathologischen vestibulären Befunde abhängig vom Stadium bzw. Zeitpunkt der Gleichgewichtsprüfung, so auch in der Lageprüfung. Zur Unterscheidung eines peripheren Nystagmus (im akuten Stadium, Kompensations- oder Remissionsstadium) von einem zentralen Nystagmus in der Lageprüfung, kann die Tabelle 4 als eine Art Checkliste für den Untersucher dienen.

Hinweise

1. Es ist empfehlenswert von einem Lagenystagmus zu sprechen, wenn dieser 60 Sek. und länger (permanent) andauert und nicht schon ab 30 Sek. Es gibt nämlich einen Lagerungsnystagmus, der erst nach 30–60 Sek. verschwindet (sog. „atypischer Lagerungsnystagmus").

2. Bei einer Otolithenläsion kann in der Lageprüfung ein vorwiegend rein rotierender und richtungswechselnder Nystagmus ausgelöst werden (Suzuki). Beschrieben wird auch bei einer Otolithenläsion die Auslösung einer sog. ocular tilt
reaction (Halmagay et al. 1979; Brandt 1983).
3. Bei Erkrankten mit intensivem Blickrichtungsnystagmus (oder ausgeprägtem
Endstellnystagmus) kann in der Lageprüfung bei ENG-Registrierung mit AC-
Recorder ein Lage- oder Lagerungsnystagmus durch Lateralblick des Patienten
leicht vorgetäuscht werden (Vorteil: Frenzelbrille und direkte Augenbeobachtung, DC-Recorder oder Infrarotfernsehkamera).
4. Unmittelbar während der Kopfdrehung treten physiologischerweise 2–3 nystag-
musförmige Augenbewegungen auf. Ein nach vollendeter Kopfdrehung auftretender Nystagmus, vor allem unter der Frenzelbrille, ist ab 5 Schlägen pathologisch.

Der Kopfschüttelnystagmus

Als Provokationsmaßnahme und damit als pathologisches Zeichen kann durch pas-
sives Kopfschütteln des Patienten in der Horizontalebene (ca. 5mal)

a) ein Nystagmus provoziert werden oder
b) ein vorhandener Spontannystagmus eine vorübergehende Intensitätszunahme
oder gar Richtungsänderung bekommen. Manchmal kann es vorkommen, daß
der zu Untersuchende während bzw. nach dem Kopfschütteln zu schwanken
beginnt (mit oder ohne Nystagmus) oder ein Schwindelgefühl verspürt.

Ein *Kopfschüttelnystagmus* kann sowohl bei peripher- als auch bei zentral-vestibulären Läsionen entstehen. Zahlreiche peripher-vestibuläre Erkrankungen mit einem Spontannystagmus (häufig auch im Kompensationsstadium und Remissionsstadium ohne Spontannystagmus) bekommen nach Kopfschütteln des Erkrankten einen
Kopfschüttelnystagmus. Infolge halspropriozeptiver Reize kann er auch beim zervikalen Schwindel ausgelöst werden.

Statische Koordinationsprüfungen (vestibulospinale Reaktionen)

Zur Aufrechterhaltung der Kopf- und Körperstatik ist der Mensch auf okuläre,
vestibuläre, pyramidale sowie extrapyramidale und propriozeptive Einflüsse angewiesen. Es existieren zahlreiche Methoden zur *Funktionsprüfung der vestibulospinalen Reaktion,* als Gleichgewichtsprüfung im eigentlichen Sinn. Zu nennen wäre
der *Rombergsche Stehversuch* als statischer Test sowie der *Unterbergersche Tretversuch* und der *Blindgang* oder *Sterngang* als dynamische Untersuchungen. Darüber
hinaus gibt es andere spezielle Prüfungen wie die *Kraniokorpographie* (Claussen
1974), *Tonusreaktion* nach Wodak (1922) und Stoll (1986), der *Schreibtest* nach
Fukuda (1959) und Stoll (1981) und die *Posturographie*, um nur einige zu nennen.

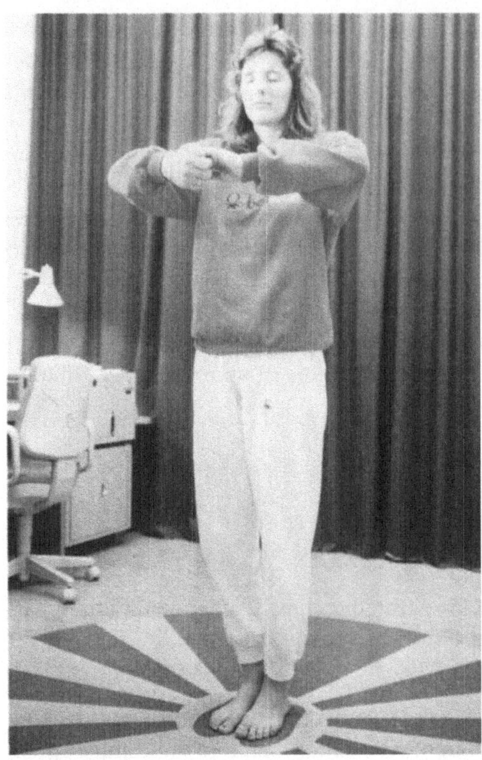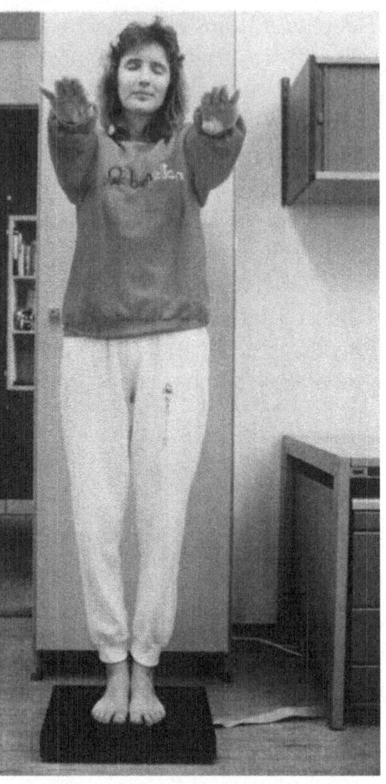

Abb. 44. Einfacher Rombergscher Stehversuch mit Handgriff nach Jendrassik

Abb. 45. Posturographie auf einer Mikroprozessor gesteuerten Plattform

Der Romberg-Test

Der *Romberg-Test* bzw. *Rombergsche Stehversuch* prüft die Standfestigkeit des Patienten. Er wird aufgefordert, etwa 15–30 Sek. mit geschlossenen Augen und vorgestreckten Armen (am besten Supination der Hände zur Ablenkung und Beeinträchtigung des Lagesinns oder Handgriff nach Jendrassik) zu stehen. Die Füße bleiben parallel verschlossen und die Beine gestreckt (Abb. 44). Als „verschärfter Romberg" wird unter den gleichen oben erwähnten Bedingungen der eine Fuß unmittelbar vor den anderen gestellt (wird routinemäßig nicht immer durchgeführt, da eine relativ instabile Standfestigkeit dadurch auch bei Gesunden vorkommt).

Beobachtet wird, ob ein Schwanken oder gar eine Falltendenz zu erkennen ist (Hilfestellung). Im akuten Stadium einer peripher-vestibulären Erkrankung tritt die Fallneigung zur Seite des akut erkrankten Labyrinthes auf und geht nach einiger Zeit, je nach vestibulärem Kompensationsgrad, allmählich in ein Schwanken über. Im Gegensatz zu zentral-vestibulären Störungen kann die Fallneigung bei akuten Labyrinthopathien durch Rechts- oder Linksdrehung des Kopfes beeinflußt werden (bei Kopfdrehung zur Läsionsseite Falltendenz nach hinten, bei Kopfdrehung zur gesunden Seite Fallneigung mehr nach vorne).

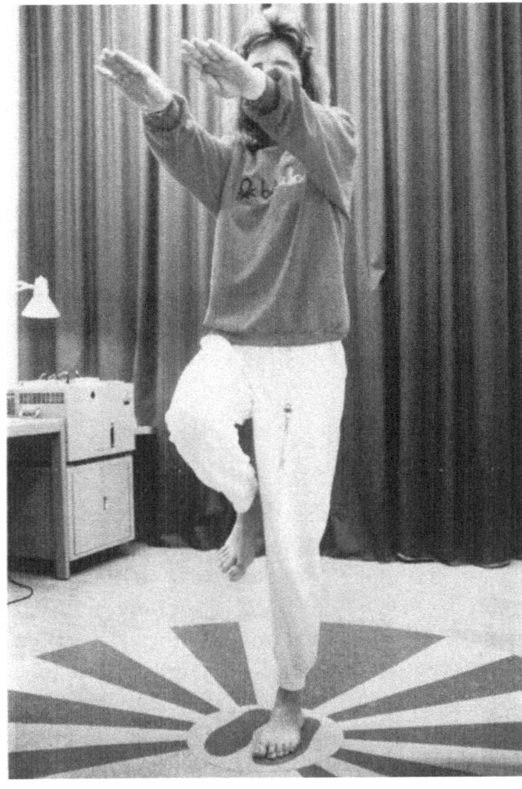

Abb. 46. Unterbergerscher Tretversuch auf einer in Winkelgraden skalierten Bodeneinteilung

Mit Hilfe der *Posturographie* kann dieser Test elektronisch und mit Hilfe eines Mikroprozessors über eine X-Achse (Schwankung nach vorne oder nach hinten) und Y-Achse (Schwankung zur Seite) objektiviert und aufgezeichnet werden (Abb. 45).

Der Unterbergersche Tretversuch (1938)

Da sich der *Unterbergersche Tretversuch* aus aktiven Bewegungen des zu Untersuchenden zusammensetzt, stellt er eine dynamische Funktionsprüfung dar (Abb. 46). Der Patient wird aufgefordert, mit geschlossenen Augen und vorgestreckten Armen 50–60 Schritte auf der Stelle zu treten (die Knie bis zur Hüfthöhe). Es kommt häufig vor, daß Drehbewegungen erst nach ca. 30 Sek. oder etwa 20–30 Schritten zum Vorschein kommen. Der Raum soll möglichst abgedunkelt und ohne Lärm sein, um eine optische oder akustische Orientierung zu verhindern. Von Vorteil ist es, diese Prüfung auf einer in Winkelgrade skalierten Bodeneinteilung vorzunehmen. Eine Dreh-Abweichung von mehr als 45° gilt als pathologisch (Zilstorff u. Pedersen 1963; Reicke 1979). Ein Überwiegen nach rechts bis 70° kann noch toleriert werden, möglicherweise im Rahmen einer Rechts-Links-Hemisphären-Dominanz (Hofferberth). In unserer Klinik werten wir eine Abweichung nach rechts um mehr als 45° auch als pathologisch. Im akuten Stadium einer peripher-vestibulären Erkrankung ist der Patient wegen der Fallneigung zunächst meist nicht in der Lage, diese Funktionsprüfungen auszuführen. Nach kurzer Zeit entsteht beim Treten auf der Stelle im allgemeinen eine Drehtendenz zur Seite der Läsion. Später, gegen Ende der vestibulären Kompensation, kann eine Drehtendenz zur gesunden Seite resultieren. Durch Kopfdrehung zur Seite der Läsion (Erhöhung der Abweichreaktion) oder zur gesunden Seite (Reduzierung der Drehabweichung) kann eine Unterscheidung zu zentral-vestibulären Erkrankungen getroffen werden.

Zentral-vestibuläre Störungen gehen oft mit uncharakteristischen Abweichungen nach vorne, zur Seite oder, insbesondere bei zerebellären Schädigungen, nach hinten einher. Der Unterbergersche Tretversuch kann mit Hilfe einer Polaroidkamera und einem speziell an einem Helm angebrachten Lämpchen, das der Patient trägt, photographisch dokumentiert werden (Kraniokorpographie nach Claussen 1974).

Der Blindgang

Der *Blindgang* stellt eine simple dynamische Funktionsprüfung dar. Der Erkrankte wird aufgefordert mit geschlossenen Augen ca. 4m geradeaus zu gehen. Normalerweise ist eine gesunde Person hierzu in der Lage. Patienten mit akutem Labyrinthausfall sind wegen der Falltendenz vorerst kaum in der Lage diesen Test zu vollenden. Allmählich weicht der Patient zur erkrankten Seite bogenförmig aus (Drall zur Seite der Läsion). Später, gegen Ende der vestibulären Kompensation entstehen sog. Ausgleichsbewegungen, d. h. der Erkrankte schafft es zwar, relativ geradlinig zu gehen, zwischendurch treten aber Unsicherheiten auf. Der Blindgang fällt in Relation zu dem Rombergschen Stehversuch und Unterbergerschen Tretversuch bei peripher-vestibulären Läsionen am längsten bzw. am ehesten pathologisch aus. Bei zentral-vestibulären Läsionen kann der Blindgang ganz unterschiedlich pathologisch ausfallen, sogar mit offenen Augen (statische Ataxie).

Beim *Sterngang* nach Babinsky u. Weil (1913) wird der Erkrankte aufgefordert, mehrmals drei bis vier Schritte vorwärts und anschließend die gleiche Strecke rückwärts zu gehen. Bei Patienten mit akuten peripher-vestibulären Läsionen resultiert schließlich eine sternähnliche Figur.

Vertikaler Zeichentest

Im *vertikalen Zeichentest* nach Fukuda (1959) und modifiziert von Stoll (1981), können Abweichreaktionen der Schriftbilder auf vestibuläre Störungen hinweisen. Der Erkrankte malt auf ein Blatt Papier in fünf Reihen jeweils in vertikaler Richtung nach unten ca. 10 Kreuzchen. Der Arm und die Hand des zu Untersuchenden dürfen mit dem Papier nicht in Berührung kommen, nur die Bleistiftspitze. Bei akuten Labyrintherkrankungen entstehen typische richtungsbezogene Abweichungen in der vertikalen Zeichenrichtung im Gegensatz zu richtungswechselnden Abweichungen bei mehreren zentral-vestibulären Erkrankungen.

Armtonusreaktionen und Abweichreaktionen

Zur Durchführung der *Armtonusreaktion* (Wodak u. Fischer 1922) wird der zu Untersuchende aufgefordert, mit geschlossenen Augen beide Hände und Arme nach vorne in Supinationsstellung auszustrecken. Bei peripher-vestibulären Erkrankungen, vor allem im akuten Stadium, sinkt der Arm auf der Seite der Läsion nach unten (Armtonusreaktion) und gleichzeitig weicht er zusätzlich noch zur selben Seite ab (Abweichreaktion).

Zerebelläre Koordinationsprüfung

Eine statische Koordinationsstörung kann vestibulär, zerebral, zerebellär und spinal bedingt sein.

Zur zerebellären Koordinationsprüfung kann der *Finger-Nasen-Versuch* und die *Diadochokinese* (rasche Pro- und Supination der Hände) herangezogen werden.

Hirnnervenfunktionsprüfungen

Für den neurootologisch interessierten Arzt können alle zwölf Hirnnerven von Bedeutung sein. Der Funktionszustand dieser Hirnnerven kann orientierend wie folgt untersucht werden:

N. olfactorius: Geruchsprüfung (qualitativ, quantitativ)

N. opticus: Sehprüfung, Sehfeldprüfung, Augenhintergrunduntersuchung

N. oculomotorius: Beweglichkeitsprüfung der Augen, Konvergenzuntersuchung, Pupillenreaktion

N. trochlearis: Beweglichkeitsprüfung der Augen

N. trigeminus: Sensibilitätsprüfung der Kopf- und Gesichtshaut, Temperaturempfindlichkeit, Prüfung des Kornealreflexes

N. abducens: Beweglichkeitsprüfung der Augen beim Blick nach lateral

N. facialis: aktive Bewegung der mimischen Gesichtsmuskulatur, Schirmer-Test, Geschmacksprüfung, *Hitselbergersches Zeichen* (Sensibilitätsprüfung der äußeren hinteren Gehörgangshaut: sensibler Ast des N. facialis), elektrophysiologische Untersuchungen (Elektromyografie, Nervenerregbarkeitstest, Elektroneurographie)

N. statoacusticus: audiologische Untersuchungen und Vestibularisprüfung
(N. cochlearis und
N. vestibularis)

N. glossopharyngeus: Beweglichkeit des Gaumensegels prüfen

N. vagus: Beweglichkeit der Stimmbänder prüfen
(N. recurrens)

N. accessorius: Schulter- und Armbeweglichkeit mit „Gegendruck" prüfen

N. hypoglossus: Zunge herausstrecken lassen

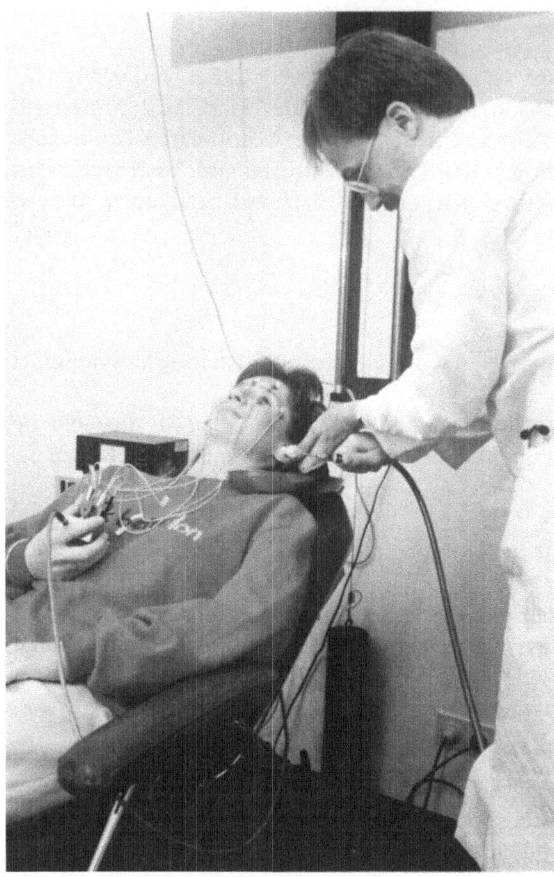

Abb. 47. Kalorische Prüfung mit um 30° angehobenem Oberkörper beim liegenden Patienten

Die kalorische Prüfung

Die *kalorische Prüfung* ist eine sehr wichtige Teiluntersuchung einer Vestibularisprüfung. Sie hat den Vorteil, daß der Funktionszustand beider Labyrinthe isoliert untersucht werden kann. Diese Untersuchung gehört zu den unverzichtbaren Bestandteilen einer Gleichgewichtsprüfung (Wigand 1978). Die kalorische Prüfung für den klinischen Ablauf wurde 1906 von Barany entwickelt, wofür er 1912 den Nobelpreis erhielt. Es existieren zahlreiche Methoden betreffend der Wassermenge, Temperatur und Spüldauer (Barany 1902; Fitzgerald u. Hallpike 1942; Kobrak 1923; Torok 1957; Mulch u. Scherer 1979).

Technik der Untersuchung

Als *Temperatur* für die kalorische Prüfung eignet sich für die Warmspülung 44° C und für die Kaltspülung 30° C (Fitzgerald u. Hallpike 1942; Hallpike 1955). Gemäß den Standardisierungsvorschlägen von Mulch und Scherer werden an der Erlanger

74

HNO-Univ.-Klinik als Menge und Medium 100 ml Wasser verwendet. Die *Spüldauer* soll 30 Sek. betragen. Nach jeder Spülung muß für den klinischen Betrieb eine *Pause* von 5 Min. eingelegt werden (für wissenschaftliche Zwecke von 8–10 Min.). Zur Erreichung einer vertikalen Lage des zu untersuchenden horizontalen Bogenganges (bei der kalorischen Prüfung strenggenommen nur Reizung des Canalis semicircularis lateralis), wird der Oberkörper des Patienten aus liegender Position um 30° angehoben (Abb. 47). Der gleiche Vorgang kann im Sitzen auf einem Stuhl mit Kopfstütze durch Verlagerung des Kopfes um 60° nach hinten (Gefahr für propriozeptive Einflüsse der HWS) erzielt werden (Veits 1928; Brünings 1911). Für die Reproduzierbarkeit des Nystagmus ist es wichtig, ein *konstantes Vigilanzniveau* aufrechtzuerhalten. Dies kann durch simple Rechenaufgaben erreicht werden (z. B. in Gedanken von 100 rückwärts zählen). Schläfrigkeit würde den bei dieser Untersuchung erzeugten vestibulären Nystagmus hemmen. Es empfiehlt sich folgende Reihenfolge der Spülungen einzuhalten: Warmspülung rechts, Warmspülung links, Kaltspülung links und schließlich Kaltspülung rechts. Damit wird nach jeder Spülung jeweils ein entgegengesetzt gerichteter Nystagmus erzeugt und somit entsteht keine Gefahr einer „Triggerung" des Nystagmus. Liegt eine Trommelfellperforation vor, so ist es ratsam, die Reizung mit Luft auszuführen. Wegen der unterschiedlichen anatomischen Gegebenheiten bei einseitiger Otitis media chronica (Perforation des Trommelfells, gehemmte Pneumatisation des Mastoids) ist kein richtiger Seitenvergleich mehr möglich, sondern nur die Feststellung einer Erregbarkeit.

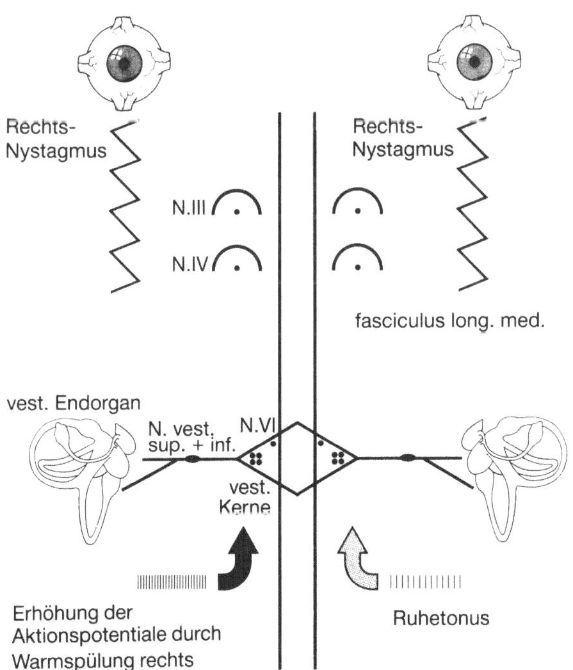

Abb. 48. Entstehungsmechanismus des kalorisch induzierten Nystagmus bei der Warmspülung des rechten Ohres, wodurch physiologischerweise ein Nystagmus nach rechts erzeugt wird

Prinzip der kalorischen Prüfung

Bei der kalorischen Prüfung wird der Patient so gelagert, daß der horizontale Bogengang vertikal liegt. Durch die Warmspülung von $44°$ C wird die Endolymphe dieses Bogenganges um ca. $0,5-1°$ C erwärmt. Dies reicht aus, um eine Ausdehnung der Endolymphe zu produzieren bzw. eine Strömung zu einer bestimmten Richtung (utriculopetal) zu erzeugen. Die Cupula wird ausgelenkt, wobei durch die Erwärmung eine Depolarisation resultiert. Dies hat eine Erhöhung der Feuerrate der Aktionspotentiale des vestibulären Systems auf der gereizten Seite zur Folge (Abb. 48). Daraus resultiert zunächst eine langsame vestibuläre Augenbewegung nach kontralateral, verbunden mit einer schnellen zentralen Rückstellbewegung, jeweils in rhythmischer Folge, als Hinweis für einen kalorisch ausgelösten Nystagmus, der bei der Warmspülung normalerweise immer nach ipsilateral gerichtet ist. Bei der Kaltspülung von $30°$ C verhält es sich genau umgekehrt. Infolge Abkühlung der Endolymphe des vertikal gestellten horizontalen Bogenganges (der dem äußeren Gehörgang am nächsten gelegen ist) kommt es zur Erhöhung des spezifischen Gewichts, wodurch eine Endolymphströmung in umgekehrter Richtung (utriculofugal) als bei der Warmspülung entsteht. Dadurch wird die Cupula in entgegengesetzter Richtung ausgelenkt und erzeugt eine Hyperpolarisation, wodurch eine Verminderung der Aktionspotentiale infolge Erhöhung der Reizschwelle des vestibulären Systems auf der Seite der Kaltspülung resultiert. Es entsteht eine langsame vestibuläre Augenbewegung nach ipsilateral, verbunden mit einer schnellen zentralen Rückstellbewegung, jeweils in rhythmischer Folge, als Hinweis für einen kalorisch ausgelösten Nystagmus, der bei der Kaltspülung normalerweise immer nach kontralateral gerichtet ist.

Durch die Experimente im Spacelab, wo überraschenderweise ein kalorischer Nystagmus auch in der Schwerelosigkeit ausgelöst werden konnte, wird die Entstehung des Nystagmus nicht durch die Konvektionsströmung, sondern infolge Volumen- und Drucktransformation diskutiert. Dazu sollen noch Einflüsse von den Otolithen hinzukommen (Benson 1966; Scherer 1985). Es entstehen zentralnervöse Interaktionen zwischen den Bogengängen und den Otolithen (Clarke u. Scherer 1988). Eine andere Version besagt, daß durch die provozierte Temperaturveränderung die neuronale Feuerrate des Aktionspotentials des N. ampullaris horizontalis durch direkte Einwirkung an den Sinnesrezeptoren (Schmid) oder Nervenendigung (Coats u. Smith 1967; Paige 1985; Hartmann u. Klinke 1980) beeinflußt werden kann. Gleiches gilt auch für den Hörnerven (Smolders u. Klinke 1984). Bei dem kalorisch ausgelösten Nystagmus scheinen komplexe Vorgänge mitzuwirken, und zwar sowohl im peripheren als auch im zentralen Abschnitt.

Objektivierung der Parameter des kalorisch erzeugten Nystagmus

Bei der kalorischen Prüfung kann der Nystagmus unter der Frenzelbrille, durch eine ENG-Registrierung (mit oder ohne Infrarotfernsehkamera) oder durch eine ON-LINE Analyse mit Hilfe eines Mikroprozessors objektiviert werden. Der Vorteil der ENG-Aufzeichnung gegenüber der Frenzelbrille liegt in der größeren Auswahl von Parametern. Außerdem kann zur Zeitersparnis des Arztes eine erfahrene ENG-Laborantin diese Untersuchung ausführen.

76

Mit dem ENG können als Parameter die Nystagmusschlagzahl, die Winkelgeschwindigkeit der langsamen Nystagmusphase, die Nystagmusamplitude und die Nystagmusdauer bestimmt werden. Der letzte Parameter wird heute allgemein nicht mehr verwendet, da er keine zusätzliche Information liefert. Die gebräuchlichsten sind die Schlagzahl (schnell zu berechnen) und vor allem die Winkelgeschwindigkeit der langsamen Phase (exakte Eichung des ENG wichtig). Die Amplitude zu bestimmen, ist nicht vorteilhaft, da diese im allgemeinen sowieso mit der Winkelgeschwindigkeit korreliert. Die Winkelgeschwindigkeit der langsamen Nystagmusphase stellt den wichtigsten vestibulären Parameter dar. Sie ist von der Cupulabewegung abhängig und somit auch vom vestibulären Reiz (Dohlman 1925).

Ein Vorteil der *Computer-Vestibulometrie* ist die enorme Zeiteinsparung und Arbeitserleichterung durch das ON-LINE-System. Nicht nur der leicht zu bestimmende Parameter Schlagzahl, sondern die sonst nur recht mühselig und zeitraubend zu bestimmenden Parameter, wie Geschwindigkeit der langsamen Phase oder auch der schnellen Phase des Nystagmus, Amplitude und Gesamtamplitude und daraus weiterfolgende Berechnungen, können mit Hilfe der Computer-Vestibulometrie (automatische Nystagmusanalyse) unmittelbar nach Beendigung der kalorischen Prüfung gewonnen werden. Mit Hilfe des Mikroprozessorsystems ENP 202 (Wortmann

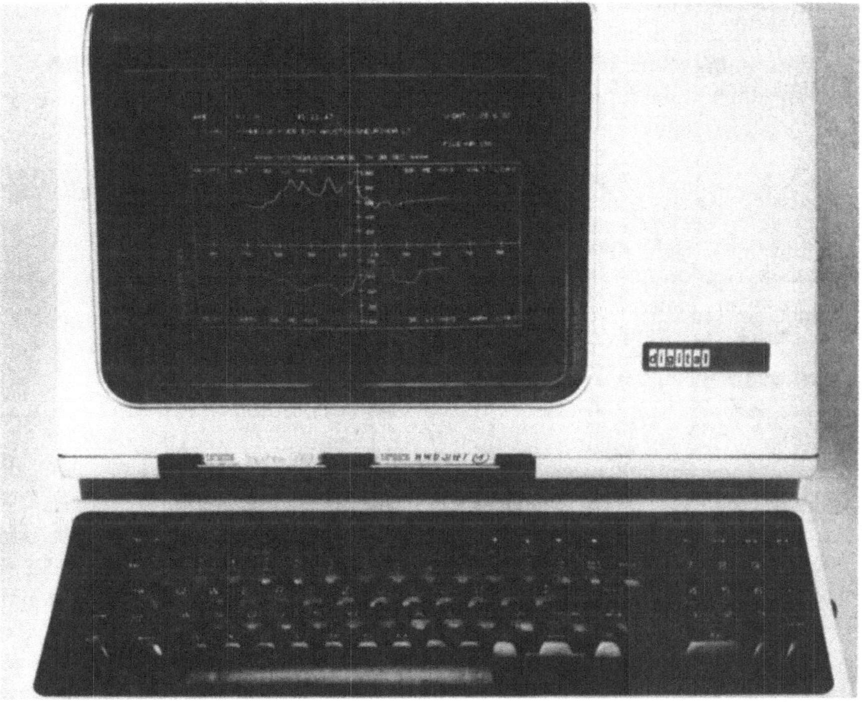

Abb. 49. Der Erlanger Nystagmusprozessor (ENP 202). Der Bildschirm VT 103 der Firma Digital Equipment enthält einen LSL 11/2 Rechner, 64 kB Memory, Analog-Digital-Wandler, Graphikzusatz und Digitalkassetten für Programm- und Datenspeicherung. Auf dem Monitorschirm wird das Ergebnis der kalorischen Prüfung eines Patienten mit einer Untererregbarkeit auf der linken Seite ohne Kulmination gezeigt. Auf der rechten Seite besteht eine normale Erregbarkeit

et al. 1984) wird eine vollautomatische ON-LINE Analyse, Kontrollmöglichkeiten für jeden Nystagmusschlag, Berechnung aller Nystagmuskenngrößen, Bestimmung des zeitlichen Reaktionsverlaufes (Kulminationsverhalten der Parameter), graphische Aufbereitung der Ergebnisse der vier Spülungen sowie Abspeicherung der Meßwerte in einer Datenbank ermöglicht (Abb. 49).

Parallel zu einem Mikroprozessor sollte immer eine ENG-Registrierung erfolgen. Wegen der Kostenfrage und dem technischen Aufwand hat sich die Computer-Vestibulometrie bis jetzt nicht überall routinemäßig durchsetzen können.

Zur Berechnung der *Schlagzahl im ENG* (Abb. 56 a) wird die Anzahl der Nystagmusschläge während eines Zeitintervalls der kalorischen Reaktion ausgezählt. Bewährt hat sich die Schlagzahl während der Kulminationszeit von 30 Sek. (Torok 1957; Claussen 1974; Haid 1981).

Zur Bestimmung der *Winkelgeschwindigkeit der langsamen Phase* (Abb. 56 a) werden Tangenten an drei repräsentativen langsamen Nystagmusphasen innerhalb des Kulminationsintervalls von 10 Sek. angelegt (Henriksson 1956; Pfaltz 1984; Haid 1981). Das arithmetische Mittel stellt die Winkelgeschwindigkeit dar. Nach Anlegen der Tangenten (Strecke B–C für den Rechts-Nystagmus oder Strecke A–C für den Links-Nystagmus) wird eine horizontale Linie von 1 cm, entsprechend 1 Sek. (Strecke A–B), auf dem Papier eingezeichnet. Als letztes wird vertikal nach oben eine weitere Gerade (Strecke A–C für den Rechts-Nystagmus oder Strecke B–C für den Links-Nystagmus) bis zum Schnittpunkt der zuerst eingezeichneten Tangente eingetragen. Diese Entfernung (Strecke A–C bzw. B–C) in mm entspricht dem Wert der Winkelgeschwindigkeit der langsamen Nystagmusphase mit der Dimension °/Sek., weil zu Beginn eine Eichung als Vergleichswert (20 mm = 20° Augenauslenkung) ermittelt wurde.

Zur Auswertung der *Amplitude* empfiehlt es sich, die Summe der Amplituden während eines bestimmten Zeitintervalls zu berechnen. Dazu werden sämtliche Nystagmusphasen mit einem Lineal während der Kulminationszeit von 10 Sek. (= maximale Amplitude) ausgemessen. Die Dimension wird ausgedruckt in Grad. Die Länge der schnellen Nystagmusphase kann herangezogen werden, da sie annähernd auch der Amplitude entspricht. Dieser Parameter ist ohne Mikroprozessoranalyse recht mühsam zu berechnen.

Entstehen im ENG infolge Nervosität des Patienten Bulbusunruhe und Lidtremor oder infolge technischer Schwierigkeiten (z. B. Elektrodenartefakte) zahlreiche Artefakte, so kann unmittelbar nach Beendigung der Spülung die Nystagmusschlagzahl während der Zeit von 30 Sek. auch unter der Frenzelbrille bestimmt werden. Tritt die Kulmination während dieses Auszählens plötzlich deutlicher auf, so ist es ratsam, die Stoppuhr erneut auf Null zu stellen und von da ab wieder 30 Sek. lang die Nystagmusschläge auszuzählen. Wichtig ist es, daß dann bei allen vier Spülungen die Objektivierung des Nystagmus mit Hilfe der Frenzelbrille erfolgt. Mit Hilfe der „modifizierten Frenzelbrille" (Brillenvorsatz mit Fadenkreuz nach Haid 1986) kann man recht genau aus Amplitude und Frequenz einen Rückschluß auf die Winkelgeschwindigkeit ziehen (s. Abb. 11).

Reaktionsformen in der kalorischen Prüfung

Aus der kalorischen Prüfung werden quantitative und qualitative Informationen gewonnen. Die wichtigsten sind:

1. der *Seitenvergleich* zwischen dem rechten und linken Labyrinth (z. B. einseitige Unerregbarkeit),
2. der *Reaktionstyp* (z. B. gesteigerte Erregbarkeit, Kalt-Warm-Dissoziation),
3. die *Nystagmusschrift* im ENG (sog. petite écriture, Dysrhythmien, Dysmetrie),
4. die Größe der Meßwerte als Hinweis für pathologische *„Annäherungsbereiche"* (z. B. eine seitengleiche, aber pathologische Untererregbarkeit beider Labyrinthe, erkennbar an der geringen Nystagmusintensität in den vier Spülungen nach ototoxischer Läsion oder eine gesteigerte Erregbarkeit, erkennbar an den hohen Meßwerten in den vier Spülungen nach Läsion von inhibitorischen Bahnen).

Die Einarbeitung der digitalen Meßdaten in ein analoges Befundschema dient dem leichten und schnellen Erkennen von Schadenstypen auf einen Blick. Das *Frequenz-Kalorigramm* (Haid u. Wigand 1976) gibt eine Aussage über die Schlagzahl während der Kulminationszeit von 30 Sek., gewonnen aus dem ENG oder unter der Frenzelbrille. Das *S. P. V. Kalorigramm* (slow-phase-velocity) dient der Aufzeichnung der Ergebnisse der Winkelgeschwindigkeit der langsamen Nystagmusphase. In diesen Kalorigrammen werden auf einen Blick erkennbar:

1. der Seitenvergleich als wichtigste Aussage,
2. alle vier Meßwerte einschließlich der Nystagmusrichtung,
3. eine Aussage der vier Meßwerte im Standardkollektiv (Karbaumer 1981).

Eine *einseitige Unerregbarkeit* (Abb. 50a, b) oder *einseitige Untererregbarkeit* (Abb. 51a, b) in der kalorischen Prüfung stellt einen Hinweis für eine peripher-vestibuläre Läsion auf dieser Seite dar, mit Sitz der Erkrankung im Endorgan oder im inneren Gehörgang bis zum Vestibulariskerngebiet (z. B. Neuropathia vestibularis, M. Menière, Akustikusneurinom, akuter Hörsturz mit Labyrinthbeteiligung, Labyrinthitis, Felsenbeinfraktur). Kennzeichnend für diese beiden Reaktionsformen ist, daß auf der erkrankten Seite gar keine oder eine verminderte Nystagmusreaktion in der kalorischen Prüfung auftritt, während auf der gesunden Seite eine normale Reaktion entsteht.

Eine *beidseitige Unerregbarkeit* oder *beidseitige Untererregbarkeit* kann durch peripher- oder zentral-vestibuläre Erkrankungen verursacht werden. Beispiele für periphere Ursachen sind: otobasale Frakturen beidseits, M. Menière auf beiden Seiten, Labyrinthläsion nach ototoxischer Medikation, nach Infektion oder bilateral sitzenden Akustikusneurinomen. Als zentrale Ursachen können Hirnstammtumoren, eine basale Meningitis oder eine Encephalitis in Frage kommen. Als Folge einer Unerregbarkeit auf beiden Seiten resultiert am Patienten das sog. *Dandy-Phänomen* d. h. beim Springen, Hüpfen oder auch beim Gehen treten Bewegungsphänomene des Blickfeldes in der vertikalen Richtung auf. Dies wird verursacht durch Ausfall des vestibulookulären Reflexes. Der Erkrankte wird unsicher in der Dunkelheit durch Wegfall der optischen Orientierung, außerdem besteht Unsicherheit beim Radfahren oder Bergsteigen, d. h. bei höheren Anforderungen an das vestibuläre System.

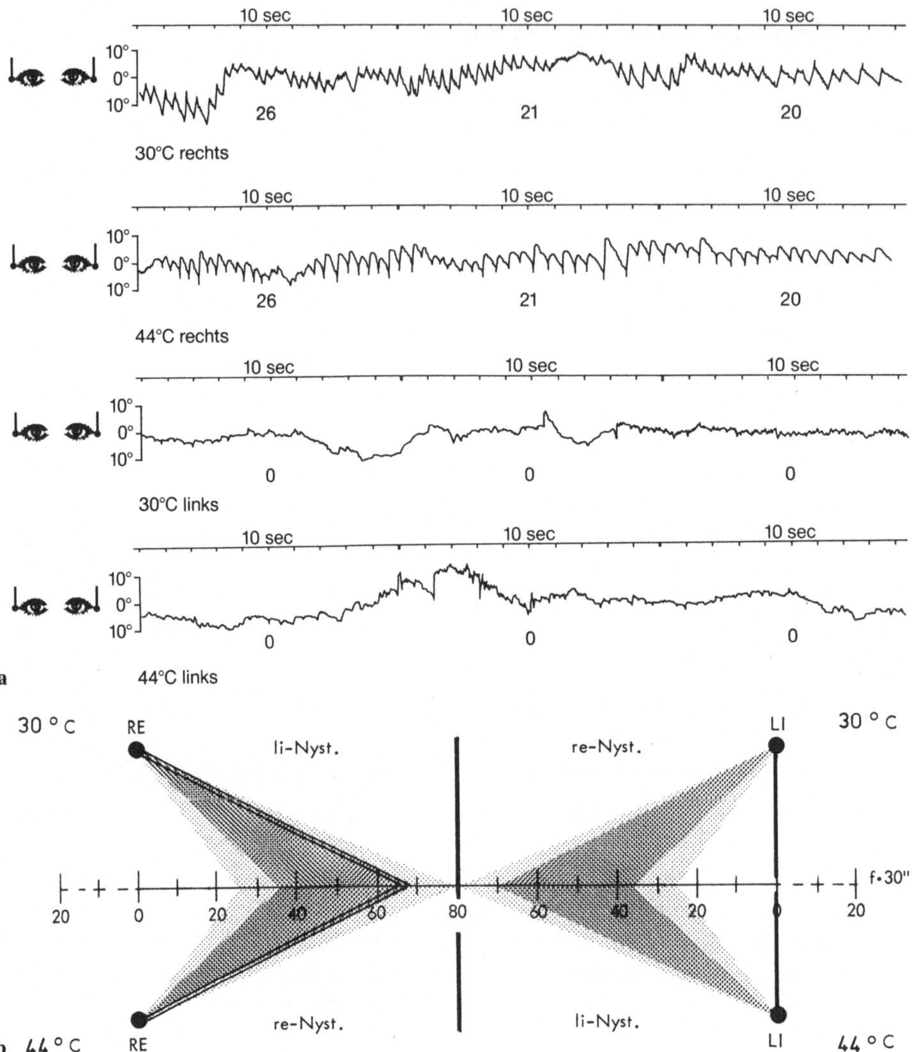

Abb. 50. a Patientin (B.A., 51 Jahre) mit M. Menière links weist in der kalorischen Prüfung auf der erkrankten Seite eine Unerregbarkeit auf und rechts eine normale Reaktion. Auf der gesunden Seite entstehen bei der Warm- und Kaltspülung jeweils 67 Nystagmusschläge während der Kulminationszeit von 30 Sek. **b** Die Aufzeichnung der Meßwerte derselben Patientin wie in **a** im Frequenz-Kalorigramm

Abb. 51 a. Patientin (W.G., 13 Jahre) mit einer Surditas rechts nach einer Parotitis epidemica hat nach der Schlagzahl und der Winkelgeschwindigkeit eine Untererregbarkeit auf der erkrankten Seite. Eine Kulmination auf dieser Seite ist kaum vorhanden. Nach der Schlagzahl imponiert eine sog. „absolute" Untererregbarkeit, d. h. die Meßwerte auf dieser Seite mit 24 respektive 23 liegen außerhalb der grauschraffierten Bereiche (s. Abb. 51 b). In dieser Abbildung werden die ENG-Registrierungen aller 4 Kanäle aufgezeigt

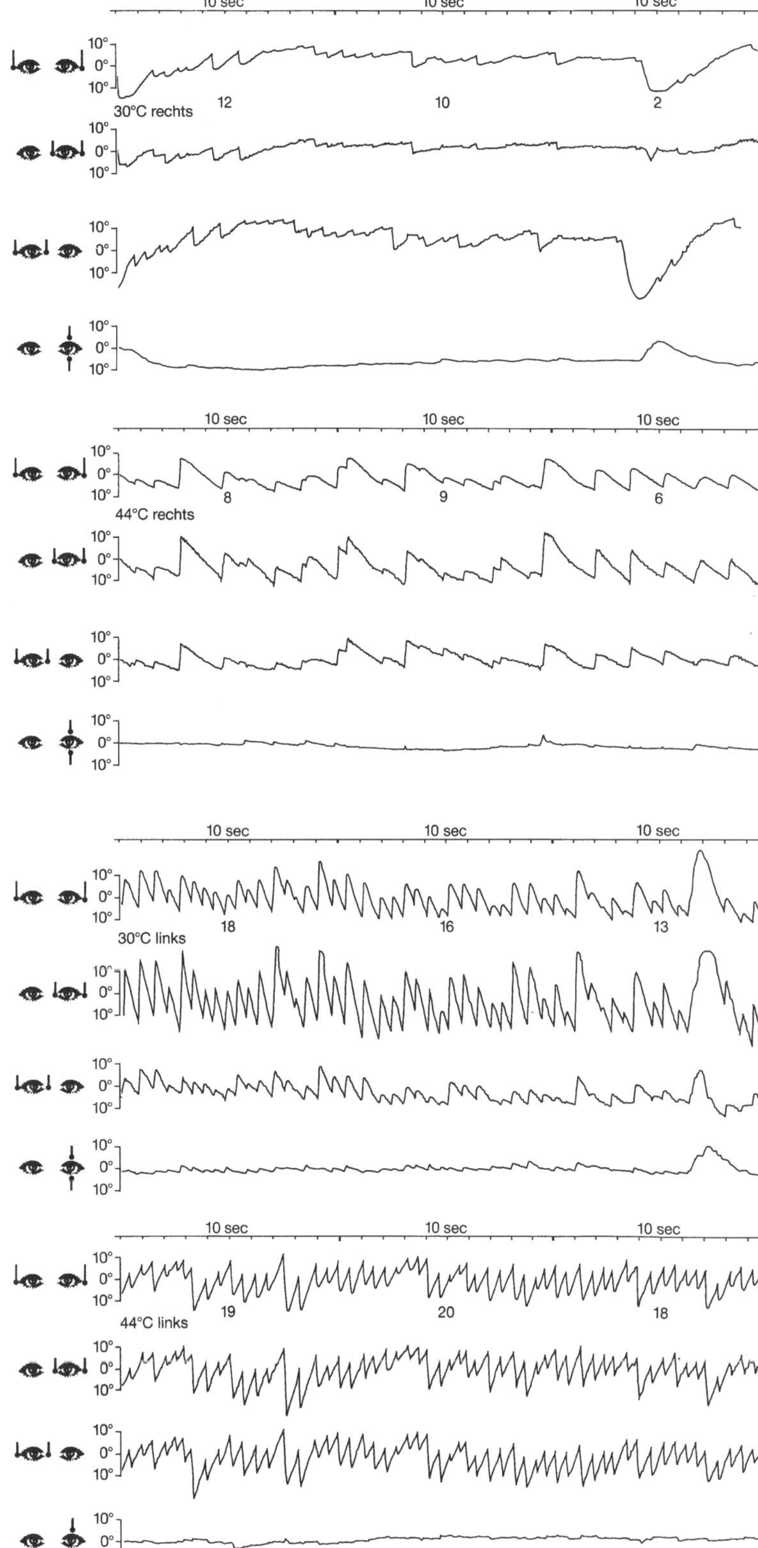

10 sec
10 sec
10 sec
10°
0°
10°
30°C rechts
12
10
2
44°C rechts
8
9
6
30°C links
18
16
13
44°C links
19
20
18

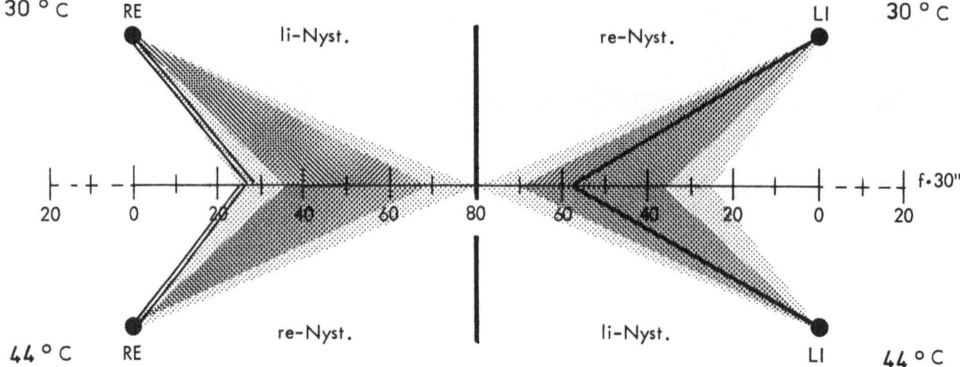

Abb. 51 b. Das Ergebnis der kalorischen Prüfung im Frequenz-Kalorigramm derselben Patientin wie in **a** zeigt nach der Schlagzahl eine sog. „absolute" Untererregbarkeit auf der rechten Seite, d. h. die Meßwerte auf dieser Seite liegen praktisch außerhalb der schraffierten Felder. Links besteht eine normale Erregbarkeit mit einer Schlagzahl von 58 während der Kulminationszeit von 30 Sek. für beide Spülungen

Eine *Kalt-Warm-Dissoziation* (Preponderance oder Richtungsüberwiegen des kalorisch erzeugten Nystagmus) kann sowohl peripher als auch zentral-vestibulär ausgelöst werden. Diese Reaktionsform ist oft Ausdruck eines Spontannystagmus. Sie kann auch in der Normalbevölkerung vorkommen. Erst in Kombination mit noch anderen pathologischen Vestibularisbefunden erlangt die Kalt-Warm-Dissoziation eine prognostische Bedeutung. Typisch für diese Reaktionsform ist, daß in der kalorischen Prüfung entweder die Nystagmusausschläge nach rechts oder links überwiegen, z. B. bei der Warmspülung auf der einen Seite und bei der Kaltspülung auf der anderen Seite.

Manchmal kann in der kalorischen Prüfung eine sog. *„thermische Dissoziation"* zum Vorschein kommen, d. h. entweder überwiegen die beiden Kaltreaktionen über die beiden Warmreaktionen oder umgekehrt. Eine prognostische Bedeutung scheint nicht vorzuliegen. Am ehesten spricht die thermische Dissoziation für eine zentral-vestibuläre Störung.

Eine *gesteigerte kalorische Reaktion* (Abb. 52a, b) auf beiden Seiten (*Enthemmung* bzw. *Übererregbarkeit* beiderseits), insbesondere mit *dysrhythmischen Nystag-*

Abb. 52. a Patient (W.H., 40 Jahre) mit einer Stammhirnläsion weist in der kalorischen Prüfung eine gesteigerte Erregbarkeit auf (Enthemmung, Übererregbarkeit). Sämtliche Nystagmusparameter sind groß: Schlagzahl, Winkelgeschwindigkeit der langsamen Nystagmusphasen (extrem hoch) und Amplituden. Es ist schwierig, die Nystagmusrichtung auszumachen, da die Winkelgeschwindigkeit der langsamen und schnellen Nystagmusphasen fast gleich groß sind, insbesondere bei der Kaltspülung rechts und bei der Warmspülung links (zentrale Tonusdifferenz). **b** Das Resultat der thermischen Prüfung im Frequenz-Kalorigramm desselben Patienten wie in **a** ergibt eine gesteigerte Erregbarkeit auf beiden Seiten.
c Patientin (Q.A., 52 Jahre) mit einer zentral-vestibulären Läsion als Folge einer Vertebralis-Insuffizienz weist bei der Warmspülung auf der rechten Seite eine kleinamplitudige Nystagmusschrift auf (petite écriture) mit Dysrhythmien. Die exakte Quantifizierung gestaltet sich schwierig

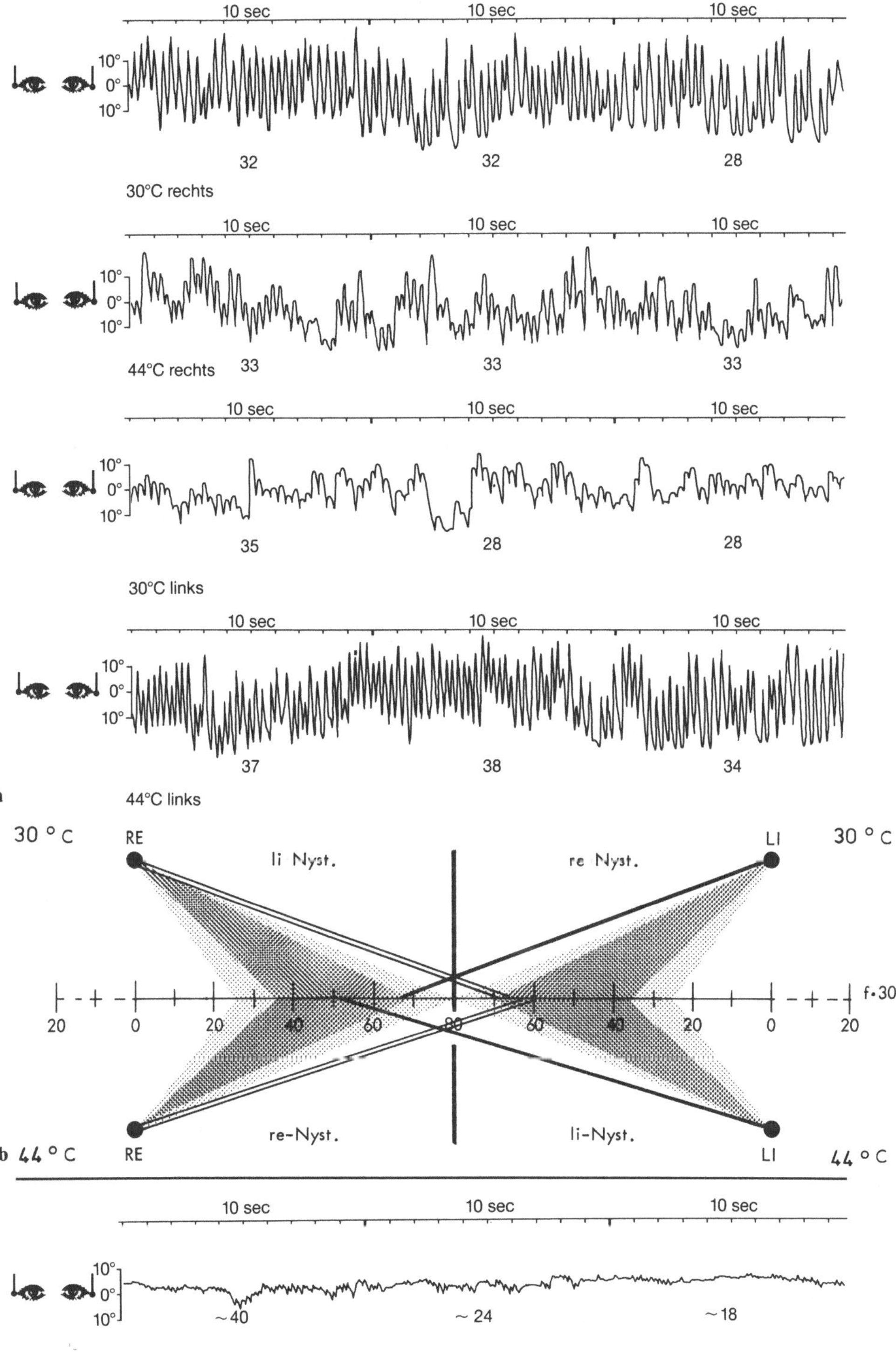

10 sec
10 sec
10 sec
10°
0°
10°
32
32
28
30°C rechts
10 sec
10 sec
10 sec
10°
0°
10°
44°C rechts
33
33
33
10 sec
10 sec
10 sec
10°
0°
10°
35
28
28
30°C links
10 sec
10 sec
10 sec
10°
0°
10°
37
38
34
a
44°C links
30 ° C
RE
li Nyst.
re Nyst.
LI
30 ° C
20
0
20
40
60
80
60
40
20
0
20
f·30''
b 44 ° C
RE
re-Nyst.
li-Nyst.
LI
44 ° C
10 sec
10 sec
10 sec
10°
0°
10°
~40
~24
~18
c
44°C rechts   Dysrhythmien mit petite écriture

men oder mit *petite écriture* im ENG (kleinamplitudige Nystagmusausschläge, Abb. 52c) und in Begleitung starker vegetativer Symptomatik, stellt einen Hinweis für eine zentral-vestibuläre Läsion dar (z. B. nach Schädeltrauma, Vertebralis-Basilaris-Insuffizienz, Encephalomyelitis disseminata). Bei dieser Reaktion entsteht eine seitengleiche Erregbarkeit, jedoch besitzen die kalorisch erzeugten Nystagmusausschläge eine überdurchschnittlich große Intensität. Die Ursache liegt in einer Läsion der inhibitorischen Bahnen des Zerebellums oder von Teilen der Formatio reticularis und der Vestibulariskerne (Lorente de No 1953; Kornhuber 1966; Fredrickson u. Fernandez 1964). Auch für diese Reaktionsform ist zu beachten, daß sie erst in Kombination mit zusätzlich pathologischen Vestibularisbefunden als abnormal anzusehen ist, da sie auch bei vegetativ labilen Personen vorkommen kann. Manchmal kann eine kalorische Übererregbarkeit (entweder ein- oder beidseitig) bei periphervestibulären Störungen vorkommen und ein Hinweis für ein sog. *Reizlabyrinth* sein (z. B. bei M. Menière).

In seltenen Fällen kann es vorkommen, daß der experimentell erzeugte kalorische Nystagmus in die entgegengesetzte der zu erwartenden Richtung schlägt (*Inversion*, Abb. 53) oder gar in die vertikale Richtung ausgelenkt wird (*Perversion*). Beim letzteren handelt es sich in der Regel um eine zentral-vestibuläre Läsion. Perversionen des Nystagmus entstehen bei Prozessen der hinteren Schädelgrube, insbesondere bei Läsionen im Bereich des Bodens des vierten Ventrikels nahe der Vestibulariskerne. Ein vertikaler Nystagmus kann in seltenen Fällen kalorisch ausgelöst werden, wenn nur auf einer Seite isoliert ein vertikaler Bogengang (z. B. Canalis semicircularis posterior) funktionsfähig ist (Norré 1987). Manche Erkrankte mit einer Otitis media

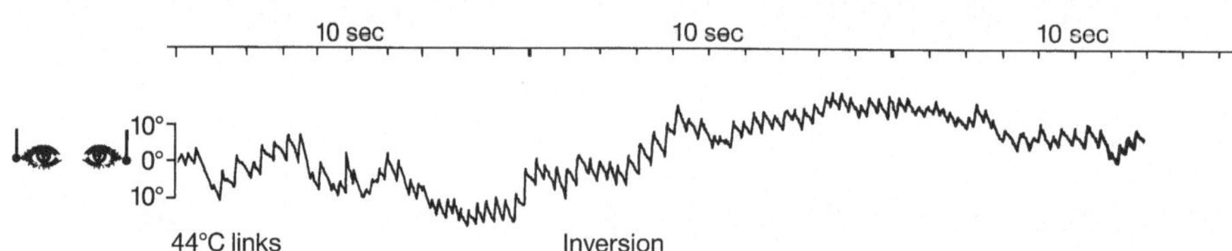

Abb. 53. Bei einem Patienten (R.B., 47 Jahre) mit einer Otitis media chronica auf der linken Seite imponiert eine sog. Inversion in der thermischen Prüfung bei der Warmspülung auf der erkrankten Seite. Es entsteht wider Erwarten kein Nystagmus nach links sondern nach rechts, obwohl die Elektroden seitenrichtig gepolt sind. Die Inversion ist vermutlich Folge eines Abkühlungseffektes der Spülflüssigkeit im Mittelohr infolge der Perforation

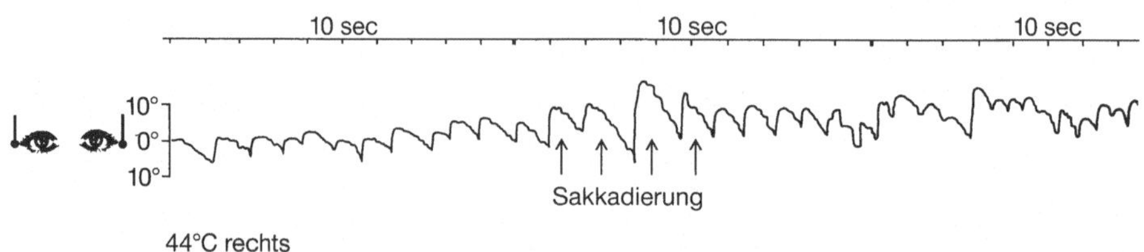

Abb. 54. Patientin (R.A., 56 Jahre) mit Menière-Syndrom rechts, infolge einer schweren Vertebralis-Basilaris-Insuffizienz, weist in der thermischen Prüfung Sakkadierungen in einigen langsamen Nystagmusphasen auf als Zeichen einer zentral-vestibulären Läsion

84

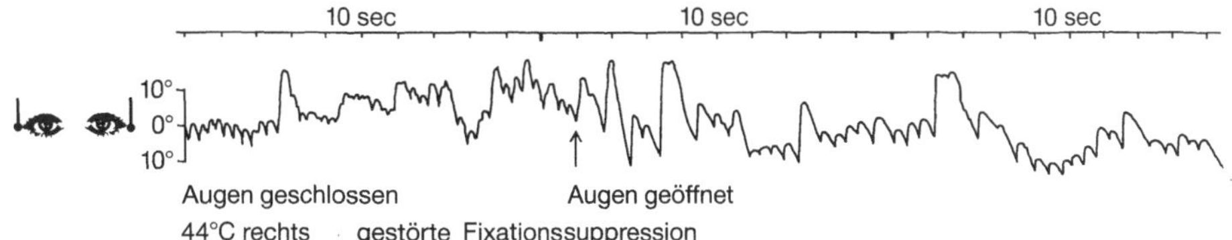

Abb. 55. Patientin (E.J., 71 Jahre) hat als Folge eines apoplektischen Insultes im Bereich der linken Capsula interna in der kalorischen Prüfung eine gestörte Fixationssuppression (*Pfeil*) als Zeichen einer zentral-vestibulären Läsion

chronica können infolge auftretender Verdunstungskälte der Spülflüssigkeit (Luft) im Mittelohr, eine Inversion des Nystagmus bekommen (Abb. 53). Einige Patienten mit zentral-vestibulären Läsionen (im Stammhirn- oder Kleinhirnbereich) bekommen keine typischen Nystagmusausschläge in der experimentellen Prüfung, sondern es imponieren *pendelförmige, stakkatoförmige* oder *sakkadische* Augenbewegungen (Abb. 54). Eine sog. *vermehrte Einzelreaktion* (Haid et al. 1976), meist bei einer der beiden Warmspülungen, imponiert mit einer deutlich intensiveren Nystagmusintensität nur in einer der vier Spülungen. Ein methodischer Fehler muß durch Wiederholung aller Spülungen ausgeschlossen werden. Interessanterweise imponierte die vermehrte Einzelreaktion bisher nur bei einigen Patienten, die alle an Encephalomyelitis disseminata erkrankt waren. Bei Stammhirnschädigungen, insbesondere im Bereich des Fasciculus longitudinalis medialis, resultiert häufig ein *dissoziiert schlagender kalorischer Nystagmus* (sehr unterschiedliche Amplituden bzw. Winkelgeschwindigkeit auf beiden Augen).

Fixationssuppression des kalorisch erzeugten Nystagmus

Eine nützliche Hilfe zur Unterscheidung einer peripher-vestibulären von einer zentral-vestibulären Störung kann die sog. *Fixationssuppression* liefern (Demanez 1968). Normalerweise wird ein vestibulärer Nystagmus durch Licht und Fixation gehemmt. Der Patient wird aufgefordert, nach der Kulminationszeit der kalorischen Prüfung vor Ende der ENG-Registrierung, eine vor ihm befindliche Lampe (nicht so lichtstark, da Gefahr für grobe Änderung des korneoretinalen Potentials) zu fixieren. Normalerweise wird dadurch der kalorisch ausgelöste Nystagmus in seiner Intensität deutlich vermindert (Winkelgeschwindigkeit und Amplitude). Wird im ENG keine oder nur eine geringe (Abb. 55) Intensitätsreduzierung des Nystagmus beobachtet, so liegt eine zentral-vestibuläre Läsion vor mit Hinweis für eine Läsion der inhibitorischen Bahnen des Flocculus (Takemori u. Cohen 1974).

$$\frac{\text{Winkelgeschwindigkeit der langsamen Nystagmus-}}{\text{Winkelgeschwindigkeit der langsamen Nystagmus-}} < 1 \quad \begin{array}{l}\text{(geringer 70\% Diffe-}\\ \text{renz pathologisch)}\end{array}$$

phase (offene Augen)

phase (geschlossene Augen)

Ein kalorischer Nystagmus soll normalerweise durch Fixation um 70 % unterdrückt werden können.

Torok unterscheidet zwischen einem *vestibulären Rekruitment* und einem *vestibulären Dekruitment* in der kalorischen Prüfung. Normalerweise verursacht ein Schwachreiz gegenüber einem Starkreiz eine verminderte Nystagmusintensität (vestibuläres Rekruitment). Falls hierbei aber eine vermehrte Intensität der Meßwerte auftreten sollte, liegt ein vestibuläres Dekruitment vor als Hinweis für eine zentralvestibuläre Läsion. Diese Methodik der thermischen Prüfung wird nicht routinemäßig ausgeführt.

Berechnung der Seitendifferenz und des Richtungsüberwiegens des kalorisch produzierten Nystagmus

Die wichtigste Aussage der kalorischen Prüfung ist der Seitenvergleich zwischen rechtem und linkem Labyrinth. Dazu ist es notwendig, die Meßergebnisse exakt zu quantifizieren. Daraus kann die *Seitendifferenz* nach der Formel von Jongkees berechnet werden:

$$\frac{(W\ re + K\ re) - (W\ li + K\ li)}{W\ re + K\ re + W\ li + K\ li} \cdot 100\% = \text{Seitendifferenz}$$

Nach der Schlagzahl liegen die Grenzwerte für eine Seitendifferenz bei 15% und nach der Winkelgeschwindigkeit der langsamen Phase bei 25% (Karbaumer u. Haid 1981). Die Seitendifferenz für die Nystagmusdauer liegt bei etwa 15% (kein rationeller Parameter).

Mulch und Scherer berichten von einem „Verhältnis der Erregbarkeit" zwischen rechtem und linkem Labyrinth, ausgedrückt durch die Formel:

$$R\ 44 + R\ 30 : L\ 44 + L\ 30$$

Zur Berechnung eines *Richtungsüberwiegens des Nystagmus* (Kalt-Warm-Dissoziation, Preponderance) in der kalorischen Prüfung kann folgende Formel herangezogen werden:

$$\frac{(W\ re + K\ li) - (W\ li + K\ re)}{W\ re + K\ re + W\ li + K\ li} \cdot 100\% = \text{Richtungsüberwiegen}$$

Nach der Schlagzahl liegen die Grenzwerte für ein Richtungsüberwiegen des Nystagmus bei 20% und nach der Winkelgeschwindigkeit bei 30%.

Hinweise

1. Als Reizmedium für die kalorische Prüfung ist die Wasserspülung gegenüber der Luftspülung überlegen. Die Ursache liegt im energetischen Bereich. Die Luftspülung ist sowohl von der Wärmeleitung als auch vom Wärmeübergang abhängig, während die Wasserspülung nur vom Wärmeübergang abhängig ist. Die Nystagmusintensität mit Luftspülung ist daher deutlich geringer als mit Wasserspülung (Fiebach).

2. Während der kalorischen Prüfung muß der Proband die Augen geschlossen (oder mit geöffneten Augen in völliger Dunkelheit) geradeaus richten. Denn bei Blick in Richtung des Nystagmus erhöht sich die Nystagmusintensität, bei Blick entgegengesetzt der Nystagmusrichtung vermindert sich die Nystagmusintensität. Dadurch ist eine Fälschung der kalorischen Reaktion möglich, bis hin zur Untererregbarkeit oder Übererregbarkeit (einseitig oder beidseitig). Dies kann ausgeschlossen werden durch eine DC-Registrierung, Beobachtung der Augen unter der Frenzelbrille oder Beobachtung der Augen in völliger Dunkelheit bei geöffneten Augen des Probanden mit Hilfe einer Infrarotfernsehkamera. Bei AC-Registrierung den Probanden auffordern, die Augen streng geradeaus zu halten.

3. Bei Mehrkanal-ENG-Registrierung ist zu bedenken, daß die Nystagmusintensität am abduzierenden Auge größer ist als am adduzierenden Bulbus.

4. Vor Beginn der kalorischen Prüfung ist zu beobachten, ob in der Optimumstellung ein vorhandener Spontannystagmus seine Intensität ändert oder ob möglicherweise ein Nystagmus in dieser Position entsteht (dann diesen Nystagmus quantifizieren).

5. Die kalorische Prüfung gibt strenggenommen nur Auskunft über den Funktionszustand des Canalis semicircularis horizontalis und/oder N. vestibularis superior, da nur die Sinneszellen des horizontalen Bogenganges durch die kalorisch induzierte Endolymphströmung beeinflußt werden. De Jong et al. haben experimentell an Tauben kalorische Reizungen der vertikalen Bogengänge ausgeführt. Eine isolierte Kalorisation des anterioren oder posterioren Canalis semicircularis löste jeweils einen dissoziierten vertikalen Nystagmus aus, d. h. auf den ipsi- und kontralateralen Augen war die vertikale Nystagmusrichtung einander entgegengesetzt gerichtet. Die Richtung des kalorischen Nystagmus war vom Canalis semicircularis anterior (= superior) dexter und Canalis semicircularis posterior (= inferior) sinister jeweils gleich. Genauso verhielten sich die anderen beiden vertikalen Bogengänge. Neben dem vertikalen Nystagmus wurde zusätzlich eine kleine horizontale Augenauslenkung beobachtet. Ein Kalt- oder Warmreiz löste einen jeweils entgegengesetzt gerichteten vertikalen Nystagmus aus. Der Nystagmusreiz hörte auf, wenn die vertikale Ebene in eine horizontale verlagert wurde. Die Nystagmusintensität war abhängig von der Gravitation.

6. Bei der thermischen Prüfung müssen alle vier Spülungen durchgeführt werden, u. a. um einen Richtungswechsel des Nystagmus zu erzeugen. Bei eiligen Fragestellungen die Warmspülung zuerst auf der rechten Seite und anschließend auf der linken durchführen und notfalls auf die Kaltspülung verzichten, wenn hierbei bereits eine seitengleiche und normale Erregbarkeit entsteht. Nur die Kaltspülung auszuführen ist ungenügend und beinhaltet einen Kunstfehler. Es besteht die große Gefahr, daß durch die Kaltspülung ein latenter Spontannystagmus ausgelöst wird, der eine Erregbarkeit vortäuschen kann.

7. Besteht eine Unerregbarkeit, sollte man auf Eiswasserspülung verzichten, da sie schmerzhaft und ohne therapeutische Konsequenz ist. Außerdem kann ein latenter Spontannystagmus zum Vorschein kommen.

8. Es kann vorkommen, daß die Auswertung der Meßergebnisse nach der Schlagzahl eine seitengleiche kalorische Erregbarkeit ergibt und nach der Winkelgeschwindigkeit der langsamen Nystagmusphase aber eine Seitendifferenz (Abb.

10 sec   10 sec   10 sec
10°
0°
10°
47   48   ~40
C
20°/sec
A B
30°C rechts
10 sec   10 sec   10 sec
10°
0°
10°
26   20°/sec   31   29
C
A   B
44°C rechts
10 sec   10 sec   10 sec
10°
0°
10°
C
59   ~37   ~35
30°/sec
A B
30°C links
10 sec   10 sec   10 sec
10°
0°
10°
40   46   38
C
a   44°C links
50°/sec
A   B
30 °C   RE   li-Nyst.   re-Nyst.   LI   30 °C
f·30"
20   0   20   40   60   80   60   40   20   0   20
b   re-Nyst.   li-Nyst.
44 °C   RE   LI   44 °C

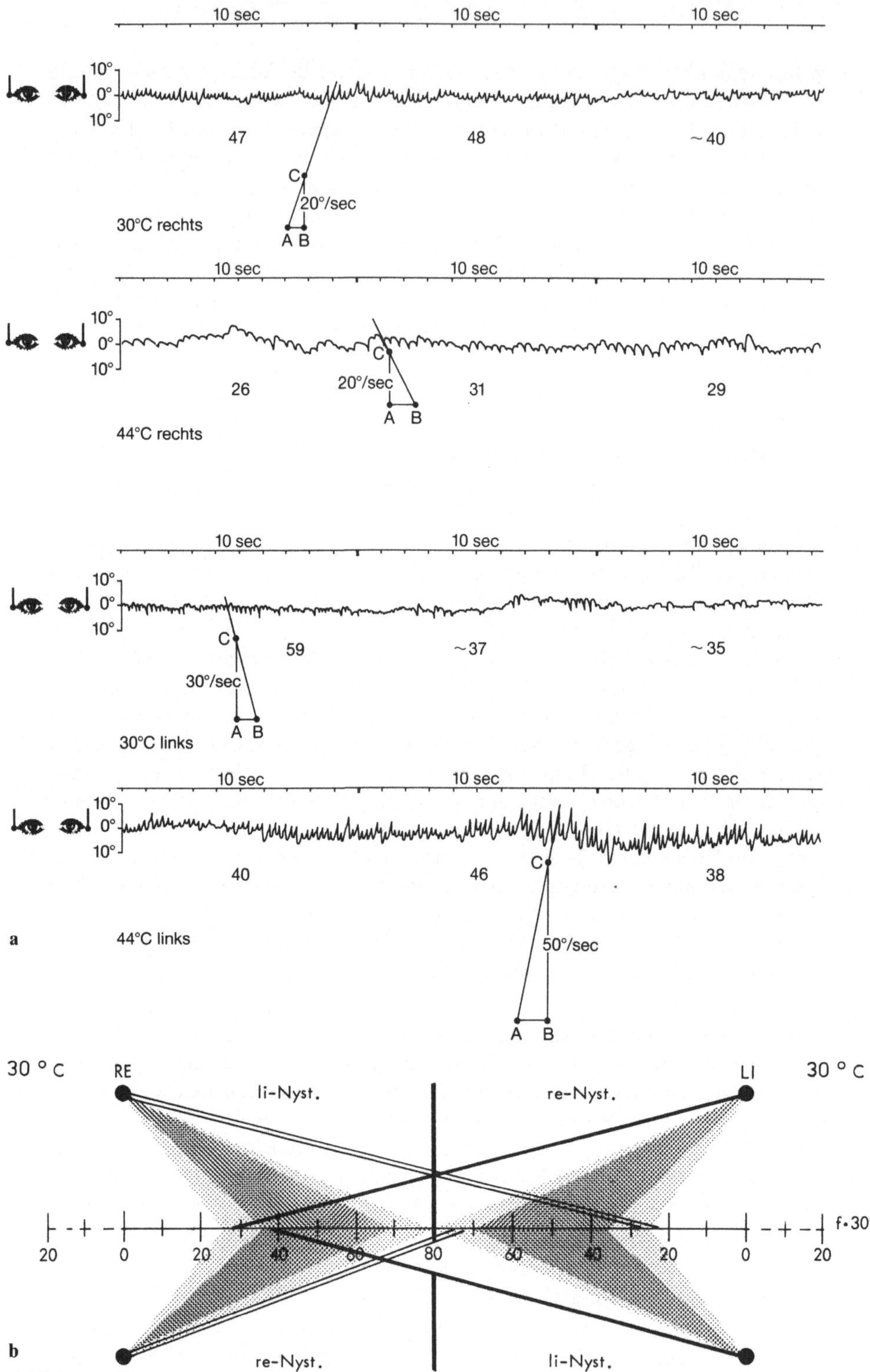

88

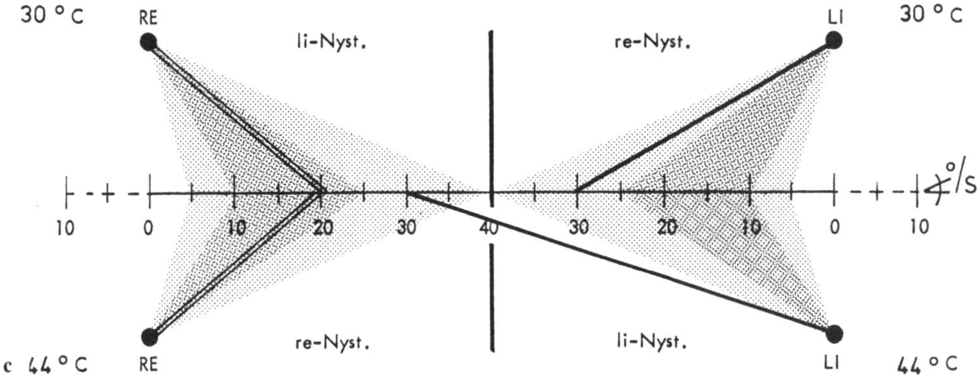

Abb. 56. a Patient (S.U., 41 Jahre) mit einem akuten Hörsturz rechts und vestibulärer Beteiligung. In der kalorischen Prüfung imponiert nach der Schlagzahl eine seitengleiche und gesteigerte Erregbarkeit. Jedoch nach der Winkelgeschwindigkeit der langsamen Nystagmusphase besteht eine sog. „relative" Untererregbarkeit auf der rechten Seite. **b** Die Meßwerte im Frequenz-Kalorigramm desselben Patienten wie in **a** sind seitengleich. **c** Die Meßwerte nach der Winkelgeschwindigkeit der langsamen Nystagmusphase desselben Patienten wie in **a, b** ergeben auf der rechten Seite eine „relative" Untererregbarkeit

56a–c). In diesem Fall wird die kalorische Reaktion nach dem Parameter mit dem ausschlaggebenden pathologischen Befund bewertet.

9. Nach der kalorischen Prüfung kann man den Patienten fragen, ob das experimentell induzierte Schwindelgefühl ähnlich verspürt wurde, wie der sonst vorhandene subjektive Schwindel (otogener Drehschwindel oft ähnlich dem kalorisch induzierten Drehschwindel).

10. Im akuten Stadium einer peripher-vestibulären Erkrankung kann neben dem Labyrinthausfall auf der erkrankten Seite in manchen Fällen durch den intensiven Anfallsnystagmus zunächst eine Untererregbarkeit auf der gesunden Seite vorgetäuscht werden.

11. Bei einem kompletten Labyrinthausfall auf beiden Seiten zur selben Zeit imponiert kein Spontannystagmus und kein Lage- oder Lagerungsnystagmus. Neben der kalorischen Prüfung kann auch in der Rotationsprüfung und in der Stuhlpendelung kein Nystagmus mehr ausgelöst werden. Anders verhält es sich, wenn der komplette Labrinthausfall auf beiden Seiten nicht gleichzeitig auftritt. Es erscheint dann infolge der zentralen Tonusdifferenz zunächst ein Spontannystagmus (Bechterew-Nystagmus), der entgegengesetzt zum zuletzt ausgefallenen Labyrinth gerichtet ist. Infolge der Labyrinthläsion auf beiden Seiten kann dieser Bechterew-Nystagmus nicht durch die kalorische Prüfung durchbrochen werden. Ein Erkrankter mit toten Labyrinthen auf beiden Seiten weist in der Dunkelheit eine beträchtliche Störung der vestibulospinalen Reaktionen auf, da die optische Kontrolle fehlt. Außerdem kommt es zum sog. Dandy-Phänomen (S. 119–120).

12. Neben der interindividuellen Streuung kann auch die intraindividuelle Streuung der kalorischen Prüfung an Normalpersonen recht beträchtlich sein. Die relative Variation der intraindividuellen Streuung kann bis zu ± 20% betragen (Haid u. Seibt) jedoch immer gleichzeitig auf beiden Seiten.

13. Repetitive kalorische Prüfungen innerhalb kurzer Zeitintervalle führen zu einer Habituation, d. h. die Nystagmusintensität nimmt mehr und mehr ab. Dies kann auch therapeutisch genutzt werden.
14. Es ist schwierig, repräsentative Ergebnisse zu erhalten, wenn eine Otitis media chronica besteht oder die äußeren Gehörgänge sehr eng oder gar atretisch sind. Dann ist die Pendelstuhlprüfung oder Rotationsprüfung sinnvoll.
15. Zu berücksichtigen ist, daß Medikamente (Antivertiginosa, Barbiturate, Alkohol) oder gewerbliche Stoffe eine dämpfende Wirkung auf das vestibuläre System ausüben können.
16. Die Ergebnisse in der kalorischen Prüfung sind altersabhängig (Muckelbauer u. Haid 1986).

Galvanische Reizung

Durch Stromfluß (Batterie) vom Mastoid können Sinneszellen im Labyrinth und der N. vestibularis erregt werden. Dadurch kann ein Nystagmus mit subjektivem Schwindelgefühl ausgelöst werden. Man unterscheidet zwischen einer bipolarbinauralen Galvanisation (Kathode an einem Mastoid und Anode am anderen gegenüberliegenden Mastoid) und einer unipolarmonauralen Galvanisation (eine Elektrode am Mastoid und die andere am gleichseitigen Oberarm). Für die Klinik wird die unipolarmonaurale Reizung mit Gleichspannung angewandt. Die Schwelle zur Erzeugung eines Nystagmus liegt zwischen 1–3 mA. Da die neuralen Strukturen des N. vestibularis eine niedrige Reizschwelle besitzen, eignet sich diese Untersuchungsmethode zur Feststellung von retrolabyrinthären Schäden am inneren Gehörgang (Pfaltz u. Richter 1956). Zur Registrierung dieses Nystagmus wird ein Photo-ENG benötigt. Der Nystagmus schlägt immer in Richtung zur Kathode. Die galvanische Reizung hat sich bisher in der Routinediagnostik nicht durchgesetzt.

Untersuchung der Blickmotorik (opto-vestibuläres System) (1 u. 2)

Die komplexen Bahnen für die Blickmotorik und die Bahnen für das vestibuläre System haben eine wichtige koordinative Funktion. In der Diagnostik von zentralvestibulären Läsionen stellt die Untersuchung des opto-vestibulären Systems für die Blickmotorik eine wesentliche Teilfunktionsprüfung in der neurootologischen Untersuchung dar. Sie kann Läsionen im Bereich des Zerebellums, der Pons, des Mesenzephalons und Stammhirns, aber auch höher gelegener Hirnabschnitte (z. B. Frontalhirn oder Okzipitalhirn) aufdecken, wo wichtige Bahnen für die Blickmotorik laufen.

Die Funktion der Blickmotorik kann gestört sein: 1. durch eine Läsion in der Area 8 (frontaler Kortex für Sakkadenbewegungen), 2. in der Area 18 und 19 (okzipitaler Kortex für Spähbewegungen), 3. im Mesenzephalon (in der zuständigen Region für vertikale Augenbewegungen), 4. etwas tiefer im Bereich der parapontinen Formatio reticularis (für horizontale Augenbewegungen), 5. im Bereich des Fasciculus longitudinalis medialis (für synchrone Bewegungen beider Augen), 6. im Zerebellum (für koordinative Augenbewegungen) oder 7. durch Läsionen im Bereich der Augenmuskelkerne. 8. Ebenso können periphere okuläre Ursachen wie eine Parese

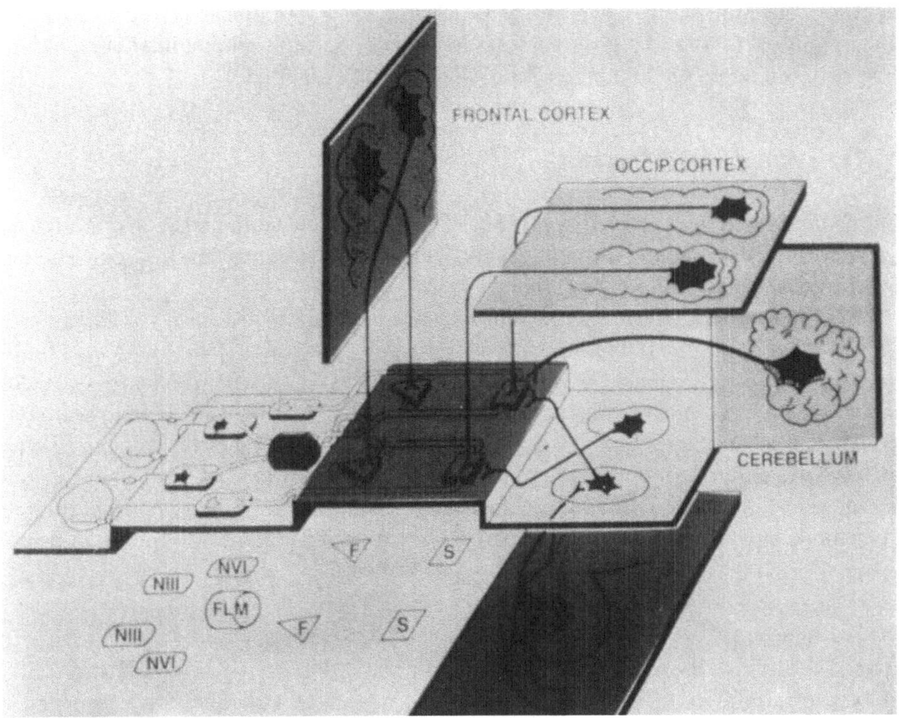

Abb. 57. Schematische Aufzeichnung der Bahnen für die Blickmotorik. *F* Fast eye movement, *S* Slow eye movement, *MLF* Medial longitudinal fascicle. (Aus Henriksson u. Pyykkö 1984)

des N.III, N.IV oder N.VI sowie Augenmuskelerkrankungen zu Einschränkungen der Blickmotorik führen, die unter Umständen neuroophthalmologisch abgeklärt werden müssen. Im Säuglingsalter kann die Blickmotorik für koordinierte Augenbewegungen eingeschränkt sein. Dies hängt mit der Ausreifung von Augenbewegungen zusammen. Eine periphere Fixation kann in den ersten Lebensmonaten mit hypometrischen Sakkaden einhergehen, bevor das Fixationsziel erreicht wird (Wenzel 1987).

Es gibt zahlreiche unterschiedliche Untersuchungsmethoden zur Funktionsprüfung der Blickmotorik. Drei gebräuchliche Methoden sowohl für die Klinik als auch für die Praxis sind zum ersten die Untersuchung der langsamen *Pendelblickfolgebewegung* und zum zweiten die *optokinetische Prüfung,* sowie drittens der *Sakkadentest* (S. 37) für rasche Blickzielbewegungen. In der Feststellung von peripher-vestibulären Läsionen spielen sie keine entscheidende Rolle, da sie bei Schäden in diesen Abschnitten im allgemeinen normal ausfallen. Vereinfacht kann die Blickmotorik mit Hilfe von elektrisch steuerbaren Lichtdioden in einer Lichtleiste untersucht werden.

Henriksson (1984) hat ein vereinfachtes Modell für die Blickmotorik entwickelt (Abb. 57). Ein paramedian und pontin gelegenes fasisches Neuronensystem ist für die Programmierung von schnellen Augenbewegungen verantwortlich. Ein davon getrenntes tonisches Neuronensystem im parapontinen Blickzentrum ist verantwortlich für langsame Augenbewegungen. Beide Systeme sind mit den motorischen Kernen der Augenmuskeln sowie mit dem Kortex des Forntalhirns (Area 8) und des Okzipitalhirns (Area 18,19) durch polysynaptische Bahnen miteinander verbunden. Es existieren auch Verbindungen zum Vestibulariskerngebiet.

1. Optokinetische Prüfung

Durch die *optokinetische Prüfung* (Abb. 58 a, b) werden konjugierte, symmetrische und reflektorische Augenbewegungen in Form eines Nystagmus durch einen visuellen Reiz erzeugt (Eisenbahn-Nystagmus).

Man unterscheidet zwischen einem *foveolären optokinetischen Nystagmus* (kortikaler Schaunystagmus) und einem *foveoretinalen optokinetischen Nystagmus* (subkortikaler Stiernystagmus). Beim ersten ist der Nystagmus dem Blickfolgesystem untergeordnet (foveoläre Fixation eines Gegenstandes) und von der Aufmerksamkeit des Patienten abhängig. Beim zweiten besteht ein reflektorisches Geschehen, wobei dieser Nystagmus dem optokinetischen System untergeordnet ist. Zwischen beiden Formen bestehen jedoch fließende Übergänge. Bei der optokinetischen Prüfung in der Klinik handelt es sich gewöhnlich um den foveoretinalen optokinetischen Ny-

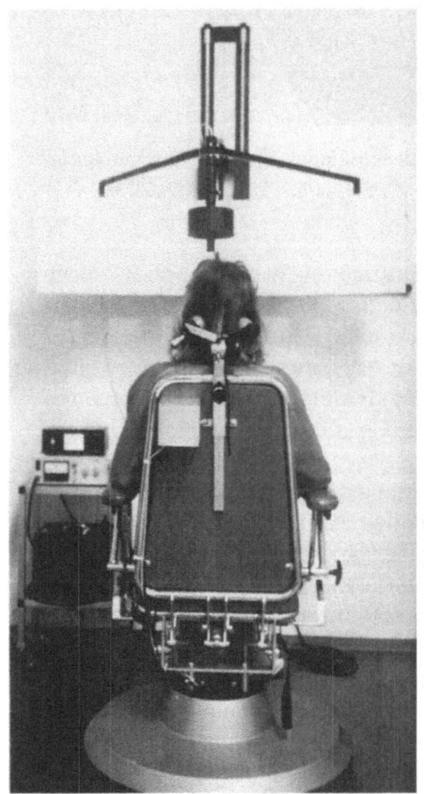
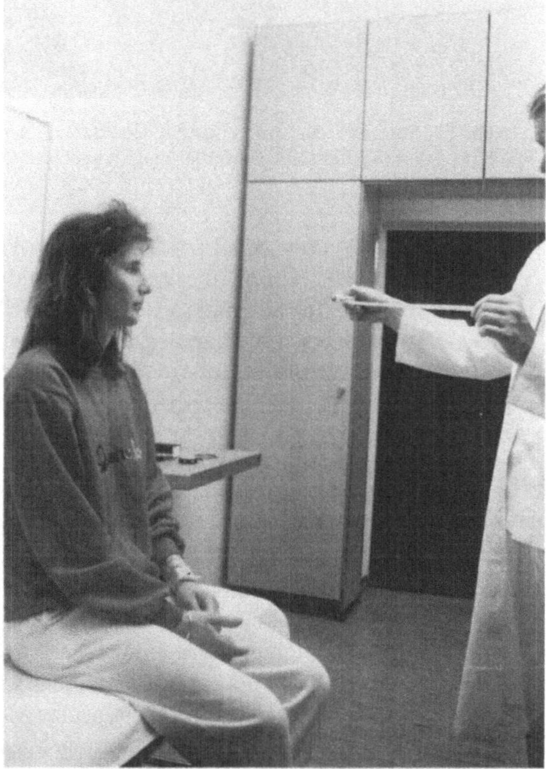

Abb. 58. a Optokinetische Prüfung mit Projektionsleinwand (Rundhorizont mit Wandmontage) für klinische Routineuntersuchung. b Vereinfachte, orientierende optokinetische Reizung mit Hilfe eines Maßbandes, das vor den Augen des Patienten schnell ausgerollt wird

92

stagmus (Reizung der peripheren Netzhautanteile) und im Falle einer Reizung mit einer einfacheren manuell betriebenen kleinen Reiztrommel (z. B. für die Praxis) um den foveolären optokinetischen Nystagmus. Das optokinetische Blickfolgesystem hat die Fähigkeit, Bilder auf der Retina während Kopfbewegungen festzuhalten.

Technik der Untersuchung

Der Proband betrachtet auf einem Rundhorizont sich bewegende schwarz-weiße Streifenmuster, die so manuell eingestellt werden können, daß sie in unterschiedlichen Richtungen (horizontal nach rechts und links sowie vertikal) und mit verschiedenen Geschwindigkeiten laufen. Das sich am Rundhorizont bewegende Streifenmuster (mittels Lampe innerhalb eines Gittersystems) führt an der Untersuchungsperson zu einer langsamen Augenbewegung praktisch mit der gleichen Geschwindigkeit (langsame Phase) wie das Reizmuster (bei nicht zu schneller Reizgeschwindigkeit), bis es aus dem Blickfeld am Rundhorizont verschwindet. Danach wird reflektorisch das Auge schnell zur Gegenseite ausgelenkt (schnelle Phase), um erneut ein Streifenmuster ins Blickfeld zu bekommen. So entsteht durch diesen stetig sich wiederholenden Mechanismus der optokinetische Nystagmus. Im Gegensatz zum vestibulären Nystagmus liegt das Schlagfeld des optokinetisch induzierten Nystagmus mehr auf der Seite der raschen Nystagmusphase (Spähbewegungen). Als Reizmustergeschwindigkeit für den horizontal abgeleiteten Nystagmus jeweils nach rechts und links haben sich 30°/Sek., 60°/Sek. und 90°/Sek. (oder: 30°/Sek., 50°/Sek. und 70°/Sek.) bewährt und Reizdauer etwa 20 Sek. Höhere Reizgeschwindigkeiten können auch bei Normalpersonen zu einer Störung des optokinetischen Nystagmus führen. Die vertikale Auslösung des Nystagmus ist für die Routineuntersuchung nicht so bedeutungsvoll wie der horizontal erzeugte Nystagmus. Der Rundhorizont

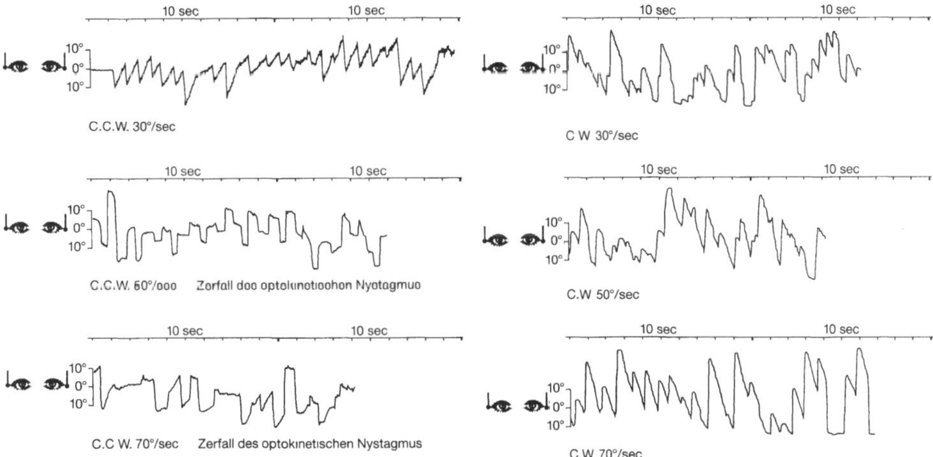

Abb. 59. Patientin (K.H., 42 Jahre) mit einem Kleinhirnsarkom auf der rechten Seite weist eine gestörte Blickmotorik auf. In der optokinetischen Prüfung entsteht bei Erhöhung der Geschwindigkeit des Streifenmusters am Rundhorizont nach rechts (ab 50°/Sek.) ein Nystagmuszerfall. Die Patientin ist dann nicht mehr in der Lage, den Stimulus synchron mit den Augen zu verfolgen. Die Optokinetik in entgegengesetzter Richtung ist nicht beeinträchtigt. In dieser Abbildung wird nur die bitemporale bzw. binokuläre Aufzeichnung demonstriert

soll einen Durchmesser von etwa 120 cm und eine Höhe von etwa 80 cm besitzen. Der Proband sitzt im Mittelpunkt („Fokus") in einem Abstand von etwa 120 cm vor dem Rundhorizont. Wichtig ist eine binokuläre ENG-Ableitung. Als „gain" kann die Relation Geschwindigkeiten der langsamen Nystagmusphasen des Patienten in Relation zur optokinetischen Reizmustergeschwindigkeit ermittelt werden. Einige Neurootologen untersuchen und quantifizieren noch den sog. optokinetischen Nachnystagmus. Dieser entsteht nach längerer optokinetischer Reizung und kann in völliger Dunkelheit nach Abschalten des Reizgerätes noch einige Zeit registriert werden.

Auswertung der Ergebnisse

Bei der Interpretation der Befunde wird auf Asymmetrie und Formveränderung des optokinetischen Nystagmus in der binokulären Ableitung geachtet (normalerweise konjugierte Augenbewegungen) sowie, ob eine Dissoziation des Nystagmus in den monokulären Ableitungen (als Hinweis für eine Schädigung im Bereich des Fasciculus longitudinalis medialis) vorliegt. Normalerweise entsteht bei den verschiedenen Reizgeschwindigkeiten ein optokinetischer Nystagmus nach rechts sowie nach links von praktisch gleicher Intensität, so auch bei Patienten mit peripher-vestibulärer Läsion im Gegensatz zu vielen Erkrankten mit zentral-vestibulären Läsionen. Wichtig ist der Vergleich der Geschwindigkeiten der langsamen Nystagmusphase. Die Schlagzahl spielt eine untergeordnete Rolle. In der Horizontalableitung gilt eine Differenz der Nystagmusintensität für die Geschwindigkeit der langsamen Phase >20% als pathologisch. Eine Asymmetrie bzw. ein Richtungsüberwiegen des optokinetischen Nystagmus zur Seite der Läsion kann bei Großhirnschäden besonders im parietookzipitalen Bereich entstehen. Bei Störungen im Hirnstammbereich imponiert in der Regel ein Richtungsüberwiegen des optokinetischen Nystagmus zur gesunden Seite. Schädigungen im Bereich der Pons kann zur allgemeinen Verminderung des optokinetischen Nystagmus resultieren. Formveränderungen des optokinetischen Nystagmus, d. h. ein Nystagmuszerfall, entstehen oft bei höher gelegenen Hirnschädigungen, aber auch bei schweren Kleinhirnläsionen (Abb. 59). Ein intensiver Spontannystagmus sowohl zentralen als auch peripheren Ursprungs kann zu einer Störung des optokinetischen Nystagmus führen (Richtungsüberwiegen des Nystagmus in Richtung des Spontannystagmus), ebenso bei Vorliegen von Sonderformen eines Nystagmus oder spontanen Augenbewegungen. Eine Person mit verminderter Sehkraft oder Strabismus zeigt eine Störung des optokinetischen Nystagmus. Das gleiche kann auch für Intoxikation (z. B. Alkohol) und Medikamentenabusus (Psychopharmaka, Barbiturate) gelten. Personen mit einem okulären Pendelnystagmus können eine sog. Inversion des optokinetischen Nystagmus aufweisen, d. h. es resultiert ein Nystagmus in der gleichen Richtung wie sich das Reizmuster bewegt (normalerweise ist der Nystagmus immer entgegengesetzt zur Reizmusterbewegung gerichtet).

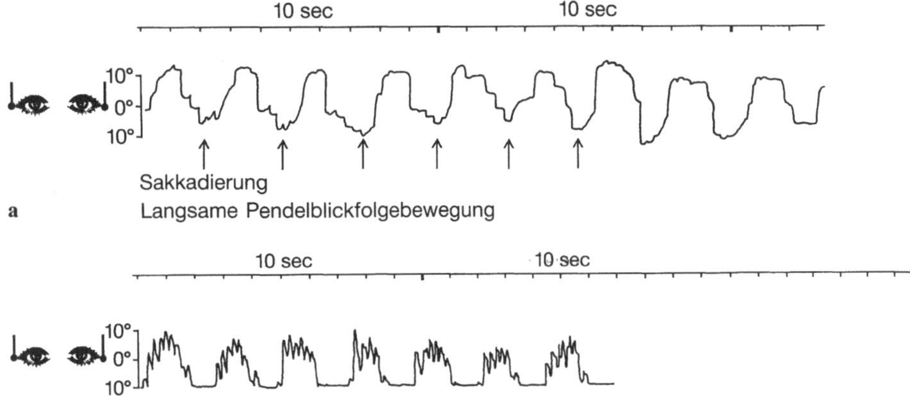

Abb. 60. a Bei einem Patienten (V.J., 52 Jahre) mit Encephalomyelitis disseminata hat die langsame Pendelblickfolgebewegung eine gestörte Blickmotorik aufgedeckt, hauptsächlich bei den Augenbewegungen nach links entstehen Sakkadierungen (*Pfeile*). **b** Bei einer Patientin (H.J., 42 Jahre) kommt es infolge eines okulären Fixationsnystagmus zu Überlagerungen des ENG-Schriftbildes in der langsamen Pendelblickfolgebewegung

2. Pendelblickfolgebewegung

Die langsame *Pendelblickfolgebewegung* ist eine einfache und schnell durchführbare Teiluntersuchung einer Vestibularisprüfung. Sie ist mit geringen Kosten verbunden. Den Pendel kann man ohne große Mühe selbst herstellen oder man verwendet eine elektronische Lichtleiste für den Ablauf dieser Untersuchung. Notfalls (z. B. am Krankenbett) kann die Pendelblickfolgebewegung nur mit dem vorgehaltenen Zeigefinger des Untersuchers vor den Augen des Patienten geprüft werden. Die Pendelblickfolgebewegung als Teil der Blickmotorik beinhaltet die Fähigkeit, einen sich bewegenden Gegenstand oder ein stationäres Ziel bei Kopf- und Eigenbewegungen mit der Fovea zu fixieren. Die willkürlichen langsamen Augenfolgebewegungen (smooth pursuit) können einer Geschwindigkeit von 30° – 50°/Sek. bis maximal 100°/ Sek. folgen.

Technik der Untersuchung

Das Pendel soll eine Schwingungsperiode von etwa 2,5 Sek. besitzen. Dies kann mit einer Pendellänge von etwa 1,6 m erreicht werden:

$$(T = 2\,\pi\,\sqrt{\frac{l}{g}}).$$

Die Sehwinkelamplitude soll 30° – 40° nicht übersteigen. Der Abstand zwischen Patient und Pendel soll 1,5 – 2 m betragen. Normalerweise vermögen die Augen das abwechselnd nach rechts und nach links schwingende Pendel zu verfolgen (Kopf nicht mitbewegen). Dazu muß der Raum beleuchtet werden und der Patient gegebenenfalls seine Brille aufsetzen. Die Augenbewegungen werden auf das ENG-Blatt übertragen, wobei charakteristischerweise eine Sinuskurve mit regelmäßigem Schriftbild zum Vorschein kommt. Als „gain" wird die Relation Augengeschwindigkeit zur Geschwindigkeit des Pendels bezeichnet (bei einer Schwingungsperiode von 2,5 Sek. annähernd gleich).

Auswertung der Ergebnisse

Bei Unaufmerksamkeit oder Nervosität des Probanden können unregelmäßige Kurven entstehen. Erkrankte mit einer peripher-vestibulären Erkrankung weisen eine normale glatte Sinuskurve auf. Auch im Falle eines Spontannystagmus von geringer Intensität entsteht kaum eine pathologische Kurve, da Licht und Fixation diesen Nystagmus unterdrücken. Ein intensiver Spontannystagmus im akuten Stadium einer peripher-vestibulären Läsion kann dagegen zu Überlagerungen des sinusförmigen ENG-Schriftbildes führen. Patienten mit einer zentral-vestibulären Störung, im Bereich des Kortex, Stammhirns oder des Kleinhirns, ob mit oder ohne Spontannystagmus, können eine pathologische Pendelblickfolgebewegung aufweisen. Entweder ist das gesamte Schriftbild oder nur die Pendelauslenkung zu einer Seite als Hinweis für eine Schädigung des optovestibulären Systems gestört (Abb. 60 a,b).

Ein Blickrichtungsnystagmus führt zu Überlagerungen (auch ein okulärer Nystagmus), die besonders ausgeprägt sind in den Blickumkehrpunkten. Mit Hilfe eines Mehrkanalschreibers kann eine Dissoziation der Augenbewegungen erkannt werden als Hinweis für eine mögliche Schädigung im Bereich des Fasciculus longitudinalis medialis. Bei einigen Personen mit einem kongenitalen Nystagmus können die Augenbewegungen jeweils entgegengesetzt zur Pendelauslenkung gerichtet sein.

Die Rotationsprüfung

Bei der *Rotationsprüfung* (Abb. 61; Barany 1907; Montandon 1967; Mittermeier 1960) werden genauso wie bei der Pendelstuhlprüfung beide Labyrinthe erregt. Da durch diese Untersuchung physikalisch ein exakt dosierbarer Reiz ausgelöst werden kann, wird sie zur Schwellenbestimmung herangezogen. Mit Hilfe eines Cupulogramms (Jongkees 1966) kann der Trainingserfolg des vestibulären Systems (z. B. für Astronauten und Piloten) und die Empfindlichkeit für Kinetosen untersucht werden. Bei Säuglingen und Kleinkindern sowie an Personen mit Atresia auris congenita, wo die Durchführung der kalorischen Prüfung kaum möglich ist, kann die Drehprüfung zur Feststellung der Funktion der Labyrinthe herangezogen werden. Als weiteres kann der vestibuläre Kompensationsvorgang einer peripher-vestibulären Erkrankung verfolgt werden. Zunächst imponiert ein Richtungsüberwiegen des Nystagmus in Richtung des Spontannystagmus (ab etwa 20 % Differenz pathologisch). Später (Wochen bis Monate), nach Erreichen einer kompletten vestibulären Kompensation, entstehen symmetrische postrotatorische Nystagmusausschläge von annähernd gleicher Intensität. Der postrotatorische Nystagmus ist für die Rotationsprüfung erheblich bedeutungsvoller als der perrotatorische Nystagmus. Als Para-

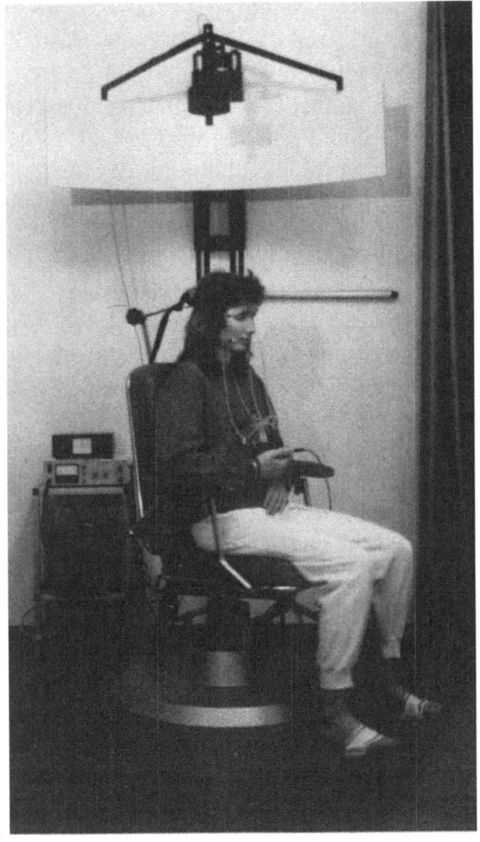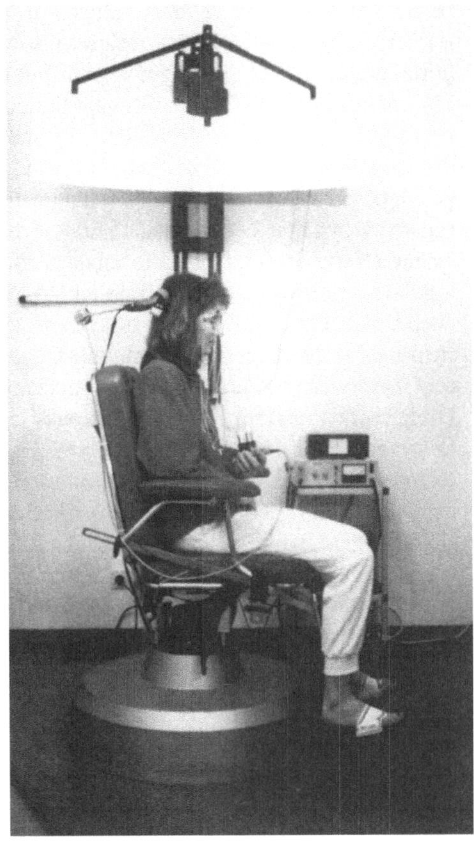

61   62

Abb. 61. Drehstuhl für die Rotationsprüfung (und Einrichtung für den Pendelstuhl). Beachte die Kopfneigung des Patienten nach vorne um 30°

Abb. 62. Pendelstuhl (und zur Durchführung der Rotationsprüfung). Beachte die Kopfneigung des Patienten nach vorne um 30°

meter ist die Winkelgeschwindigkeit der langsamen Nystagmusphase effektiver als die Schlagzahl.

Mit der Rotationsprüfung und spezieller Kopflagerung des Patienten (Kopfdrehung von 45° zu einer Seite und gleichzeitig Kopfneigung nach hinten von 60°) können auch Funktionsprüfungen des Canalis semicircularis superior und inferior erfolgen (Mangabeira-Albernaz 1974; Fluur 1961). Für die Routinediagnostik hat sich diese Prüfmethodik nicht durchgesetzt.

Technik der Untersuchung

Der Patient sitzt auf einem Drehstuhl mit um 30° nach vorne geneigtem Kopf (Kopfstütze). Elektronisch gesteuert wird ein horizontaler Drehreiz zunächst zu einer Seite und später in die andere Richtung produziert. Das Prinzip der Rotationsprüfung

97

(s. S. 13) basiert darauf, daß zunächst in Richtung der Stuhldrehung ein perrotatorischer Nystagmus entsteht infolge Endolymphbewegung mit Cupulaauslenkung im horizontalen Bogengang (am ipsilateralen Ohr: ampullopetale Strömung und am kontralateralen Ohr: ampullofugale Strömung). Nach einiger Zeit verschwindet der perrotatorisch erzeugte Nystagmus bei konstanter Drehung, da die Massenträgkeit der Endolymphe wieder aufgehoben wird. Schließlich wird die Stuhldrehung abrupt gestoppt. Daraufhin entsteht schlagartig ein Nystagmus in die Gegenrichtung (postrotatorischer Nystagmus I) infolge Umkehrung der Endolymphströmung (am ipsilateralen Ohr jetzt ampullofugale Strömung und am kontralateralen Ohr ampullopetale). Es kann auch zur Entwicklung eines sog. postrotatorischen Nystagmus II nach einer gewissen Zeit kommen, d. h. der Nystagmus schlägt wieder in die Gegenrichtung infolge Eigenbewegung der Cupula. Es existieren zahlreiche unterschiedliche methodische Verfahren der Rotationsprüfung. Für die Klinik haben sich als Drehgeschwindigkeit 90°/Sek. und als Beschleunigung 3°/Sek.^{2} bewährt. Da diese Beschleunigung überschwellig ist, muß 3 Min. mit konstanter Geschwindigkeit weiterrotiert werden, damit kein perrotatorischer Nystagmus mehr existiert. Als Stopp innerhalb von 1–2 Sek. wird ein Starkreiz produziert. Die Rotationsprüfung mit der ENG-Registrierung soll in einem abgedunkelten Raum mit geschlossenen Augen oder vorteilhafter in völliger Dunkelheit mit geöffneten Augen durchgeführt werden. Die Rotationsprüfung wird nicht in allen neurootologischen Labors routinemäßig durchgeführt.

Auswertung der Ergebnisse

Zur Interpretation der Befunde ist zu sagen, daß bei der Rotationsprüfung zu beiden Seiten normalerweise symmetrische postrotatorische Nystagmusausschläge von praktisch gleicher Intensität entstehen (s. S. 96). Ein Patient mit reduzierter Funktion beider Labyrinthe (z. B. nach ototoxischer Läsion) weist verminderte aber symmetrische postrotatorische Nystagmusschläge auf. Bei Auftreten eines kompletten Labyrinthausfalls zur selben Zeit auf beiden Seiten können keine per- und postrotatorischen Nystagmusschläge erzeugt werden. Eine große Schlagzahl des postrotatorischen Nystagmus mit gleichzeitiger vegetativer Begleitsymptomatik spricht für eine Schädigung des zentral-vestibulären Systems durch Läsion von inhibitorischen Bahnen. Das gleiche ist der Fall bei Auftreten von dysrhythmischen oder dysmetrischen Nystagmusschlägen. Bei der Rotationsprüfung kann genauso wie bei der kalorischen Prüfung und bei der Stuhlpendelung die Fixationssuppression getestet werden.

Die Pendelstuhlprüfung

Bei der *Pendelstuhlprüfung* (Abb. 62, S. 97) werden wie bei der Rotationsprüfung die horizontalen Bogengänge beider Labyrinthe erregt.

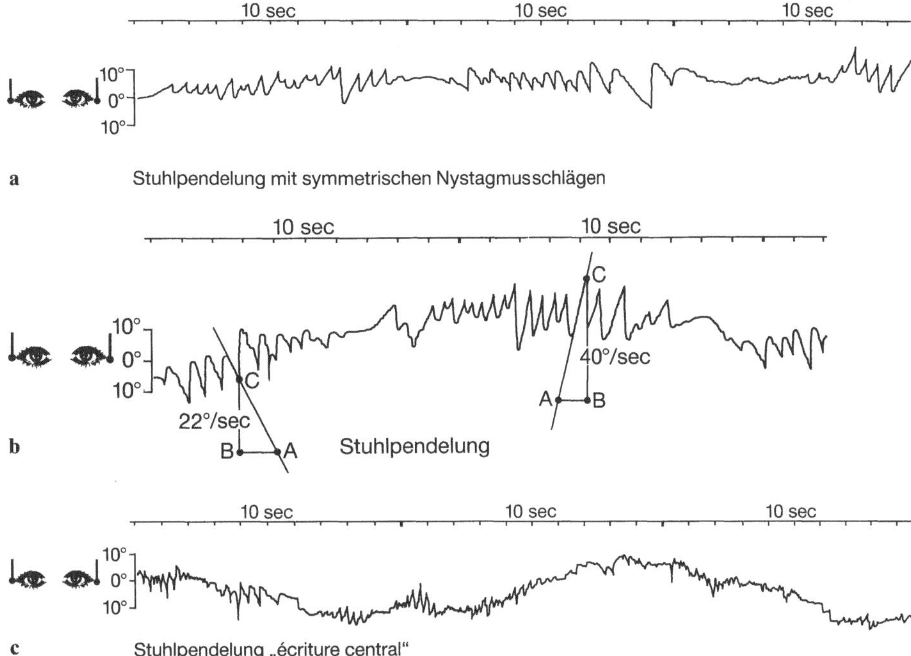

Abb. 63. a Patientin (N.U., 43 Jahre) mit einer sensoneuralen Hörstörung auf der linken Seite ohne vestibuläre Beteiligung erhält bei der Stuhlpendelung (während einer Periodenschwingung nach links und nach rechts) Rechts- und Linksnystagmusausschläge von gleicher Intensität. (Die Aufzeichnung der Stuhlauslenkung wird im Beispiel nicht aufgeführt).
b Patientin (R.A., 56 Jahre) mit Menière-Syndrom rechts, infolge einer schweren Vertebralis-Basilaris-Insuffizienz, bekommt bei der Stuhlpendelung ein Richtungsüberwiegen des Nystagmus. Die Winkelgeschwindigkeit der langsamen Phasen nach links sind größer als die nach rechts. (Die Aufzeichnung der Stuhlauslenkung wird im Beispiel nicht aufgeführt).
c Patient (G.J., 70 Jahre) erhält bei der Stuhlpendelung dysrhythmische und kleinamplitudige Nystagmusausschläge im ENG als Zeichen einer zentral-vestibulären Läsion. Eine Quantifizierung des Nystagmus ist kaum möglich. (Die Aufzeichnung der Stuhlauslenkung wird im Beispiel nicht aufgeführt)

Technik der Untersuchung

Der Proband sitzt auf einem Drehstuhl mit um $30°$ nach vorne geneigtem Kopf (Kopfstütze). Elektronisch gesteuert werden sinusförmige horizontale Drehreize produziert (Greiner 1964; Moser 1974 – gedämpfte Pendelprüfung, kontinuierliche Pendelprüfung, kombinierte Pendelprüfung). Bewährt hat sich in unserer Klinik der Pendelreiz mit einer Pendelperiode von fünfmaliger kontinuierlicher Rechts- und Linksdrehung des Pendelstuhls um jeweils $360°$ mit einer Winkelgeschwindigkeit von $90°$/Sek. und einer Winkelbeschleunigung von $18°$/Sek.^{2}. Eine konstante Vigilanz des Patienten kann durch einfache Rechenaufgaben erfüllt werden. Von großem Vorteil ist es, einen Mehrkanalschreiber für die ENG-Registrierung zu benutzen, einmal für die Nystagmusschläge und zum zweiten zur Aufzeichnung der Perioden der Stuhlpendelung (Möglichkeit der Feststellung von Latenzverhalten zwischen Reiz und Beginn des Nystagmus = gain). Die Stuhlpendelung mit der Erzeugung von alternierenden Rechts- und Linksnystagmen soll in einem abgedunkelten Raum mit geschlossenen Augen oder noch vorteilhafter in völliger Dunkelheit mit geöffneten Augen erfolgen.

Auswertung der Ergebnisse

Es gibt zahlreiche Möglichkeiten der Auswertung der Befunde. Geachtet werden soll auf das Symmetrie-Verhalten der Nystagmusausschläge in den einzelnen Perioden. Normalerweise entstehen symmetrische Rechts- und Linksnystagmusausschläge gleicher Intensität (Winkelgeschwindigkeit der langsamen Phase, Schlagzahl und Amplitude, Abb. 63a). Die Nystagmusintensität ist altersabhängig. Ein Unterschied in der Intensität beider Seiten von mehr als 20 % spricht für ein Richtungsüberwiegen des Nystagmus. Dieser entsteht während der vestibulären Kompensation einer peripher-vestibulären Erkrankung. Im akuten Stadium imponieren vorerst nur Nystagmusausschläge in Richtung des Spontannystagmus, die allmählich in ein Richtungsüberwiegen des Nystagmus übergehen. Schließlich, nach Erreichen einer kompletten vestibulären Kompensation, treten symmetrische Rechts- und Linksnystagmusausschläge von gleicher Intensität in beiden Richtungen auf. Ein Nystagmus-Richtungsüberwiegen wird auch bei manchen zentral-vestibulären Störungen beobachtet (Abb. 63b). Entsteht bei der Pendelprüfung eine große Schlagzahl mit einer kleinen Amplitude und gleichzeitig vegetativen Begleitsymptomen, so spricht dies auch für eine Läsion des zentral-vestibulären Systems. Dies gilt auch für Dysrhythmien (Abb. 63c), Störungen der langsamen Nystagmusphase infolge Überlagerungen von Sakkaden oder einen sehr kleinamplitudigen Nystagmus (petite écriture). Am Schluß der Stuhlpendelung kann die Fixationssuppression (Fixieren einer sich vor dem Patienten befindlichen fest installierten Lampe) getestet werden. Normalerweise reduziert sich dadurch die Nystagmusintensität deutlich (um mindestens etwa 70 % oder verschwindet). Sind keine Labyrinthe angelegt (hereditär) oder sind sie zur gleichen Zeit infolge einer Schädigung komplett ausgefallen, so können keine Nystagmusausschläge bei der Stuhlpendelung ausgelöst werden. Mit Hilfe des Pendelstuhls kann der Nachweis eines Zervikalnystagmus einen wichtigen Beitrag für die Diagnose eines zervikalen Schwindels darstellen (s. S. 268).

In den angloamerikanischen Ländern wird die Pendelstuhlprüfung in Form des sog. „*slow harmonic acceleration test*" (Wolfe et al. 1978) propagiert. Mit jeweils unterschiedlichen Frequenzen werden sinusförmige Pendelungen mit einer Winkelgeschwindigkeit von 50°/Sek. ausgeführt (0,01, 0,02, 0,04 … bis 0,16 Hz.). Mit Hilfe des ENG werden die horizontalen Augenbewegungen (langsame Nystagmusphasen) in Relation zur Stuhlauslenkung miteinander verglichen (*gain*). Normalerweise entsteht eine geringere Intensität der aufsummierten langsamen Nystagmusphasen als das Signal der Stuhlgeschwindigkeit darstellt. Durch unterschiedliches Verhalten des „gain" können peripher- und zentral-vestibuläre Läsionen aufgedeckt werden.

Die Parallelschaukel

Die *Parallelschaukel* kann zur Feststellung von Läsionen in den Otolithen dienen. Der Patient liegt in Rückenlage auf einer frei schwebenden Liege, die an den vier Eckpunkten jeweils mit einem Seil an der Decke aufgehängt ist. Diese Liege kann somit in der Querrichtung oder in der Längsrichtung durch genügend weite Ausdehnung hin und her schwingen (Jongkees 1966), und zwar entweder mehr in der Ebene des Utrikulus oder mehr in der Ebene des Sacculus. Diese Schwingungen verursachen normalerweise kompensatorische Augenbewegungen, die elektronystagmographisch registriert werden können. Bei Auslenkung der Parallelschaukel nach vorne werden die Augen kompensatorisch nach unten ausgelenkt und während der Auslenkung nach hinten kompensatorische Augenbewegung nach oben. Solche Ausschläge können ebenso an Patienten mit einem einseitigen Labyrinthausfall entstehen. Erkrankte mit einer Otolithenläsion besitzen nicht mehr diese typischen Augenbewegungen. In den Vestibularislabors wird dieser Test nicht routinemäßig ausgeführt.

Die Gegenrollung der Augen („ocular counterrolling")

Ein weiterer Test zur Funktionsprüfung der Otolithen kann mit Hilfe der sog. *Gegenrollung der Augen („ocular counterrolling test")* vollbracht werden. Durch Seitwärtslage des Kopfes in einer Richtung resultiert normalerweise eine Gegenrollung der Augen in der visuellen Achse. Die Richtung der Augenrotation ist somit entgegengesetzt zu der seitlichen Kopfauslenkung gerichtet. Bei einer Kopfverlagerung zur Seite um 90° resultiert an Normalpersonen eine Gegenrollung der Augen von etwa 6°. Kopfverlagerung nach hinten oder nach vorne verursachen eine vertikale Augenrotation nach unten oder nach oben. Dieser Reflex wird u. a. von den Otolithen-Rezeptoren gesteuert. Durch die seitliche Kopfverlagerung in einer Ebene entsteht infolge der Veränderung der vektoriell einwirkenden Gravitation eine Schwellenänderung in den Maculae der Otolithen. Die Ergebnisse dieses Testes können wegen der Auslösung einer rein rotierenden Augendrehung nicht mit dem ENG aufgezeichnet werden. Am besten werden sie photographisch oder mit Hilfe eines Goniometers dokumentiert.

Bei Otolithenläsion, aber auch bei zahlreichen anderen peripher-vestibulären Läsionen und sogar in manchen Fällen bei mehr zentral gelegenen Störungen, wurden Abnormalitäten in der Gegenrollung der Augen festgestellt (Diamond u. Markham 1981). In der Routinediagnostik ist dieser Test noch nicht aufgenommen worden.

Leitfaden der vestibulären Erkrankungen
Teil II

Vestibuläre Erkrankungen

Zahlreiche Erkrankungen aus interdisziplinären Bereichen (Neurologie, Neurochirurgie, Orthopädie, Ophthalmologie, Innere Medizin, Pädiatrie und HNO) können mit Schwindel und/oder Gleichgewichtsstörungen entweder als Hauptsymptom oder Nebensymptom einhergehen. Viele können Störungen im vestibulären System verursachen, andere dagegen nicht oder erst im Spätstadium.

Ursachen von vestibulären Erkrankungen

Die hauptsächlichen Entstehungsmöglichkeiten von *vestibulären Krankheiten* sind unterschiedlich (Tabelle 5):

Infolge der zunehmenden Zivilisierung und Industrialisierung nimmt die Zahl der *Unfälle* zu. Insbesondere durch die Motorisierung entstehen dabei zu einem hohen Prozentsatz Schädeltraumen. Es kann zu Kopf- und Hirnschädigungen und somit zu direkten oder indirekten Gewalteinwirkungen auf das vestibuläre System kommen (z. B. otobasale Fraktur mit Zerreißung von Sinnesepithel oder neuraler Struktur). Genauso kann das Gleichgewichtssystem infolge der kurzzeitigen und übergroßen Akzelerations- und Deakzelerationsvorgänge beim Unfall geschädigt werden (z. B. Contusio cerebri et labyrinthi mit Gewebszerreißung, Einblutung, Ödembildung, Narbenbildung).

Viele *infektiöse Krankheiten* (bakterielle, virale) verursachen eine Schädigung des Gleichgewichtsapparates, insbesondere Ohrerkrankungen (z. B. Otitis media acuta, -chronica, Labyrinthfistel, Labyrinthitis. Labyrinthläsion nach Grippe, Masern, Mumps, Zoster oticus) oder eine Meningitis sowie Meningoenzephalitis oder gar ein Temporalhirn- oder Kleinhirnabzeß.

Vaskuläre Störungen, insbesondere im Kopf-Halsbereich, produzieren vielfach eine Funktionseinbuße des Gleichgewichtssystems (z. B. akuter Hörsturz mit vestibulärer Beteiligung, M. Caisson, Neuropathia vestibularis, Vertebralis-Basilaris-Insuffizienz). Dies kann durch Gefäßwandschäden (Arteriosklerose, Thrombose, Gefäßspasmus, Aneurysma, Gefäßstenose), durch rheologische Veränderungen (erhöhte Erythrozytenaggregation, Embolus, intravasale Mikrokoagulation, Polyglo-

Tabelle 5. Ursachen von vestibulären Erkrankungen

---

1. Trauma
2. Infektion
3. Vaskuläre Störung
4. Immunologische Ursachen
5. Degeneration
6. Mißbildung, hereditäre Ursache
7. Stoffwechselstörung (hormonell, metabolisch, Elektrolytverschiebungen)
8. Toxische Schädigung
9. Raumfordernder Prozeß
10. Idiopathische Ätiologie

---

bulie) oder durch metabolische Störungen resultieren (Anämie, Azidose, gestörte Kapillarpermeabilität).

Raumfordernde Prozesse im Bereich des Mittel- und/oder Innenohrs, des inneren Gehörganges, des Kleinhirnbrückenwinkels und der hinteren Schädelgrube verursachen in der Regel eine Läsion des peripheren und/oder zentralen vestibulären Systems (z. B. Mittelohrkarzinom, Akustikusneurinom, fortgeschrittener Glomus jugulare Tumor, Kleinhirnbrückenwinkeltumoren, Astrozytom).

Andere Ursachen, die zur Funktionseinbuße des Gleichgewichtssystems führen können, sind *Mißbildungen* (z. B. Usher-Syndrom, Alport-Syndrom, Klippel-Feil-Syndrom), *degenerative Veränderungen* (Multiple Sklerose, Syringomyelie, Syringobulbie), *toxische Einwirkungen* (z. B. ototoxische Medikamente wie Streptomycin, Kanamycin, Gentamycin, Neomycin) und *Stoffwechselstörungen* (hormonell, metabolisch, Elektrolytverschiebungen). Mehr und mehr häufen sich Publikationen über *Autoimmunerkrankungen,* die mit vestibulärer Beeinträchtigung einhergehen können (Elies, Arnold). Nicht zu unterschätzen sind Beeinträchtigungen des peripher- und/oder zentral-vestibulären Systems als Folge von *mechanischen Irritationen* im Kleinhirnbrückenwinkelbereich (Jannetta 1975). Diese können sein: Pulsationen von Gefäßschlingen auf den siebten und/oder achten Hirnnerven, narbige Verziehungen (Arachnoiditis) oder Strangulationen der beiden Nerven oder narbige Verbindungen in Form einer Synechie mit Dislokation des N. VII und N. VIII, insbesondere zum Flocculus des Kleinhirns (Wigand/Haid), die eine kochleo-vestibuläre Insuffizienz verursachen können. Nicht zu unterschätzen ist die *idiopathische Genese* von Schwindelerkrankungen.

In diesem Buch können nicht sämtliche vestibulären Erkrankungen erörtert werden. Bezweckt wird vielmehr eine allgemeine Information über einige wichtige vestibuläre Krankheiten mit Darstellung einiger typischer Falldemonstrationen anhand von eigenen langjährigen diagnostischen und mikrochirurgischen Erfahrungen eines großen Krankengutes der HNO-Universitätsklinik Erlangen zu liefern, die dem neurootologisch interessierten Arzt täglich begegnen können. Bevor diese im einzelnen besprochen werden, werden zunächst wichtige Unterscheidungsmerkmale zwischen peripher- und zentral-vestibulären Läsionen in der Gleichgewichtsprüfung behandelt. Denn sie liefern die ersten wichtigen Informationen für die Diagnose.

Einfache Unterscheidungsmerkmale zwischen peripher- und zentral-vestibulären Erkrankungen in der Vestibularisprüfung

Die Befunde einer vestibulären Erkrankung (Tabellen 6–9) sind erstens abhängig vom *Ort der Läsion* (proximal des Vestibulariskerngebietes = zentral, distal vom Vestibulariskerngebiet = peripher), zweitens vom *Ausmaß der Schädigung* (gering, schwer), drittens von der *Zeitdauer* der Zerstörung (plötzlich, langsam), viertens von der *Art der Schädigung* (z. B. Tumor, Trauma, Infektion, vaskuläre Ursache) und fünftens schließlich vom *Zeitpunkt der Untersuchung* nach Krankheitsbeginn. Verschiedene Erkrankungen können Kombinationen von peripher- und zentral-vestibulären Zeichen aufweisen (z. B. ein großes Akustikusneurinom). Der peripher-vestibuläre Abschnitt erstreckt sich vom Endorgan, N. vestibularis superior und inferior und einschließlich dem Vestibulariskerngebiet im Hirnstamm. Auch Läsionen der Vestibulariskerne verursachen eine periphere Symptomatik. Ein isolierter Befall des Vestibulariskerngebietes kommt selten vor, so daß zentrale Symptome hinzukommen. Läsionen proximal davon erzeugen pathologische zentral-vestibuläre Störungen (Abb. 64).

Man soll die Möglichkeit nicht außer acht lassen, daß eine peripher-vestibuläre Erkrankung überraschenderweise das Bild einer zentral-vestibulären Läsion und umgekehrt zeigen kann. Dies hängt vielleicht mit der peripheren und der zentralen Efferenz-Antwort zusammen (Wigand).

Der erste Schritt zur Unterscheidung einer peripher-vestibulären von einer zentral-vestibulären Erkrankung (Tabelle 9) kann je nach Erfahrung des Untersuchers, in einem relativ hohen Prozentsatz bereits aus der Anamnese geliefert werden. Erkrankte mit peripher-vestibulären Störungen klagen häufig über einen *„systematischen"* bzw. *„charakteristischen" Schwindel*, den man vielfach noch in typische Schwindelformen (s. S. 24) einordnen kann. Personen mit einer zentral-vestibulären Läsion berichten nicht selten über einen *„unsystematischen"* bzw. *„uncharakteristischen" Schwindel* oder können ihn vielfach nur „diffus" klassifizieren.

Topodiagnostische Einteilung des vestibulären Systems

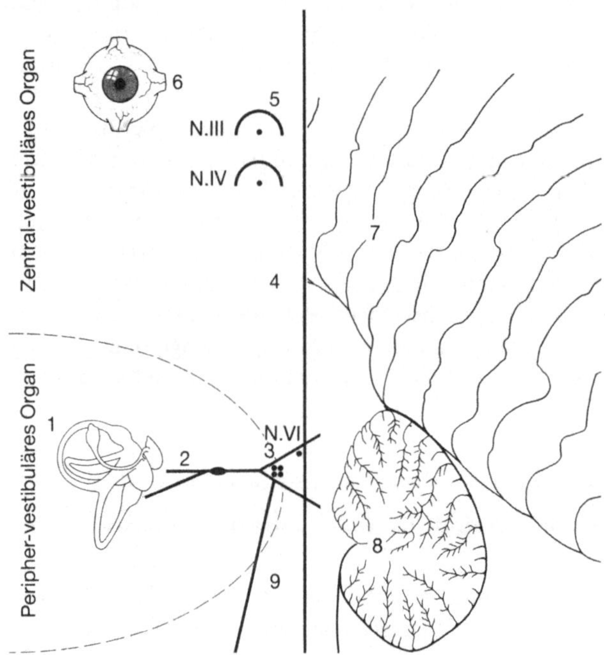

1 = Vestibuläres Endorgan
2 = N. vestibularis
3 = Vestibulariskerngebiet mit Stammhirn
4 = Fasciculus longitudinalis medialis mit Pons
5 = Vierhügelplatte (Mesencephalon) mit N_{III} und N_{IV}
6 = Auge
7 = Cerebrum
8 = Cerebellum
9 = Tractus vestibulo-spinalis

Abb. 64. Topodiagnostische Einteilung des peripher-vestibulären sowie zentral-vestibulären Systems

106

Tabelle 6. Beispiele für vestibuläre Erkrankungen in Abhängigkeit vom Läsionsort

Endorgan (1):
M. Menière, akuter Hörsturz mit vestibulärer Beteiligung, Neuropathia vestibularis, Cupulolithiasis, Commotio labyrinthi, Fensterruptur, otobasale Fraktur, Labyrinthläsion nach Grippe, Masern, Mumps, Zoster oticus, Labyrinthfistel, Labyrinthitis, sinugener Schwindel, Otosklerose, Labyrinthläsion nach Ohroperation (z. B. Stapedektomie, Tympanoplastik, Mastoidektomie), Barotrauma, Tullio-Phänomen, Mißbildungen mit vestibulärer Beteiligung (z. B. Usher-Syndrom, Alport-Syndrom), ototoxische Läsion, Äthylalkohol, Glomus-tympanicum Tumor oder andere Felsenbeintumoren mit Ausbreitungsmöglichkeit in das Endorgan und/oder den inneren Gehörgang (eosinophiles Granulom, Osteom, Chondrom, Cholesteringranulom, intralabyrinthäres Neurinom, M. Paget, Felsenbeinsarkom- oder Karzinom)

Innerer Gehörgang (2):
Akustikusneurinom (intrameatale Tumoren), otobasale Fraktur, Neuropathia vestibularis, akuter Hörsturz mit vestibulärer Beteiligung, Zoster oticus, Gefäßschlinge oder Arachnoiditis als Ursache einer kochleo-vestibulären Insuffizienz, otobasale Meningitis, nach Eingriffen im inneren Gehörgang (Neurektomie des N. vestibularis, Neurolyse des N. VIII), Felsenbeintumoren mit Ausbreitung in den inneren Gehörgang

Stammhirnbereich und Kleinhirnbrückenwinkel (3):
Stammhirninfarkt, Stammhirnblutung, Stammhirntumor, Encephalomyelitis disseminata, Contusio cerebri, Vertebralis-Basilaris-Insuffizienz, Wallenberg-Syndrom, Meningitis bzw. Meningoenzephalitis, Kleinhirnbrückenwinkeltumoren (Akustikusneurinom, Meningiom, Glomus-jugulare Tumor, Epidermoid bzw. genuines Cholesteatom, Arachnoidalzyste, Aneurysma, Metastase)

Vierhügelplatte (5), Pons und fasciculus longitudinalis medialis (4):
Kontusionsherd, Enzephalitis, Encephalomyelitis disseminata, Syringobulbie, raumfordernder Prozeß

Großhirn (7):
Fernwirkung oder direkte Schädigung von höher zentral gelegenen vestibulären Projektionsfeldern, durch Tumor (neuroepithelialer, mesodermaler oder ektodermaler Tumor), Blutung, Stoffwechselstörung, Degeneration oder vaskuläre Insuffizienz, Temporalhirnabszeß, apoplektischer Insult, Epilepsie

Kleinhirn (8):
Kleinhirnabszeß, Zerebellitis, Kleinhirninfarkt, Kleinhirnblutung, Friedreich-Ataxie (spinozerebelläre Heredoataxie), M. Wilson, Kleinhirntumor (z. B. Astrozytom bzw. Spongioblastom, Gangliozytom, Medulloblastom, Angioblastom), Läsion des Zerebellums infolge eines großen Kleinhirnbrückenwinkeltumors oder Ventrikeltumors mit Druckwirkung am Zerebellum, Äthylalkohol

Zervikal (9):
HWS-Syndrom, basiläre Impression, Mißbildungen im Bereich des kranio-zervikalen Überganges, Durchblutungsstörungen von A. vertebralis oder A. carotis, Syringomyelie

Bei der Untersuchung des Spontannystagmus fällt dem Untersucher bei periphervestibulären Erkrankungen, insbesondere im akuten und subakuten Stadium, ein horizontal-rotierender Spontannystagmus auf. Beim Blick in verschiedene Richtungen schlägt er richtungsbestimmt mit einer Intensität, korrelierend zum subjektiven Schwindelgefühl. Ein Spontannystagmus, der zentral-vestibulär verursacht wird, kann in unterschiedliche Richtungen schlagen (streng horizontal, vertikal, rein rotierend, dissoziiert, Sonderformen von Spontannystagmus). Häufig stimmen die Nystagmusintensität und das subjektive Schwindelgefühl nicht überein. Bei Blick in verschiedene Richtungen kann der Spontannystagmus, im Gegensatz zu peripher-

Tabelle 7. Mögliche pathologische Vestibularisbefunde in Abhängigkeit vom Läsionsort

objektiv	subjektiv
Endorgan (1):	
Spontannystagmus horizontal-rotierend und richtungsbestimmt (akutes oder subakutes Stadium)	subjektiv starkes systematisches
Lage- oder Lagerungsnystagmus mit peripheren Zeichen	Schwindelgefühl
benigner paroxysmaler Lagerungsnystagmus bei Läsion eines isolierten Bogengangs oder Otolithen	(je nach Stadium)
Störung der vestibulospinalen Reflexe	
Richtungsüberwiegen des Nystagmus bei der Stuhlpendelung oder Rotationsprüfung	
Einseitige kalorische Un- oder Untererregbarkeit (auch bds. möglich)	
N. vestibularis (2):	
Spontannystagmus horizontal-rotierend und richtungsbestimmt (akutes oder subakutes Stadium)	subjektiv starkes systematisches
Lage- oder Lagerungsnystagmus, meist richtungsbestimmt	Schwindelgefühl
Störung der vestibulospinalen Reaktionen	(je nach Stadium)
Richtungsüberwiegen des Nystagmus (Stuhlpendelung, Rotationsprüfung)	
Einseitige kalorische Un- oder Untererregbarkeit (auch bds. möglich)	
Vestibulariskerngebiet mit Stammhirn (3):	
Befunde wie bei (1) und (2), daneben oder isoliert Zeichen von zentral-vestibulärer Störung	Schwindelgefühl unterschiedlich stark und von
Blickrichtungsnystagmus	unterschiedlichen Charakter, oft als Betrunken-
pathologische Ergebnisse in der Lageprüfung (oft richtungswechselnder Nystagmus oder andere zentrale Zeichen)	heitsgefühl, aber auch als systematischer Schwindel
gestörte Blickmotorik (gestörte Pendelblickfolgebewegung)	oder statische Ataxie
Richtungsüberwiegen des O.K.N.	
Hirnnervenläsion	
gestörter Nackenreflex möglich	
gesteigerte kalorische Erregbarkeit (oder Untererregbarkeit bds., oder Kalt-Warm-Dissoziation)	
petite écriture oder Dysrhythmien im ENG, (in seltenen Fällen Perversion der Nystagmusausschläge)	
écriture central bei der Stuhlpendelung oder Rotationsprüfung mit Zeichen von Enthemmung	
Fasciculus longitudinalis medialis mit Pons und Lamina quadrigemina (4 und 5):	
Spontannystagmus (z. B. vertikal, quantitativ oder qualitativ dissoziiert, streng horizontal, frequent und kleinamplitudig)	oft gestörte Statik wie Gleichgewichtsstörun-
Sonderformen des Nystagmus	gen, aber auch als systematischer Schwindel
Störung der Relation schnelle/langsame Phase (Computerauswertung)	matischer Schwindel
Blickrichtungsnystagmus	
Ophthalmoplegie	
Blickparese	
gestörte Blickmotorik (gestörte Pendelblickfolgebewegung, gestörter O.K.N.)	
Auge (6):	
Pendelnystagmus (okulär oder erworben)	Oszillopsie
Fixationsnystagmus	(nicht obligat)
latenter Fixationsnystagmus	
gestörte Blickmotorik (gestörte Pendelblickfolgebewegung, gestörter O.K.N.)	

Tabelle 7 (Fortsetzung)

objektiv	subjektiv
Großhirn (7):	
Befunde wie bei (4) und (5), aber auch wie bei (3) möglich	Schwindelgefühl
durch Fernwirkung eines Prozesses	unterschiedlich aus-
gestörte Blickmotorik (gestörte Sakkaden-Funktion, Richtungsüber-	geprägt
wiegen des O.K.N.)	
Kleinhirn (8):	
Blickrichtungsnystagmus, Rebound-Nystagmus	statische Ataxie
gestörte Blickmotorik (Sakkadendysmetrie, O.K.N.-Minderung)	(Gleichgewichts-
Zeichen zerebellärer Ataxie	störungen)
gestörter »Nackenreflex« möglich	
gesteigerte kalorische Erregbarkeit, Störung der raschen oder lang-	
samen Nystagmusphase, Nystagmus-Perversion	
gestörte Fixationssuppression	
maligner paroxysmaler Lagerungsnystagmus	
Lagenystagmus (vertikal)	
Zervikal (9):	
Zervikalnystagmus	oft Schwindelauslösung
Kopfschüttelnystagmus oder	nach Kopfdrehung
Lagerungsnystagmus bei Kopfdrehung	
downbeat-nystagmus bei basilärer Impression möglich	
gestörter Nackenreflex möglich	

Tabelle 8. Untersuchungsmöglichkeiten in der Vestibularisprüfung in Abhängigkeit von den Läsionsstellen

Endorgan und N. vestibularis (1 + 2)
Registrierung des Spontannystagmus
Lageprüfung (ggf. Hallpike-Manöver)
Untersuchung der vestibulospinalen Reaktionen
kalorische Prüfung, galvanische Reizung
Stuhlpendelung, Rotationsprüfung, Parallelschaukel, ocular counterrolling test

Vestibulariskerngebiet mit Stammhirn Fasciculus longitudinalis medialis mit Pons, Zerebellum, Mesenzephalon, Zerebrum (3, 4, 5, 7 und 8)
Die gleichen Teiluntersuchungen wie bei 1 und 2
Prüfung des Blickrichtungsnystagmus
Hirnnervenfunktionsprüfung inklusive Untersuchung von zerebellären Zeichen
Untersuchung der Blickmotorik, Untersuchung des »Nackenreflexes«
Prüfung der Fixationssuppression des experimentell ausgelösten Nystagmus, Computer-Vestibulometrie vorteilhaft (insbesondere zur Erkennung von Störungen in der Relation schnelle/langsame Nystagmusphase)

Auge (6)
Registrierung von Augenbewegungen bei Fixation und ohne Fixation, Prüfung der Konvergenz und Divergenz
Untersuchung der Blickmotorik
neuroophthalmologische Untersuchung

Zervikal (9)
Untersuchung des Zervikalnystagmus
Kopfschüttelnystagmus
Lageprüfung (Kopfdrehung zur Seite)
spezielle Kopfstellung mit Schwindelauslösung durch Kopfstellung des Patienten selbst oder durch Kopfeinstellung nach Causse

Tabelle 9. Einfache Unterscheidungsmerkmale zwischen peripher- und zentral-vestibulären Läsionen in der Vestibularisprüfung

peripher	zentral
1. Anamnese:	
Schwindelart: systematischer Schwindel (Drehschwindel, Fallneigung etc.)	unsystematischer Schwindel (Betrunken- und Benommenheitsgefühl) oder systematischer Schwindel oder Gleichgewichtsstörung
Schwindelform: akuter intensiver Dauerschwindel (mit typischen Stadien), Anfallsschwindel (Reizstadium, Intervallstadium) Lage- oder Lagerungsschwindel, chronischer Schwindel	chronischer Schwindel, schwacher Dauerschwindel, Lage- oder Lagerungsschwindel (ohne typische Stadien)
2. Spontannystagmus:	
meist horizontal-rotierend, Intensität korrelierend zum subjektiven Schwindelgefühl, mit großer Intensität und von richtungsbestimmten Charakter im akuten Stadium	vorwiegend horizontal, vertikal, rotierend, dissoziiert, Sonderformen von Spontannystagmus (Nystagmus alternans, Rebound-Nystagmus, Nystagmus retractorius, Konvergenz-Nystagmus, see-saw-nystagmus), erworbener Pendelnystagmus, ocular tilt reaction oder Sonderformen von Augenbewegungen (macro square wave jerks, Kippdeviationen, Blickmyoklonien, Opsoklonus, ocular bobbing), Intensität und subjektives Schwindelgefühl oft nicht korrelierend D.D.: okulärer Nystagmus
3. Blickrichtungsnystagmus:	
nicht vorhanden (Spontannystagmus nur in eine horizontale Richtung)	regellos oder regelmäßig
4. Nackenreflex:	
intakt	in besonderen Fällen pathologisch gestört
5. Blickmotorik:	
intakt (Ausnahme: Überlagerung eines intensiven Spontannystagmus)	oft pathologisch gestört
6. Lageprüfung:	
falls persistierender oder transitorischer Nystagmus, meist richtungsbestimmt, als benigner paroxysmaler Lagerungsnystagmus richtungswechselnd (s. Tabelle 3)	falls persistierender oder transitorischer Nystagmus, meist richtungswechselnd (s. Tabelle 4, S. 67)
7. Hirnnervenfunktionsprüfung:	
bis auf N. VIII (und ggf. N. VII) sonst keine neurologischen Störungen	Läsionen von Hirnnerven möglich
8. Vestibulospinale Reaktionen:	
Falltendenz oder Drehtendenz (beeinflußbar durch Kopfdrehung)	Unsicherheit, Drehtendenz, Gleichgewichtsstörung (statische Ataxie, nicht beeinflußbar durch Kopfdrehung)
9. Pendelstuhl:	
Richtungsüberwiegen des Nystagmus oder symmetrische Rechts- und Linksnystagmusausschläge	zentrale Nystagmusschrift, erhöhte Schlagzahl, Dysrhythmien, Richtungsüberwiegen oder symmetrische Nystagmusausschläge

Tabelle 9 (Fortsetzung)

peripher	zentral
10. Kalorische Prüfung:	
Ausfall-, Unterfunktion- oder Reizlabyrinth, meist einseitig, manchmal auf beiden Seiten Richtungsüberwiegen des Nystagmus, normale Erregbarkeit, Fixationssuppression nicht gestört	Enthemmung meist beidseits, petite écriture, Richtungsüberwiegen des Nystagmus, in seltenen Fällen vermehrte Einzelreaktion, normale Erregbarkeit, Dysrhythmien, paradoxe Nystagmusrichtung (Perversion), Störung der langsamen oder schnellen Nystagmusphase, gestörte Fixationssuppression

vestibulären Läsionen, als Hinweis für einen Blickrichtungsnystagmus und somit eine zentral-vestibuläre Schädigung umschlagen.

Der sog. Nackenreflex kann bei einigen zentral-vestibulären Erkrankungen pathologisch ausfallen, niemals bei peripher-vestibulären Erkrankungen.

Einen wichtigen Beitrag für die Topodiagnostik von zentral-vestibulären Störungen kann die Untersuchung der Blickmotorik liefern. Mit Hilfe des Sakkaden-Tests, langsamer Pendelblickfolgebewegung und der optokinetischen Prüfung gelingt dies in zahlreichen Fällen. Bei peripher-vestibulären Läsionen ist die Blickmotorik normalerweise intakt. Ein intensiver Spontannystagmus kann bei Blickrichtung zur raschen Phase zu Überlagerungen des ENG-Schriftbildes führen.

Patienten mit peripher-vestibulären Erkrankungen können in der Lageprüfung einen transitorischen (Lagerungsnystagmus) oder persistierenden Nystagmus (Lagenystagmus) aufweisen, der recht häufig richtungsbestimmt schlägt, als sog. benigner paroxysmaler Lagerungsnystagmus jedoch meist richtungswechselnd. Subjektives Schwindelgefühl und Nystagmusintensität korrelieren in der Regel. Erkrankte mit zentral-vestibulären Läsionen können ebenfalls in der Lageprüfung einen Lagerungsnystagmus oder Lagenystagmus bekommen, der im allgemeinen richtungswechselnd erscheint. Subjektives Vertigogefühl und Nystagmusintensität korrelieren im allgemeinen kaum.

Im Gegensatz zu peripher-vestibulären Erkrankungen, die ebenfalls mit einer Läsion des N. VII und/oder N. VIII einhergehen können, weisen andere, zusätzliche Hirnnervenläsionen bereits auf eine zentral-vestibuläre Störung hin.

Personen mit einer Schädigung des peripheren Vestibularapparates weisen je nach Stadium der Erkrankung vielfach eine Falltendenz oder Drehtendenz auf, die durch Kopfdrehung des Erkrankten in ihrer Richtung beeinflußt werden kann. Eine Schädigung des zentralen Vestibularissystems geht oft mit einer Gleichgewichtsstörung im Sinne einer statischen Ataxie einher. Eine vorhandene Falltendenz oder Drehtendenz wird im allgemeinen nicht durch Kopfdrehung des Patienten in ihrer Richtung beeinträchtigt.

In der Rotationsprüfung oder im Pendelstuhl weisen Personen mit einer Läsion distal vom Vestibulariskerngebiet (je nach Stadium und somit Intensität des Spontannystagmus) ein mehr oder weniger ausgeprägtes Richtungsüberwiegen des Nystagmus in Richtung des Spontannystagmus auf. Erkrankungen ohne einen Spontannystagmus gehen in der Regel mit symmetrischen Rechts- und Linksnystagmusausschlägen einher. Die Fixationssuppression ist nicht gestört. Patienten mit einer

Schädigung proximal vom Vestibulariskerngebiet können in diesen beiden Untersuchungen neben symmetrischen Rechts- und Linksnystagmusausschlägen verschiedene Formen haben: Zeichen einer Enthemmung, dysrhythmische Nystagmusausschläge, zentrale Nystagmusschrift, Richtungsüberwiegen des Nystagmus, gestörte Fixationssuppression.

In der kalorischen Prüfung weist vor allem eine einseitige Unerregbarkeit oder einseitige Untererregbarkeit auf eine Schädigung des peripher-vestibulären Systems hin. In manchen Fällen kann ein Reizlabyrinth auf der erkrankten Seite vorkommen, ebenso eine Kalt-Warm-Dissoziation bzw. ein Richtungsüberwiegen (Preponderance) in Zusammenhang mit einem Spontannystagmus. Zahlreiche peripher-vestibuläre Erkrankungen haben aber auch eine seitengleiche und normale Erregbarkeit. Die Fixationssuppression ist nicht gestört. Patienten mit einer Schädigung des zentral-vestibulären Systems können in der thermischen Prüfung unterschiedliche Reaktionen aufweisen: Zeichen einer Enthemmung (Nystagmus mit großer Intensität), kleinamplitudiger Nystagmus (petite écriture), Dysrhythmien, Perversion, Richtungsüberwiegen des Nystagmus kombiniert mit anderen pathologischen Befunden, vermehrte Einzelreaktion, Störung der langsamen oder schnellen Phase des kalorisch erzeugten Nystagmus. Manchmal kann eine gestörte Fixationssuppression vorliegen. Auch hier muß erwähnt werden, daß zahlreiche zentral-vestibuläre Erkrankungen mit einer seitengleichen und normalen Erregbarkeit einhergehen können.

Vestibularismuster von peripher-vestibulären Erkrankungen in Abhängigkeit von Schwindelformen (1 – 5)

Viele peripher-vestibulären Erkrankungen lassen sich in *charakteristischen Schwindelformen* (akuter Dauerschwindel, Anfallsschwindel, Lage- oder Lagerungsschwindel oder chronischer Schwindel) einteilen. Sie können unterschiedliche Stadien und typische Vestibularismuster aufweisen aus denen wichtige Rückschlüsse für die Diagnose gezogen werden können. Selbstverständlich entstehen nicht immer solche klassischen pathologische Vestibularismuster. Bei isolierten Läsionen des peripher-vestibulären Systems existiert kein Blickrichtungsnystagmus. Die Blickmotorik ist intakt. Manchmal kann jedoch ein intensiver peripher-vestibulärer Spontannystagmus zu Überlagerungen im ENG führen und damit eine Pathologie vortäuschen.

1. Vestibularismuster und Stadien peripher-vestibulärer Erkrankungen mit akutem Dauerschwindel

Einen *akuten Dauerschwindel* erleiden Patienten nach einem akuten Ausfall bzw. nach einer Schädigung eines Labyrinthes oder durch eine akute Läsion im inneren Gehörgang auf einer Seite (z. B. otobasale Fraktur, Neuropathia vestibularis, akuter Ausfall nach Zoster oticus, Labyrinthitis acuta oder postoperativ nach Neurektomie des N. vestibularis). Folgende Stadien können mehr oder weniger schnell durchlaufen werden: das akute und subakute Stadium, das Kompensationsstadium und das Remissionsstadium. Wenn das Endorgan oder der Gleichgewichtsnerv auf einer Seite

112

komplett zerstört wurde, kann letztlich nur das Kompensationsstadium erreicht werden (z. B. otobasale Fraktur oder nach Durchtrennung des N. vestibularis im Rahmen einer Neurektomie). Die vestibuläre Kompensation ist abhängig vom Alter des Patienten, von der Art der Läsion und von vorhandenen Grundkrankheiten. Im Rahmen einer Ausheilung einer akuten peripher-vestibulären Erkrankung kann das Remissionsstadium und schließlich oft eine Restitutio ad integrum erreicht werden. In seltenen Fällen kann vor Beginn des akuten Stadiums ein Reizstadium vorausgehen, insbesondere bei entzündlichen Erkrankungen wie z. B. Grippeotitis oder Labyrinthitis. Als typisches Merkmal imponiert in solchen Fällen ein Spontannystagmus zum erkrankten Ohr (Reiznystagmus), Falltendenz zum gesunden und ein Drehschwindelgefühl zum erkrankten Ohr.

Im *akuten Stadium* (Tabelle 10) als Folge eines Labyrinthausfalls verspürt der Patient im allgemeinen für einige Tage einen ganz intensiven Drehschwindel (Rotationsgefühl zur gesunden Seite), oft verbunden mit vegetativer Begleitsymptomatik. Synchron dazu imponiert ein richtungsbestimmter horizontal-rotierender Spontannystagmus mit großer Intensität zum gesunden Ohr. In der Lageprüfung nimmt die Intensität des Spontannystagmus insbesondere bei Lage auf der erkrankten Seite zu und stellt gewissermaßen zunächst einen Lagenystagmus dar. Die richtungsbestimmte Schlagform des Nystagmus wird durch die Positionsänderung nicht beeinflußt. Manchmal kann die Nystagmusintensität des Spontannystagmus so groß sein, daß seine Intensität in der Lageprüfung kaum mehr beeinflußt wird. Bei den vestibulospinalen Prüfungen bzw. der Posturographie ist der Erkrankte unmittelbar nach einem akuten Labyrinthausfall kaum in der Lage selbständig mit geschlossenen

Tabelle 10. Typische Befunde in der Vestibularisprüfung bei peripher-vestibulären Erkrankungen im akuten und subakuten Stadium

1. Anamnese:
intensiver Drehschwindel mit vegetativer Symptomatik, Dauerschwindel

2. Spontannystagmus:
intensiver horizontal-rotierender Spontannystagmus richtungsbestimmt schlagend zum gesunden Ohr (Ausfallsnystagmus); manchmal kann ein Reizstadium mit Nystagmus zum erkrankten Ohr für kurze Zeit vorausgehen

3. Blickrichtungsnystagmus:
nicht vorhanden; richtungsbestimmter Spontannystagmus

4. Nackenreflex:
nicht gestört

5. Blickmotorik:
intakt (Überlagerung des ENG-Schriftbildes durch intensiven Spontannystagmus möglich)

6. Lageprüfung:
meist ein richtungsbestimmter Lage- oder Lagerungsnystagmus

7. Vestibulospinale Reaktionen:
Fall- oder Drehtendenz zur Läsionsseite

8. Pendelstuhl:
Richtungsüberwiegen des Nystagmus

9. Kalorische Prüfung:
einseitige Unerregbarkeit (oder Untererregbarkeit)

Vestibularis-Index: in der Regel >14–28

Augen zu stehen, sondern weist im Sinne einer Gleichgewichtsstörung zunächst eine Fallneigung (Hilfeleistung) zur Seite des erkrankten Ohres auf. In der Rotationsprüfung nach rechts und danach nach links entsteht im akuten Stadium in der Regel zunächst ein „postrotatorischer" Nystagmus in einer Richtung und zwar nur in Richtung des Spontannystagmus, wenn dieser sehr intensiv ist. Sonst resultiert ein deutliches Richtungsüberwiegen des Nystagmus. Das gleiche gilt für die Nystagmusregistrierung mit Hilfe des Pendelstuhls. Typisch für das akute Stadium ist die in der Regel vorhandene Unerregbarkeit oder Unterfunktion auf der Läsionsseite in der kalorischen Prüfung. In wenigen Fällen kann je nach der Intensität des Spontannystagmus und Art der Erkrankung sogar eine schwache und somit pathologische Reaktion auf der gesunden Seite vorgetäuscht werden, die aber nach wenigen Tagen bis etwa einer Woche verschwunden ist. Möglicherweise spielen dabei efferente inhibierende Bahnen vom gesunden Labyrinth zusammen mit den anderen zentralvestibulären Kompensationsvorgängen eine Rolle.

Nach einigen Tagen erreicht der Patient in der Regel das *subakute Stadium* (Tabelle 10). Subjektiv hat der Schwindel in seiner beängstigenden Stärke abgenommen, ebenso die Intensität des Spontannystagmus. In der Lageprüfung kann eine Kombination eines richtungsbestimmten Lage- und Lagerungsnystagmus oder nur eines Lagerungsnystagmus zum Vorschein kommen, d. h. die Intensität des Spontannystagmus nimmt in einigen Positionen zu, manchmal nur recht kurzzeitig während einer schnellen Lagerung. Allmählich wird der Erkrankte in der Lage sein, mit geschlossenen Augen etwas standfester auf den Füßen zu stehen. In der Rotationsprüfung oder Pendelstuhlprüfung entsteht noch ein deutliches Richtungsüberwiegen

Tabelle 11. Typische Befunde in der Vestibularisprüfung bei peripher-vestibulären Erkrankungen im Kompensationsstadium

---

1. Anamnese:
meist nur Schwindel nach abrupten Körperbewegungen

2. Spontannystagmus:
nicht vorhanden (nur in Kombination mit Kalt-Warm-Dissoziation)

3. Blickrichtungsnystagmus:
nicht vorhanden

4. Nackenreflex:
nicht gestört

5. Blickmotorik:
nicht gestört

6. Lageprüfung:
Lagerungsnystagmus möglich

7. Vestibulospinale Reaktionen:
normal oder Drehtendenz (oft zur gesunden Seite)

8. Pendelstuhl:
symmetrische Rechts- und Linksnystagmusausschläge (oder diskretes Richtungsüberwiegen des Nystagmus)

9. Kalorische Prüfung:
Unerregbarkeit (oder Kalt-Warm-Dissoziation)

Vestibularis-Index: in der Regel 4–11

---

des Nystagmus zum gesunden Ohr, d. h. in Richtung des Spontannystagmus. In der kalorischen Prüfung imponiert in der Regel immer noch der einseitige Labyrinthausfall. Je nach Erkrankung und Ausmaß der Läsion kann sich inzwischen auf der erkrankten Seite eine Erregbarkeit abzeichnen, jedoch in Relation zur gesunden Seite deutlich vermindert.

Im *Kompensationsstadium* (Wochen bis Monate, Tabelle 11) hat der Schwindel deutlich nachgelassen. Es kann sein, daß inzwischen nur ein leichtes Unsicherheitsgefühl wahrgenommen wird oder, daß der Schwindel nur nach raschen Kopf- oder Körperbewegungen provoziert werden kann. Im Kompensationsstadium imponiert im allgemeinen kein Spontannystagmus mehr. In der Lageprüfung kann in Abhängigkeit vom Erfolg der vestibulären Kompensation ein mehr oder weniger schwacher Lagerungsnystagmus zum Vorschein kommen. Im Unterbergerschen Tretversuch zur Funktionsprüfung der vestibulospinalen Reaktion dreht der Patient meist zur Seite der Läsion, manchmal jedoch zur gesunden Seite, möglicherweise im Rahmen einer „Überkompensation". Im Blindgang werden oft Ausgleichsvorgänge oder eine leichte Unsicherheit erkennbar. Der Rombergsche Stehversuch ist in der Regel nicht beeinträchtigt. In der Rotationsprüfung oder Pendelstuhlprüfung kann je nach Grad der vestibulären Kompensation ein mehr oder weniger stark ausgeprägtes Richtungsüberwiegen des Nystagmus zu sehen sein. Im Idealfall zeigen sich symmetrische Rechts- und Linksnystagmusausschläge. Erkrankte mit Zerstörung des Labyrinths oder des Gleichgewichtsnerven weisen einen Ausfall in der thermischen Prüfung auf dieser Seite auf. Personen mit einer kompletten vestibulären Kompensation haben nur die Unerregbarkeit in der kalorischen Prüfung als einzigen pathologischen Be-

---

Tabelle 12. Typische Resultate in der Vestibularisprüfung bei peripher-vestibulären Erkrankungen im Remissionsstadium

---

1. Anamnese:
oft schwindelfrei

2. Spontannystagmus:
selten vorhanden, als Erholungsnystagmus (»recovery-nystagmus«) möglich mit der Schlagrichtung dann zum ehemals erkrankten Ohr

3. Blickrichtungsnystagmus:
nicht vorhanden

4. Nackenreflex:
nicht gestört

5. Blickmotorik:
nicht gestört

6. Lageprüfung:
Lagerungsnystagmus möglich

7. Vestibulospinale Reaktionen:
meist nicht gestört

8. Pendelstuhl:
symmetrische Rechts- und Linksnystagmusausschläge

9. Kalorische Prüfung:
seitengleiche Erregbarkeit

Vestibularis-Index: in der Regel 1–4

---

fund der Gleichgewichtsuntersuchung und sind subjektiv schwindelfrei. Manche peripher-vestibuläre Erkrankungen, die ohne bleibende Ausfälle einhergehen, können im Kompensationsstadium mit einer kalorischen Kalt-Warm-Dissoziation einhergehen. In diesen seltenen Fällen existiert dann in der Regel ein Spontannystagmus.

Liegt eine reduzierte vestibuläre Kompensation vor, kann neben dem subjektiven Schwindel (Drehschwindel, Unsicherheitsgefühl) ein Spontannystagmus noch weiter bestehen bleiben, der durch Provokationsmaßnahmen verstärkt wird. Die vestibulospinalen Reflexe sind pathologisch gestört. In der Rotationsprüfung oder im Pendelstuhl zeigt sich in der Regel ein Richtungsüberwiegen des Nystagmus. In der kalorischen Prüfung imponiert auf der erkrankten Seite eine Unerregbarkeit oder Untererregbarkeit. Mit Hilfe des Vestibularis-Index (s. S. 123) kann der Vorgang der vestibulären Kompensation festgehalten werden.

Bevor eine völlige Ausheilung (Wochen, Monate) des peripheren Gleichgewichtsapparates im Idealfall erfolgt, kann das *Remissionsstadium* (Tabelle 12) durchlaufen werden. Die Patienten verspüren meist keinen oder allenfalls einen diskreten Provokationsschwindel. Hierbei kann als einziges pathologisches Symptom ein schwacher Spontannystagmus oder diskreter Lagerungsnystagmus zum Vorschein kommen, der aber überraschenderweise jetzt häufig zum ehemals erkrankten Ohr gerichtet ist („recovery-nystagmus", Erholungsnystagmus). In der Rotationsprüfung oder Pendelstuhl treten symmetrische Rechts- und Linksnystagmusausschläge auf. In der kalorischen Prüfung besteht inzwischen eine seitengleiche und normale Reaktion.

2. Vestibularismuster und Stadien von peripher-vestibulären Erkrankungen mit Anfallsschwindel

Eine peripher-vestibuläre Erkrankung, für die der *Anfallsschwindel* oder *Attackenschwindel* typisch ist, stellt der M. Menière dar. Als klassische Symptome imponieren Drehschwindelanfälle von etwa $^1/_2$ Stunde bis mehreren Stunden Dauer, vielfach verbunden mit Erbrechen. Gleichzeitig mit dem Schwindel verspürt der Patient in der Regel auf einem Ohr eine akute Hörverschlechterung, meist vergesellschaftet mit Ohrensausen. Diese Symptomentrias weist auf das Vorliegen des *Reizstadiums* (Tabelle 13) dieser Erkrankung hin. In diesem Stadium imponiert oft ein recht intensiver Spontannystagmus richtungsbestimmt zum erkrankten Ohr, oder ein intensiver Nystagmus zum gesunden Ohr. In der Lageprüfung kann eine Intensitätszunahme des Spontannystagmus durch die Position des Erkrankten zur kranken Seite erscheinen. Die Resultate der Funktionsprüfung der vestibulospinalen Reflexe fallen pathologisch aus (Falltendenz oder Richtungsabweichen wegen des Reiznystagmus oft zum gesunden Ohr). In der Rotationsprüfung oder im Pendelstuhl liegt im allgemeinen ein Richtungsüberwiegen des Nystagmus in Richtung des Spontannystagmus vor. In der kalorischen Prüfung können im Reizstadium zwei unterschiedliche Reaktionsformen auftreten. Entweder erscheint auf der erkrankten Seite ein sog. Reizlabyrinth, d. h. es kommt auf dieser Seite zu einer intensiven Nystagmusreaktion sowohl durch die Warm- als auch durch die Kaltspülung, auf der gesunden Seite liegt dabei eine normale Reaktion vor. Oder es erscheint eine Unterfunktion des erkrank-

116

Tabelle 13. Typische Resultate in der Vestibularisprüfung bei M. Menière im Reizzustand

---

1. Anamnese:
a) starker Drehschwindel mit Erbrechen, Dauer $>^1/_2$ Std.
b) starkes Ohrensausen (meist einseitig)
c) plötzlicher Hörverlust

2. Spontannystagmus:
oft als Reiznystagmus zum erkrankten Ohr, aber auch Nystagmus zum Gegenohr möglich

3. Blickrichtungsnystagmus:
nicht vorhanden

4. Nackenreflex:
nicht gestört

5. Blickmotorik:
intakt (Überlagerung des ENG-Schriftbildes durch intensiven Spontannystagmus möglich)

6. Lageprüfung:
oft ein Lagenystagmus zum erkrankten Ohr; jedoch auch als Lagerungsnystagmus möglich;
Schlagrichtung abhängig von der Richtung des Spontannystagmus

7. Vestibulospinale Reaktionen:
Drehtendenz

8. Pendelstuhl:
oft Richtungsüberwiegen des Nystagmus

9. Kalorische Prüfung:
häufig Reizlabyrinth oder Unterfunktion des erkrankten Labyrinthes

Vestibularis-Index: sehr variabel je nach Schwindel und Nystagmusintensität

---

Tabelle 14. Typische Befunde in der Vestibularisprüfung bei M. Menière im Intervallstadium

---

1. Anamnese:
a) kaum Schwindel
b) Ohrensausen möglich, schwächer als im Reizstadium
c) Besserung des Hörvermögens (Fluktuationen)
fluktuierende vestibuläre und audiologische Symptome (subjektiv und objektiv)

2. Spontannystagmus:
vereinzelt

3. Blickrichtungsnystagmus:
nicht vorhanden

4. Nackenreflex:
nicht gestört

5. Blickmotorik:
nicht gestört

6. Lageprüfung:
diskreter Lagerungsnystagmus möglich

7. Vestibulospinale Reaktionen:
vereinzelt pathologisch

8. Pendelstuhl:
symmetrische Rechts- und Linksnystagmusausschläge oder Richtungsüberwiegen des Nystagmus

9. Kalorische Prüfung:
seitengleiche Erregbarkeit oder Unterfunktion auf der erkrankten Seite

Vestibularis-Index: in der Regel <10

---

ten Labyrinthes. Manchmal kann sogar ein Ausfall infolge des intensiven Reiznystagmus mehr oder weniger vorgetäuscht werden, d. h. es kommt bei der Warmbzw. Kaltspülung auf der erkrankten Seite zu keiner Nystagmusumkehr.

Im *Intervallstadium* (Tabelle 14) dagegen klagt der Erkrankte kaum über lästigen Schwindel oder Ohrsymptomatik. Ein Spontannystagmus existiert nur vereinzelt. In der Lageprüfung erscheint häufig kein pathologischer Nystagmus. Die Ergebnisse zur Funktionsprüfung der vestibulospinalen Reflexe fallen nicht oder nur diskret pathologisch aus. In der Rotationsprüfung oder im Pendelstuhl erscheinen vielfach symmetrische Rechts- und Linksnystagmusausschläge. In der kalorischen Prüfung besteht im Intervallstadium häufig eine seitengleiche Reaktion. Mit der Zeit kann in Abhängigkeit von der Anzahl der Schwindelanfälle allmählich eine Unterfunktion auf dem erkrankten Ohr resultieren. Ein bleibender Labyrinthausfall kommt bei M. Menière recht selten vor.

Typisch für den Anfallsschwindel bei M. Menière sind die wechselnden bzw. fluktuierenden vestibulären als auch audiologischen Symptome (sowohl subjektiv als auch objektiv), infolge des sich immer abwechselnden Reizstadiums (meist nur von Stunden oder höchstens wenigen Tagen Dauer) und Intervallstadiums (unterschiedlich lange: Tage, Wochen, Monate, Jahre).

3. Vestibularismuster von peripher-vestibulären Erkrankungen mit Lage- oder Lagerungsschwindel

Einige peripher-vestibulären Erkrankungen mit Sitz der Läsion im vestibulären Endorgan bzw. einer isolierten Läsion nur eines Bogenganges oder eines Otolithen,

Tabelle 15. Typische Ergebnisse in der Vestibularisprüfung bei peripher-vestibulären Erkrankungen mit Lagerungsschwindel

1. Anamnese:
starker lagerungsabhängiger Drehschwindel

2. Spontannystagmus:
vereinzelt

3. Blickrichtungsnystagmus:
nicht vorhanden

4. Nackenreflex:
nicht gestört

5. Blickmotorik:
nicht gestört

6. Lageprüfung:
vom Typ benigner paroxysmaler Lagerungsnystagmus

7. Vestibulospinale Reaktionen:
selten gestört

8. Pendelstuhl:
symmetrische Rechts- und Linksnystagmusausschläge

9. Kalorische Prüfung:
meist seitengleiche Erregbarkeit, einseitige Unterfunktion möglich

Vestibularis-Index: in der Regel zwischen 5 und 10

Tabelle 16. Typische Ergebnisse in der Vestibularisprüfung bei peripher-vestibulären Erkrankungen mit chronischer Schwindelform

---

1. Anamnese:
meist diskreter Dauerschwindel (alle Charakterformen des Schwindels meist abgeschwächt möglich), Schwindel nach abrupten Körperbewegungen

2. Spontannystagmus:
wenn vorhanden, meist zum gesunden Ohr

3. Blickrichtungsnystagmus:
nicht vorhanden

4. Nackenreflex:
nicht gestört

5. Blickmotorik:
nicht gestört

6. Lageprüfung:
Lage- oder Lagerungsnystagmus vom peripheren Typ, wenn vorhanden

7. Vestibulospinale Reaktionen:
Fall- oder Drehtendenz möglich

8. Pendelstuhl:
symmetrische Rechts- und Linksnystagmusausschläge oder Richtungsüberwiegen des Nystagmus

9. Kalorische Prüfung:
Labyrinthausfall oder Unterfunktion auf der erkrankten Seite oder seitengleiche Erregbarkeit

Vestibularis-Index: in der Regel <12

---

wie die Cupulolithiasis, Perilymphfistel, Labyrinthfistel, oder nach Ohreingriffen wie die Stapedektomie, können mit einem mehr oder weniger ausgeprägten Lagerungsschwindel von etwa 10–30 Sekunden Dauer einhergehen. Die Vertigo kann provoziert werden durch rasche Kopf- oder Körperbewegung sowie durch schnelle Lagerungsänderungen. Im Gegensatz zu den otogen bedingten Schwindelformen, wie dem akuten Dauerschwindel und dem Anfallsschwindel existieren beim *otogenen Lage-* bzw. *Lagerungsschwindel* keine typischen Stadien. Es imponiert aber in der Regel ein charakteristischer pathologischer Vestibularisbefund, nämlich der sog. *benigne paroxysmale Lagerungsnystagmus*, der durch die Lageprüfung provoziert wird. Ein Spontannystagmus kommt nur vereinzelt vor, ebenso selten eine Störung bei der Funktionsprüfung der vestibulospinalen Reflexe. Im allgemeinen erscheinen bei der Rotationsprüfung oder im Pendelstuhl symmetrische Rechts- und Linksnystagmusausschläge. In der thermischen Prüfung besteht eine seitengleiche Reaktion oder vereinzelt eine Unterfunktion des erkrankten Labyrinthes (Tabelle 15).

4. Vestibularismuster von peripher-vestibulären Erkrankungen mit chronischem Schwindel

Patienten z. B. mit einer kochleo-vestibulären Insuffizienz, einem Akustikusneurinom, nach ototoxischer Labyrinthläsion oder mit reduzierter vestibulärer Kompensation verspüren häufig einen *chronischen Schwindel*. Der Schwindel verläuft mehr schleichend bzw. chronisch mit leichten Intensitätsschwankungen. Die Vertigo wird lange nicht so intensiv verspürt wie nach einem akuten Labyrinthausfall. Bei den peripher-vestibulären Erkrankungen mit chronischer Schwindelform existieren keine typischen Stadien und damit weniger charakteristische Vestibularismuster. Es können diskrete bis recht schwerwiegende pathologische neurootologische Befunde erscheinen, je nach Ausmaß der Erkrankung (Tabelle 16). Ein Spontannystagmus, wenn vorhanden, schlägt meist zum gesunden Ohr. In der Lageprüfung kann ein Lage- oder Lagerungsnystagmus vom peripheren Typ vorliegen. Die vestibulospinalen Reaktionen fallen mehr oder weniger gestört aus. Bei der Rotationsprüfung oder Pendelstuhlprüfung treten im allgemeinen symmetrische Rechts- und Linksnystagmusausschläge auf oder diskretes Richtungsüberwiegen des Nystagmus. In der kalorischen Prüfung imponiert in der Regel auf der erkrankten Seite eine Unterfunktion (oder Ausfall).

5. Vestibularisbefunde von peripher-vestibulären Erkrankungen mit beiderseitigem Labyrinthausfall

Vestibuläre Erkrankungen, die mit einem Labyrinthausfall auf beiden Seiten einhergehen, kommen selten vor. Mögliche Ursachen sind: otobasale Fraktur auf beiden Seiten, Akustikusneurinom beiderseits (M. Recklinghausen) oder Labyrinthschädigung nach ototoxischer Läsion. Die Resultate in der Vestibularisprüfung sind abhängig vom Ausmaß der Läsion auf beiden Seiten, sowie vom Zeitpunkt der Schädigung (gleichzeitig oder nacheinander) auf der rechten und linken Seite.

Tabelle 17. Typische Vestibularisbefunde nach gleichzeitigem, beiderseitigem Labyrinthausfall

---

1. Anamnese:
meist Unsicherheitsgefühl, insbesondere in der Dunkelheit oder durch Provokationsmaßnahmen (Dandy-Phänomen) verstärkt

2. Spontannystagmus:
nicht vorhanden

3. Blickrichtungsnystagmus:
nicht vorhanden

4. Nackenreflex:
nicht gestört (nur evtl. bei zentraler Mitbeteiligung)

5. Blickmotorik:
nicht gestört

6. Lageprüfung:
kein Nystagmus

7. Vestibulospinale Reaktionen:
in der Regel große Unsicherheit (insbesondere nach Augenschluß)

8. Pendelstuhl:
keine Nystagmusausschläge

9. Kalorische Prüfung:
Unerregbarkeit beiderseits

Vestibularis-Index: in der Regel >10

Erkrankte mit einer *Zerstörung beider Labyrinthe zum selben Zeitpunkt* (Tabelle 17) verspüren in der Regel keinen akuten Drehschwindel, sondern im allgemeinen ein großes Unsicherheitsgefühl, insbesondere in der Dunkelheit, wenn die optische Orientierung wegfällt oder wenn der Boden uneben wird. Bei Provokationsmaßnahmen wie Springen oder Hüpfen wird das *Dandy-Phänomen* mit Oszillopsien durch Ausfall des vestibulo-okulären Reflexes ausgelöst. Normalerweise imponiert durch den Labyrinthausfall auf beiden Seiten und somit Funktionslosigkeit des N. vestibularis superior und inferior und der höher zentral gelegenen Bahnen weder ein Spontan-, Lage- oder Lagerungsnystagmus noch kann ein vestibulärer Nystagmus experimentell ausgelöst werden (kalorisch oder rotatorisch). Die vestibulospinalen Reaktionen sind erheblich gestört. Im Rombergschen Stehversuch fällt meist ein ausgeprägtes Schwanken des Patienten auf, im Unterbergerschen Tretversuch eine große Unsicherheit mit zwischenzeitlicher Falltendenz und im Blindgang ein breitbeiniges und unsicheres Gehen, das beim Laufen auf Unebenheiten erheblich zunimmt und fast unmöglich wird.

Anders verhält es sich, wenn der *Labyrinthausfall* auf der rechten und der linken Seite erstens *nicht zur gleichen Zeit* (Tabelle 18) anfällt oder zweitens, wenn ein Labyrinth ausgefallen ist und das zweite noch schwach funktionstüchtig ist. Im ersten Fall, z. B. nach einer otobasalen Fraktur mit Ausfall des N. vestibularis auf zunächst einer Seite, imponieren die gleichen Befunde und Stadien (aktues, subakutes und Kompensationsstadium) in der neurootologischen Untersuchung wie zu erwarten nach einem einseitigen Ausfall des peripher-vestibulären Abschnittes. Fällt später im Rahmen z. B. einer erneuten otobasalen Fraktur auch das zweite Labyrinth aus, so entstehen erneut die gleichen Verhältnisse wie nach einem einseitigen akuten

Tabelle 18. Typische Vestibularisbefunde nach beiderseitigem, zeitlich voneinander unabhängigem Labyrinthausfall

---

1. Anamnese:
akuter Drehschwindel ähnlich eines einseitigen akuten Labyrinthausfalls

2. Spontannystagmus:
Bechterew-Nystagmus

3. Blickrichtungsnystagmus:
nicht vorhanden; richtungsbestimmter Spontannystagmus

4. Nackenreflex:
nicht gestört

5. Blickmotorik:
nicht gestört

6. Lageprüfung:
richtungsbestimmter Provokationsnystagmus

7. Vestibulospinale Reaktionen:
oft erheblich gestört

8. Pendelstuhl:
Richtungsüberwiegen des Nystagmus zur Seite des zuerst ausgefallenen Labyrinthes

9. Kalorische Prüfung:
beiderseitige, zeitlich voneinander unabhängige Unerregbarkeit

Vestibularis-Index: in der Regel >15

Labyrinthausfall nur mit umgekehrten Vorzeichen. Der Spontannystagmus ist dann zum zuerst erkrankten Ohr gerichtet (*Bechterew-Nystagmus*). Dies wird durch die zentrale Tonusdifferenz zwischen rechter und linker Seite erklärbar infolge der vestibulären Kompensation nach der ersten Läsion. Nach der zeitlich versetzten Schädigung der anderen Seite läuft die vestibuläre Kompensation erneut ab. Schließlich, wenn ein vestibuläres Tonusgleichgewicht wieder hergestellt ist, verschwindet der Bechterew-Nystagmus. Im zweiten Fall, bei einer einseitigen Labyrinthzerstörung und einem reduziert funktionstüchtigen Labyrinth auf der anderen Seite, existiert ebenfalls eine Tonusdifferenz, wobei der Spontannystagmus dann in der Regel zum besser funktionierenden Ohr gerichtet ist, ebenso ein Provokationsnystagmus (Kopfschüttelnystagmus oder Lagerungsnystagmus) falls vorhanden. In der Rotationsprüfung oder im Pendelstuhl kann ein Richtungsüberwiegen des Nystagmus in der gleichen Richtung wie der Spontannystagmus zum Vorschein kommen. Die vestibulospinalen Reflexe sind recht erheblich gestört. Häufig besteht eine Fallneigung zur Seite des zuletzt ausgefallenen Labyrinths. In der thermischen Prüfung erscheint auf der Seite mit dem kompletten Labyrinthausfall wie zu erwarten eine Unerregbarkeit. Auf der Seite mit der reduzierten Labyrinthfunktion sind die Ergebnisse der kalorischen Prüfung davon abhängig, ob die Sinnesrezeptoren des N. vestibularis superior noch eine gewisse Funktion ausüben. Dann ist eine Erregbarkeit, wenn auch reduziert („absolute" Untererregbarkeit), zu erwarten. Wenn es aber nur die Sinnesrezeptoren zum N. vestibularis inferior sind, die noch reduziert funktionstüchtig sind und der N. vestibularis superior ausgefallen ist, kommt im allgemeinen eine Unerregbarkeit zum Vorschein.

Adaptation

Unter *Adaptation* versteht man eine Reduzierung der Reizantwort während eines einmaligen kontinuierlichen Reizes. Mit Hilfe z. B. einer genügend lang ausgeführten Stuhlpendelung wird normalerweise die Nystagmusintensität allmählich verringert. Es spielen sich zentral-vestibuläre Vorgänge bei der Adaptation ab.

Habituation

Unter *Habituation* versteht man eine Reduzierung der Reizantwort nach stetig wiederholten Reizen. So kann die Nystagmusintensität reduziert werden nach stetig applizierten kalorischen oder rotatorischen Reizen. Wirkt zusätzlich noch ein optokinetischer Reiz in der gleichen Richtung wie der Stimulus, kann der Vorgang der Habituation beschleunigt werden (Pfaltz u. Novak 1977). Dieses Phänomen kann therapeutisch ausgenutzt werden. Genauso wie bei der Adaption spielen sich bei der Habituation zentral-vestibuläre Vorgänge ab.

Vestibuläre Kompensation

Im Falle einer dauerhaften (bleibenden) Schädigung, insbesondere nach einem akuten Ausfall des peripher-vestibulären Apparates, reduziert sich in der Regel das Schwindelgefühl des Patienten erfreulicherweise zusammen mit dem pathologischen Nystagmus allmählich mehr und mehr. Dies geschieht durch die *vestibuläre Kompensation*. In Abhängigkeit von ihrer Leistung können diese Symptome ganz verschwinden. Normalerweise besteht eine symmetrische Feuerrate der Aktionspotentiale vom rechten und linken Labyrinth zu den Vestibulariskernen und den höher gelegenen zentral-vestibulären Bahnen. Unmittelbar nach einer akuten peripher-vestibulären Läsion (z. B. Ausfall des Labyrinths oder des N. vestibularis auf einer Seite) resultieren Schwindel, Nystagmus und Gleichgewichtsstörungen. Im Vestibulariskerngebiet der ipsilateralen (=lädierten) Seite liegt somit keine Spontanaktivität mehr vor. Recht bald wird die Spontanaktivität nun in den Vestibulariskernen der kontralateralen (=gesunden) Seite infolge der vestibulären Kompensation reduziert (Precht et al. 1966; Mc Cabe u. Ryu 1969). Infolge von Kommissurenverbindungen zwischen beiden Vestibulariskernen entsteht in der Folgezeit auf der erkrankten Seite allmählich wieder eine zunehmende Spontanaktivität bis im Idealfall wieder ein Gleichgewicht wie vor der Läsion herrscht. Entsprechend werden Schwindel, Nystagmus und Gleichgewichtsstörungen reduziert und verschwinden schließlich ganz. Für die vestibuläre Kompensation spielen Zerebellum und Formatio reticularis eine übergeordnete Rolle. Möglicherweise wirken auch efferente inhibitorische Bahnen vom gesunden Labyrinth mit (Henriksson 1984). Die vestibuläre Kompensation ist abhängig vom Alter, von erworbenen Leiden (z. B. Sinusitis maxillaris, Schädeltrauma) und Grundkrankheiten (z. B. Diabetes mellitus, kardiovaskuläre Störungen). Sie kann durch Psyche und Wetterfaktoren Schwankungen unterworfen sein. Je jünger der Patient ist, desto schneller und günstiger verläuft in der Regel die vestibuläre Kompensation. Sie kann durch Drogen (z. B. Alkohol) und Medikamente reduziert bzw. dekompensiert werden. Durch die Verabreichung von Antivertiginosa oder Sedativa kann sie mitunter erheblich verzögert werden. Die vestibuläre Kompensation wird erheblich gefördert sowie beschleunigt durch aktive Bewegungsübungen in Form von speziellen Trainingsprogrammen (Cawthorne 1945; Hamann 1987). Erfolgt nach einer vestibulären Kompensation später auf der verbleibenden gesunden Seite auch ein Labyrinthausfall, so erfolgt der gleiche Mechanismus wie zuerst mit Schwindel, Nystagmus (Bechterew-Nystagmus) und Gleichgewichtsstörungen. Es setzt erneut eine vestibuläre Kompensation ein (s. S. 121).

Der Vestibularis-Index

Zur Beurteilung von Therapieerfolg, Schwere einer Schwindelerkrankung oder zur Prognoseerkennung nach Verlaufsbeobachtungen (Feststellung von Remission, Konstanz oder Progredienz) eignet sich *der Vestibularis-Index* (Haid u. Wigand 1984) besonders gut. Er integriert sowohl die Heftigkeit des subjektiven Schwindels des Patienten als auch die Schweregrade der objektiven vestibulären Testparameter. Er beziffert die Summe aus jeweils fünf möglichen Intensitätsgraden zwischen 0 (normal, beschwerdefrei) und 4 (maximale Störung) für folgende sieben Kategorien:

A. Ruheschwindel   }   subjektive Angaben des Patienten
B. Belastungsschwindel
C. Ergebnis des Spontan- oder Blickrichtungsnystagmus   }
D. Funktion der Blickmotorik   objektiv
E. Resultat der vestibulospinalen Reaktionen   feststellbare Befunde
F. Ergebnis der Lageprüfung
G. Ergebnis der kalorischen Prüfung

Dazu ist es wichtig, die objektiven Vestibularisergebnisse zu quantifizieren. Das Ausmaß einer vestibulären Erkrankung kann über diese Kodierung zwischen 0 und schlimmstenfalls 28 beziffert werden. Ein Patient mit Neuropathia vestibularis würde im akuten Stadium oft mit bis zu 24 Punkten (bei intakter Blickmotorik) bewertet werden können als Hinweis für eine „schwere" vestibuläre Läsion. Ein niedriger Vestibularis-Index kann aber auch recht ernste Erkrankungen beinhalten (z. B. Encephalomyelitis disseminata, Akustikusneurinom). Auch der Patient kann sich bei Verlaufsbeobachtungen anhand der vom Arzt angegebenen Zahlen schnell und leicht verständlich über den Zustand seiner Erkrankung informieren (psychologischer Effekt). Neben der Feststellung des Erfolges einer medikamentösen oder operativen Behandlung, der „Schwere" einer Schwindelerkrankung und der Prognoseerkennung eignet sich der Vestibularis-Index auch für Gutachten. Ebenso besteht für den Arzt die Möglichkeit, die einzelnen Ergebnisse der Teiluntersuchungen aus den Einzel-scores des Vestibularis-Index ziemlich genau abzuschätzen. Darüber hinaus kann mit Hilfe des Vestibularis-Index die vestibuläre Kompensation nach einem einseitigen bleibenden Labyrinthausfall (z. B. nach Neurektomie des N. vestibularis, otobasaler Fraktur mit Verletzung des N. vestibularis) verfolgt und klassifiziert werden.

Nach unseren Erfahrungen von postoperativen Vestibularisprüfungen an Patien-ten nach Exstirpation eines Akustikusneurinoms oder nach Neurektomie des N. vestibularis, hat sich folgende Klassifikation für die vestibuläre Kompensation bewährt:

Vestibularis-Index

Komplette vestibuläre Kompensation	4
sehr gute vestibuläre Kompensation	5–6
gute vestibuläre Kompensation	7–8
zufriedenstellende vestibuläre Kompensation	9–11
reduzierte vestibuläre Kompensation	12 und mehr

Unmittelbar nach dem einseitigen akuten Labyrinthausfall liegt, wie zu erwarten, ein hoher Vestibularis-Index vor. In Abhängigkeit vom Erfolg der vestibulären Kom-pensation, die abhängig ist von Alter, Grunderkrankungen und Zeitpunkt der Ve-stibularisprüfung nach dem Labyrinthausfall, reduziert sich der Vestibularis-Index allmählich, um oft erst nach einigen Monaten manchmal bis zu etwa $^1/_2$ Jahr, im Idealfall 4 zu erreichen (infolge der verbleibenden einseitigen kalorischen Unerreg-barkeit). Von einer reduzierten vestibulären Kompensation mit einem Vestibularis-Index von 12 und mehr kann man erst sprechen, wenn dieser Wert noch nach etwa 3–6 Monaten und länger nach einem Labyrinthausfall so hoch bleibt.

Kodierung des Vestibularis-Index

A. Ruheschwindel (z. B. Dauerschwindel, Attackenschwindel, chronischer
Schwindel):

0 = nicht vorhanden
1 = selten bis gelegentlicher Anflug von Schwindel oder Unsicherheit
2 = milder Schwindel, milder Dauerschwindel, milde Schwindelattacken
3 = heftige Schwindelattacken mit vegetativer Symptomatik und freien Intervallen,
   starker Dauerschwindel
4 = schwere, häufige Schwindelanfälle oder heftiger Dauerschwindel, schwere
   Gleichgewichtsstörungen

B. Belastungsschwindel (provozierbarer Schwindel wie Lage-
oder Lagerungsschwindel)

0 = nicht vorhanden
1 = geringe Schwindelauslösung bei Körper- oder Kopfdrehung („fast zu verges-
   sen")
2 = kurzfristiger, aber deutlich im Bewußtsein ausgelöster Belastungsschwindel
   (nicht immer reproduzierbar)
3 = heftiger Belastungsschwindel (meist reproduzierbar)
4 = Auslösen von massivem, langdauerndem Belastungsschwindel, Torkeln beim
   Aufrichten aus der Horizontalen (Gleichgewichtsstörungen) oder schwere
   Drehempfindung (mit Übelkeit oder Brechreiz).

C. Spontan- und/oder Blickrichtungsnystagmus

0 = kein Nystagmus
1 = sehr feinschlägiger Spontannystagmus beim Blick geradeaus unter der Frenzelbrille (oder im ENG), Schlagzahl < 20 während 30 Sek.
2 = Intensität des Spontannystagmus von 20–30 während 30 Sek. beim Blick geradeaus unter der Frenzelbrille oder richtungsbestimmter Spontannystagmus
   in bis zu 3 Blickrichtungen oder schwacher Blickrichtungsnystagmus
3 = Intensität des Spontannystagmus von etwa 30–40 während 30 Sek. beim Blick
   geradeaus unter der Frenzelbrille oder ein richtungsbestimmter Spontannystagmus in bis zu 6 Blickrichtungen oder deutlicher Blickrichtungsnystagmus
4 = Intensität des Spontannystagmus beim Blick geradeaus unter der Frenzelbrille
   über 40 während 30 Sek. bzw. richtungsbestimmter Spontannystagmus in nahezu allen 9 Blickrichtungen (z. B. wie unmittelbar nach Neurektomie des N.
   vestibularis oder Neuropathia vestibularis im akuten Stadium) oder grobschlä-
   giger und frequenter Spontannystagmus mit geöffneten Augen oder intensiver
   Blickrichtungsnystagmus.

D. Blickmotorik

0 = nicht gestört
1 = leichte charakteristische Unregelmäßigkeiten im ENG-Schriftbild
2 = mittelschwere charakteristische Unregelmäßigkeiten im ENG-Schriftbild

3 = deutliche charakteristische Unregelmäßigkeiten im ENG-Schriftbild
4 = schwere charakteristische Unregelmäßigkeiten im ENG-Schriftbild oder auch
    beim unmittelbaren Betrachten der Augen des Patienten erkennbar.

E. Vestibulospinale Reaktionen

0 = nicht auffällig
1 = leichte Unregelmäßigkeiten beim Blindgang oder Treten mit geschlossenen
    Augen
2 = leichte Abweichungen mit geschlossenen Augen z. B. im Unterbergerschen
    Tretversuch und im Blindgang
3 = leichte Abweichungen bzw. Auffälligkeiten sowohl im Rombergschen Steh-
    versuch, Unterbergerschen Tretversuch als auch beim Blindgang
4 = Patient kann sich mit geöffneten Augen kaum allein halten oder deutliche
    Auffälligkeiten in den 3 klassischen vestibulospinalen Funktionsprüfungen

F. Die Lageprüfung (Positiogramm)

0 = keine Nystagmusentstehung
1 = geringer Lagerungsnystagmus in 1 bis 2 Positionen (ca. 5 Schläge während
    5 Sek.) oder ein Kopfschüttelnystagmus
2 = geringgradiger Lagerungsnystagmus in 3 bis 4 Positionen oder ein mittelgra-
    diger Lagerungsnystagmus in 1 bis 2 Positionen (ca. 10–15 Schläge während
    8–10 Sek.) oder ein geringgradiger Lagenystagmus in 1 bis 2 Positionen (<60
    Schläge während 1 Min.)
3 = geringgradiger Lagerungsnystagmus in 5 bis 6 Positionen oder ein mittelgra-
    diger Lagerungsnystagmus (z. B. Typ benigner paroxysmaler Lagerungsny-
    stagmus) oder ein geringgradiger Lagenystagmus in 3 bis 4 Positionen (< 60
    Schläge während 1 Min.) oder ein Lagenystagmus in mindestens 2 Positionen
    (60–100 Schläge während 1 Min.)
4 = mittelgradiger Lagerungsnystagmus in 5 bis 6 Positionen oder ein schwergra-
    diger Lagerungsnystagmus (z. B. Typ benigner paroxysmaler Lagerungsny-
    stagmus von großer Intensität) oder ein intensiver Lagenystagmus (>100
    Schläge während 1 Min.; z. B. unmittelbar nach Neurektomie des N. vestibu-
    laris oder bei schweren zentral-vestibulären Läsionen vor allem mit richtungs-
    wechselndem Nystagmus).

G. Die kalorische Prüfung (Kalorigramm)

0 = seitengleiche und normale Erregbarkeit
1 = leichte „relative" Seitendifferenz (15 % für die Schlagzahl und 25 % für die
    Winkelgeschwindigkeit) oder Hinweis für leichte Übererregbarkeit (Schlagzahl
    von ca. 80–100 Schlägen/30 Sek. oder Winkelgeschwindigkeit 40–50°/Sek.)
    oder geringe Preponderance (20–30 %)
2 = deutliche „relative" Seitendifferenz (>20 %) oder Übererregbarkeit (Schlag-
    zahl von ca. 100–120 Schlägen/30 Sek. mit vegetativer Begleitsymptomatik
    oder Winkelgeschwindigkeit >50°/Sek.) oder Preponderance >30 %
3 = „absolute" Untererregbarkeit (Schlagzahl <25 Schläge/30 Sek. oder Winkel-
    geschwindigkeit von <5°/Sek.) oder deutliche Übererregbarkeit (ca. 120
    Schläge/30 Sek. mit starker vegetativer Symptomatik)

4 = Unerregbarkeit eines Labyrinthes oder intensive Enthemmung (> 120 Schläge/
    30 Sek. mit erheblicher vegetativer Symptomatik und/oder Zeichen von Ent-
    hemmung in der Stuhlpendelung oder Rotationsprüfung).

Morbus Menière

Der Name *M. Menière* geht auf den Erstbeschreiber Prosper Menière (1861) zurück,
der die Läsion dieses Krankheitsbildes im Innenohr vermutete.

Symptome

Beim „klassischen" M. Menière imponieren intensive Schwindelanfälle meist vom
Charakter des Drehschwindels, die unverhofft auftreten und oft eine oder mehrere
Stunden andauern (Reizstadium) und häufig mit Erbrechen einhergehen. Manchmal
können sogar präkollaptische Zustände ausgelöst werden. In der Regel synchron mit
den Schwindelattacken verspürt der Patient meist nur auf einem Ohr einen Hörverlust
(fluktuierender Hörverlust) verbunden mit Ohrensausen. Dazwischen liegen freie
Intervalle (Intervallstadium) praktisch ohne Schwindel und ohne Ohrsymptomatik.
Diese Symptomatik kann unterschiedlich oft ausgelöst werden (mehrmals pro Woche
oder Monat oder nur wenige Male im Jahr). In wenigen Fällen kann das Reizstadium
für einen längeren Zeitraum sogar täglich auftreten. Während dieses Stadiums verspürt der Erkrankte in der Regel ein Völlegefühl bzw. ein Druckgefühl im erkrankten
Ohr. Durch Wetterumsturz kann die lästige Krankheitssymptomatik provoziert werden. Viele Personen mit M. Menière leiden an Grundkrankheiten wie z. B. mani-
festem oder latentem Diabetes mellitus, Hypotonie, Hypertonie, Hyperlipidämie,
Gicht.

Typen des M. Menière

Der M. Menière kann mit etwas unterschiedlich ausgeprägter Symptomatik verlau-
fen, je nachdem ob die Schwindelsymptomatik oder die Ohrsymptomatik mehr im
Vordergrund steht. Daher kann man den M. Menière in unterschiedliche Typen bzw.
Formen einteilen:

1. „klassischer" M. Menière (mit der Trias: Drehschwindelanfälle gleichzeitig verbunden mit Hörverlust und Ohrensausen, Symptomatik meist einseitig; in ca.
   10 % – 20 % auf beiden Ohren);
2. „vestibulärer" M. Menière (Schwindelanfälle und kaum bzw. keine Ohrsymptomatik)
3. „kochleärer" M. Menière (Ohrsymptomatik in Form von fluktuierendem Hörverlust mit Ohrensausen, aber kein Schwindel);
4. Menière-Syndrom (Menière-Symptomatik infolge z. B. Vertebralis-Basilaris-
   insuffizienz);

5. Lermoyez-Syndrom (Schwindelanfälle und gleichzeitig Hörverbesserung während den Attacken).

Ätiologie, Pathogenese

Es existieren zahlreiche Theorien für die Auslösung der Menière-Symptomatik. Die Ursache für M. Menière wird in einem *Hydrops endolymphaticus* vermutet (Schuknecht 1974). Das häutige Labyrinth wird infolge Volumenzunahme ausgedehnt, wodurch es zu einem erhöhten Innendruck im Endolymphsystem kommt. Dies kann zu Herniationen und Rupturen führen. Rupturen können in der Reissnerschen Membran im Cortischen Organ und/oder im häutigen Labyrinth des Sacculus, des Utrikulus oder den Ampullen entstehen. Die Ursache für die Entstehung eines Hydrops können sein: eine verminderte oder vermehrte Produktion der Endolymphe, metabolische Veränderungen (von Diabetes mellitus bis zum Streß), osmotische Druckveränderungen, Änderung der Perilymph-Endolymph-Barriere oder Zerstörung von anatomischen Strukturen im Innenohr. M. Menière kann auch ausgelöst werden als Folge von anderen Erkrankungen, wie z. B. Otitis media chronica, Contusio labyrinthi, Grippeotitis oder im Rahmen einer Allergie. In diesem Zusammenhang wird auf eine retrolabyrinthäre Möglichkeit als Auslöser des M. Menière hingewiesen (Wigand et al. 1982, 1983). Stark pulsierende und arteriosklerotisch veränderte Gefäßschlingen, die den achten Hirnnerven prominent tangieren oder narbige Verziehungen bzw. Synechien mit diesen Nerven und umliegenden Organstrukturen (z. B. Zerebellum), können mitunter mitverantwortlich sein für entstehende Spontanentladungen des N. vestibulo-cochlearis mit Auslösung von Menière-Symptomatik.

Treten Rupturen im häutigen Labyrinth auf, so kommt es an der Außenwand der Rezeptoren zu einer Kaliumionen-Intoxikation durch die Vermischung der Endolymphe mit der Perilymphe. Dadurch resultieren unerwünschte Depolarisationen, wodurch die lästigen Schwindelattacken mit der fluktuierenden Ohrsymptomatik ausgelöst werden. Diese vergehen im allgemeinen innerhalb von Stunden, nachdem ein Ionenausgleich wieder hergestellt wurde. Je nach Häufigkeit und Ausdehnung des Hydrops entstehen allmählich zusätzlich morphologische Veränderungen. Mechanisch verursacht der Hydrops Deformationen im vestibulären und/oder kochleären Anteil. Manchmal kann es sein, daß nur der Bereich der Otolithen betroffen wird. Dann kann sich der Attackenschwindel als anfallsartiges Hinfallen des Patienten äußern (Baloh 1984).

In der Kochlea resultiert eine Kaliumintoxikation des perilymphatischen Raums in einer Depolarisation kochleärer Haarzellen. Dies kann einmal den Tinnitus und zweitens den Hörverlust auslösen, da eine anhaltende Depolarisation eine Mindererregbarkeit mit Abfall des Rezeptorpotentials zur Folge haben kann (Zenner 1986). Als weiteres entsteht eine pathologische Kontraktion der äußeren Haarzellen longitudinal zu deren Längsachse, die zur Veränderung der Schwingungsfähigkeit der Basilarmembran führt mit Höreinbuße als Folge.

Man vermutet ein aktives Ionentransportsystem (Na^+-K^+-Pumpe mit Hilfe von ATP-ase) in der Kochlea und im Saccus endolymphaticus, das die Flüssigkeitsmenge und die Ionenkonzentration reguliert (Morgenstern 1984). Bei histopathologischen

Untersuchungen von Menière-Patienten wurden vielfach Veränderungen (Fibrosierung, Vernarbung) im Ductus- und Saccus endolymphaticus gefunden. Außerdem existiert in diesem Bereich eine bedeutsame immunologische Aktivität (Rask-Andersen u. Stahle 1980). Auch bei Untersuchungen des Vestibularisnerven nach Neurektomie an Patienten mit M. Menière wurde eine Fibrosierung des Peri- oder Endoneuriums oder im Bereich des Ganglion scarpae festgestellt (Ylikoski et al.; Helms u. Steinbach 1986). Neuere Untersuchungen haben allerdings diese Beobachtung widerlegt (Quijano et al. 1988). Durch tierexperimentelle Untersuchungen konnte ein Hydrops erzeugt werden durch Blockierung des Ductus endolymphaticus oder durch Zerstörung des Saccus endolymphaticus (Schuknecht 1974). Der Hydrops endolymphaticus führt erstens zu einer Änderung der Ionen-Konzentration, des Proteingehaltes und des Ruhepotentials und zweitens zur Entstehung eines mechanischen Drucks. Die Menière-Symptomatik kann somit zum einen biochemisch ausgelöst werden und zum anderen mechanisch.

Differentialdiagnosen

Als Differentialdiagnosen zum M. Menière sind zu nennen: akuter Hörsturz mit oder ohne vestibuläre Beteiligung (vor allem wenn er rezidiviert), Neuropathia vestibularis (zum „vestibulären" M. Menière), Perilymphfistel, zervikaler Schwindel, mitunter Vertebralis-Basilarisinsuffizienz und in gewisser Hinsicht das Akustikusneurinom. In der Regel stellt sich ein „klassischer" M. Menière selten als ein Akustikusneurinom heraus.

Untersuchungsvorgänge

1. HNO-Status (normaler otoskopischer Befund).
2. Audiologische Untersuchung
   a) Tonschwellenaudiogramm im Reizstadium: oft mit charakteristischen Kurven wie omnifrequenter sensoneuraler Hörverlust, Tieftonverlust oder Tief- und Hochtonverlust; meist einseitig;
   b) Tonschwellenaudiogramm im Intervallstadium: keine Hörstörung oder „alte" zurückliegende Hörstörung; Taubheit äußerst selten; oft Fluktuationen in den Kontrolluntersuchungen.
   Weber: Lateralisation in die Mitte (z. B. im Intervallstadium) oder ins besser hörende Ohr (z. B. im Reizstadium); Rinne: positiv,
   überschwellige Audiometrie: Zeichen einer kochleären Hörstörung.
   Hirnstammaudiometrie: keine verlängerte Hirnstammlaufzeit.
3. Röntgendiagnostik: Nasennebenhöhlenaufnahme zum Ausschluß eines sinugenen Schwindels. Ca. 25 % der Patienten mit M. Menière weisen Nasennebenhöhlenaffektionen auf (Haid 1975). Stenvers-Aufnahmen zeigen seitengleiche innere Gehörgänge (Stahle u. Wilbrand fanden röntgenologisch eine reduzierte Pneumatisation medial der Eminentia arcuata und im Bereich des Aqueductus vestibularis). In unklaren Fällen ist es vorteilhaft ein kraniales CT oder eine Kern-

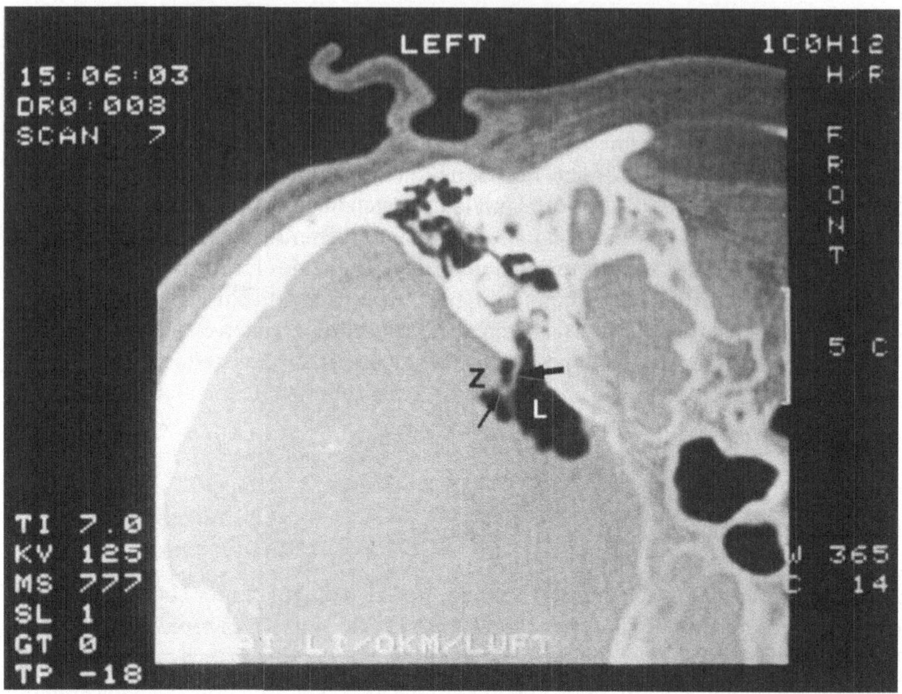

Abb. 65. Das Ergebnis einer Luftmeatographie eines Patienten (K.J., 55 Jahre) mit M. Menière links. Im Kleinhirnbrückenwinkel sammelt sich lumbal verabreichte Luft (*L*), die auch in den inneren Gehörgang hineingelangt. Eine Gefäßschlinge (*schmaler Pfeil*) liegt dem N. VIII auf (*dicker Pfeil*) in unmittelbarer Nachbarschaft zum Zerebellum (*Z*)

spintomographie durchzuführen, um ein tumoröses Geschehen als mögliche Ursache der Menière-Symptomatik auszuschließen. Mit der Computertomographie in Kombination mit Gasmeatographie können zu ca. 50% Gefäßschlingen im Kleinhirnbrückenwinkel oder inneren Gehörgang dargestellt werden (Abb. 65). Darüber hinaus können narbige Verziehungen (Arachnoiditis) erkannt werden. Diese können für die Auslösung einer Menière-Symptomatik mitverantwortlich sein (s. S. 137).

4. Fahndung nach Grundkrankheiten (Menière-Patienten leiden häufig an internistischen Krankheiten wie Diabetes mellitus, Hypotonie, Hypertonie, Gicht, Hyperlipidämie etc., die oft nicht bekannt sind).

5. Vestibularisprüfung.

6. Glyzerinprobe (Manchmal kann die sog. Glyzerinprobe nach Klockhoff u. Lindblom [1966] für die Diagnose M. Menière aufschlußreich sein. Nach Gabe von Glyzerin, 1,5 g pro kg KG per os, beigemengt mit Saft, kann aus osmotischen Gründen eine Besserung der Symptomatik eintreten. Während dieser Diagnostik alle 3 Std. Audiogrammkontrollen ausführen. Ein positiver Effekt zeigt sich neben Linderung der subjektiven Beschwerden in einer Besserung der Hörkurve auf der erkrankten Seite von 15 dB und mehr).

Ergebnisse der Vestibularisprüfung

Die Ergebnisse der Vestibularisprüfung von Erkrankten mit M. Menière (insbesondere bei der „klassischen" Form) sind davon abhängig, in welchem Stadium diese zur Untersuchung erscheinen. Im Reizstadium erscheint der Betroffene zunächst nicht beim HNO-Arzt draußen in der Praxis oder Klinik, sondern sucht zuerst seinen Hausarzt auf. Bereits nach einigen Stunden ist die Menière-Symptomatik in der Regel wieder verschwunden und damit das Intervallstadium wieder erreicht. Meist kommt er in diesem Stadium schließlich irgendwann zum verabredeten Termin zur Gleichgewichtsprüfung und bietet dann im allgemeinen keine schwerwiegenden pathologischen Befunde mehr. Die bietet der Erkrankte nur im Reizstadium. Somit existieren neben den fluktuierenden Hörergebnissen auch gleichzeitig fluktuierende peripher-vestibuläre Ergebnisse in den Kontrolluntersuchungen mit recht charakteristischen Mustern, vor allem während des Anfalls- oder Reizstadiums.

Reizstadium

Im *Reizstadium* des M. Menière (Tabelle 13, S. 117) weist der Erkrankte in der Regel einen recht intensiven und richtungsbestimmten Spontannystagmus meist zum erkrankten Ohr auf (Reiznystagmus), aber auch Nystagmus zum gesunden Ohr ist möglich, verbunden mit intensivem Drehschwindel. In der Lageprüfung kann der Spontannystagmus eine Intensitätszunahme erhalten und entweder als richtungsbestimmter Lagenystagmus oder Lagerungsnystagmus (kurzzeitige Intensitätszunahme) vorhanden sein. Die Schlagrichtung entspricht in der Regel immer der des Spontannystagmus. Bei der Funktionsprüfung der vestibulospinalen Reflexe entsteht meist eine Lateropulsion mehr zum gesunden Ohr (abhängig von Richtung des Spontannystagmus). In der Stuhlpendelung oder Rotationsprüfung entsteht vielfach ein Richtungsüberwiegen des Nystagmus in der gleichen Richtung wie der Spontannystagmus. Die Blickmotorik ist im allgemeinen normal. Ein ganz intensiver Reiznystagmus kann zu Überlagerungen des Kurvenbildes im ENG führen. In der thermischen Prüfung zeigt sich auf der erkrankten Seite häufig entweder ein Reizlabyrinth oder eine Untererregbarkeit. Manchmal kann ein Ausfall vorgetäuscht werden, falls der intensive Spontannystagmus auf der erkrankten Seite zu keiner Nystagmusumkehr führt.

Intervallstadium

Im *Intervallstadium* des M. Menière (Tabelle 14, S. 117) werden je nach Krankheitsdauer im allgemeinen, wenn überhaupt, nur diskrete pathologische Vestibularisbefunde erhoben. Der Erkrankte verspürt kaum Vertigo. Ein Spontannystagmus wird nur vereinzelt beobachtet, zu keinem Zeitpunkt ein Blickrichtungsnystagmus. In der Lageprüfung entsteht oft kein auffälliger Nystagmus. Die vestibulospinalen Reflexe sind vielfach intakt. In der Rotationsprüfung oder Stuhlpendelung werden oft symmetrische Rechts- und Linksnystagmusausschläge erzeugt. Die Blickmotorik zeigt einen Normalbefund. In der thermischen Prüfung besteht recht häufig zunächst eine

Tabelle 19. Konservative Behandlungsmöglichkeiten des M. Menière

1. a) Antivertiginosa, wie z. B. Vasomotal, Aequamen oder Sibelium; in Reizstadien Dogmatil
      oder Vomex A i.v.
   b) Sedativum nur in Ausnahmefällen
2. a) Behandlung von Grundkrankheiten
   b) Diätmaßnahmen (salzarm, Flüssigkeitseinschränkung, fettarm)
3. Diuretikum (nicht routinemäßig)
4. Infusionsbehandlung mit niedermolekularen Lösungen zur Förderung der Innenohrdurchblutung
5. Stationäre Aufnahme im Reizstadium

seitengleiche und normale Erregbarkeit. Mit der Zeit sowie in Abhängigkeit von
Dauer, Intensität und Häufigkeit der Schwindelanfälle kann sich eine bleibende
Unterfunktion des erkrankten Labyrinthes ausbilden, eine Unerregbarkeit selten.

Therapie

Es existieren zahlreiche Medikamente, die Menière-Patienten zur Therapie der
Schwindelattacken in der Hoffnung verabreicht werden, daß sie nicht mehr oder nur
noch in schwächerer Intensität ausgelöst werden können. Zur konservativen Therapie
(Tabelle 19) haben sich als antivertiginös wirksame Medikamente das Betahistin
(Vasomotal), das Betahistindimesilat (Aequamen) und der Kalziumantagonist Flunarizin (Sibelium) bewährt. Falls keine Kontraindikation vorliegt, kann ein Diuretikum einem Hydrops entgegenwirken. Neben Behandlung von Grundkrankheiten
können nach Updegraff (1985) Diätmaßnahmen (fettarm, salzarm, Flüssigkeitseinschränkung) den M. Menière positiv beeinflussen, Vitaminpräparate ebenso. Erscheint der Erkrankte im Reizstadium, ist es ratsam, ihn stationär aufzunehmen.
Eine i.v.-Applikation eines Antivertiginosums, wie z. B. Sulpirid (Dogmatil), oder
Dimenhydrinat (Vomex A), reduziert in der Regel die Intensität des Spontannystagmus und damit den Schwindel. Zur Förderung der Mikrozirkulation des Innenohres
können hyperosmolare Lösungen wie z. B. niedermolekulare Dextrane (z. B. Rheo-
makrodex, vorher „Promitprobe" zur Abklärung von allergischen Reaktionen) oder
wegen des geringeren Risikos von Nebenwirkungen Hydroxyäthylstärke (z. B.
HAES-steril) verabreicht werden. In seltenen Fällen wird es nötig sein, ein Sedativum
zur Beruhigung des Patienten zu geben. Da die chirurgische Behandlung bei vielen
Patienten insbesondere mit peripher-vestibulärer Läsion, so auch beim M. Menière,
die letzte Konsequenz zur Beseitigung des Schwindels darstellen kann, wird dieser
Therapie ein breiter Raum zugebilligt.

Trotz eines intensiven Bemühens mit konservativen Maßnahmen müssen sich
zahlreiche Patienten mit M. Menière früher oder später doch noch einer chirurgischen
Therapie zur Beseitigung der lästigen und nicht mehr zu ertragenden Schwindelattacken unterziehen. Es existieren zahlreiche unterschiedliche Operationsverfahren
(Tabelle 20) in der Absicht, nicht nur die Schwindelattacken zu beseitigen, sondern
auch den Hörverlust und den Tinnitus positiv zu beeinflussen: die Sakkotomie (Port-

Tabelle 20. Chirurgische Behandlungsmöglichkeiten des M. Menière

1. Intratympanale Applikation von ototoxischen Antibiotika
2. Sakkotomie
3. Subarachnoidaler Shunt
4. Labyrinthektomie
5. Ultraschallausschaltung des Labyrinthes
6. Sakkulotomie
7. Labyrinthotomie
8. Neurektomie des N. vestibularis
9. Neurolyse des N. vestibulo-cochlearis (in der Regel Kombination von Neurektomie des N. vestibularis mit Neurolyse des proximalen Vestibularis-stumpfes)

mann 1927), die Labyrinthektomie (Cawthorne 1938), die Ultraschallbehandlung (Krejcy 1952; Arslan 1953), die Labyrinthotomie (Schuknecht 1957), die Sakkulotomie (Plester 1958; Fick 1964; Cody 1967), die subarachnoidale Shunt-Operation (House 1962), die intratympanale Applikation von ototoxischen Antibiotika (Beck 1968; Lange 1977), die Neurektomie des N. vestibularis (Dandy 1925; House 1961; Fisch 1968), und die Neurolyse bzw. neurovaskuläre Dekompression des achten Hirnnerven (Jannetta 1975; Wigand et al. 1982), um einige aufzuzählen. Einige dieser Operationsmethoden haben von vornherein den großen Nachteil, daß das Hörvermögen infolge der Labyrinthdestruktion auf dem zu operierenden Ohr verlorengeht (z. B. Labyrinthektomie und Neurektomie des N. vestibularis auf translabyrinthärem Weg). Es scheint auf den ersten Blick bislang nur 3 Eingriffe zu geben, die in der operativen Behandlung des M. Menière mehr oder weniger miteinander konkurrieren:

1. Operationen am Saccus endolymphaticus zur Druckentlastung des endolymphatischen Hydrops (z. B. Sakkotomie, subarachnoidaler Shunt),
2. die intratympanale Gentamycinbehandlung zur ototoxischen Ausschaltung des Labyrinths und damit zur Beseitigung der Schwindelanfälle und
3. die Neurektomie des Gleichgewichtsnerven zur neuralen Ausschaltung von Schwindelattacken.

Darüber hinaus kann als vierte Möglichkeit eine sog. Neurolyse des achten Hirnnerven (Wigand et al. 1982, 1983) mechanische Ursachen als mögliche Auslöser des Attackenschwindels beseitigen.

a) **Eingriffe am Saccus endolymphaticus**

Bei den unterschiedlichen *Eingriffen am Saccus endolymphaticus* zur Druckentlastung des endolymphatischen Hydrops wird dieser auf transmastoidalem Weg innerhalb des Trautmannschen Dreiecks aufgesucht, und zwar im Bereich des Canalis semicircularis posterior. Der Saccus liegt lateral und dorsal der unteren Hälfte des hinteren Bogenganges. Dann wird der Endolymphsack geschlitzt und offengehalten (Sakkotomie, Portmann 1927) oder es wird ein Verbindungsraum zum Subarachnoidalraum mit Hilfe eines Polyäthylen- oder Silastikschlauches hergestellt (subarachnoidaler Shunt, House). Der Nachteil dieser Methode besteht darin, daß sich nach etwa 1 bis 2 Jahren die implantierten Teile im Saccus endolymphaticus in etwa der Hälfte der Fälle verschließen können. Dies wird an dem relativ geringen therapeutischen Effekt der Schwindelbeseitigung von 60–80 % erkennbar, insbesondere bezüglich der Langzeitergebnisse (House 1961; Fisch 1976; Silverstein 1978; Portmann 1927; Paparella 1976).

b) **Intratympanale Applikation von ototoxischen Antibiotika**

Bei der *intratympanalen Applikation von ototoxischen Medikamenten* zur Ausschaltung des erkrankten Labyrinthes bei M. Menière wird hauptsächlich Gentamycin (Lange 1977) verabreicht. Mittels eines dünnen Plastikkatheters oder durch ein im Trommelfell eingesetztes Paukenröhrchen werden pro Tag alle 5 Std. 4 mg Gentamycin in 0,1 ml Flüssigkeit in das Mittelohr instilliert. Durch Seitwärtslage des Erkrankten fließt das Mittel zum runden und ovalen Fenster und diffundiert in das Innenohr. Täglich müssen Audiogrammkontrollen und Nystagmusbeobachtungen durchgeführt werden. Die Therapie wird beendet, wenn ein Spontannystagmus zum Vorschein kommt, der Patient ein Schwindelgefühl verspürt oder ein Hörverlust auftritt. Der therapeutische Effekt, die Schwindelanfälle zu beseitigen oder erheblich zu vermindern, wurde mit 80–95 % angegeben (Lange 1977; Beck u. Schmidt 1978; Katzke 1982). Zu etwa einem Drittel der Fälle verschwindet das Ohrensausen oder verringert seine Intensität deutlich. Die Gefahr für eine Hörverschlechterung liegt mit 1:4 bis 1:3 recht hoch.

c) **Neurektomie des Gleichgewichtsnerven**

Eine bewährte Operationsmethode die lästigen und konservativ therapieresistenten Schwindelattacken bei M. Menière zu beseitigen, stellt die *Neurektomie des Gleichgewichtsnerven* auf der erkrankten Seite dar. Auf lange Sicht kann auch ein manchmal gleichzeitig präoperativ vorhandener Dauerschwindel durch diesen Eingriff beseitigt werden.

Infolge der meist nur Stunden andauernden Schwindelattacken, die ausgelöst werden durch afferente vestibuläre Fehlimpulse infolge des endolymphatischen Hydrops, kann es niemals zu einer vestibulären Kompensation kommen. Dies kann nur durch eine Neurektomie des N. vestibularis superior und inferior erfolgen, wodurch außerdem die vom Innenohr ankommenden Fehlimpulse unterbrochen werden. Es existieren unterschiedliche Wege, diesen Nerven aufzusuchen: subokzipital durch die hintere Schädelgrube zum Kleinhirnbrückenwinkel (Dandy 1925; Olivecrona 1935), transtemporal durch die mittlere Schädelgrube zum inneren Gehörgang (Perry u. Panse 1904; House 1961; Fisch 1968), translabyrinthär durch das Labyrinth hindurch zum inneren Gehörgang (Panse 1904; House 1961) oder retrolabyrinthär durch das Trautmannsche Dreieck hindurch zum Kleinhirnbrückenwinkel (Silverstein 1982). Die Erfolgsquote zur Beseitigung bzw. zur deutlichen Reduzierung von Schwindelattacken wird in der Literatur mit 90–100 % angegeben (Fisch 1976; Glasscock 1973; Haid u. Wigand 1985; Helms 1985; House 1961; Pulec 1970; Stupp u. Küpper 1974).

134

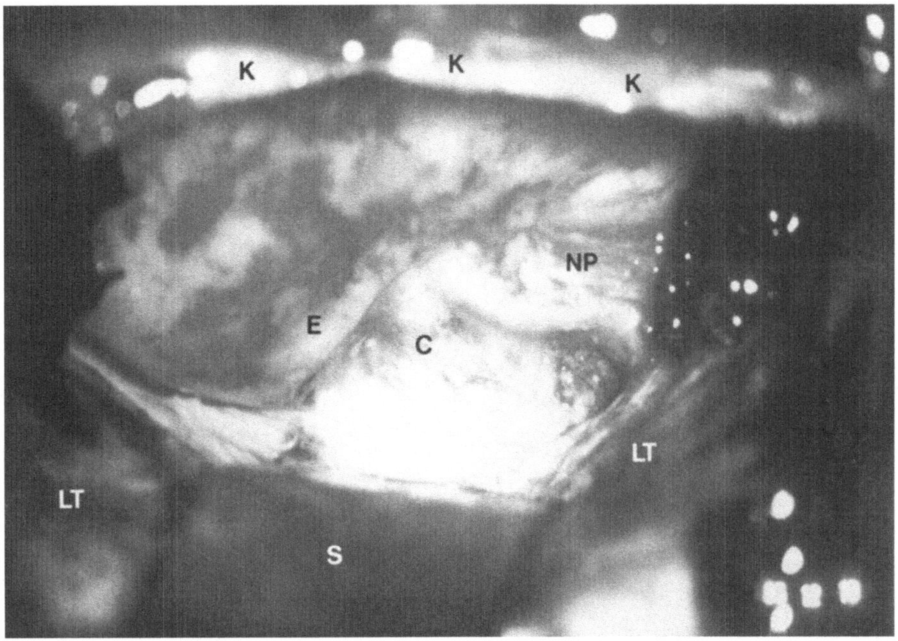

Abb. 66. Operationssitus (erweiterter transtemporaler Zugang zur mittleren Schädelgrube auf der linken Seite) einer Patientin (S.M., 62 Jahre) mit M. Menière zur Neurektomie des N. vestibularis und Neurolyse des N. VIII. *C* Canalis acusticus internus, *E* Eminentia arcuata mit grauer Linie des Canalis semicircularis superior, *K* Knochenrand (Unterrand) von der osteoplastischen Trepanationsstelle, *LT* Lobus temporalis (instrumentell hochgehoben), *NP* Nervus petrosus superficialis major, *S* Selbsthaltender Duraspatel nach Fisch

Nach Darstellen des siebten und achten Hirnnerven im inneren Gehörgang und/ oder im Kleinhirnbrückenwinkel werden zunächst die vestibulofazialen Anastomosen durchtrennt. Anschließend ist es wichtig, daß bei der Neurektomie (Abb. 66–69) sowohl der obere als auch der untere Ast des Gleichgewichtsnerven durchtrennt werden. Außerdem ist von Bedeutung, daß die Nervendurchtrennung proximal vom Ganglion Scarpae im inneren Gehörgang erfolgt (Helms 1985). Dies wird erreicht, wenn der Gleichgewichtsnerv über eine Strecke von ca. 5 mm reseziert wird. Damit unterbleibt der Kontakt zwischen Ganglienzellen und den höher vestibulär gelegenen Zentren, wodurch keine vestibulären Fehlimpulse mehr vom Endorgan zum zentralen vestibulären System gelangen können, die die lästigen Schwindelattacken auslösen. Unmittelbar postoperativ entsteht zunächst für einige Tage ein recht unangenehmer Dauerschwindel, der aber medikamentös gelindert werden kann. Über den Vorgang der vestibulären Kompensation, die durch gezielte aktive Bewegungsübungen beschleunigt wird, verschwindet dieser Schwindel allmählich. Ein gelegentliches Schwindelgefühl für höchstens 1–2 Sek. nach schnellen Körperbewegungen („Schlenkerer") kann lange Zeit bestehen bleiben. Dies wird aber von den Betroffenen nicht als lästig empfunden. Gelegentlich kann postoperativ eine Besserung des Hörvermögens auftreten. Meist bleibt es aber unbeeinflußt. Die Gefahr für eine

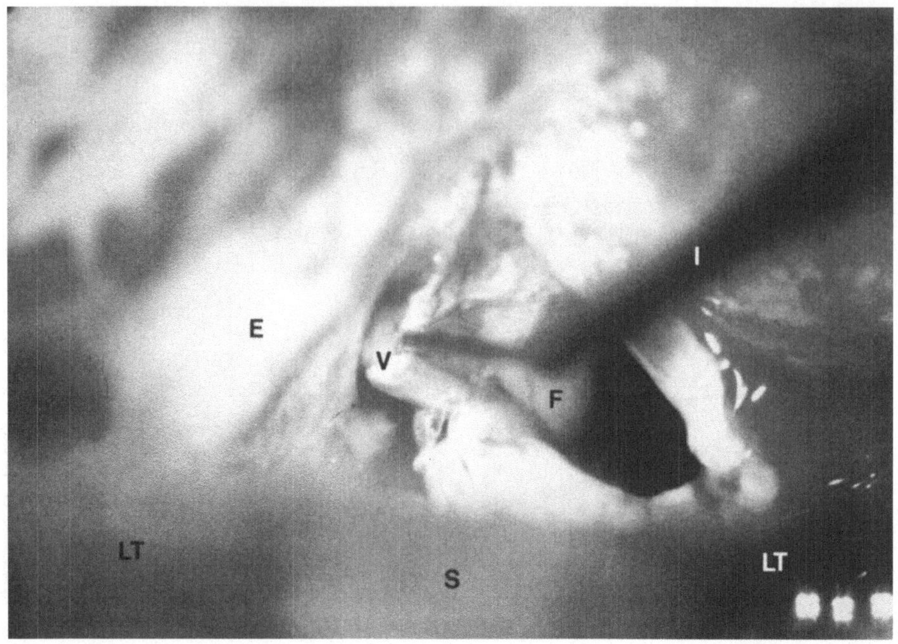

Abb. 67. Operationssitus (erweiterter transtemporaler Zugang zur mittleren Schädelgrube auf der linken Seite mit Einblick in den inneren Gehörgang und Kleinhirnbrückenwinkel) derselben Patientin wie in Abb. 66. Der linke N. vestibularis superior wird kurz vor der Neurektomie instrumentell zur Seite geschoben. *E* Eminentia arcuata mit grauer Linie des Canalis semicircularis superior, *F* N. facialis, *I* Instrument, *LT* Lobus temporalis (instrumentell hochgehoben), *S* selbsthaltender Duraspatel, *V* N. vestibularis superior

Taubheit auf dem operierten Ohr ist relativ gering. Gelegentlich verspüren die Patienten postoperativ weiterhin Fluktuationen des Hörvermögens, jedoch ohne Schwindelattacken. In mehreren Fällen kann ein präoperativ vorhandener progredienter Hörverlust des erkrankten Ohres durch die Neurektomie des Gleichgewichtsnerven aufgehalten werden. Etwa zur Hälfte der Fälle kann das Ohrensausen positiv beeinflußt werden. In vielen Fällen verschwindet auch das Völlegefühl im erkrankten Ohr.

In einem geringen Prozentsatz ($<10\%$), falls die Schwindelattacken nicht beseitigt werden können oder falls sie nach einem Zeitraum wieder erscheinen, müssen folgende Überlegungen angestrebt werden: Fehldiagnose, M. Menière auch auf dem zweiten Ohr, N. vestibularis inferior nicht durchtrennt, Ganglion Scarpae nicht mitreseziert oder Gefäßschlinge bzw. Vernarbungen am proximalen Vestibularisstumpf nicht dekomprimiert.

d) **Neurolyse des achten Hirnnerven**

Angeregt durch die positiven Operationsergebnisse von Jannetta 1975 mit der neurovaskulären Dekompression von Hirnnerven, sind wir in Erlangen dazu übergegangen, bei Patienten mit M. Menière und konservativ therapieresistenten Schwindelanfällen, neben der Neurektomie des N. vestibularis auch gleichzeitig eine *neurovaskuläre Dekompression* des achten Hirnnerven (*Neurolyse,* Wigand) auf der erkrankten Seite auszuführen. Dies geschieht am besten auf dem erweiterten transtemporalen Zugangsweg durch die mittlere Schädelgrube (Wigand et al. 1982, 1983). Hierbei ist es wichtig, einen ausgiebigen Einblick vom Fundus des inneren Gehörganges über den Porus acusticus internus bis weit in den Kleinhirnbrückenwinkel hinein zum Stammhirn zu schaffen (Abb. 70). Es können sich häufig auffällige, kompressionsartige Berührungen zwischen größeren Arterien oder Venen mit dem achten Hirnnerven finden, entweder stammhirnnahe, im Bereich des Porus acusticus internus oder noch weiter lateral im inneren Gehörgang selbst, die man vorsichtig abpolstern sollte (Abb. 71, 72). Es kommen auch Einschnürungen des Gefäß-Nervenbündels durch straffes arachnoidales Gewebe mit Dislokation des Nervus vestibulo-cochlearis insbesondere im Bereich des Flocculus des Zerebellums (Abb. 73) vor, die beseitigt werden sollten. Es muß darauf geachtet werden, daß keine wichtigen zuführenden Gefäße zum Hirnstamm und Innenohr sowie keine anderen wichtigen Strukturen verletzt werden. Mit der gleichzeitigen Ausführung der Neurektomie des Gleichgewichtsnerven und der Neurolyse des achten Hirnnerven hat man den Vorteil, daß die Schwindelattacken erstens sowohl neural als auch zweitens durch Beseitigung

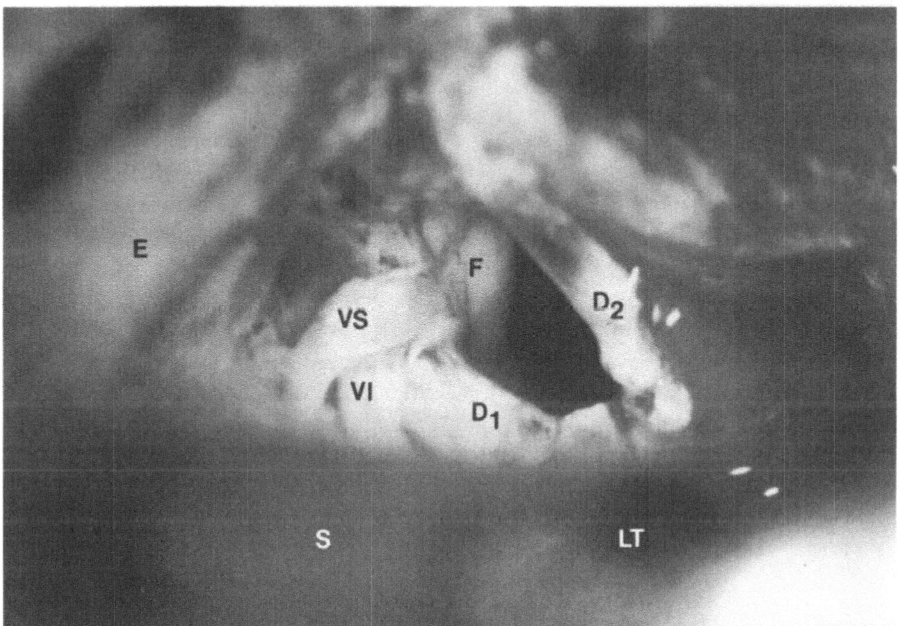

Abb. 68. Operationssitus (erweiterter transtemporaler Zugang zur mittleren Schädelgrube auf der linken Seite mit Einblick in den inneren Gehörgang und Kleinhirnbrückenwinkel) derselben Patientin der Abb. 66, 67 nach Neurektomie des N. vestibularis superior und inferior. D_1 Durabezirk zum Kleinhirnbrückenwinkel (zurückgeklappt), D_2 Durabezirk zum inneren Gehörgang (vorderer Bezirk, zurückgeklappt), *E* Eminentia arcuata mit grauer Linie des Canalis semicircularis superior, *F* N. facialis, *LT* Lobus temporalis, *S* selbsthaltender Duraspatel, *V.I* N. vestibularis inferior (proximaler Stumpf nach Neurektomie), *V.S.* N. vestibularis superior (proximaler Stumpf nach Neurektomie)

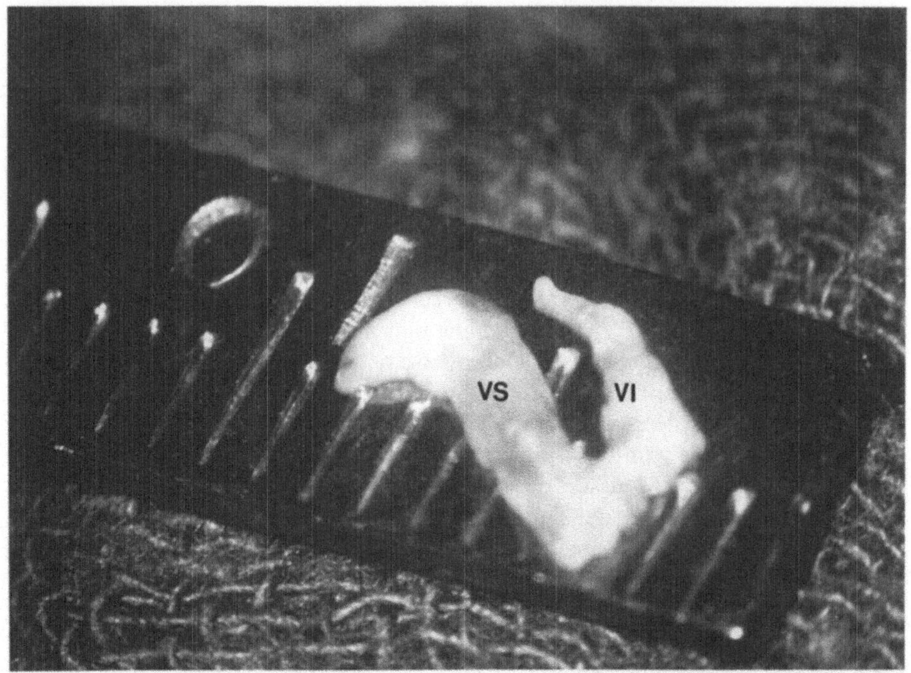

Abb. 69. Durchtrennter Vestibularisnerv (Neurektomie) derselben Patientin wie in Abb. 66–68. *V.I*
N. vestibularis inferior, *V.S.* N. vestibularis superior mit Ganglion Scarpae

von mechanischen Irritationen ausgeschaltet werden können. Denn diese vaskulären oder narbigen Kompressionen am verbleibenden proximalen Nervenstumpf des N. vestibularis können sonst unbehandelt mitverantwortlich sein für entstehende vestibuläre Fehlimpulse, die afferent weitergeleitet werden und zur Auslösung einer Menière-Symptomatik führen können.

Die Erfolge mit beiden Verfahren, nämlich der Neurektomie des Gleichgewichtsnerven mit gleichzeitiger Neurolyse des achten Hirnnerven auf dem erweiterten transtemporalen Zugangsweg bei Menière-Patienten, sind vielversprechend (Haid u. Wigand 1985). Die Komplikationen von seiten der Operation sind in geübter otoneurochirurgischer Hand sehr gering. Nach erfolgreicher vestibulärer Kompensation sind die Patienten in der Regel wieder voll arbeitsfähig.

Hinweise

1. Die Prognose des M. Menière verläuft individuell unterschiedlich. Sie hängt von der Intensität, Dauer und Häufigkeit der Schwindelattacken ab. Damit eng verbunden sind Fahrtüchtigkeit und Arbeitsfähigkeit der erkrankten Personen.
2. Es existiert im allgemeinen keine Geschlechts- oder Seitenbevorzugung. In ca. 10–20 % kommt der M. Menière auf beiden Seiten vor, entweder vom Beginn an (gleichzeitig) oder entsteht erst später auf dem zweiten Ohr. In der Regel können

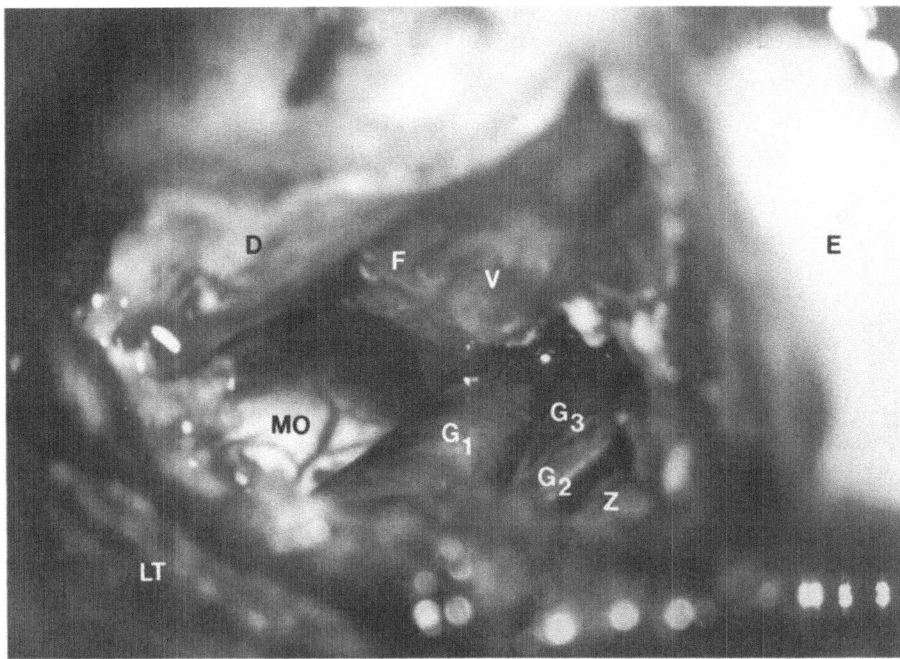

Abb. 70. Operationssitus (erweiterter transtemporaler Zugang zur mittleren Schädelgrube rechts mit Einblick in den inneren Gehörgang und Kleinhirnbrückenwinkel) eines Patienten (P.L., 44 Jahre) mit M. Menière zur Neurektomie des N. vestibularis und Neurolyse des N. VIII. *D* Durabezirk (zurückgeklappt) vor dem inneren Gehörgang, *E* Eminentia arcuata mit grauer Linie des Canalis semicircularis superior, *F* N. facialis, G_1 Gefäß (V. petrosa), G_2 Gefäß (venös), G_3 Gefäß (arteriell), *LT* Lobus temporalis (instrumentell hochgehoben), *MO* Medulla oblongata, *V* N. vestibularis superior, *Z* Zerebellum (Flocculus)

alle Altersklassen von dieser Erkrankung betroffen werden mit einer Häufung zwischen 35 und 60 Jahren.

Kinder werden im allgemeinen nicht von dieser Erkrankung befallen.

3. Typisch für die Diagnose vor allem des „klassischen" M. Menière, sind die zur gleichen Zeit erscheinenden fluktuierenden vestibulären und audiologischen Befunde. Am leichtesten kann die Diagnose zusammen mit der Anamnese im Reizstadium gestellt werden (hoher Vestibularis-Index).

4. Ein benigner paroxysmaler Lagerungsnystagmus kommt beim Attackenschwindel wie der M. Menière praktisch nicht vor. Dann ist differentialdiagnostisch an eine Perilymphfistel zu denken.

5. Der M. Menière geht ohne Bewußtlosigkeit und bis auf die Funktionseinbuße des N. vestibulo-cochlearis ohne neurologische Ausfälle einher.

6. Ein akuter Hörsturz, insbesondere wenn er zu Rezidiven neigt, kann sich als M. Menière herausstellen.

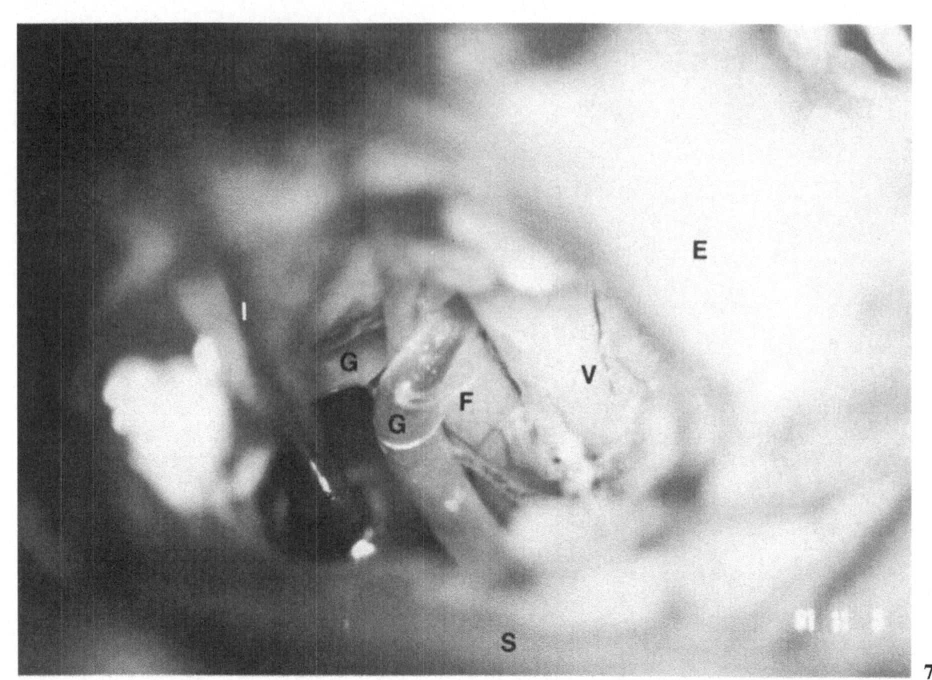

I
G
G
F
V
E
S
71

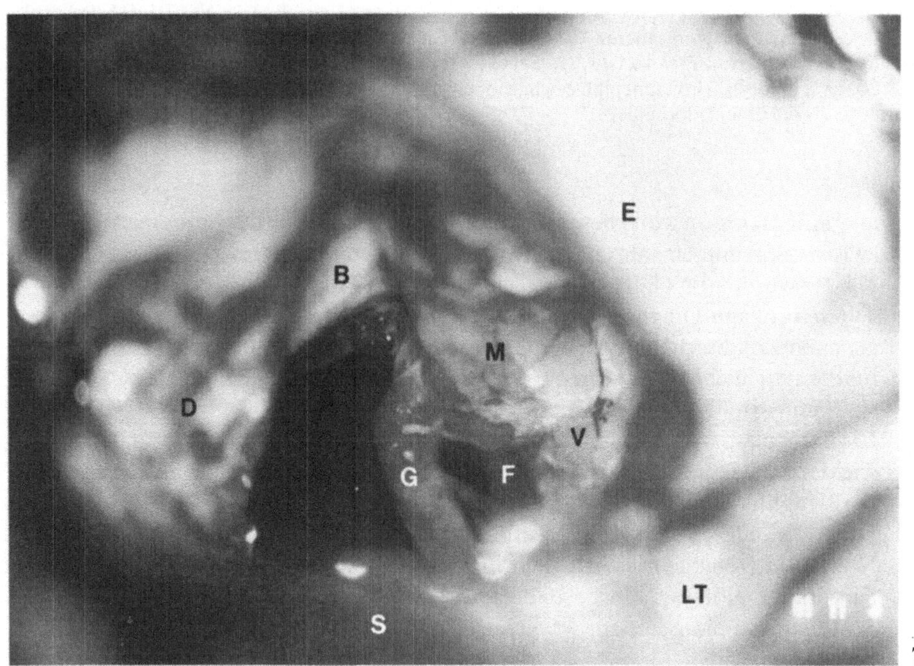

B
M
D
V
G
F
E
LT
S
72

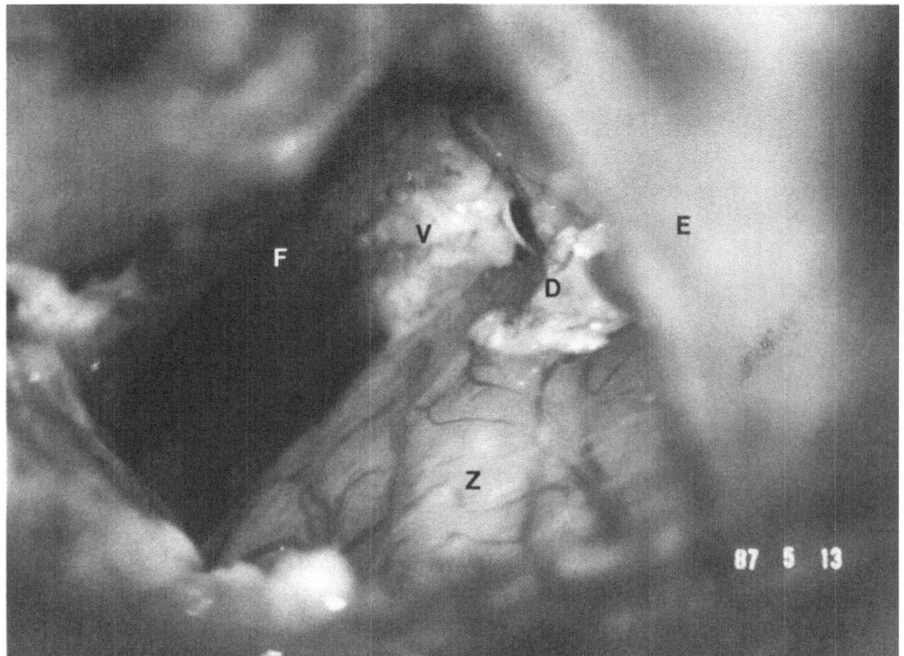

Abb. 73. Operationssitus (erweiterter transtemporaler Zugang zur mittleren Schädelgrube rechts mit Einblick in den inneren Gehörgang und Kleinhirnbrückenwinkel) eines Patienten (M.R., 30 Jahre). Nach Zurückschlagen der zerebellären Duraanteile und Neurektomie des Gleichgewichtsnerven wird der vorspringende Flocculus des Zerebellums sichtbar. Dieser Anteil war mit dem N. vestibularis narbig verwachsen (vestibulo-flocculäre Synechie) und wurde durch eine Neurolyse beseitigt. *D* Duralappen, *E* Eminentia arcuata mit grauer Linie des Canalis semicircularis superior, *F* N. facialis, *V* Vestibularisstumpf (proximaler Anteil), *Z* Zerebellum (Flocculus)

Abb. 71. Operationssitus (erweiterter transtemporaler Zugang zur mittleren Schädelgrube rechts mit Einblick in den inneren Gehörgang und Kleinhirnbrückenwinkel) einer Patientin (W.C., 42 Jahre) mit M. Menière zur Neurolyse des N. VIII. *E* Eminentia arcuata mit grauer Linie des Canalis semicircularis superior, *F* N. facialis, *G* Gefäßschlinge (arteriell), *I* Instrument, *S* selbsthaltender Duraspatel, *V* N. vestibularis superior

Abb. 72. Operationssitus (erweiterter transtemporaler Zugang zur mittleren Schädelgrube rechts mit Einblick in den inneren Gehörgang und Kleinhirnbrückenwinkel) derselben Patientin wie in Abb. 71 nach der Neurolyse des N. VIII. *B* Boden vom inneren Gehörgang, *D* Durabezirk (zurückgeklappt) vorderer Anteil, *E* Eminentia arcuata mit grauer Linie des Canalis semicircularis superior, *F* N. facialis, *G* Gefäßschlinge, *M* Muskelplombe (Kunststoffschwämmchen umhüllend), *LT* Lobus temporalis (instrumentell hochgehoben), *S* selbsthaltender Duraspatel, *V* N. vestibularis superior

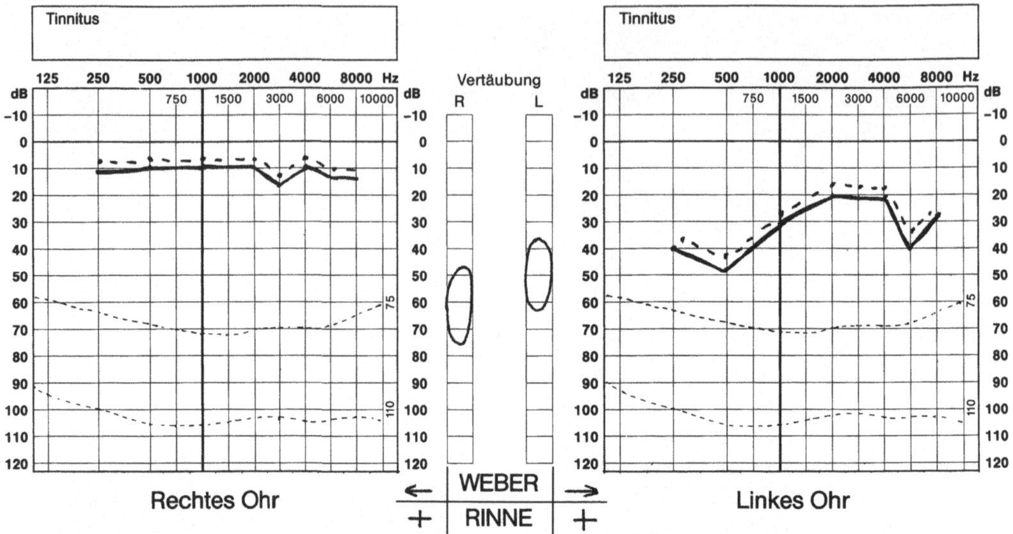

Abb. 74. Das Tonschwellenaudiogramm einer Patientin mit M. Menière auf dem linken Ohr wies einen omnifrequent-ähnlichen Hörkurvenverlauf auf (mit Tief- und Hochtonverlust)

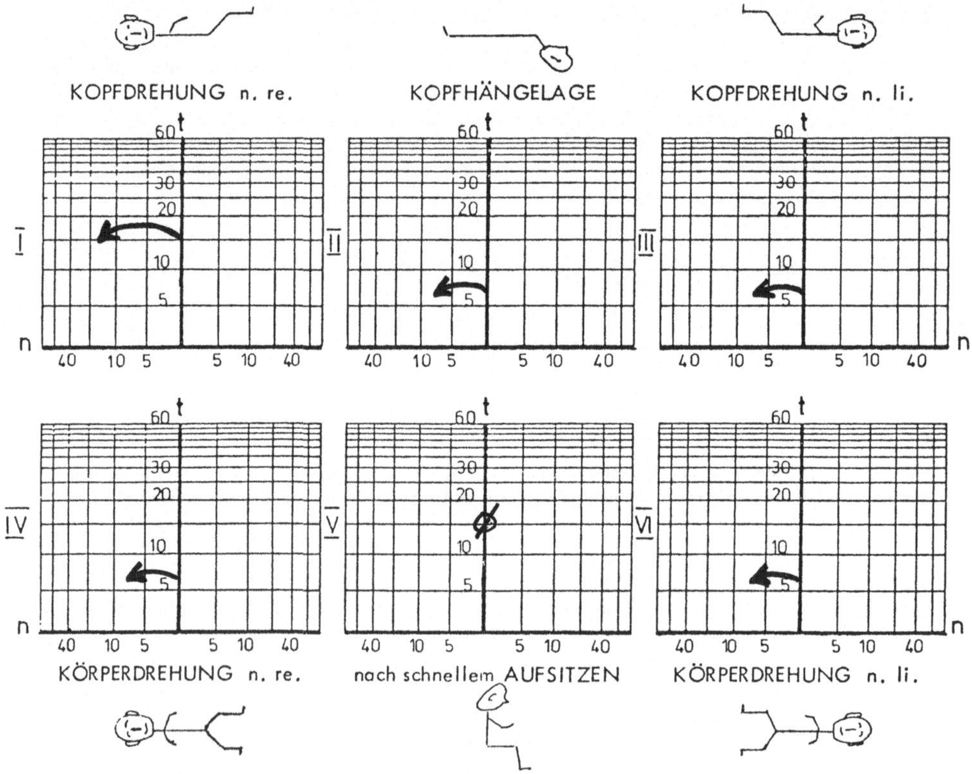

Abb. 75. Positiogramm. Bei Provokationsmaßnahmen wie die Lageprüfung bei derselben Patientin wie in Abb. 74 entstand ein richtungsbestimmter Lagerungsnystagmus

142

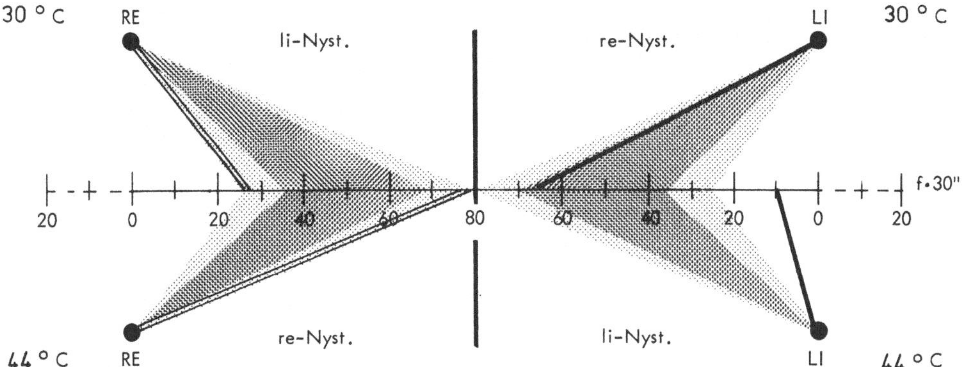

Abb. 76. Frequenz-Kalorigramm. In der kalorischen Prüfung derselben Patientin wie in Abb. 74 und 75 trat eine Kalt-Warm-Dissoziation auf, die selten bei M. Menière vorkommt. Die übrigen pathologischen Resultate zusammen mit der Anamnese sprachen jedoch dafür

Tabelle 21. Hoher Vestibularis-Index derselben Patientin wie in den Abb. 74–76 mit M. Menière auf dem linken Ohr als Hinweis für eine ziemlich schwergradige vestibuläre Läsion als Folge der häufig auftretenden Schwindelattacken

Anfallsschwindel	4
Belastungsschwindel	1
Spontan- oder Blickrichtungsnystagmus	4
Blickmotorik	0
Vestibulospinale Reaktionen	2
Lageprüfung	2
Kalorische Prüfung	3
Vestibularis-Index	**16**

Kasuistik

Eine Falldemonstration (W.K., 44 Jahre, Abb. 74–80 und Tabellen 21–22) soll die Möglichkeit der operativen Intervention bei M. Menière erläutern bei konservativ therapieresistenten Fällen von unerträglichen Schwindelattacken.

Die 44jährige Patientin erschien verzweifelt in unserer Klinik, weil sie länger als ein Jahr unter rezidivierenden unerträglichen Drehschwindelattacken litt. Sie dauerten jeweils 1–2 Std., traten mehrmals wöchentlich unverhofft auf und waren mit Erbrechen verbunden. Diese Attacken nahmen trotz unterschiedlicher konservativer Maßnahmen an Intensität und Häufigkeit zu. Synchron mit den Schwindelanfällen verspürte die Erkrankte einen Hörverlust mit Tinnitus auf dem linken Ohr. Darüber hinaus klagte sie über ein Völlegefühl im gleichen Ohr und neigte zu Wetterfühligkeit sowie Hypotonie und Hypercholesterinämie.

Die Anamnese zusammen mit der Hörprüfung (Abb. 74), sprach für das Vorliegen eines M. Menière auf dem linken Ohr. Die überschwellige Audiometrie sprach für eine kochleäre Hörläsion.

Der HNO-Status war im wesentlichen unauffällig. Ebenso die bereits von einem HNO-Facharzt angefertigten Röntgenaufnahmen der Nasennebenhöhlen und der Felsenbeine nach Stenvers. Wegen

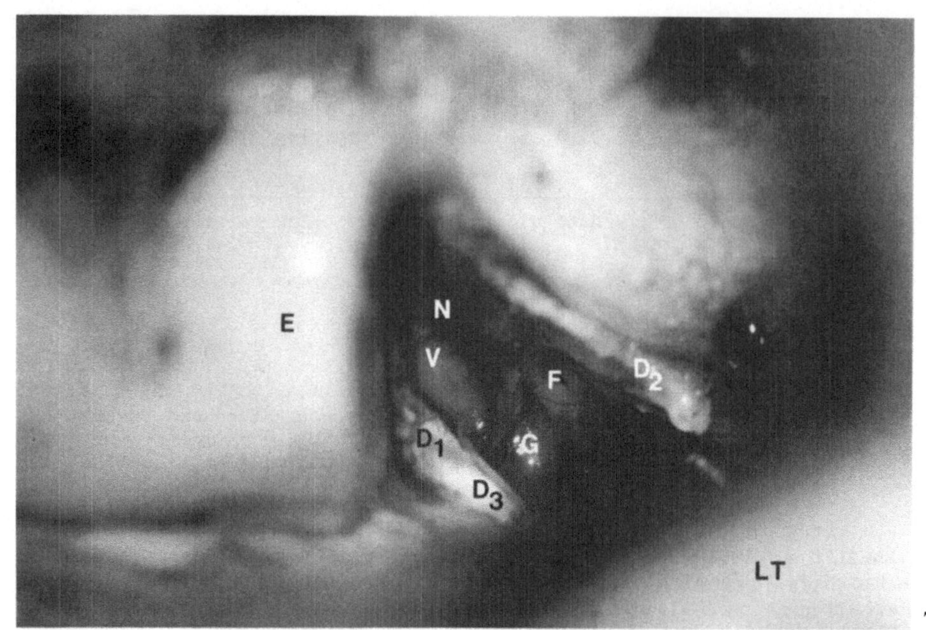

E
N
V
F
D₂
D₁
G
D₃
LT
77

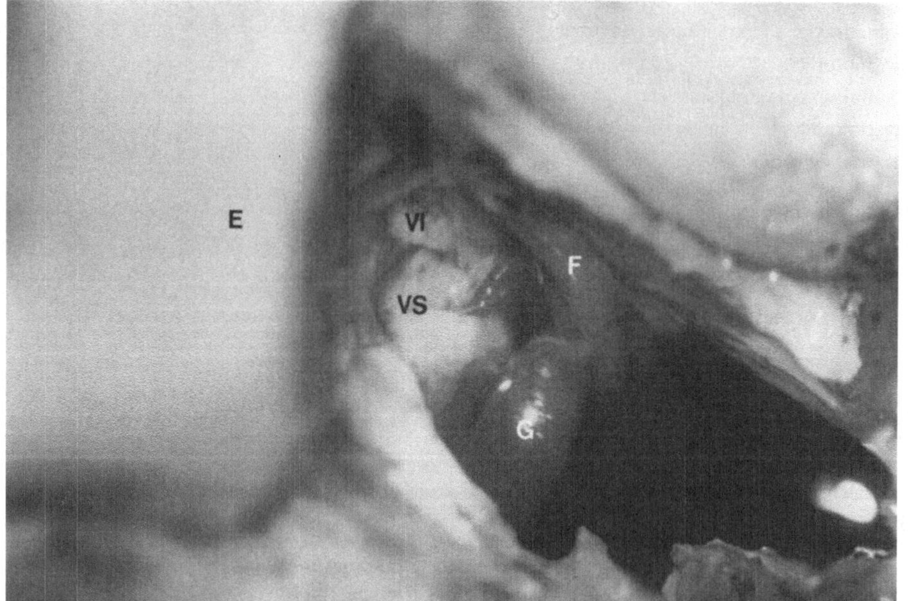

E
VI
F
VS
G
78

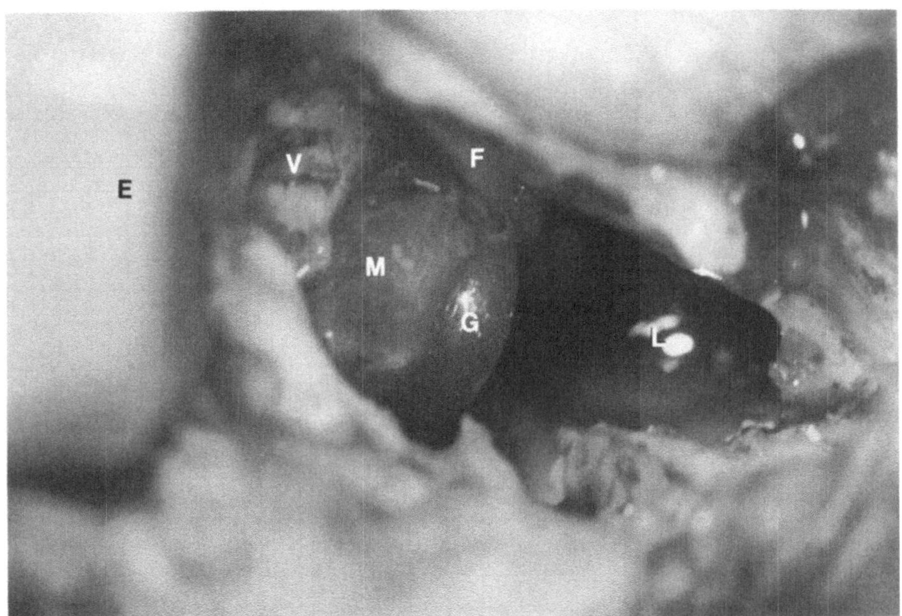

Abb. 79. Operationssitus derselben Erkrankten wie in den Abb. 74–78 mit Neurolyse des bereits durchtrennten proximalen verbleibenden Vestibularisstumpfes. *E* Eminentia arcuata mit grauer Linie des Canalis semicircularis superior, *F* N. facialis, *G* Gefäßschlinge, *L* Liquor (Spiegelreflex) im Kleinhirnbrückenwinkel, *M* Muskelplombe (ein Kunststoffschwämmchen umhüllend), *V* Vestibularisnerv (proximaler Anteil nach Neurektomie und Neurolyse)

Abb. 77. Operationssitus (erweiterter transtemporaler Zugang durch die mittlere Schädelgrube links) derselben Patientin mit M. Menière wie in den Abb. 74–76. Sichtbar werden der N. vestibularis superior, N. facialis im inneren Gehörgang und eine dicke Gefäßschlinge im Bereich des Kleinhirnbrückenwinkels. Im Fundus liegt eine derbe Narbenplatte über dem N. VII und VIII, die durchtrennt wurde. D_1 Durabezirk hinter dem inneren Gehörgang, D_2 Durabezirk vor dem inneren Gehörgang, D_3 Durabezirk im Bereich des Porus acusticus internus, *E* Eminentia arcuata mit grauer Linie des Canalis semicircularis superior, *F* N. facialis, *G* Gefäßschlinge, *LT* Lobus temporalis (instrumentell hochgehoben), *N* Narbenplatte über N. VII und N. VIII, *V* N. vestibularis superior

Abb. 78. Operationssitus derselben Person wie in den Abb. 74–77 nach der Neurektomie des N. vestibularis superior und inferior. *E* Eminentia arcuata mit grauer Linie des Canalis semicircularis superior, *F* N. facialis, *G* Gefäßschlinge (AICA = anterior inferior cerebellar artery) mit Gefäßabzweigungen, *VI* N. vestibularis inferior (proximaler Stumpf nach Neurektomie), *VS* N. vestibularis superior (proximaler Stumpf nach Neurektomie)

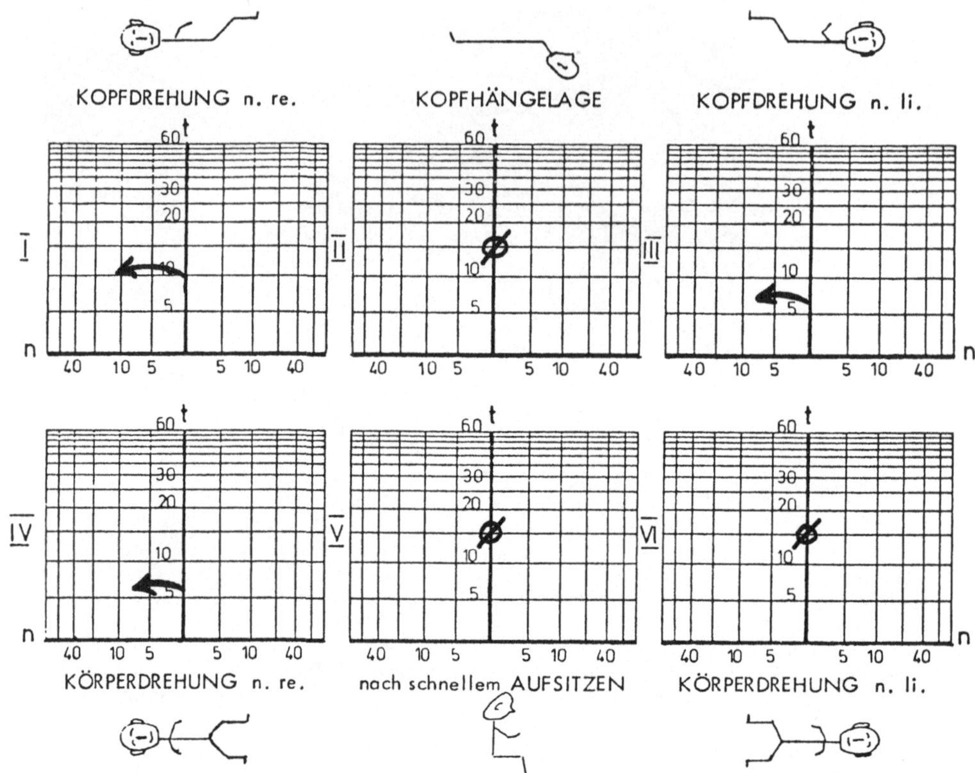

Abb. 80. Postoperatives Ergebnis in der Lageprüfung derselben Patientin wie in den Abb. 74–79. Es konnte ein dreiviertel Jahr postoperativ noch ein Lagerungsnystagmus zum gesunden Ohr schlagend objektiviert werden

Tabelle 22. Der Vestibularis-Index von 8 derselben Patientin wie in den Abb. 74–80 und Tabelle 22 9 Monate nach Neurektomie des Gleichgewichtsnerven mit Neurolyse des verbleibenden proximalen Vestibularisstumpfes wegen M. Menière deutet auf eine gute vestibuläre Kompensation hin

Anfallsschwindel	0
Belastungsschwindel	1
Spontan- oder Blickrichtungsnystagmus	0
Blickmotorik	0
Vestibulospinale Reaktionen	1
Lageprüfung	2
Kalorische Prüfung	4
Vestibularis-Index	**8**

der schweren und therapieresistenten Symptomatik wurden in einer anderen Klinik sowohl ein kraniales CT als auch eine Kernspintomographie angefertigt, die beide keine Zeichen eines tumorösen Geschehens im anatomischen Verlauf des achten Hirnnerven aufwiesen.

Die Gleichgewichtsuntersuchung in unserer Klinik ergab im ENG einen intensiven Spontannystagmus zum gesunden Ohr (58 Schläge während der Messung von 30 Sek. und unter der Frenzelbrille nur 8 Schläge im gleichen Beobachtungszeitraum). In der Lageprüfung trat unter der Leuchtbrille eine recht deutliche Intensitätszunahme des Spontannystagmus auf (Abb. 75). Die vestibulospinalen Reflexe waren eingeschränkt. Bei der Stuhlpendelung zeigte sich ein deutliches Richtungsüberwiegen der Nystagmusschläge nach rechts und somit in der gleichen Richtung wie der Spontannystagmus. Die Blickmotorik war intakt. In der kalorischen Prüfung imponierte eine ausgeprägte Kalt-Warm-Dissoziation (Abb. 76) bzw. Preponderance des Nystagmus in Richtung des Spontannystagmus. Diese Reaktionsform ist zwar nicht recht typisch für M. Menière, jedoch spricht sie für eine Dominanz des peripher ausgelösten Spontannystagmus. Der Vestibularis-Index erhielt den Wert von 16 als Zeichen einer ziemlich schwergradigen vestibulären Läsion (Tabelle 21) so ähnlich wie im Reizstadium.

Da weitere konservative Maßnahmen fehlschlugen und die Patientin wegen der nicht mehr auszuhaltenden Schwindelattacken sehr geplagt wurde, nahmen wir eine operative Therapie vor. Auf dem erweiterten transtemporalen Zugang (Abb. 77) durch die mittlere Schädelgrube wurde auf der erkrankten Seite als erstes die Neurektomie des N. vestibularis superior und inferior mit Resektion einer Strecke von 5 mm vorgenommen (Abb. 78). Anschließend erfolgte eine Neurolyse einer dicken arteriellen Gefäßschlinge am proximalen Vestibularisstumpf (Abb. 79) im Kleinhirnbrückenwinkel. Wie zu erwarten, fand sich kein Anhaltspunkt für einen Tumor als Ursache für die Beschwerden. Lediglich mußte vor der Neurektomie eine derbe Narbenplatte im Fundus über dem Fazialis- und Vestibularisnerv vorsichtig scharf durchtrennt werden. Die zunächst postoperativ auftretende periphere inkomplette Faszialisparese bildete sich allmählich vollkommen zurück.

Der als Folge der Nervendurchtrennung zunächst entstandene intensive Dauerschwindel wurde medikamentös beherrscht (Dogmatil i. v.). Alsbald wurde die Patientin aufgefordert, ein Trainingsprogramm mit gezielten aktiven Bewegungsübungen zur Förderung der vestibulären Kompensation zu beginnen.

Bei der letzten Kontrolluntersuchung, ein dreiviertel Jahr nach der Operation, erschien die Patientin und berichtete, daß sie seitdem nicht mehr unter Schwindelattacken leidet. Sie verspürte auch keine Form eines Dauerschwindels mehr, lediglich nach abrupten Körperbewegungen einen „Schlenkerer" für einen Sekundenbruchteil. Das Ohrensausen auf dem linken Ohr habe an Intensität abgenommen und erscheint nur noch rezidivierend. Das Hörvermögen war prä- wie postoperativ gleich, jedoch fluktuierte es nicht mehr so oft. In der Vestibularisprüfung konnte kein Spontannystagmus mehr objektiviert werden. In der Lageprüfung trat noch ein richtungsbestimmter Lagerungsnystagmus in drei Positionen auf (Abb. 80). Die vestibulospinale Reaktion war minimal eingeschränkt und zwar nur beim Blindgang (geringe Ausgleichsvorgänge). Der Vestibularis-Index mit 8 (Tabelle 22) weist auf einen guten vestibulären Kompensationsvorgang hin.

Die Patientin fühlt sich wie ein neuer Mensch und ist sehr glücklich (Unternehmungslust, keine Depressionen mehr, voll berufstätig).

Neuropathia vestibularis

Die Krankheit *Neuropathia vestibularis,* eigentlich als streng peripher-vestibuläre Erkrankung klassifiziert, weist zahlreiche Synonyme auf: Neuritis vestibularis, Neuronitis vestibularis, akuter isolierter Vestibularisausfall oder isolierter einseitiger Vestibularisausfall. Diese Erkrankung wurde erstmals 1909 von Ruttin beschrieben.

Dix u. Hallpike (1952) nannten sie „Neuronitis vestibularis". Nach Haas u. Becker sprechen wir besser von Neuropathia vestibularis, da die genaue Ursache dieses Krankheitsbildes nicht immer eruiert werden kann.

Symptome

Erkrankte mit der Diagnose Neuropathia vestibularis klagen über einen akut einsetzenden, intensiven Dauerschwindel vom Charakter des Drehschwindels mit vegetativer Begleitsymptomatik. Eine dramatische Erkrankung kann vorgetäuscht werden. Oft wird eine kopfschonende Haltung eingenommen, denn bei geringster Kopf- oder Körperbewegung nimmt der Schwindel zu. In ca. der Hälfte der Fälle kann die Symptomatik nachts bzw. frühmorgens beim Aufstehen aus dem Bett beginnen. Allmählich nach einigen Tagen bessert sich der Schwindel von Tag zu Tag oder Woche zu Woche oder wird allmählich nur nach raschen Kopf- oder Körperbewegungen auslösbar, bis er in der Regel nach einigen Wochen ganz verschwindet. Eine andere Symptomatik wie z. B. eine gleichzeitige Hörstörung entsteht nicht bei dieser Erkrankung. In seltenen Fällen kann ein Ohrensausen auf dem erkrankten Ohr hinzukommen.

Ätiologie, Pathogenese

Die Ätiologie und Pathogenese der Neuropathia vestibularis sind nicht restlos geklärt. Als Auslöser werden infektiöse (Virus-Infektionen), vaskuläre, allergische und autoimmunologische Ursachen in Erwägung gezogen (Kornhuber u. Waldecker 1958; Meran u. Pfaltz 1981; Schuknecht u. Kitamura 1981; Dix u. Hallpike 1952.) Möglicherweise spielen zahlreiche Kausalitäten eine Rolle (Psyche, Sympathiko- und Parasympathikotonus, Wetterfaktoren: Barorezeptoren?, Grunderkrankungen, Infektionen, vaskuläre Faktoren etc.) die, wenn sie ungünstig zusammentreffen, das Krankheitsbild hervorrufen können (Haid u. Mirsberger 1985). Histopathologische Untersuchungen von an Neuropathia vestibularis erkrankten Personen deckten Degenerationen im Ganglion vestibuli Scarpae und im Bogengangsystem auf (Lindsay u. Hemenway 1956; Morgenstern u. Seung 1971; Friedmann u. House 1980; Schuknecht u. Kitamura 1981). Dazu paßt nach unserer Meinung die Beobachtung, daß die Vestibularisbefunde der Patienten mit Neuropathia vestibularis und Erkrankte mit operativer Ausschaltung des Gleichgewichtsnerven auf einer Seite (Neurektomie des N. vestibularis superior und inferior) in ihren durchlaufenden vestibulären Stadien (akutes, subakutes Stadium und Kompensationsstadium) auch quantitativ weitgehende Übereinstimmung zeigen. Daraus läßt sich der Rückschluß ziehen, daß die Läsionsstelle bei der Neuropathia vestibularis im Bereich des Ganglion Scarpae (retrolabyrinthär) liegt und/oder im gesamten peripheren Endorgan.

Komplikationen

In der Regel sind bei der Neuropathia vestibularis keine Komplikationen zu befürchten.

Differentialdiagnosen

Als Differentialdiagnosen zur Neuropathia vestibularis im akuten Stadium sind Herzinfarkt, Lungenembolie, Hirntumor, vestibulärer M. Menière, zervikaler Schwindel und ein akutes Kreislaufversagen abzugrenzen, seltener ein Akustikusneurinom.

148

Untersuchungsvorgänge

1. HNO-Status (normaler otoskopischer Befund).
2. Audiologische Untersuchung (Tonschwellenaudiogramm: keine Hörstörung oder „alte" zurückliegende Hörstörung).
3. Röntgen (Nasennebenhöhlenaufnahme zum Ausschluß eines fokalen Herds bzw. eines sinugenen Schwindels).
4. Fahndung nach Grundkrankheiten (a) Diabetes mellitus, Hypertonie, Hypotonie, Hyperlipidämie, Gicht etc. (b) in besonderen Fällen: Virus-Titerbestimmung, Liquordiagnostik).

Ergebnisse der Vestibularisprüfung

Die Resultate der Vestibularisprüfung sind abhängig vom Zeitpunkt zwischen Beginn der Neuropathia vestibularis und Erscheinen des Patienten zu dieser Untersuchung. In vereinzelten Fällen kann ein Reizstadium mit einem feinschlägigen Spontannystagmus zum erkrankten Ohr (Reiznystagmus) vorausgehen, bevor nach kurzer Zeit (Stunden bis wenige Tage) der typische Ausfallsnystagmus und somit die Zeichen des akuten Stadiums auftreten. Nach unserer Erfahrung hat sich folgende Stadieneinteilung bewährt: akutes Stadium, subakutes Stadium, Kompensationsstadium und Remissionsstadium, die in der Regel mit typischen peripheren Vestibularismustern einhergehen.

Akutes Stadium

Als typisches pathologisches Zeichen imponiert im *akuten Stadium* neben dem vernichtenden Dauerschwindel (Tabelle 10, S. 113) unmittelbar nach Ausbruch der Neuropathia vestibularis ein intensiver, richtungsbestimmter und horizontal-rotierender Spontannystagmus, der zum gesunden Ohr schlägt und einen Ausfallsnystagmus darstellt. Er schlägt praktisch in allen neun Blickrichtungen richtungsbestimmt. Die Nystagmusintensität beim Blick zur gesunden Seite (besonders beim Blick nach oben lateral zum gesunden Ohr) nimmt zu und beim Blick zur kranken Seite ab. In diesem Stadium betrug der Durchschnittswert des Spontannystagmus beim Blick geradeaus unter der Frenzelbrille 45 Schläge während 30 Sek. (Haid u. Mirsberger 1985). In der Lageprüfung kann die Intensität des Spontannystagmus zunehmen, insbesondere bei Lage auf der erkrankten Seite. Dies stellt gewissermaßen einen Lagenystagmus dar, der richtungsbestimmt ist. Manchmal kann die Intensität des Ausfallsnystagmus so groß sein, daß sie sich kaum in der Lageprüfung merkbar ändert. Bei der Prüfung der vestibulospinalen Reaktionen muß vor allem im akuten Stadium Hilfeleistung geboten werden. Der Patient ist vorerst nicht in der Lage, erst recht nicht mit geschlossenen Augen, selbständig zu stehen. Er fällt hin in Richtung des erkrankten Ohres. In der Rotationsprüfung erscheint unabhängig von der Rechts- und Links-Drehung, sondern in Abhängigkeit von der Intensität des Spontannystagmus, ein postrotatorischer Nystagmus entweder nur in der gleichen Richtung wie der Spontannystagmus oder ein ausgeprägtes Richtungsüberwiegen des postrotatorischen Nystagmus in der gleichen Richtung. Beim Pendelstuhl erscheinen ähnliche

Nystagmusbefunde. Normalerweise reagiert die Blickmotorik bei der Neuropathia vestibularis als typische peripher-vestibuläre Erkrankung normal. Ein ganz intensiver Spontannystagmus kann vereinzelt zu Überlagerungen des ENG-Schriftbildes führen. In der kalorischen Prüfung imponiert nach unserer Erfahrung auf der erkrankten Seite meist eine Unerregbarkeit (ca. 80%), in den restlichen Fällen eine Untererregbarkeit. Manchmal kann ein sehr intensiver Spontannystagmus eine schwache bzw. pathologische Reaktion auf der gesunden Seite vortäuschen, die nach Reduzierung der Intensität des Spontannystagmus verschwindet.

Subakutes Stadium

Schon nach einigen Tagen bis etwa einer Woche wird das *subakute Stadium* (Tabelle 10) erreicht, das einige Wochen nach Krankheitsbeginn anhalten kann. Synchron zum abnehmenden subjektiven Schwindelgefühl des Patienten nimmt objektiv die Intensität des Spontannystagmus ab. Er ist nicht mehr in allen neun Blickrichtungen nachweisbar, sondern nur noch in einigen. In der Lageprüfung geht der Lagenystagmus mehr und mehr in einen Lagerungsnystagmus über. Bei der Untersuchung der vestibulospinalen Reflexe weist der Erkrankte in der Regel nicht mehr eine Falltendenz auf, sondern im Unterbergerschen Tretversuch entsteht eine Drehtendenz zum erkrankten Ohr. In der Rotationsprüfung oder Stuhlpendelung kommt ein noch recht ausgeprägtes Richtungsüberwiegen des Nystagmus in der gleichen Richtung wie der Spontannystagmus zum Vorschein. Die Blickmotorik ist nicht pathologisch gestört. In der kalorischen Prüfung besteht meist immer noch eine Unerregbarkeit auf der erkrankten Seite (ca. 60%), aber nach unserer Erfahrung nicht mehr ganz so häufig wie im akuten Stadium, daß heißt je nach Ausmaß der Schädigung und Vorgang der Ausheilung kann inzwischen auf der erkrankten Seite eine Erregbarkeit starten, jedoch in Relation zur gesunden Seite meist noch deutlich reduziert.

Kompensationsstadium

Im *Kompensationsstadium* (wenige Wochen bis Monate nach Krankheitsbeginn) existiert im allgemeinen kein Spontanystagmus mehr (Tabelle 11). Der Schwindel nimmt deutlich ab und ist mehr vom Charakter eines Unsicherheitsgefühls oder Provokationsschwindels. In der Lageprüfung kann es sein, daß ein Lagerungsnystagmus (häufig richtungsbestimmt zum gesunden Ohr, in einigen Fällen auch richtungswechselnd oder gar vertikal) in wenigen Positionen sichtbar wird. Der Rombergsche Stehversuch wird in der Regel normal vorgeführt. Im Unterbergerschen Tretversuch kann je nach Vorgang der vestibulären Kompensation eine Drehung zum erkrankten Ohr aber inzwischen auch zum gesunden auftreten. Im Blindgang werden vielfach noch geringe Ausgleichsvorgänge sichtbar. Je nach der Leistung der vestibulären Kompensation entstehen in der Rotationsprüfung oder Stuhlpendelung ein Richtungsüberwiegen des Nystagmus oder als Hinweis für einen erfolgreichen Tonusausgleich symmetrische Rechts- und Links-Nystagmusausschläge. Die Prüfung der Blickmotorik fällt im allgemeinen normal aus. Die Zahl der Personen mit einer Unerregbarkeit auf der erkrankten Seite ist in Relation zu den beiden vorhergehenden Stadien geringer und damit ein Hinweis für eine allgemein günstige Prognose der Neuropathia vestibularis. In wenigen Fällen kann in diesem Stadium eine Kalt-Warm-Dissoziation in der thermischen Prüfung entstehen. Gleichzeitig existiert dann ein Spontannystagmus, der vermutlich als Auslöser dieses Richtungsüberwiegens fungiert. Wenn die Unerregbarkeit auf der erkrankten Seite konstant bestehenbleibt, kann das Kompensationsstadium in Abhängigkeit von Alter und Grundleiden unterschiedlich lang dauern (Wochen, Monate, Jahre) bis endgültig eine komplette vestibuläre Kompensation (Vestibularis-Index von 4) im Idealfall erreicht wird. Durch zahlreiche Kontrolluntersuchungen eines großen Krankenkollektives von Patienten mit einer Neuropathia vestibularis und mit einer Unerregbarkeit auf der erkrankten Seite kam es in ca. 60 % der Fälle wieder zu einer Erregbarkeit (Haid u. Mirsberger 1985).

Remissionsstadium

Viele Personen mit Neuropathia vestibularis erreichen das *Remissionsstadium* (Tabelle 12) nach wenigen Wochen oder erst nach mehreren Monaten. Vertigo wird kaum noch verspürt. Nur vereinzelt existiert ein feinschlägiger Spontannystagmus, der dann häufig zum ehemals erkrankten Ohr schlagen kann („recovery nystagmus", Erholungsnystagmus). Zu keinem Zeitpunkt der Erkrankung existiert ein Blickrichtungsnystagmus. Sowohl in der Rotationsprüfung als auch in der Stuhlpendelung erscheinen symmetrische Rechts- und Linksnystagmusausschläge. Die Blickmotorik ist wie zu erwarten nicht pathologisch gestört. Typisch für dieses Stadium ist die seitengleiche und normale Erregbarkeit.

Therapie

Im akuten Stadium der Neuropathia vestibularis ist es vorteilhaft den Patienten stationär aufzunehmen (Tabelle 23). Zur Linderung des Vernichtungsgefühls infolge des starken Schwindels ist es ratsam, ein Antivertiginosum zu verabreichen, notfalls zur Beruhigung auch ein Sedativum. Bewährt haben sich zum Beispiel Dimenhydrinat (Vomex A) oder Sulpirid (Dogmatil), das zunächst intravenös gespritzt wird. Zur Förderung der Innenohrdurchblutung ist eine Infusionstherapie (z. B. eine niedermolekulare Lösung) nützlich. Bei Hinweis für ein infektiöses Geschehen wird eine Antibiose-Therapie nötig. Sollten Zeichen einer Autoimmunerkrankung vorhanden sein, wird Kortison gegeben. Eventuell vorliegende Grundleiden (Hypotonie, Hypertonie, Diabetes, Hyperlipidämie etc.) müssen mitbehandelt werden. Bei Fokusverdacht (z. B. sinugen, tonsillogen, dentogen) ist eine Fokussanierung erstrebenswert. Zur Beseitigung des Schwindels ist es äußerst wichtig, daß der Erkrankte zur Förderung und Beschleunigung der vestibulären Kompensation möglichst frühzeitig gezielte Bewegungsübungen ausführt und nach Möglichkeit frühzeitig die Einnahme von Antivertiginosa stoppt. Eine chirurgische Therapie in Form einer Neurektomie des N. vestibularis superior und inferior wird bei dieser Erkrankung selten nötig, allenfalls bei Personen, die eine erheblich reduzierte vestibuläre Kompensation längere Zeit (ca. 1–2 Jahre) aufweisen und gleichzeitig unter dem Dauerschwindel sehr leiden. Vorher müssen in diesen besonderen Fällen andere Diagnosen als mögliche Ursachen des Schwindels ausgeschlossen werden.

Tabelle 23. Therapievorschläge bei der Neuropathia vestibularis

1. Stationäre Aufnahme im akuten Stadium
2. a) Antivertiginosa, wie z. B. Dogmatil, Vomex A i.v.
   b) Aktive gezielte Bewegungsübungen
3. Infusionstherapie zur Förderung der Innenohrdurchblutung
4. Behandlung von Grundkrankheiten
5. Kortison nur in besonderen Fällen
6. Antibiotikum nur bei Hinweis für entzündliche Genese
7. In vereinzelten Ausnahmefällen (Patienten mit reduzierter vestibulärer Kompensation und unerträglichem Schwindel) Neurektomie des N. vestibularis auf der erkrankten Seite

Hinweise

1. Die Prognose der Neuropathia vestibularis verläuft in der Regel sehr günstig. Anhand eines Krankenkollektives von mehreren hundert Patienten mit dieser Diagnose konnte dies durch zahlreiche Kontrolluntersuchungen mit Hilfe des Vestibularis-Index bestätigt werden. Im allgemeinen neigt sie äußerst selten zu Rezidiven. Alle Altersklassen können von dieser Erkrankung betroffen werden mit einer Häufung zwischen 30 und 60 Jahren, Kinder dagegen äußerst selten. Eine Geschlechts- oder Seitenbevorzugung liegt im allgemeinen nicht vor.
2. Regelmäßig Kontrolluntersuchungen ausführen. Im akuten Stadium weist der Vestibularis-Index im allgemeinen zwischen 18–24 Punkten auf eine „schwere" vestibuläre Schwindelerkrankung hin. Im subakuten Stadium bewegt sich der Vestibularis-Index zwischen 14 und 18 Punkten, im Kompensationsstadium um 10 und im Remissionsstadium um 5 Punkte. Bei einer Restitutio ad integrum beträgt der Vestibularis-Index 0.
3. Typisch für diese Erkrankung ist, daß neben der Schädigung des peripheren Vestibularissystems sonst keine Hirnnervenläsion vorliegt, auch kein Hörverlust.
4. Ein sog. benigner paroxysmaler Lagerungsnystagmus kommt in der Lageprüfung bei der Neuropathia vestibularis praktisch nicht vor.

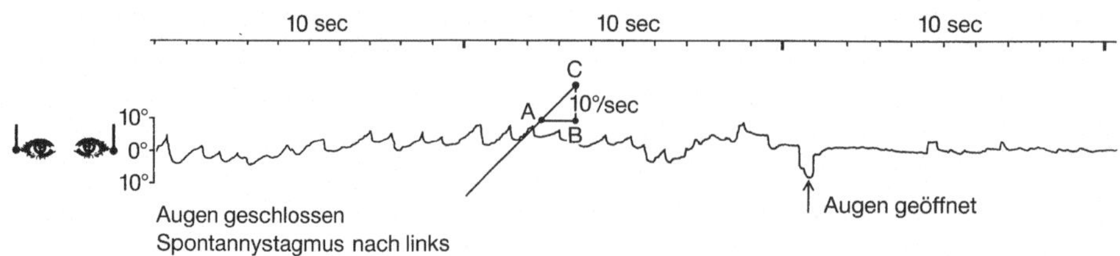

Abb. 81. Die Intensität des linksschlagenden Spontannystagmus im ENG einer 23jährigen Patientin mit Neuropathia vestibularis auf der rechten Seite im akuten Stadium beträgt nach der Frequenz 37 Schläge während 30 Sek. und nach der Winkelgeschwindigkeit der langsamen Nystagmusphase 10°/Sek. Bei geöffneten Augen verschwindet der Spontannystagmus (*Pfeil*)

5. Erscheint der Patient erst längere Zeit nach Krankheitsbeginn zur ersten Vestibularisprüfung, so z. B. erst im Remissionsstadium, kann es schwierig sein, die Diagnose einschließlich Seitenlokalisation einwandfrei zu stellen, da die typisch gravierenden pathologischen Vestibularismuster fehlen. Hier wird deutlich, wie wichtig insbesondere die Anamnese zusammen mit den vorgefundenen pathologischen Resultaten sein kann.

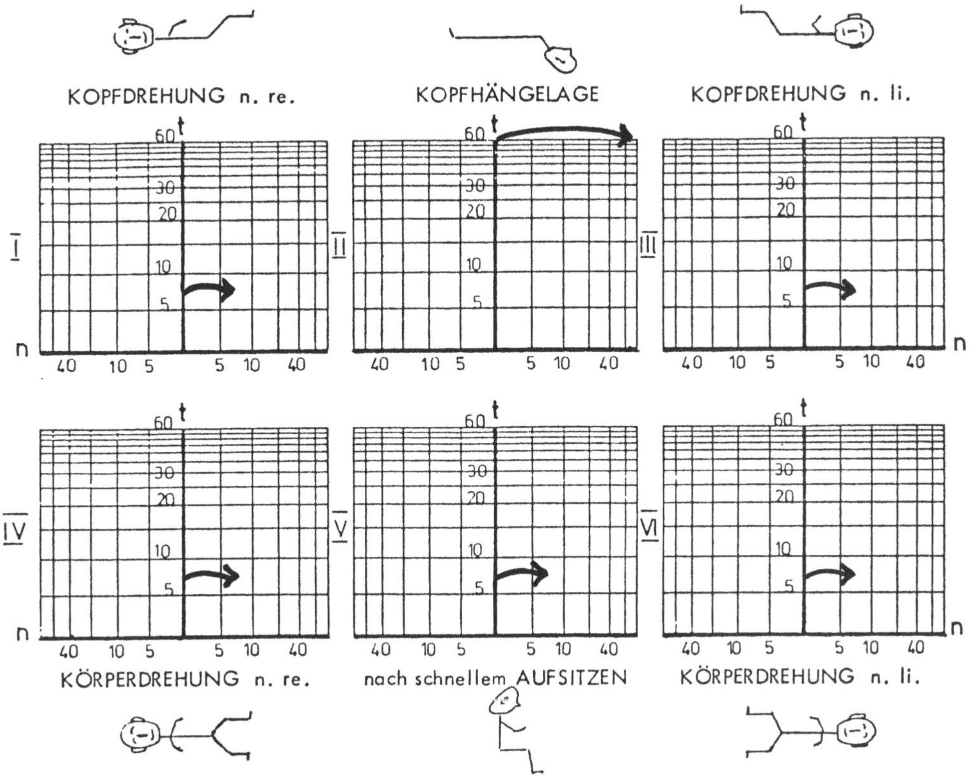

Abb. 82. Das Positiogramm bei der Erstuntersuchung derselben Patientin der Abb. 81 zeigt eine Kombination eines richtungsbestimmten Lagenystagmus (Position II) und Lagerungsnystagmus. Die Intensität des persistierenden Lagenystagmus beträgt 100 Schläge in 60 Sek. und für den Lagerungsnystagmus im Schnitt ca. 8 Schläge während ca. 7 Sek.

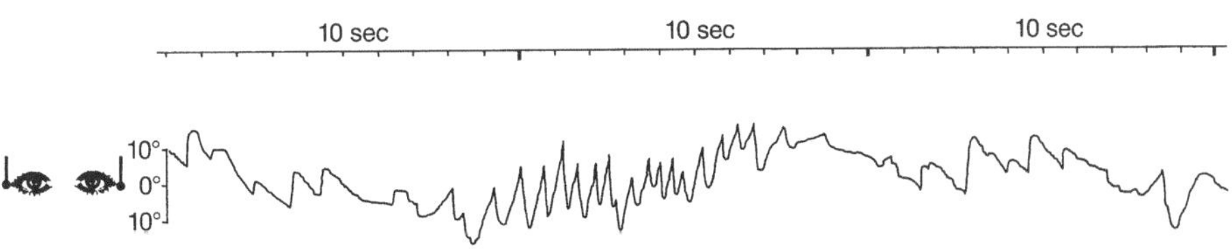

Abb. 83. Während der Stuhlpendelung derselben Patientin der Abb. 81 und 82 entsteht im akuten Stadium der Erkrankung ein deutliches Richtungsüberwiegen des Nystagmus nach links und somit in der gleichen Richtung wie der Spontannystagmus. Die Aufzeichnung der Stuhlauslenkung wird in der Abbildung nicht gezeigt

153

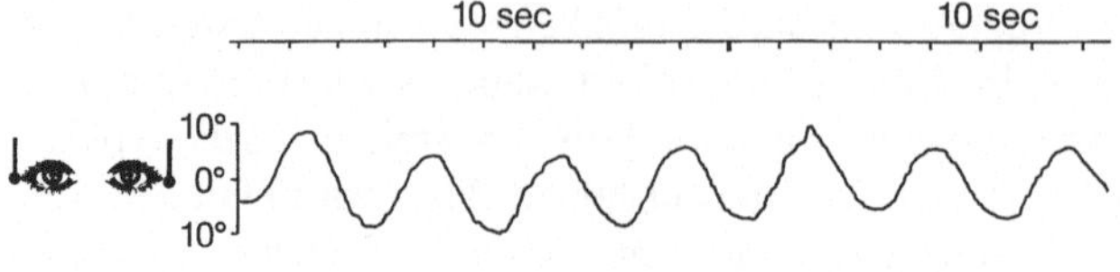

Abb. 84. Bei der Untersuchung der Blickmotorik derselben Patientin wie in den Abb. 81–83 zeigt sich bei der langsamen Pendelblickbewegung, wie zu erwarten, bei peripher-vestibulärer Läsion im Summenpotential der Horizontalabteilung vom ENG eine glatte Sinuskurve als Zeichen einer intakten Blickfolgebewegung

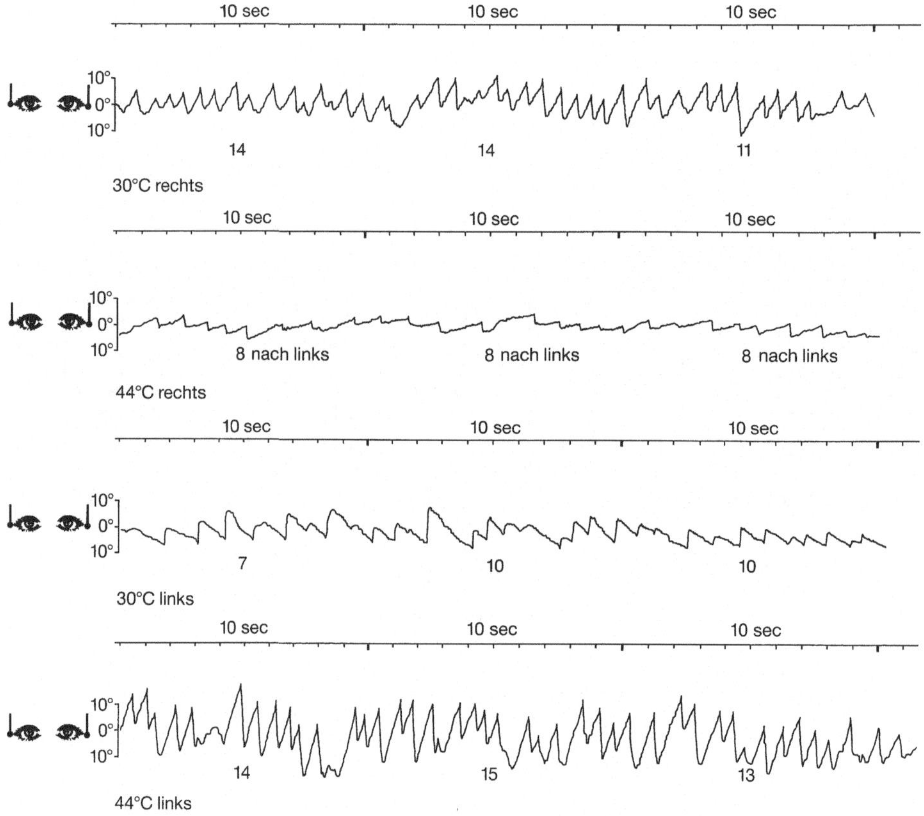

Abb. 85. In der kalorischen Prüfung derselben Patientin der Abb. 81–84 entsteht bei der Erstuntersuchung im akuten Stadium der Neuropathia vestibularis eine hochgradige Untererregbarkeit auf der rechten Seite (»absolute Untererregbarkeit). Es kommt zu keiner Nystagmusumkehr bei der Warm- und Kaltspülung auf der rechten Seite. Jedoch das rechte Labyrinth ist erregbar, erkennbar an der Intensitätszunahme der Winkelgeschwindigkeit des kalorisch ausgelösten Nystagmus bei der Kaltspülung in Relation zur Intensität des Spontannystagmus. Zunächst wird auf der gesunden Seite eine schwache Erregbarkeit vorgetäuscht. Es kommt aber zu einer jeweiligen Nystagmusumkehr bei der Warm- und Kaltreizung auf der linken Seite

154

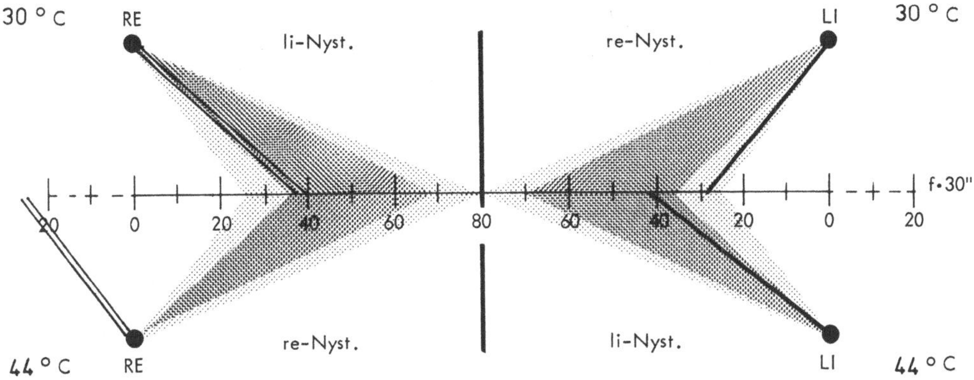

Abb. 86. Das Ergebnis der kalorischen Prüfung im Frequenz-Kalorigramm derselben Patientin wie in Abb. 81–85 zeigt auf einen Blick die „absolute" Untererregbarkeit auf der rechten Seite

Tabelle 24. Ein hoher Vestibularis-Index im akuten Stadium einer Neuropathia vestibularis rechts derselben Patientin wie in den Abb. 81–86

Ruheschwindel	4
Belastungsschwindel	4
Spontan- oder Blickrichtungsnystagmus	2
Blickmotorik	0
Vestibulospinale Reaktionen	2
Lageprüfung	4
Kalorische Prüfung	3
Vestibularis-Index	**19**

6. Im akuten und subakuten Stadium darf der Patient nicht am Steuer eines Kraftfahrzeuges sitzen oder gefährliche Arbeiten ausführen. Die Zeitdauer hierfür ist abhängig von der Ausheilung bzw. Leistung der vestibulären Kompensation, gut erkennbar am Vestibularis-Index in den Kontrolluntersuchungen.

Kasuistik

Eine Falldemonstration (J.J., 23 Jahre, Abbildung 81–88 und Tabellen 24 –25) soll den typischen Verlauf und einzelne Stadien der Neuropathia vestibularis erläutern.

Die 23jährige Patientin wachte nachts plötzlich mit einem intensiven Drehschwindel und Erbrechen auf, der permanent anhielt. Absolute Kopfschonhaltung war notwendig um die Vertigo nicht zu verstärken. Es bestand kein Hörverlust oder Ohrensausen.

Die HNO-Spiegeluntersuchung einschließlich audiologischer und röntgenologischer Diagnostik war unauffällig.

In der Vestibularisprüfung vier Tage nach dem Ereignis imponierte ein intensiver Spontannystagmus zur gesunden Seite, der richtungsbestimmt war (Abb. 81).

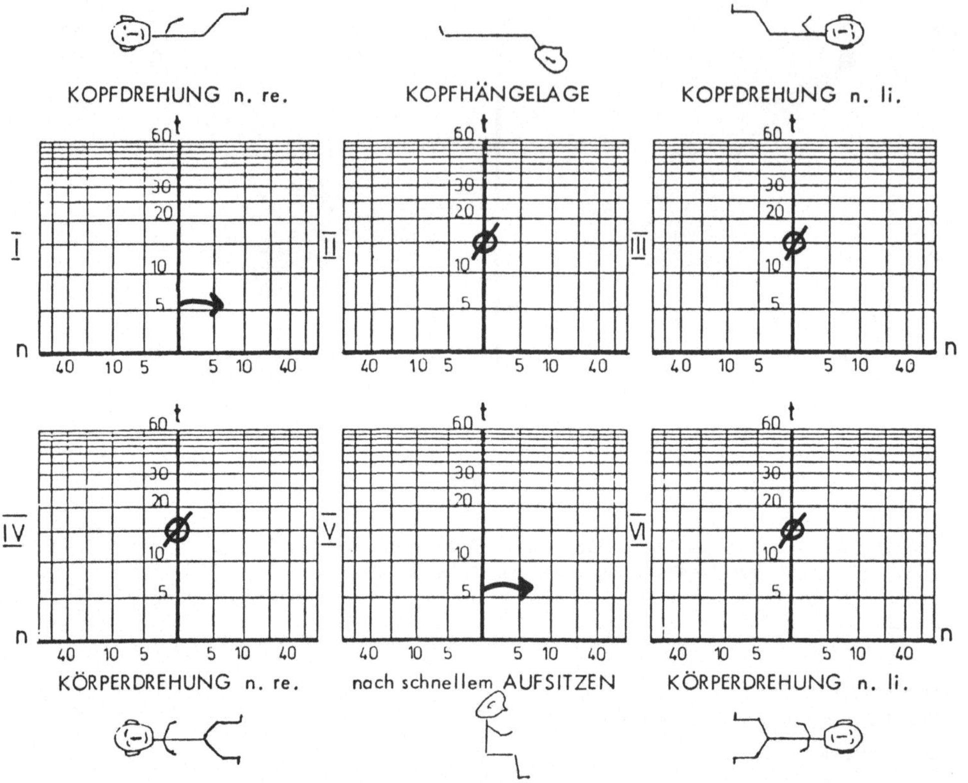

Abb. 87. Das Ergebnis der Lageprüfung im Positiogramm derselben Patientin wie in den Abb. 81–86 ein halbes Jahr nach der Neuropathia vestibularis auf der rechten Seite im Remissionsstadium, zeigt nur noch einen schwachen Lagerungsnystagmus nach links in 2 Positionen bzw. Lagerungen mit einer Schlagzahl von ca. 6 während 6 Sek.

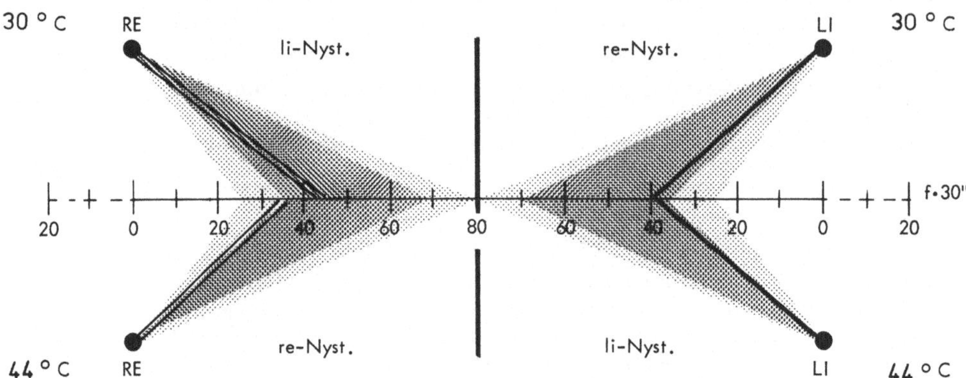

Abb. 88. Im Frequenz-Kalorigramm derselben Patientin wie in den Abb. 81–87 wird im Remissionsstadium der Neuropathia vestibularis bei der Kontrolluntersuchung ein halbes Jahr später eine seitengleiche Erregbarkeit erkennbar

Tabelle 25. Niedriger Vestibularis-Index als Zeichen des Remissionsstadiums einer Neuropathia vestibularis derselben Patientin wie in den Abb. 81–88 und Tabelle 24

Ruheschwindel	0
Belastungsschwindel	2
Spontan- oder Blickrichtungsnystagmus	0
Blickmotorik	0
Vestibulospinale Reaktionen	0
Lageprüfung	1
Kalorische Prüfung	0
Vestibularis-Index	**3**

In der Lageprüfung bestand eine Kombination eines richtungsbestimmten Lage- und Lagerungsnystagmus (Abb. 82).

Die vestibulospinalen Reflexe waren wie zu erwarten gestört. Es bestand eine Lateropulsion zur erkrankten Seite.

In der Stuhlpendelung trat ein deutliches Richtungsüberwiegen des Nystagmus in der gleichen Richtung wie der Spontannystagmus auf (Abb. 83). Die Blickmotorik war in keinster Weise trotz vorliegendem Spontannystagmus beeinträchtigt (Abb. 84).

Die kalorische Prüfung deckte eine Schädigung des rechten Labyrinthes auf. Diese Seite wies nur eine ganz minimale Erregbarkeit auf („absolute" Untererregbarkeit). Es entstand keine Nystagmusumkehr bei der Warm- und Kaltreizung. Wegen dem dominierenden Spontannystagmus wurde auf der gesunden Seite nahezu eine schwache Erregbarkeit vorgetäuscht. Es kam jedoch auf dieser Seite zu einer deutlichen Umkehr des Nystagmus durch die kalorische Reizung, erkennbar sowohl im ENG (Abb. 85) als auch im Kalorigramm (Abb. 86).

Insgesamt sprachen die Vestibularisergebnisse für das Vorliegen einer peripher-vestibulären Läsion auf der rechten Seite und zwar im akuten Stadium. Zusammen mit der Anamnese sprachen sie für eine Neuropathia vestibularis mit einem Vestibularis-Index von 19 als Hinweis für eine schwere vestibuläre Läsion (Tabelle 24).

Als Therapie wurde Dogmatil i. v. und Infusionen verabreicht. Die junge Patientin wurde aufgefordert, zur Förderung der vestibulären Kompensation alsbald mit aktiven gezielten Bewegungsübungen zu beginnen.

Bereits fünf Tage später trat sowohl subjektiv als auch objektiv in der Kontrolluntersuchung eine deutliche Befundverbesserung auf, erkennbar am Vestibularis-Index, der nunmehr nur 10 betrug. Es lag somit das subakute Stadium vor mit rascher Besserungstendenz.

In der dritten Vestibularisprüfung ein halbes Jahr später verspürte die Patientin nur manchmal nach Körperanstrengung für Sekunden einen Drehschwindel. Der Spontannystagmus war nicht mehr nachweisbar. In der Lageprüfung bestand ein geringgradiger richtungsbestimmter Lagerungsnystagmus zur gesunden Seite (Abb. 87).

Die Stuhlpendelung ergab inzwischen symmetrische Rechts- und Linksnystagmusschläge.

Zwischenzeitlich entstand in der kalorischen Prüfung eine seitengleiche und normale Erregbarkeit (Abb. 88).

Die günstige Prognose des Krankheitsverlaufs wird im Vestibularis-Index von 3 deutlich (Tabelle 25) und zeigt das Remissionsstadium an.

Die letzte Kontrolluntersuchung 1 Jahr nach Krankheitsbeginn hatte einen Vestibularis-Index von 0 und wies somit auf eine Restitutio ad integrum.

Neuropathia vestibularis-ähnliches Syndrom

Als *Neuropathia vestibularis-ähnliches Syndrom* (Haid u. Mirsberger 1985) werden
Erkrankte mit einer für Neuropathia vestibularis typischen Anamnese definiert, die
aber überraschenderweise in der Vestibularisprüfung nicht die zu erwartenden peripher-vestibulären Zeichen, sondern zentral-vestibuläre Resultate oder eine Kombination von peripher- und zentral-vestibulären Störungen aufweisen. Sonstige Hirnnervenläsionen kommen in der Regel nicht vor.

Symptome

Erkrankte mit der Diagnose Neuropathia vestibularis-ähnliches Syndrom haben eine
gleiche Anamnese, wie bei denen mit einer Neuropathia vestibularis, d. h. einen
akut einsetzenden Drehschwindel in Form eines Dauerschwindels.

Ätiologie, Pathogenese

Die Ätiologie des Neuropathia vestibularis-ähnlichen Syndroms scheint dieselbe zu
sein wie bei der Neuropathia vestibularis. Bei dieser Erkrankung ist vermutlich die
Läsionsstelle nicht im peripheren Vestibularisabschnitt, sondern mehr in der zentralen Region im Bereich des Vestibulariskerngebietes oder proximal davon gelegen.
In der Literatur finden sich auch bei dem Krankheitsbild Neuropathia vestibularis
mitunter Hinweise für eine Schädigung des zentral-vestibulären Systems (Henriksson
1984, Wennmo u. Pyykkö 1982; Rubenstein et al. 1980; Merän u. Pfaltz 1981;
Mangabeira-Albernaz u. Gananca 1988) als Parallele zu unserem Krankheitsbild
Neuropathia vestibularis-ähnlichen Syndrom.

Differentialdiagnosen

Die Differentialdiagnosen sind dieselben wie bei der Neuropathia vestibularis. Hinzu
kommt die Vertebralis-Basilaris-Insuffizienz.

Untersuchungsvorgänge

1. HNO-Status (normaler otoskopischer Befund).
2. Audiologische Untersuchung (Tonschwellenaudiogramm: keine Hörstörung oder
   „alte" zurückliegende Hörstörung).
3. Röntgen (Nasennebenhöhlenaufnahme zum Ausschluß eines fokalen Herdes
   bzw. eines sinugenen Schwindels).
4. Fahndung nach Grundkrankheiten.
5. Vestibularisprüfung.
6. Neurologische Abklärung (wegen zentral-vestibuläre Begleitreaktionen).

Ergebnisse der Vestibularisprüfung

Bei dem Neuropathia vestibularis-ähnlichen Syndrom existieren im Gegensatz zu der Neuropathia vestibularis keine typischen Stadien mit ihren charakteristischen Vestibularismustern. Der subjektive Schwindel ist ähnlich wie bei der Neuropathia vestibularis. Ein Spontannystagmus kommt nicht so oft vor. Die Nystagmusintensität ist im allgemeinen nicht so intensiv wie bei der Neuropathia vestibularis. Außerdem tritt sein richtungsbestimmter Charakter nicht deutlich hervor. In einigen Fällen kann sogar ein Blickrichtungsnystagmus zum Vorschein kommen. In der Lagepüfung erscheint oft ein Lagerungsnystagmus, vielfach richtungswechselnd oder vertikal. Die vestibulospinalen Reaktionen fallen häufig pathologisch aus, jedoch nicht so gravierend wie im akuten und subakuten Stadium bei der Neuropathia vestibularis. In ca. der Hälfte der Fälle kann die Blickmotorik gestört sein. In der kalorischen Prüfung imponieren eine seitengleiche Erregbarkeit oder ein kalorisches Defizit, meist in Form einer Untererregbarkeit, seltener als eine Unerregbarkeit auf der erkrankten Seite. Typisch für das Krankheitsbild Neuropathia vestibularis-ähnliches Syndrom ist somit das Auftreten von zentral-vestibulären Zeichen oder von der Kombination einer peripher- und zentral-vestibulären Läsion.

Therapie

Bei Krankheitsbeginn, verbunden mit intensivem Schwindel, ist es ratsam, den Patienten stationär aufzunehmen. Die Therapie gestaltet sich in der gleichen Form wie bei der Neuropathia vestibularis (S. 151).

Hinweise

1. Die Prognose des Neuropathia vestibularis-ähnlichen Syndroms verläuft wie bei der Neuropathia vestibularis sehr günstig. Es neigt nicht zum Rezidivieren.
2. Der Vestibularis-Index dieses Syndroms ist im allgemeinen niedriger als im akuten oder subakuten Stadium der Neuropathia vestibularis.
3. Wegen der zentral-vestibulären Mitbeteiligung dieses Krankheitsbildes ist eine neurologische Abklärung indiziert.

Kasuistik

Eine Falldemonstration (S.-B. U., 24 Jahre, Abb. 89–91 und Tabelle 26) soll das Krankheitsbild des Neuropathia vestibularis-ähnlichen Syndroms zum besseren Verständnis erläutern.

Die 24jährige Patientin bekam plötzlich in der Früh einen ganz intensiven Drehschwindel mit Erbrechen. Der Schwindel dauerte tagelang an und verschlimmerte sich bei Lagewechsel. Es lag kein Hörverlust oder Tinnitus vor, auch kein weiteres Ereignis.

Der HNO-Status war unauffällig. Es bestand audiologisch keine Höreinbuße. In den konventionellen Röntgenaufnahmen der Nasennebenhöhlen zeigten sich diese frei strahlendurchgängig.

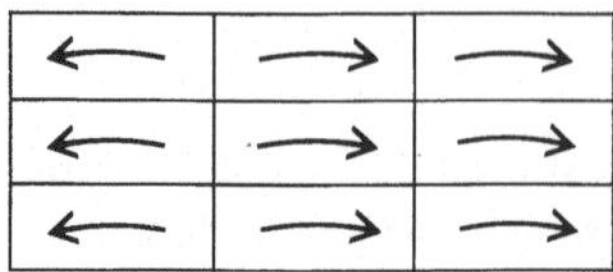

Abb. 89. Eine 24jährige Patientin weist neben einem Spontannystagmus nach links einen regellosen Blickrichtungsnystagmus auf. Dies veranlaßte uns, zusammen mit der Anamnese die Diagnose Neuropathia vestibularis-ähnliches Syndrom zu stellen, als Hinweis auf eine Läsion mehr in Richtung Vestibulariskerngebiet

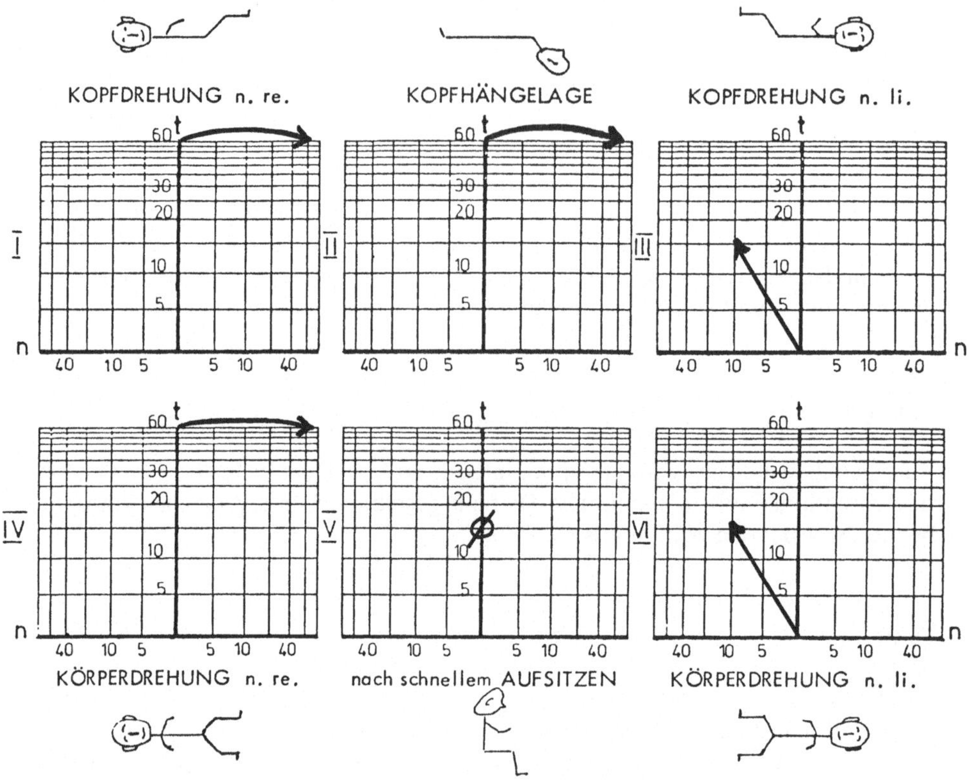

Abb. 90. In der Lageprüfung derselben Patientin wie in Abb. 89 zeigt sich eine Kombination eines Lage- und Lagerungsnystagmus. Die richtungswechselnde Form des Lagerungsnystagmus gegenüber dem Lagenystagmus weist auf eine zentral-vestibuläre Schädigung hin

Nach der Anamnese erwarteten wir das Vorliegen einer klassischen Neuropathia vestibularis. Dazu paßte in der Vestibularisprüfung 8 Tage nach Krankheitsbeginn auch ein feinschlägiger Spontannystagmus nach links (15 Schläge während 30 Sek.). Aber verblüffenderweise schlug er nicht richtungsbestimmt, sondern änderte bei Blick nach rechts seine Schlagrichtung im Sinne eines Blickrichtungsnystagmus (Abb. 89). Dies stellte ein zentral-vestibuläres Zeichen dar und paßte nun höchstens zum sog. Neuropathia vestibularis-ähnlichen Syndrom. Auch in der Lageprüfung imponierte ein zentral-vestibuläres Bild (Abb. 90). Es bestand eine Kombination eines Lage- und Lagerungsnystagmus, die jedoch richtungswechselnd waren. Bei der Lagerung auf die linke Seite trat ein diagonaler Provokationsnystagmus (Lagerungsnystagmus) nach rechts oben auf und somit in entgegengesetzter Richtung des Lagenystagmus. Dieses Phänomen war immer wieder reproduzierbar. Die Blickmotorik war grob intakt. Die vestibulospinalen Reflexe waren leicht gestört. In der kalo-

160

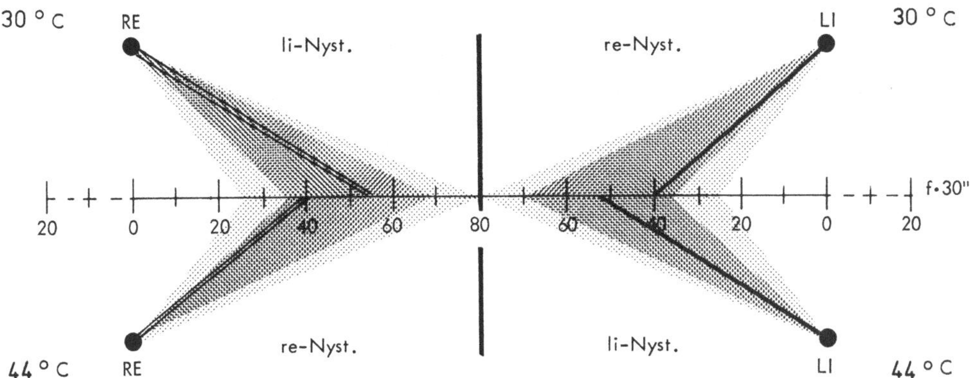

Abb. 91. Die kalorische Prüfung derselben Person wie in Abb. 89 und 90 mit einem Neuropathia vestibularis-ähnlichen Syndrom ergab eine seitengleiche und normale Erregbarkeit

Tabelle 26. Vestibularis-Index derselben Patientin wie in den Abb. 89–91 mit einem Neuropathia vestibularis-ähnlichem Syndrom auf der rechten Seite

Ruheschwindel	4
Belastungsschwindel	4
Spontan- oder Blickrichtungsnystagmus	2
Blickmotorik	0
Vestibulospinale Reaktionen	1
Lageprüfung	4
Kalorische Prüfung	0
Vestibularis-Index	**15**

rischen Prüfung blieb der erwartete Labyrinthausfall aus. Es entstand eine seitengleiche und normale Erregbarkeit (Abb. 91). Die Erkrankte litt immer noch unter einer intensiven Vertigo.

Zusammen mit der Anamnese wiesen die pathologisch vestibulären Befunde auf das Vorliegen eines Neuropathia vestibularis-ähnlichen Syndroms, d. h. die Läsionsstelle schien mehr in Richtung Vestibulariskerngebiet lokalisiert zu sein. Der Vestibularis-Index (Tabelle 26) erhielt den Wert von 15. Die Seitenlokalisation war schwierig anzugeben. Wir vermuteten eine Läsion der rechten Seite.

Eine sicherheitshalber durchgeführte neurologische Untersuchung (neurologischer Status, EEG und visuell evozierte Potentiale) ergab keinen sicheren Hinweis auf eine zerebrale Schädigung.

Zur Linderung des Schwindels wurde damals einige Tage Dogmatil i.m. verabreicht und zur Förderung der Mikrozirkulation der vestibulären Abschnitte eine Infusionstherapie. Zusätzlich wurde in absteigender Dosierung Kortison gegeben. Außerdem wurde die Patientin aufgefordert, möglichst bald aktive Bewegungsübungen durchzuführen. Die Vertigo besserte sich daraufhin allmählich.

Eine Kontrolluntersuchung 6 Monate später bestätigte unsere Diagnose. Sowohl subjektiv als auch objektiv war eine deutliche Besserung erkennbar. Ganz vereinzelt verspürte die Patientin nach schnellen Körperbewegungen für kurze Augenblicke einen Schwankschwindel. Es konnte lediglich ein diskreter Lagerungsnystagmus objektiviert werden. Insgesamt betrug der Vestibularis-Index nunmehr nur 2 als Hinweis auf einen günstigen Verlauf der Erkrankung.

Erneut 6 Monate später konnte in der letzten Kontrolluntersuchung eine Restitutio ad integrum verifiziert werden (Vestibularis-Index = 0).

Akuter Hörsturz

Strenggenommen ist der Terminus *Hörsturz* (akuter Hörsturz) mehr ein Ausdruck für ein Symptom als für eine Diagnose.

Symptome

Als akuter Hörsturz wird ein Hörverlust klassifiziert, der plötzlich oder noch innerhalb von wenigen Stunden entsteht. Im allgemeinen wird unter Hörsturz nur das Symptom akuter Hörverlust verstanden, jedoch ist es auch vertretbar, Patienten mit zusätzlichem Schwindelgefühl in diese Gruppe einzureihen, wenn nicht eine andere Diagnose gestellt wird.

Ätiologie, Pathogenese

Es gibt zahlreiche Möglichkeiten für die Entstehung eines plötzlichen Hörverlustes: vaskulär, infektiös, tumorbedingt, toxisch, traumatisch oder immunologisch. In vielen Fällen handelt es sich um Mikrozirkulationsstörungen im Innenohr (z. B. Gefäßspasmus, Embolie, Sludge Phänomen).

Komplikationen

Beim akuten Hörsturz kann als Komplikation eine Progredienz des Hörverlustes bis zur Taubheit resultieren, je nach Ursache des akuten Ereignisses.

Differentialdiagnosen

Als Differentialdiagnosen kommen in Frage: Cerumen obturans, akuter Tubenmittelohrkatarrh (in der Regel mit Schalleitungskomponente), posttraumatischer Hörverlust, toxische Hörstörung, psychogene Hörstörung, M. Caisson, Schwerhörigkeit nach Virusinfektion (z. B. Grippeotitis, Zoster oticus), Perilymphfistel, Labyrinthfistel, Knalltrauma, Hörverlust nach Meningitis, M. Menière, vertebragene Hörstörung und zentrale Hörstörung (z. B. Vertebralis-Basilaris-Insuffizienz). Es ist wichtig, ein Akustikusneurinom als Ursache des akuten Hörsturzes auszuschließen.

Untersuchungsvorgänge

1. HNO-Status (normaler otoskopischer Befund).
2. Audiologie (Tonschwellenaudiogramm: alle Hörkurvenverläufe und Schweregrade des sensoneuralen Hörverlustes bis zur Ertaubung möglich).

Weber: Lateralisation ins besser hörende Ohr; Rinne: positiv
Überschwellige Audiometrie und Hirnstammaudiometrie: je nach Sitz der Läsion
vom kochleären oder retrokochleären Typ).
3. Röntgen (insbesondere Stenvers-Aufnahmen zur Beurteilung der inneren Gehörgänge).
4. Vestibularisprüfung (in Abhängigkeit von den vorgefundenen vestibulären und audiologischen Befunden wird die weitere Indikation zur Neuroradiologie wie Computertomographie und/oder Kernspintomographie gestellt).
5. Internistische oder neurologische Abklärung.

Ergebnisse der Vestibularisprüfung

Grundsätzlich ist es notwendig, jede Person mit einem akuten Hörsturz vestibulär zu untersuchen. In nahezu der Hälfte aller Fälle kann eine vestibuläre Beteiligung objektiviert werden, obwohl subjektiv von den Patienten nicht immer Schwindel verspürt wird. Die Gleichgewichtsuntersuchung kann einen wichtigen Beitrag für die Differentialdiagnose liefern. Die Ergebnisse können je nach Ort der Läsion sehr variieren und je nach Ausmaß der Läsion unterschiedlich gravierend ausfallen. Es kann ein ähnliches Bild wie bei einer der vier verschiedenen Schwindelformen (S. 112–122) auftreten, sogar Zeichen einer zentral-vestibulären Läsion sind möglich.

Therapie

Es existieren zahlreiche Behandlungsmöglichkeiten für den akuten Hörsturz (Tabelle 27). Eine spontane Ausheilung ist nicht ausgeschlossen. Es ist vorteilhaft, die Therapie so schnell wie möglich nach dem akuten Ereignis einzuleiten. Die stationäre Aufnahme des Patienten zur Ruhigstellung und Ausschaltung von Streßfaktoren wirkt sich nützlich auf den Krankheitsverlauf aus. Die Verabreichung von Antivertiginosa ist nur in Kombination mit starkem Schwindel notwendig. Zur Förderung der Mikrozirkulation des Innenohres kann eine Infusionstherapie mit einem Lokal-

Tabelle 27. Therapievorschläge beim akuten Hörsturz

1. Stationäre Aufnahme

2. Antivertiginosum nur bei Bedarf

3. a) Infusionstherapie zur Förderung der Mikrozirkulation des Innenohres + Lokalanästhetikum
   b) Grenzstrangblockade (selten routinemäßig)

4. Behandlung von Grundkrankheiten

5. Kortison nur in besonderen Fällen

6. Antibiotikum nur bei Hinweis für eine entzündliche Genese

7. Tympanotomie bei Hinweis für eine Perilymphfistel

8. Neurolyse des N. VIII in besonderen Einzelfällen einer akuten kochleo-vestibulären Insuffizienz

anästhetikum in steigender Dosierung (wirkt Membranstabilisierend) unter Zugabe eines vasoaktiven Medikaments verabreicht werden (z. B. Pentoxifyllin wie Trental 400 oder 600, Naftidrofurylhydrogenoxalat wie Dusodril, Bencyclanhydrogenfumarat wie Fludilat, Trockenextrakt aus Ginkgobiloba Blättern wie Tebonin oder Xanthinolnicotinat wie Complamin).

Eine sog. Granzstrangblockade (Stellatumblockade) kann sich positiv auf die Innenohrdurchblutung auswirken. Falls eine mechanische oder immunologische Ursache als Auslöser des akuten Hörverlustes angenommen wird, kann Kortison einen günstigen Effekt ausüben. Bei Hinweis für eine entzündliche Genese ist es wichtig, ein Antibiotikum zu geben. Eine nützliche Wirkung kann durch eine hyperbare Sauerstofftherapie erzielt werden (technisch aufwendig). Zusätzlich zu diesen konservativen Maßnahmen müssen Grundkrankheiten gezielt behandelt und das Rauchen eingestellt werden.

In einigen Fällen kann es ratsam sein, eine Tympanotomie durchzuführen zum Nachweis oder Ausschluß einer Perilymphfistel als mögliche Ursache des akuten Hörverlustes. Eine Indikation zur Inspektion des Mittelohres in Form einer Tympanotomie kann bei einem Patienten gegeben sein:

a) mit akutem Hörverlust von fluktuierendem Charakter mit Lagerungsschwindel,
b) mit einer einseitigen akuten Ertaubung oder mit einem plötzlichen Innenohrverlust von etwa 70 dB, vor allem bei Therapieresistenz, und zwar unabhängig vom Ergebnis der Vestibularisprüfung, oder
c) mit einem akuten Innenohrverlust und gleichzeitigem positiven pressorischen Fistelsymptom und/oder positivem Lagefistelsymptom.

In einigen speziellen Fällen bei Hinweis für Gefäßschlingen, Arachnoiditis oder eines unklaren Prozesses im inneren Gehörgang oder Kleinhirnbrückenwinkel als mögliche Ursache einer sog. akuten kochleo-vestibulären Insuffizienz, d. h. Hörsturz verbunden mit akuter Schwindelsymptomatik und reduzierter vestibulärer Kompensation, kann es ratsam sein, eine Exploration dieser Regionen auszuführen und gegebenenfalls eine Neurolyse des N. VIII zu bewerkstelligen (Wigand et al. 1982), in besonderen Fällen kombiniert mit Neurektomie des N. vestibularis auf der befallenen Seite (s. S. 134 und 136).

Hinweise

1. Bei über der Hälfte der Patienten ist mit einer Ausheilung oder Verbesserung der Krankheit zu rechnen (abhängig von Grundkrankheiten und Alter des Patienten). Falls rezidivierende Hörstürze imponieren, ist differentialdiagnostisch an einen M. Menière zu denken. Eine Geschlechts- oder Seitenbevorzugung liegt in der Regel nicht vor. Alle Altersklassen können betroffen werden. Meist steigt die Häufigkeit eines akuten Hörverlustes mit dem Alter.
2. Neben regelmäßigen Audiogrammkontrollen ist es dringend ratsam, bei einer Mitbeteiligung des peripher- oder zentral-vestibulären Systems dieses wiederholt zu kontrollieren. Normalerweise sind die pathologischen Vestibularisbefunde rückläufig (unabhängig vom Resultat des Hörerfolges). Bleiben sie lange Zeit konstant oder nehmen sie gar zu (schnell erkennbar am Verlauf des Vestibularis-

Index), besteht eine dringende Indikation zur Computertomographie, gegebenenfalls zur Gasmeatographie oder Kernspintomographie zum Ausschluß eines Kleinhirnbrückenwinkelprozesses. Meist handelt es sich hierbei um ein Akustikusneurinom.

3. a) Ein akuter Hörverlust kann auch durch ein **Barotrauma** entstehen. Durch Kompression kann es zur Trommelfellperforation kommen, wenn der Druck von außen zu groß wird, insbesondere bei vorgeschädigten Ohren. Als Folge von einfließendem kalten Wasser ins Mittelohr kann kalorisch ein intensiver Schwindel ausgelöst werden, wodurch die Gefahr des Ertrinkens beim Schwimmen besteht. Durch eine *Barootitis* infolge rascher Druckwechsel bei gestörter Tubenventilation kann das Trommelfell tief eingedrückt werden und das Gasvolumen im Mittelohr komprimieren. Daraus kann eine Schleimhautschwellung, Ödembildung und Einblutung resultieren (Stoll 1985) mit Auslösung von heftiger Otalgie, Hörverlust, Tinnitus und sogar Vertigo. Diese Symptomatik kann auch ausgelöst werden durch eine Ruptur des runden und/oder ovalen Fensters (Perilymphfistel S. 220).

b) Beim **M. Caisson** kommt es infolge zu raschen Auftauchens bzw. zu schneller Dekompression zum Freiwerden von gasförmigen Stickstoffanteilen aus dem Gewebe in den Kreislauf, die Embolien verursachen können. Es kann zu lebensbedrohenden Ausfallserscheinungen kommen. Wenn das Mittelohr von Mikroembolien befallen wird, entsteht häufig ein akuter Hörverlust bis zu Taubheit mit Tinnitus und intensivem Schwindel, meist infolge eines Labyrinthausfalls. Als Therapie ist die sofortige Rekompression mit anschließender überwachter Dekompression in der Dekompressionskammer anzustreben.

4. a) Ein akuter Hörverlust, meist in beiden Ohren, kann durch ein **Knalltrauma** (kurze Druckspitzendauer) auftreten, oft kombiniert mit Ohrensausen, jedoch selten mit Schwindel. Im Tonschwellenaudiogramm imponiert vielfach ein Hochtonabfall auf beiden Seiten (C_5 Senke). Bei einer Trommelfellverletzung (z. B. Knallkörper) kommt eine Schalleitungskomponente hinzu. Als Therapie empfiehlt es sich, neben einer Infusionsbehandlung Kortison zu verabreichen, da eine mechanische Schädigung im Vordergrund steht. Daneben kann das Innenohr durch metabolische Vorgänge mitgeschädigt werden. Im Fall einer bleibenden Trommelfellperforation wird später eine Myringoplastik notwendig.

b) Bei **Explosionstrauma** (große Druckwelle mit länger einwirkender Druckspitzendauer) kann es zur mechanischen Schädigung des Mittelohres kommen (Trommelfellruptur, Gehörknöchelchenluxation). Als Symptom fühlt der Betroffene oftmals Ohrenschmerzen, eine Blutung aus dem Gehörgang, akute Hörverschlechterung mit Tinnitus auf beiden Ohren und häufig eine Schwindelsymptomatik. Im Audiogramm besteht vielfach eine Schalleitungsschwerhörigkeit oder kombinierte Schwerhörigkeit. Die Verletzungen im Ohr müssen in der Regel durch eine Myringoplastik oder Tympanoplastik behoben werden. Als konservative Maßnahme bei einer Innenohrbeteiligung empfehlen sich Infusionstherapie, Kortisongabe und eventuell Antivertiginosa.

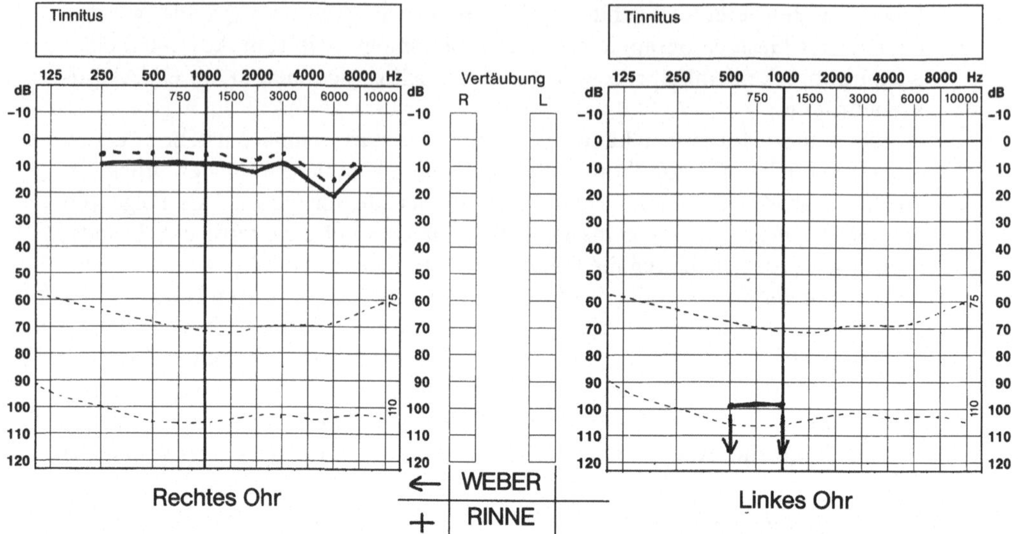

Abb. 92. Im Tonschwellenaudiogramm eines Patienten mit einem akuten Hörsturz liegt eine Taubheit auf dem linken Ohr vor („Fühlkurve")

Kasuistik

Die Falldemonstration eines Patienten (M.H., 44 Jahre, Abb. 92–95 und Tabelle 28) mit einem akuten Hörsturz verbunden mit Labyrinthbeteiligung auf dem linken Ohr (akute kochleo-vestibuläre Insuffizienz), soll die Bedeutung von Kontrolluntersuchungen und differentialdiagnostischen Überlegungen zur Verifizierung der Diagnose erläutern.

Der damals 44jährige adipöse Erkrankte bemerkte morgens beim Aufwachen eine Taubheit mit starkem Ohrensausen auf dem linken Ohr und außerdem einen intensiven Drehschwindel mit Erbrechen, der tagelang anhielt. Die übrige Anamnese war unauffällig. Keine Hinweise auf äußere Ereignisse wie Trauma oder Grippe sowie internistische Leiden lagen vor. Der HNO-Spiegelbefund bei der stationären Aufnahme am gleichen Tag war bis auf eine chronische Tonsillitis unauffällig.

Tabelle 28. Hoher Vestibularis-Index desselben Patienten wie in den Abb. 92–94 mit einer akuten kochleo-vestibulären Insuffizienz links

Ruheschwindel	4
Belastungsschwindel	1
Spontan- oder Blickrichtungsnystagmus	3
Blickmotorik	0
Vestibulospinale Reaktionen	3
Lageprüfung	4
Kalorische Prüfung	4
Vestibularis-Index	**19**

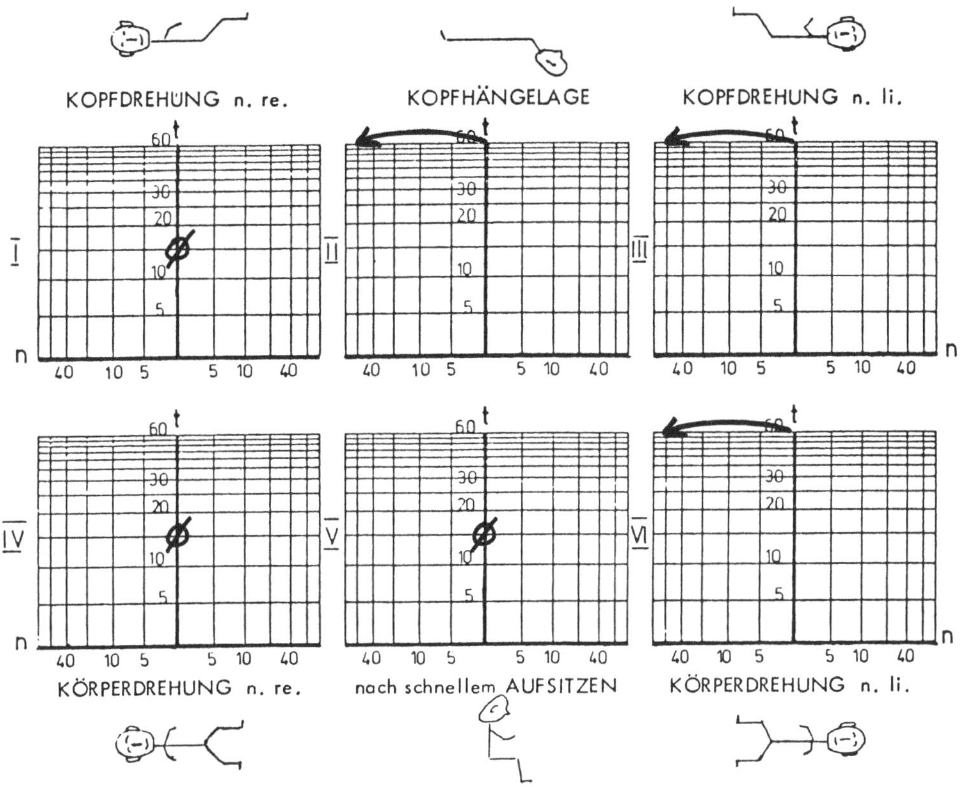

Abb. 93. Im Positiogramm desselben Erkrankten wie in Abb. 92 imponiert ein richtungsbestimmter Lagenystagmus zum gesunden Ohr im Rahmen einer akuten kochleo-vestibulären Insuffizienz auf der Gegenseite. Die Intensität beträgt 80 Schläge während einer Minute

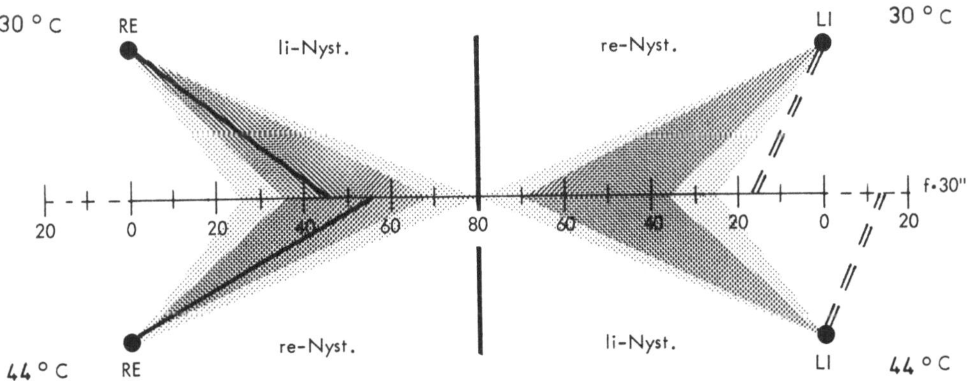

Abb. 94. Die kalorische Prüfung derselben Person wie in Abb. 92 und 93 zeigt einen Labyrinthausfall auf der linken Seite. Die gestrichelten Linien auf der gleichen Seite geben die Intensität des Spontannystagmus bekannt (15 Schläge/30 Sek.)

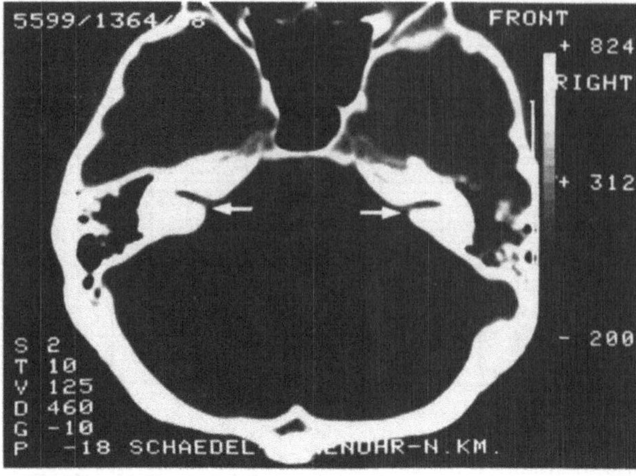

Abb. 95. Eine sicherheitshalber durchgeführte kraniale Computertomographie mit Kontrastmittel desselben Patienten der Abb. 92–94, 8 Jahre nach der akuten kochleo-vestibulären Insuffizienz bestätigt die Befunde aus der Vestibularisprüfung. Es liegt kein Tumor im Kleinhirnbrückenwinkelbereich vor. Beide inneren Gehörgänge sind relativ eng (*Pfeile*)

Im Tonschwellenaudiogramm konnte die Taubheit auf dem linken Ohr bestätigt werden (Abb. 92).

Röntgenologisch waren die Nasennebenhöhlen frei strahlendurchgängig. Die Stenvers-Aufnahmen wiesen seitengleiche und enge innere Gehörgänge auf.

In der Vestibularisprüfung wurde ein intensiver Spontannystagmus zum gesunden Ohr nachgewiesen und in der Lageprüfung ein richtungsbestimmter Lagenystagmus (Abb. 93) Die statische Koordination war erheblich gestört (Lateropulsion nach links). Die kalorische Prüfung ergab einen Labyrinthausfall auf der linken Seite (Abb. 94).

Insgesamt lag eine akute peripher-vestibuläre Läsion auf der linken Seite mit einem hohen Vestibularis-Index von 19 (Tabelle 28) verbunden mit einer akuten Taubheit auf der gleichen Seite vor.

Als Therapie bekam der Patient eine Infusionsbehandlung mit vasoaktiven Stoffen zur Förderung der Mikrozirkulation des Innenohres. Außerdem wurde Kortison in absteigender Dosierung verabreicht.

Differentialdiagnostisch dachten wir in erster Linie wegen der akuten Symptomatik an einen M. Menière, eine Perilymphfistel oder an eine vaskulär- oder infektiös bedingte akute kochleo-vestibuläre Insuffizienz. Erst in zweiter Linie kam ein Akustikusneurinom in Frage. Da dieser Zustand (Taubheit mit Dauerschwindel) lange anhielt, konnte ein M. Menière mit größter Wahrscheinlichkeit ausgeschlossen werden. Die Tympanotomie zum Ausschluß oder Nachweis einer Fensterruptur wurde vom Patienten abgelehnt. Da dieses akute Ereignis vor der CT-Ära lag und keine invasive Untersuchungsmethode vom Erkrankten geduldet wurde, wie die damals übliche Pantopaque-Meatographie zum Nachweis eines eventuell vorliegenden Neurinoms, blieb nichts anderes übrig, als in regelmäßigen Abständen Audio- und Gleichgewichtskontrolluntersuchungen vorzunehmen. In der Hörprüfung wurde die Taubheit links immer wieder bestätigt. Der Tinnitus war permanent vorhanden und sehr unerträglich, trotz unterschiedlicher Medikationsversuche. In der Vestibularisprüfung traten erfreulicherweise rückläufige pathologische vestibuläre Befunde auf als Zeichen, daß kaum mit einem raumfordernden Prozeß als Ursache der Beschwerden zu rechnen war. Auch subjektiv verschwand der zuvor vorhandene Dauerschwindel allmählich.

Die letzte Gleichgewichtskontrolluntersuchung 8 Jahre nach Krankheitsbeginn ergab kein Anzeichen mehr für eine vestibuläre Läsion (Vestibularis-Index = 0).

Eine inzwischen sicherheitshalber durchgeführte kraniale Computertomographie mit Kontrastmittel (Abb. 95) bestätigte unsere Überlegung, daß ein tumoröses Geschehen im Kleinhirnbrückenwinkel als mögliche Ursache der akuten kochleo-vestibulären Insuffizienz nicht in Frage kam.

Sinugener Schwindel

Die alte rhinologische Erfahrung, daß Erkrankte mit akuter oder chronischer Sinusitis sich nicht selten schwindelig fühlen, hat zur Formulierung des sog. *„sinugenen Schwindels"* geführt (Appaix u. Striglioni 1959; Haid 1975).

Symptome

Patienten mit einem sinugenen Schwindel verspüren meist einen systematischen Schwindel in Form eines Dreh- oder manchmal auch Schwankschwindels. Er wird oft nur ausgelöst durch rasche Kopf- oder Körperbewegungen (Lagerungsschwindel) und dauert in der Regel nur einige Sekunden. Vereinzelt können andere Ohrsymptome wie Ohrensausen und Hörverlust hinzukommen. Bei akuten Nebenhöhlenaffektionen entsteht eine entsprechende Symptomatik wie Kopfschmerzen, Schnupfen, Abgeschlagenheit etc.

Ätiologie, Pathogenese

Die Ätiologie bzw. Pathogenese des sinugenen Schwindels ist nicht geklärt. Es können nur Spekulationen geäußert werden. Möglicherweise können als Folge der Sinusitis maxillaris acuta oder chronica pathologische Trigeminusreflexe (via Ganglion spheno-palatinum) ausgelöst werden, die schließlich eine Labyrinthirritation mit Schwindel erzeugen. Auffällig war, daß bei unseren Erkrankten mit der Diagnose sinugener Schwindel überwiegend die Kieferhöhlen pathologisch verändert waren, selten andere Nebenhöhlen. Als weitere Möglichkeit des sinugenen Schwindels wird das Übergreifen einer Sinusitis via Tuba auditiva auf Mittel- und Innenohr (seröse Labyrinthitis) diskutiert.

Komplikationen

Im peripher-vestibulären System treten in der Regel keine Komplikationen durch den sinugenen Schwindel auf, allenfalls von seiten der Nasennebenhöhlen als *rhinogene Komplikationen* (Knochenkomplikationen wie Periostitis, Ostitis, Osteomyelitis; orbitale Komplikationen wie Orbitaödem, orbitale Periostitis, subperiostaler Abszeß, Orbitalphlegmone und Sinus cavernosus-Thrombose sowie endokranielle Komplikationen wie Meningitis, Meningoenzephalitis, Epi- oder Subduralabszeß oder Frontalhirnabszeß).

Differentialdiagnosen

Als Differentialdiagnosen zum sinugenen Schwindel können Cupulolithiasis, Perilymphfistel, Labyrinthfistel und orthostatischer Dysregulationsstörung aufgezählt werden.

Untersuchungsvorgänge

1. HNO-Status (meist ein normaler otoskopischer Befund; manchmal Zeichen einer Tubenventilationsstörung wie z. B. Einziehung des Trommelfells).
2. Audiologie (Tonschwellenaudiogramm: normaler Hörkurvenverlauf oder alte zurückliegende Hörstörung; in seltenen Fällen eine Schalleitungsschwerhörigkeit möglich als Folge einer Tubenventilationsstörung.
   Weber: in der Regel Lateralisation in die Mitte bei symmetrischem Hörkurvenverlauf; Rinne: in der Regel positiv. Weber und Rinne sind abhängig davon, ob eine Schalleitungskomponente vorliegt oder nicht).
3. Röntgen (Es ist nützlich, an Patienten mit Schwindel routinemäßig eine Übersichtsaufnahme der Nasennebenhöhlen anzufertigen; gegebenenfalls bei spezieller Fragestellung Indikation zu Schichtaufnahmen oder Computertomographie der Nasennebenhöhlen. Meist waren nach unserer Erfahrung die Kieferhöhlen bei Erkrankten mit sinugenem Schwindel pathologisch verändert).
4. Vestibularisprüfung.
5. Kieferklinik (in besonderen Fällen bei Hinweis auf eine dentogene Ursache der Kieferhöhlenaffektion weitere Maßnahmen in der Kieferklinik).

Ergebnisse der Vestibularisprüfung

Die Ergebnisse in der Gleichgewichtsuntersuchung von Patienten mit der Diagnose sinugener Schwindel können recht variabel sein und fallen meist diskret aus. Überraschenderweise wird ein Spontannystagmus recht selten beobachtet. Ein Blickrichtungsnystagmus liegt nicht vor. Dagegen kann recht oft ein Kopfschüttelnystagmus ausgelöst werden, ebenso ein Lagerungsnystagmus, jedoch selten vom Typ des benignen paroxysmalen Lagerungsnystagmus. Die vestibulospinalen Reflexe können infolge der sinugen bedingten Labyrinthirritation eingeschränkt sein, manchmal zusammen mit einem Provokationsnystagmus als einzige pathologische Hinweise auf diese Erkrankung.

Die Blickmotorik ist wie zu erwarten normal, vielfach auch die Ergebnisse in der Stuhlpendelung oder der Rotationsprüfung. Manchmal kann ein leichtes Richtungsüberwiegen des Nystagmus zu einer Seite vorkommen. In der kalorischen Prüfung kann ab und zu eine Unterfunktion auf einer Seite bestehen, manchmal sogar als einziger pathologischer Befund.

Tabelle 29. Therapievorschläge beim sinugenen Schwindel

A. Behandlung der Nebenhöhlenaffektion
1. Abschwellende Maßnahmen
2. Physikalische Therapie (z. B. Inhalationen)
3. Ggf. ein Antibiotikum
4. In besonderen Fällen Antroskopie oder operative Sanierung der Nasennebenhöhlen erforderlich

B. Behandlung des Schwindels
   In seltenen Fällen ein Antivertiginosum nötig

Therapie

In erster Linie besteht die Therapie einer Person mit sinugenem Schwindel in der Behandlung der Nebenhöhlenaffektion (Tabelle 29). Eine akute Nebenhöhlenentzündung wird am besten behandelt mit abschwellenden Maßnahmen wie Nasentropfen (z. B. Otriven, Sinupret), physikalischer Therapie (z. B. Inhalationen), antiphlogistischen Maßnahmen und Antibiotika. Bei der chronischen Form bleibt meist nur die operative Sanierung der betroffenen Nebenhöhlen. Dies kann am besten und schonendsten in den meisten Fällen auf endonasalem Weg (Wigand 1981) erfolgen. Der Lagerungsschwindel bedarf in der Regel keiner Medikation. Meist verschwindet der sinugene Schwindel nach der Nebenhöhlentherapie oder nimmt deutlich an Intensität ab.

Hinweise

1. Die Prognose des sinugenen Schwindels ist in der Regel günstig. Es können alle Altersgruppen befallen werden. Eine Geschlechtsbevorzugung liegt nicht vor.
2. Die Seite der Labyrinthirritation, die sinugen getriggert wird, ist schwierig herauszufinden.
3. Es ist ratsam, an Patienten mit dem Hauptsymptom Schwindel, die den HNO-Arzt aufsuchen oder sich einer neurootologischen Untersuchung unterziehen, eine Übersichtsaufnahme der Nasennebenhöhlen anfertigen zu lassen, um einen sinugenen Schwindel auszuschließen.
4. Ein pathologischer Nebenhöhlenbefund mit entsprechender Schwindelanamnese (Lagerungsschwindel) kann einen Hinweis für einen sinugenen Schwindel darstellen, besonders bei Vorhandensein z. B. eines Provokationsnystagmus.
5. Nach unserer Erfahrung kommt bei Patienten mit M. Menière ein erhöhter Prozentsatz an Kieferhöhlenaffektionen gegenüber der Normalbevölkerung vor. Nach deren Behandlung wurde erfreulicherweise in mehreren Fällen auch eine Reduzierung der Schwindelattacken beobachtet. (Haid 1981).

Otosklerose

Die *Otosklerose* stellt eine Erkrankung der knöchernen Innenohrstruktur dar, die im allgemeinen mit einer Schwerhörigkeit und gelegentlich mit Schwindel einhergehen kann (zu ca. 25 % nach Thomas u. Cody 1981; zu 10 % nach Goertzen u. Haid 1988).

Symptome

In der Regel geht die Otosklerose mit einem langsamen progredienten Hörverlust einher, wobei sowohl ein einseitiger als auch beidseitiger Befall möglich ist. Häufig verspüren die Patienten ein Ohrensausen auf dem erkrankten Ohr. Der gelegentlich vorkommende Schwindel, der als Symptom diese Krankheit begleiten kann, wird oft unterschiedlich klassifiziert. Mal wird er wahrgenommen als Drehschwindel, Schwankschwindel oder Unsicherheitsgefühl und kann als schwacher Dauerschwindel oder intermittierend auftreten. Da sich die Vertigo meist nicht allzu intensiv äußert, steht sie als Symptom weniger im Vordergrund.

Ätiologie, Pathogenese

Die Ätiologie bzw. Pathogenese der Otosklerose ist multifaktoriell. In etwa der Hälfte der erkrankten Personen imponiert eine familiäre Disposition (hereditär). Die Krankheit tritt vorwiegend im jüngeren oder mittleren Lebensalter auf und kann sich sogar als juvenile Otosklerose während der Kindheit manifestieren. Die Otosklerose erscheint in der weißen Rasse häufiger (histologisch: zu ca 10 %) als in der schwarzen (< 1 %). Das weibliche Geschlecht wird bevorzugt von dieser Erkrankung befallen. Es besteht ein zeitlicher Zusammenhang zwischen Gravidität und Otosklerose. Die Inzidenz mit einem beidseitigen Befall liegt bei 80 % (Lee 1983). Es handelt sich um hormonelle und stoffwechselbedingte Umbauprozesse der Labyrinthkapsel, wobei es zu einem Knochenabbau (Knochenresorption) und Knochenaufbau (otospongiose Herde) kommt. Es herrscht eine osteoplastische und osteoklastische Aktivität. Die Prädilektionsstelle der Otoskleroseherde stellt das ovale Fenster mit der Fußplatte dar, wobei es zu einer Fixierung des Steigbügels kommt (Stapesankylose). Daraus entwickelt sich in erster Linie eine Schalleitungsschwerhörigkeit. Auch an anderen Stellen, wie in der Schnecke, im Bereich des Labyrinthes oder der Area cribrosa zum inneren Gehörgang, können Otoskleroseherde vorkommen. Erfolgt der Umbau isoliert in der Labyrinthkapsel vom Innenohr, was seltener der Fall ist, so kann eine Innenohrschwerhörigkeit ohne eine Schalleitungskomponente (sog. Kapselotosklerose) die Folge sein.

Komplikationen

Unbehandelt besteht die Möglichkeit, daß die Otosklerose in ungünstigen Fällen bis zur hochgradigen kombinierten Schwerhörigkeit oder gar bis zur Taubheit auf dem erkrankten Ohr fortschreiten kann. Eine Operation (Stapedektomie oder Stapedotomie) kann neben einer Hörverbesserung häufig diese progrediente Hörverschlechterung aufhalten.

Differentialdiagnosen

Als Differentialdiagnosen zur Otosklerose sind in erster Linie Erkrankungen, die mit einer Schalleitungsschwerhörigkeit, aber intaktem Trommelfell einhergehen, aufzuzählen, wie z. B. Tympanosklerose, Mißbildung des Mittelohres, Gehörknöchelchenluxation und in gewisser Hinsicht der M. Paget (Osteitis deformans). Bei der Kapselotosklerose mit einer Schallempfindungsschwerhörigkeit sind andere Erkrankungen, die ebenfalls mit solch einer Hörstörung einhergehen, differentialdiagnostisch in Erwägung zu ziehen, wie Akustikusneurinom, hereditäre Hörstörungen, infektiöse und posttraumatische Hörverluste, um einige aufzuzählen.

172

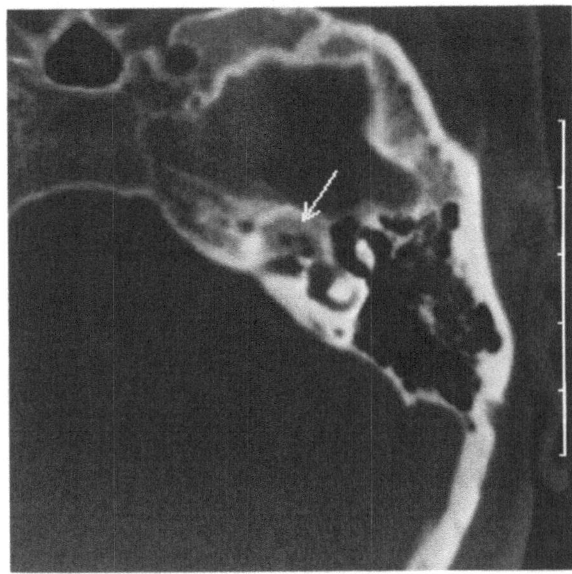

Abb. 96. Das Hochauflösungs-CT vom Felsenbein zeigt auf der rechten Seite eines Patienten (E.M., 38 Jahre) Aufhellungsherde im Bereich der Kochlea (*Pfeil*) als Hinweis für eine Kapselotosklerose

Untersuchungsvorgänge

1. HNO-Status (normaler otoskopischer Befund; manchmal kann infolge Transparenz des Trommelfells eine hyperämische Schleimhaut des Promontoriums sichtbar werden = *Schwartze Zeichen*).
2. Audiologie (Tonschwellenaudiogramm: Schalleitungsschwerhörigkeit auf dem erkrankten Ohr, einseitig oder beidseitig; in der Hörleitungskurve kann manchmal eine charakteristische Senke bei ca. 2000 Hz sichtbar werden = *Carhart-Senke;* mit der Zeit kann im Audiogramm eine kombinierte Schwerhörigkeit auftauchen; bei der Kapselotosklerose imponiert eine Innenohrschwerhörigkeit).
Weber: Lateralisation des Scheiteltons ins kranke Ohr bei einer Schalleitungsschwerhörigkeit. Bei der seltenen Kapselotosklerose mit einer Schallempfindungsschwerhörigkeit Lateralisation ins besser hörende Ohr.
Rinne: negativ bei einer Schalleitungsschwerhörigkeit und positiv bei der selteneren Form einer Innenohrschwerhörigkeit im Rahmen einer Kapselotosklerose; der sog. *Gellé-Versuch* fällt negativ aus bei der herkömmlichen Otosklerose.
Impedanzaudiometrie: normale Kurve im Tympanogramm bei normalem Mittelohrdruck; Stapediusreflex meist aufgehoben bei Fixation der ovalen Fußplatte.
3. Röntgen (Schüller-Aufnahmen: in der Regel gute Pneumatisation des Zellsystems im Mastoid; in Schichtaufnahmen oder im Computertomogramm (Abb. 96) des Felsenbeines können Otoskleroseherde als unscharfe Linien bzw. Aufhellungsherde zur Darstellung kommen (von Glass u. Philipp 1988).
4. Vestibularisprüfung (in der Regel nur in Kombination mit Schwindel nötig).

Ergebnisse der Vestibularisprüfung

Die Ergebnisse in der Vestibularisprüfung können recht variabel bei Otosklerose-Patienten ausfallen. Meist imponieren im Falle einer Labyrinthläsion nur diskrete

173

pathologische Resultate. Sie können jedoch in wenigen Fällen auch gravierend sein und sogar das Bild einer akuten Labyrinthopathie zeigen.

Nach unseren Erfahrungen sind sogar in etwa 25% der Fälle pathologische vestibuläre Befunde objektivierbar, ohne daß von den Patienten Schwindelgefühle bemerkt werden. Da die Krankheit schleichend verläuft, kommt ein Spontannystagmus recht selten vor oder ist von schwacher Intensität. Ein Blickrichtungsnystagmus existiert nicht. Dagegen kann ein Lagerungsnystagmus zu sehen sein. Bei einer Labyrinthläsion können die vestibulospinalen Reflexe beeinträchtigt sein. Die Blickmotorik ist bei dieser Erkrankung, wie zu erwarten, nicht gestört. Auch fallen die Resultate in der Stuhlpendelung oder in der Rotationsprüfung wegen dem meist chronischen Krankheitsverlauf im allgemeinen normal aus. In der kalorischen Prüfung kann bei einem Otosklerosebefall im Labyrinth eine Unterfunktion auf der erkrankten Seite auftauchen, selten ein Labyrinthausfall. Unmittelbar nach einer Stapedektomie entstehen in vielen Fällen vorübergehend Schwindel und objektivierbare pathologische Vestibularisbefunde (Goertzen u. Haid 1988), die in den allermeisten Fällen rasch verschwinden (s. S. 177).

Therapie

Als konservative Maßnahme bei der Otosklerose wird eine Natriumfluoridtherapie empfohlen. Jedoch sind die Erfolge nicht vielversprechend. Die Therapie der Wahl besteht in der Operation, da sonst die Gefahr eines Fortschreitens der Schalleitungsschwerhörigkeit besteht mit Ausbildung einer zunehmenden kombinierten Schwerhörigkeit, im ungünstigsten Fall bis zur Taubheit auf dem erkrankten Ohr. Als Operationsmethode empfiehlt sich die Stapedektomie. Die Technik dieses Eingriffs am ovalen Fenster wurde in verschiedenen Richtungen durch Shea (1985), Schuknecht (1987) und Fisch (1980) variiert. Bei der Stapedektomie erfolgt eine Tympanotomie, wobei die ovale Fußplatte sowie der Stapes vorsichtig herausgenommen werden. In die eröffnete ovale Nische wird ein Bindegewebsstück hereingelegt. Mit Hilfe z. B. eines Tantaldrahtes, der an dem langen Amboßschenkel fixiert wird und eine Verbindung zum eingelegten Bindegewebsstück aufweist, erfolgt nun die Schallübertragung. Eine Variation zur Stapedektomie stellt die Stapedotomie dar (Fisch 1980).

Der postoperative Hörerfolg ist bemerkenswert. In den allermeisten Fällen (ca. 90%) gelingt eine bleibende Hörverbesserung, wobei auch vielfach der Tinnitus beseitigt oder gelindert werden kann. Auch ein präoperativer vorhandener Schwindel kann durch den Eingriff positiv beeinflußt werden. Die Gefahr einer postoperativen Ertaubung auf dem operierten Ohr ist gering (<1%). Unmittelbar nach dem Eingriff tritt vorübergehend recht häufig ein Schwindel auf. Bei Verweigerung der Operation kann zur Hörhilfe ein Hörgerät verordnet werden.

Hinweis

Die Prognose einer juvenilen Otosklerose verläuft in der Regel ungünstiger als im späteren Manifestationsalter.

Schwindel als Folge von otoneurochirurgischen Eingriffen (1 u. 2)

Vertigo als Folge von otoneurochirurgischen Eingriffen (Tabelle 30) kann primär oder sekundär produziert werden. Primär resultiert in jedem Fall nach einer Neurektomie des N. vestibularis ein Schwindel, der je nach der Leistung der vestibulären Kompensation allmählich verschwindet. Sekundär können Schwindel und/oder Hörstörung und/oder Tinnitus oder auch andere Komplikationen (z. B. Fazialisparese) nach Eingriffen wie Stapedektomie oder Tympanoplastik ausgelöst werden als Folge von intraoperativen mechanischen Manipulationen oder postoperativ durch eine Infektion des Innenohres (z. B. seröse oder diffuse Labyrinthitis, Cupulolithiasis, Perilymphfistel, reaktives Granulom, Schädigung von vestibulären und kochleären Sinneszellen).

1. Schwindel nach Neurektomie des N. vestibularis

Unmittelbar nach einer Neurektomie des N. vestibularis verspürt der Erkrankte einen intensiven Drehschwindel in Form des Dauerschwindels. Eine Indikation zur Neurektomie der Gleichgewichtsnerven kann strenggenommen bei jeder peripher-vestibulären Erkrankung gegeben sein, falls alle konservativen oder andere chirurgische Maßnahmen fehlgeschlagen haben. Eine der Hauptindikationen für die Gleichgewichtsnervendurchtrennung stellt M. Menière dar. Indiziert kann sie des weiteren bei Patienten mit einer erheblich verzögerten und insuffizienten vestibulären Kompensation sein und gleichzeitigem unerträglichen Schwindelgefühl des Patienten im Rahmen von peripher-vestibulären Erkrankungen, wie z. B. nach Neuropathia vestibularis oder nach einer otobasalen Fraktur. Dieser Eingriff ist auch indiziert, falls eine Unerregbarkeit auf der erkrankten Seite vorliegt, da der N. vestibularis inferior noch funktionstüchtig sein kann. Das kann unter Umständen verantwortlich sein für eine reduziert verlaufende vestibuläre Kompensation.

Die empfindlichsten Teiluntersuchungen in der Vestibularisprüfung zur Feststellung der vestibulären Kompensationsleistung nach einer Neurektomie des N. vestibularis superior und inferior sind:

1. Prüfung des Spontannystagmus und des Blickrichtungsnystagmus in 9 Blickrichtungen.
2. Die Lageprüfung.
3. Die Untersuchung der vestibulospinalen Reflexe.
4. Die Stuhlpendelung oder die Rotationsprüfung.

Postoperativ nach Neurektomie des Gleichgewichtsnerven entstehen die gleichen Schwindelbeschwerden und Stadien mit den typischen pathologischen Vestibularis-

Tabelle 30. Schwindel als Folge von Operationen im Felsenbein

---

1. Nach Eingriffen im inneren Gehörgang und im Kleinhirnbrückenwinkel:
   Neurektomie des N. vestibularis, Neurolyse des N. VIII

2. Nach Eingriffen im Mittelohr und Innenohr:
   Stapedektomie, Stapedotomie, Tympanoplastik, Mastoidektomie

---

mustern wie bei anderen peripher-vestibulären Erkrankungen nach einem akuten und bleibenden Labyrinthausfall (z. B. otobasale Fraktur, nach Exstirpation eines Akustikusneurinoms), nämlich das akute Stadium, das subakute Stadium und schließlich das Kompensationsstadium (s. S. 112). Wenn allmählich nach der Operation das Kompensationsstadium erreicht wird, in der Regel nach wenigen Wochen bis wenigen Monaten, verspürt der Patient in Ruhe meist keinen Schwindel mehr. Dieser wird meist nur durch Provokationsmaßnahmen wie schnelle Kopf- oder Körperbewegungen in Form eines sog. Sekundenschwindels („Schlenkerer") ausgelöst. Dieser sog. „Schlenkerer" kann lange Zeit bestehen bleiben, in einigen Fällen über viele Jahre. Er wird aber von den Betroffenen überhaupt nicht als lästig beurteilt. Die Hauptsache ist, daß die unerträglichen Schwindelattacken oder der lästige Dauerschwindel durch den Eingriff beseitigt werden konnten. Im Idealfall erreichen die Patienten eine komplette vestibuläre Kompensation. Diese ist erkennbar an der völligen subjektiven Schwindelfreiheit der Person, und daß, bis auf die Unerregbarkeit des Labyrinthes, sonst keine anderen pathologischen Vestibularisbefunde mehr nachgewiesen werden können. Die Leistung der vestibulären Kompensation kann recht genau mit Hilfe des Vestibularis-Index verfolgt werden (s. S. 124). Er kann postoperativ nach einer einseitigen Neurektomie im Idealfall den Score von 4 erreichen. Die Kompensationsleistung ist abhängig vom Alter des Patienten. Je jünger die Person, um so rascher schreitet sie im allgemeinen voran. Sie kann durch Vorliegen eines Grundleidens, wie z. B. kardiovaskulären Störungen oder Stoffwechselstörungen, verlangsamt und/oder reduziert ablaufen. Andere Erkrankungen, wie z. B. eine Sinusitis maxillaris, können sich nachteilig auf diesen Vorgang auswirken, genauso Drogen und Medikamente. Ein Schädelhirntrauma mit Kontusionsherden, vor allem im Bereich des Vestibularissystems, kann zu erheblicher Reduktion der vestibulären Kompensation führen. Psychische Labilität, Streß und Wetterfaktoren können sie negativ beeinflussen.

In den ersten Tagen während der akuten Phase unmittelbar nach der Neurektomie des N. vestibularis wird der akute Schwindel medikamentös eingestellt (s. S. 151). Es ist sehr ratsam, möglichst bald die konservative Therapie einzustellen und durch aktive körperliche Bewegungsübungen zu ersetzen (s. S. 123). Dieses Training muß zunächst ganz vorsichtig ausgeführt werden und dann allmählich vernünftig gesteigert werden. Die Bewegungsübungen sind ganz wesentliche Maßnahmen zur Förderung und Beschleunigung der vestibulären Kompensation (Cawthorne 1945, Hamann 1987). Darüber hinaus können sich optokinetische Reize (Pfaltz u. Novak 1977), die während des Klinikaufenthaltes sowie später ambulant absolviert werden können, förderlich auf diesen Vorgang auswirken.

2. Schwindel nach Mittelohroperationen

In der Ohrchirurgie stellen die Stapedektomie und die Tympanoplastik gewöhnlich mikrochirurgische Routineeingriffe dar. In der Regel sind die Erfolge vielversprechend. Recht selten resultieren bleibende Schäden in Form von Schwindel, Hörverlust oder gar anderen Komplikationen, wie z. B. eine periphere Fazialisparese.

Tabelle 31. Vorgehen nach Stapes-Chirurgie

---

1. Tägliche Messungen der Knochenleitung
2. Orientierende Vestibularisprüfung
   a) Untersuchung des Spontannystagmus (täglich)
   b) Lageprüfung (nur in Sonderfällen)
3. In besonderen Situationen (Hörabfall, Ausfallsnystagmus)
   a) Streifen im äußeren Gehörgang lockern und keine hastigen Kopf- oder Körperbewegungen ausführen
   b) Kortisongabe
   c) Antivertiginosum (je nach Intensität des Schwindels, oral, i.m. oder i.v.)
   d) Infusionstherapie zur Förderung der Innenohrdurchblutung
   e) Ggf. ein Antibiotikum
4. Notfalls Revisionsoperation

---

2 a. Schwindel nach Otoskleroseoperationen

Unmittelbar nach einer Stapedektomie oder Stapedotomie im Rahmen der Behandlung einer Otosklerose wird in den ersten Tagen gar nicht so selten ein Schwindel als Folge des Eingriffs provoziert (zu ca. 60 % nach Goertzen u. Haid 1988). In den meisten Fällen imponiert er dann in Form des Lagerungsschwindels, ganz selten als ein intensiver Dauerschwindel. Alarmzeichen sind, wenn dazu noch eine akute Hörverschlechterung und Ohrensausen auftreten. Die Ursachen für den postoperativ ausgelösten Schwindel können sein: eine mechanische Verletzung (z. B. intraoperative Manipulationen, Druckeinwirkung einer überlangen Stapesprothese oder Tamponadendruck vom äußeren Gehörgang aus), Verlust von Perilymphflüssigkeit oder gar eine Perilymphfistel, Hineinfallen von Fragmenten der Fußplatte ins Vestibulum und Erzeugung einer Cupulolithiasis, eine Infektion mit Entstehung einer leichten Labyrinthitis serosa oder im schlimmsten Fall eine schwere Labyrinthitis diffusa, eine Narbenbildung im Bereich der ovalen Nische oder ein reaktives Granulom.

Neben der Stimmgabelprüfung sind tägliche Messungen der Knochenleitung und tägliche Untersuchungen mit der Frenzelbrille wichtig (Tabelle 31). Bei der orientierenden Vestibularisprüfung kann ein Reiznystagmus vorkommen als Hinweis für eine peripher-vestibuläre Störung im Sinne einer Labyrinthitis serosa. Ein Blickrichtungsnystagmus liegt nicht vor. In der Lageprüfung kann ein sog. benigner paroxysmaler Lagerungsnystagmus manchmal provoziert werden. Relativ häufig wird dagegen postoperativ ein richtungswechselnder Lagerungsnystagmus, überraschenderweise oft ohne starken subjektiven Schwindel, ausgelöst. Dieser Lagerungsnystagmus kann sogar einen zentral-ähnlichen Charakter aufweisen (Goertzen u. Haid 1988). Diese Nystagmusformen verschwinden in der Regel innerhalb von Tagen oder wenigen Wochen und stellen im allgemeinen keine ernsten Zeichen dar und sind ohne Einfluß auf den Hörerfolg. Ungünstiger sind die Verhältnisse, wenn unmittelbar postoperativ ein richtungsbestimmter Spontannystagmus zum gesunden Ohr als möglicher Hinweis für einen Ausfallsnystagmus vorliegt. In diesem Fall ist es ratsam, den Ohrstreifen zu lockern und hineingelegte Gelatine im äußeren Gehörgang vorsichtig zu entfernen. Gleichzeitig, vor allem wenn die Knochenleitung abgefallen ist, Kortison und innenohrfördernde Infusionen verabreichen, da diese Symptomatik höchstwahrscheinlich mechanisch bedingt sein kann. Treten diese Symptome und Befunde erst später auf, liegt möglicherweise eine entzündliche Genese vor, weswegen ein Antibiotikum verabreicht werden sollte. Falls keine Besserung eintritt, muß in besonderen Fällen eine Revisionsoperation erwogen werden.

2 b. Schwindel nach Tympanoplastik

Schwindel und/oder Surditas sowie eine Fazialisparese als Folge einer Tympanoplastik im Rahmen einer Behandlung der Otitis media chronica wird recht selten ausgelöst. Vertigo kann dann genauso wie nach Otoskleroseoperationen als ein Lagerungsschwindel oder als ein akuter Dauerschwindel in Erscheinung treten. Die Ursachen für den postoperativen Schwindel können sein: eine mechanische Verletzung, z. B. intraoperative Manipulationen im Bereich des runden oder ovalen Fensters, direkte Verletzung eines Bogenganges oder Schädigung des Perilymphschlauches bei einer Labyrinthfistel, eine Infektion mit Entstehung einer Labyrinthitis circumscripta oder gar einer Labyrinthitis diffusa mit all ihren Folgen oder eine Narbenbildung im Bereich der Fenster. Wie nach allen mikrochirurgischen Eingriffen sind neben einer Inspektion der Operationswunde tägliche Stimmgabelprüfungen, Messungen der Knochenleitung und Frenzelbrillenuntersuchungen von Bedeutung. Je nach Ausmaß der Labyrinthläsion können ähnliche pathologische Vestibularisbefunde erscheinen wie vorhin bereits erwähnt bei den Otoskleroseoperationen. Danach richtet sich auch das therapeutische Vorgehen.

Labyrinthfistel

Eine *Labyrinthfistel* als peripher-vestibuläre Erkrankung stellt eine ernstzunehmende otogene Komplikation im Rahmen einer Otitis media chronica dar.

Symptome

Als Symptome verspürt ein Patient mit einer Labyrinthfistel in der Regel, neben Hörverlust und möglichem Ohrensausen mit Ohrenlaufen, den Schwindel meist in Form eines Lagerungsschwindels. Nach abrupten Körperbewegungen, nach dem Bücken oder durch rasches Aufstehen wird oft ein für wenige bis mehrere Sekunden dauernder Drehschwindel provoziert. In der Anamnese bestehen häufig rezidivierende Ohrinfektionen. Eine Labyrinthfistel, die eine Labyrinthitis acuta verursacht hat, löst dagegen einen intensiven Dauerschwindel aus.

Ätiologie, Pathogenese

Es existieren unterschiedliche Ursachen für die Entstehung einer chronischen Mittelohrentzündung durch die eine Labyrinthfistel entstehen kann: rhinogen, tubogen,

178

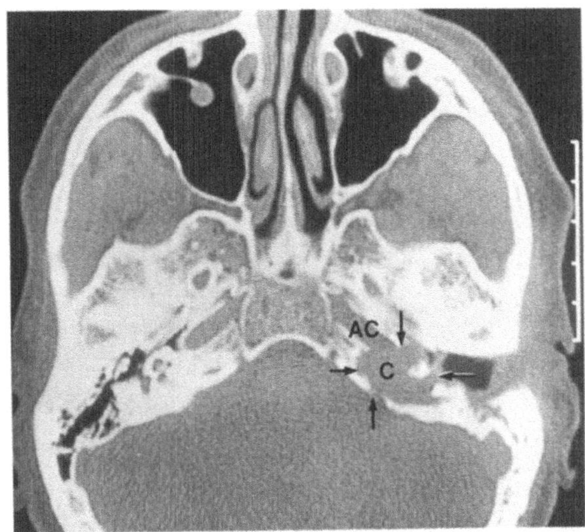

Abb. 97. Das kraniale Computertomogramm eines 36jährigen Patienten (B.N.) zeigt auf der rechten Seite ein ausgedehntes (*Pfeile*) Felsenbeincholesteatom (*C*) mit Einbruch in die mittlere Schädelgrube und zum kraniellen Verlauf der Arteria carotis interna (*AC*)

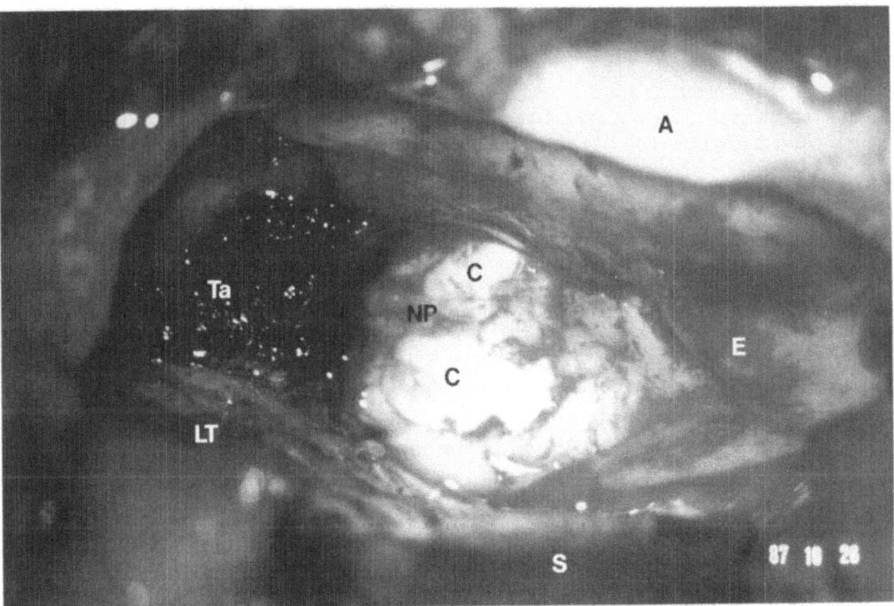

Abb. 98. Im Operationssitus (transtemporaler Zugang zur mittleren Schädelgrube) desselben Patienten wie in Abb. 97 wird das ausgedehnte Felsenbeincholesteatom mit Einbruch in die mittlere Schädelgrube auf der rechten Seite erkennbar. *A* Arcus zygomaticus (unterer Trepanationsrand), *C* Cholesteatom, *E* Eminentia arcuata, *LT* Lobus temporalis (instrumentell hochgehoben), *N.P* N. petrosus superficialis major, *S* selbsthaltender Duraspatel, *Ta* Tambotam zur Blutstillung

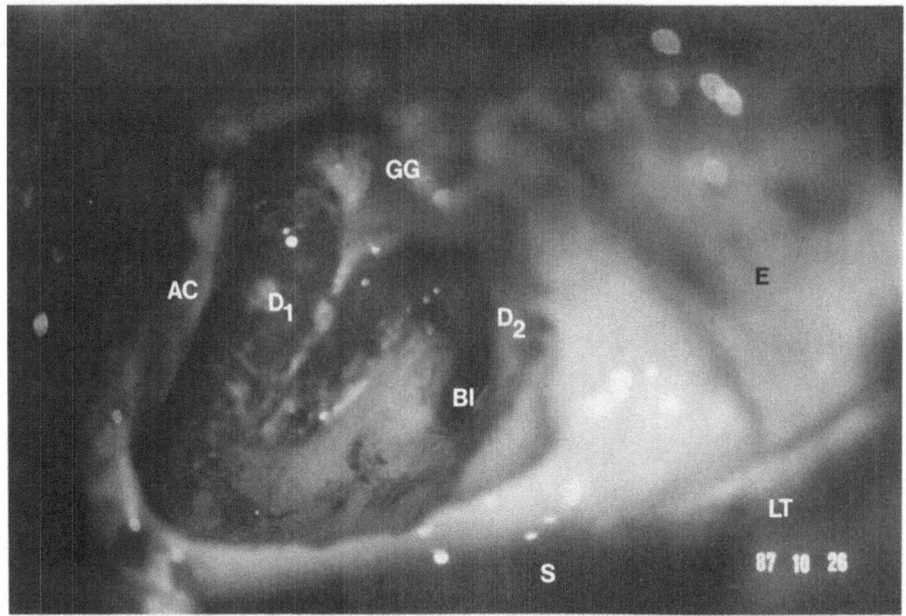

Abb. 99. Operationssitus (transtemporaler Zugang zur mittleren Schädelgrube) desselben Patienten wie in Abb. 97 und 98 nach Totalexstirpation des Felsenbeincholesteatoms auf der rechten Seite. *AC* Arteria carotis interna (kranieller Anteil), *B.J* Bulbus jugularis (Anteil), *D₁* Durabezirk der hinteren Schädelgrube, *D₂* Durabezirk vom inneren Gehörgang (vorderer Anteil), *E* Eminentia arcuata, *GG* Ganglion geniculi, *LT* Lobus temporalis (instrumentell hochgehoben), *S* selbsthaltender Duraspatel

hämatogen und äußere Einwirkungen (z. B. posttraumatisch). Als Formen der Otitis media chronica existieren: diffuse Schleimhautentzündung, granulierende Mukoperiostitis, osteonekrotische Mukoperiostitis, kalzifizierende Mukoperiostitis (= Tympanosklerose), Adhäsivprozeß, das Cholesteatom und spezifische chronische Mittelohrentzündungen. In erster Linie Cholesteatommassen im Mittelohr und Warzenfortsatz einer chronischen Mittelohrentzündung können zu Arrosionen von Knochenstrukturen führen, wodurch gefürchtete *otogene Komplikationen* ausgelöst werden können: z. B. otogene Fazialisparese, Labyrinthfistel, Labyrinthitis circumscripta, Labyrinthitis diffusa bzw. Labyrinthitis acuta, Meningitis bzw. Meningoenzephalitis oder Kleinhirn- oder Temporalhirnabszeß.

Am Labyrinthblock kommt es meist zur Entstehung einer Labyrinthfistel des Canalis semicircularis horizontalis, mit durchschimmerndem oder gar freiliegendem Perilymphschlauch (S. 186). Die Cholesteatommassen können sich weiter nach allen Richtungen ausbreiten. Andere wichtige Strukturen des Felsenbeines können befallen werden (z. B. Kochlea, N. facialis, Meatus acusticus internus, Dura mater, Sinus sigmoideus, Canalis caroticum) mit Einbruch von Cholesteatommassen in die mittlere oder hintere Schädelgrube (Abb. 97–99).

Differentialdiagnosen

Eigentlich stellt die Diagnose Otitis media chronica keine Schwierigkeit dar. Als Differentialdiagnosen kommen in Erwägung: Otitis externa maligna, Mykose, Mittelohrkarzinom oder einfache Anhäufung von Schuppen.

Komplikationen

Bei verspäteter Diagnose oder Therapie kann es zu einer akuten Labyrinthitis kommen. Zahlreiche weitere mögliche otogene Komplikationen wurden bereits auf S. 180 aufgelistet.

Untersuchungsvorgänge

1. HNO-Status (als mikroskopischer Befund, z. B. epitympanaler Trommelfelldefekt mit Cholesteatom, oft Foetor ex auris, hinterer Gehörgangswand oder epitympanaler Bezirk defekt).
2. Audiologie (Tonschwellenaudiogramm: Schalleitungsschwerhörigkeit auf dem erkrankten Ohr, kombinierte Schwerhörigkeit bis zur Ertaubung möglich.
   Weber: Lateralisierung ins kranke Ohr, bei Surditas ins gesunde Ohr. Rinne: negativ auf dem erkrankten Ohr).
3. Röntgen (Stenvers- oder Wullstein-Aufnahmen zur Beurteilung von Konturen der Bogengänge. Schüller: gehemmte Pneumatisation, gelegentlich Hinweis für Knochenarrosion auf dem erkrankten Ohr. Gegebenenfalls Computertomographie zur Feststellung von Knochenzerstörung im Felsenbein oder endokranieller Ausbreitung des Prozesses).
4. Vestibularisprüfung (positives pressorisches Fistelsymptom und/oder positives Lagefistelsymptom können Hinweis für eine Labyrinthfistel sein).

Ergebnisse der Vestibularisprüfung

Zum Nachweis einer Labyrinthfistel gibt es zwei bewährte Untersuchungsmethoden: das pressorische Fistelsymptom und das Lagefistelsymptom.

Das **pressorische Fistelsymptom** (Lucae 1881) wird mit Hilfe des Pollitzer-Ballons geprüft (Abb. 100). Es gilt allgemein als positiv und somit als Hinweis für eine Labyrinthfistel, wenn bei Kompression von Luft in den äußeren Gehörgang ein Nystagmus zum erkrankten Ohr infolge einer ampullopetalen Endolymphbewegung und bei Dekompression ein Nystagmus nach kontralateral entsteht, infolge einer ampullofugalen Endolymphbewegung. Manchmal kann durch diese Provokationsmethode ein pendelförmiger Nystagmus oder lymphokinetische Vorgänge entstehen. Gleichzeitig verspürt der Erkrankte jeweils einen rotierenden Schwindel. Die Nystagmusrichtung ist strenggenommen abhängig vom Ort des Defekts zur Bogengangsampulle. Am häufigsten wird aber der horizontale Bogengang von einer Labyrinthfistel betroffen. Deshalb ist der infolge Überdruck und Unterdruck mechanisch ausgelöste Provokationsnystagmus so in der Regel gesetzmäßig.

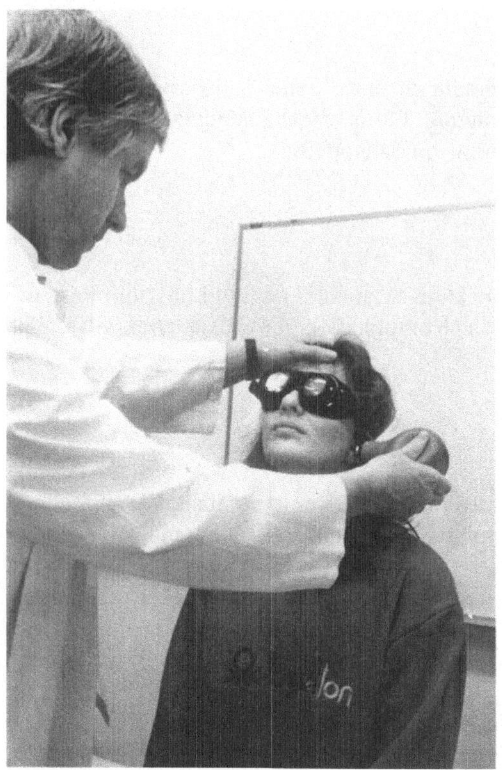

Abb. 100. Prüfung des pressorischen Fistelsymptoms

Als **Pseudofistelsymptom** bezeichnet man ein positives pressorisches Fistelsymptom ohne Vorliegen einer Labyrinthfistel bei intaktem Trommelfell (*Hennebertsches Zeichen*). Vorkommen: Otosklerose, Lues, M. Menière und sogar Tubenmittelohrkatarrh. Eine Perilymphfistel kann auch mit einem positiven pressorischen Fistelsymptom einhergehen.

Das **Lagefistelsymptom** (Stenger 1953) kann mit Hilfe der Lageprüfung ausgelöst werden. Dieses Symptom gilt als positiv mit Hinweis für eine Labyrinthfistel, wenn in der Kopfhängelage ein zur gesunden Seite schlagender, transitorischer Nystagmus auftritt, der beim schnellen Aufsitzen des Patienten seine Schlagrichtung zum kranken Ohr umkehrt. Der Nystagmus ist vom Typ des benignen paroxysmalen Lagerungsnystagmus, den man bei Verdacht auf eine Labyrinthfistel auch Fistel-Lagerungsnystagmus bezeichnen kann (Haid 1978). Bei dieser Untersuchung kommt es zu intrakraniellen Druckänderungen mit Liquordruckschwankungen sowie zu Perilymph- und Endolymphbewegungen, wodurch infolge einer Labyrinthfistel diese Nystagmusform mit Schwindel provoziert werden kann. Denkbar ist auch eine direkte mechanische Einwirkung der Cholesteatommassen auf den freiliegenden Perilymphschlauch des Bogenganges. Dadurch kann es auch möglich sein, einen Provokationsnystagmus durch die Lageprüfung bei der selteneren Form einer Labyrinthfistel des oberen Bogenganges hervorzurufen.

182

Beide Fistelreaktionen, das pressorische Fistelsymptom und das Lagefistelsymptom, können die Verdachtsdiagnose Labyrinthfistel wesentlich erhöhen. Es kann nämlich vorkommen, daß das pressorische Fistelsymptom negativ ausfällt und das Lagefistelsymptom positiv oder umgekehrt (Haid 1978). In wenigen Fällen kann es sein, daß bei Granulationen oder Cholesteatom infolge mechanischer Druckwirkung im Bereich der ovalen Nische eines der beiden positiv ausfällt, ohne daß eine Labyrinthfistel vorliegen muß. Auch eine Perilymphfistel des runden oder ovalen Fensters kann mit einem positiven pressorischen Fistelsymptom oder positiven Lagefistelsymptom einhergehen.

Als **vaskuläres Fistelsymptom** (Mygind 1918) wird die Auslösung von Schwindel und Nystagmus bei einer Labyrinthfistel bezeichnet, die durch Kompressionen der venösen Halsgefäße auf beiden Seiten (*Queckenstedt-Versuch*) entsteht. Es resultiert infolge Blutrückstaus des venösen Kreislaufs eine Liquordruckerhöhung mit indirekter Übertragung auf die Peri- und Endolymphe. Meist resultiert bei Kompression ein Nystagmus zum gesunden Ohr und bei Dekompression zum erkrankten Ohr. Der gleiche Mechanismus kann auch durch Bauchpresse oder *Valsalva-Versuch* ausgelöst werden.

Ein Patient mit einer Labyrinthfistel kann nahezu zu gleichen Anteilen entweder keinen Spontannystagmus oder, als peripher-vestibuläres Zeichen, einen Reiznystagmus als Hinweis für eine beginnende Labyrinthitis oder einen Ausfallsnystagmus als Zeichen einer schweren Labyrinthitis aufweisen. Ein Blickrichtungsnystagmus existiert nicht. In der Lageprüfung ist, wie bereits erwähnt, ein positives Lagefistelsymptom bei einem Erkrankten mit einer Otitis media chronica und Cholesteatom richtungsweisend für eine Labyrinthfistel. Die Blickmotorik ist nicht pathologisch gestört. Die Ergebnisse der vestibulospinalen Reflexe sowie der Rotationsprüfung und der Stuhlpendelung sind weitgehend abhängig von der Intensität und Schlagrichtung eines eventuell vorhandenen Spontannystagmus. Die thermische Reizung sollte wegen der Perforation nur mit Luft als Reizmedium erfolgen. In zahlreichen Fällen besteht auf der Seite der Labyrinthfistel eine Unerregbarkeit oder eine Unterfunktion. Die letzte Aussage kann zwiespältig sein, da kein richtiger Seitenvergleich mehr möglich ist, erstens wegen der Perforation und zweitens wegen der gehemmten Pneumatisation auf der erkrankten Seite. Manchmal kann auf der Seite der Perforation mit dem freiliegenden Perilymphschlauch ein Reizlabyrinth erscheinen. Dies stellt eigentlich keinen eindeutigen pathologischen Befund dar. In seltenen Fällen kann bei der Warmspülung auf dem erkrankten Ohr eine „paradoxe" Nystagmusrichtung (S. 84) zum Vorschein kommen, d. h. der kalorisch provozierte Nystagmus schlägt nicht wie zu erwarten nach ipsilateral, sondern nach kontralateral (Nystagmusinversion). Dieses Phänomen hängt höchstwahrscheinlich mit einer Abkühlung infolge Entstehung von Verdunstungskälte im Mittelohr ab. Bei der Kaltspülung entsteht in diesen Fällen normalerweise ein Nystagmus in die zu erwartende Richtung.

Therapie

Bei Verdacht auf eine Labyrinthfistel ist es ratsam, den Patienten (Tabelle 32) stationär in einer HNO-Klinik aufzunehmen. Als weiteres wird ein Antibiotikum zusam-

Tabelle 32. Therapie der Labyrinthfistel

1. Stationäre Aufnahme
2. Antibiotikum
3. Antivertiginosum selten indiziert (nur bei einer Komplikation, wie z. B. Labyrinthitis)
4. Infusionstherapie zur Förderung der Innenohrdurchblutung bei Innenohrabfall
5. Möglichst bald operative Sanierung des Mittelohres und Abdeckung der Labyrinthfistel

men mit einer Infusionsbehandlung zur Infektionsprophylaxe und Förderung der Mikrozirkulation des Innenohres verabreicht. Ein Antivertiginosum wird nur benötigt, wenn es zu einem intensiven Dauerschwindel im Rahmen einer Labyrinthitis gekommen ist. Möglichst bald soll eine Operation zur Sanierung der Mittelohrräume und Abdeckung der Labyrinthfistel angestrebt werden (Abb. 103). Für den Operateur ist es bei Verdacht auf eine Fistel ratsam, bereits zu Beginn der Operation Bindegewebe zu dessen Abdeckung bereitzuhalten und zusätzlich in Kortison getränkte Gelatine. Vorteilhaft ist es, die sich über dem Labyrinth befindlichen Cholesteatommassen erst zum Schluß zu entfernen. Dann wird nach vorsichtigem Abpräparieren der Cholesteatommatrix vom Perilymphschlauch dieser sofort mit Fasziengewebe abgedeckt, mit Fibrinkleber fixiert und abgedichtet. Sitzt die Matrix sehr adhärent auf dem Perilymphschlauch, sollte kein allzu großes Risiko eingegangen werden, um das Hörvermögen nicht zu gefährden. Notfalls ist es ratsam, für den Operateur ein Cholesteatom am Bogengang mit der Fistel bewußt zu belassen, um es nach einigen Monaten im Rahmen eines „Second-look"-Eingriffes zu entfernen. Außerdem besteht die Chance, daß inzwischen günstigere Verhältnisse im Mittelohr entstanden sind. Möglicherweise hat sich zwischenzeitlich ein sog. Perlencholesteatom über der Fistel gebildet, die nun leichter abpräpariert werden kann. Es kann sogar vorkommen, daß der belassene Cholesteatomrest bei der „Second-look"-Operation nicht mehr nachweisbar ist. Nach Sanierung des Ohres kann der Wiederaufbau der Mittelohrräume und des äußeren Gehörganges erfolgen. Der Wiederaufbau als Tympanomeatoplastik hat gegenüber einer Radikalhöhle den Vorteil, daß die inzwischen abgedeckte Labyrinthfistel keiner Kälteeinwirkung von außen (z. B. kalter Luftzug im Winter, Schwimmen) mehr zugänglich ist, wodurch ein lästiger Schwindel vermieden werden kann.

Hinweise

1. Die Prognose einer Labyrinthfistel ist im allgemeinen recht günstig, wenn sie rechtzeitig erkannt und operiert wird. Postoperativ verschwindet der zuvor meist vorhandene Lagerungsschwindel im allgemeinen sehr rasch. War es inzwischen präoperativ zu einer Labyrinthitis acuta mit einem Labyrinthausfall gekommen, so reduziert sich der Schwindel in Abhängigkeit von der vestibulären Kompensationsfähigkeit des Erkrankten. Die Gefahr für einen Abfall der Innenohrfunktion nach Operation einer Labyrinthfistel ist größer als bei der herkömmlichen Tympanoplastik. Alle Altersklassen, von der Kindheit bis hoch ins Erwachsenenalter, können von einer Labyrinthfistel betroffen werden. Eine Geschlechts- oder Seitenbevorzugung besteht nicht.

2. Keine kalorische Prüfung mit Wasser als Reizmedium an Patienten mit einer
   Otitis media chronica durchführen, da Gefahr einer akuten Exazerbation der
   chronischen Mittelohrentzündung oder gar einer Labyrinthitis bestehen kann.
   Am besten die thermische Reizung mit Luft ausführen.
3. Bei Vorliegen einer Radikalhöhle mit abgedeckter Labyrinthfistel wird kalorisch
   postoperativ oft ein Reizlabyrinth erzeugt, das im allgemeinen ohne pathologische
   Relevanz ist. So ähnlich kann sich z. B. Wasser oder kalte Zugluft im Freien mit
   Auslösung von lästigem Schwindel auswirken. Zur Vorbeugung ist es deshalb
   ratsam, eine Tympanomeatoplastik durchzuführen.

Kasuistik

Eine Falldemonstration eines Patienten (S.R., 48 Jahre, Abb. 101–106 und Tabelle 33) soll u. a. die Bedeutung der Lageprüfung zur Diagnostik einer Labyrinthfistel zeigen.

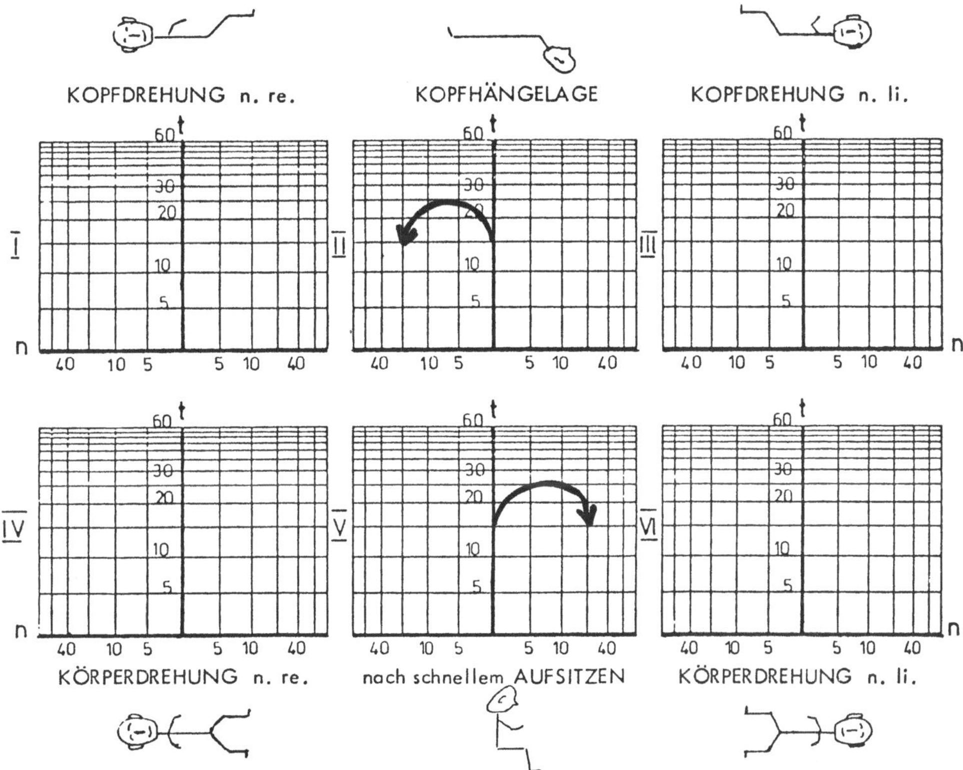

Abb. 101. Der 48jährige Patient mit einer Otitis media chronica sowie einer Labyrinthfistel auf der
linken Seite, weist in der Lageprüfung in der Kopfhängelage einen benignen paroxysmalen Lagerungsnystagmus mit der Schlagrichtung zum gesunden Ohr auf. Beim schnellen Aufsitzen schlägt er
um zum erkrankten Ohr als Zeichen eines positiven Lagefistelsymptoms. Jeweils imponiert ein
horizontal-rotierender Lagerungsnystagmus mit einer Intensität von 20 Schlägen und einer Dauer
von 15 Sek.

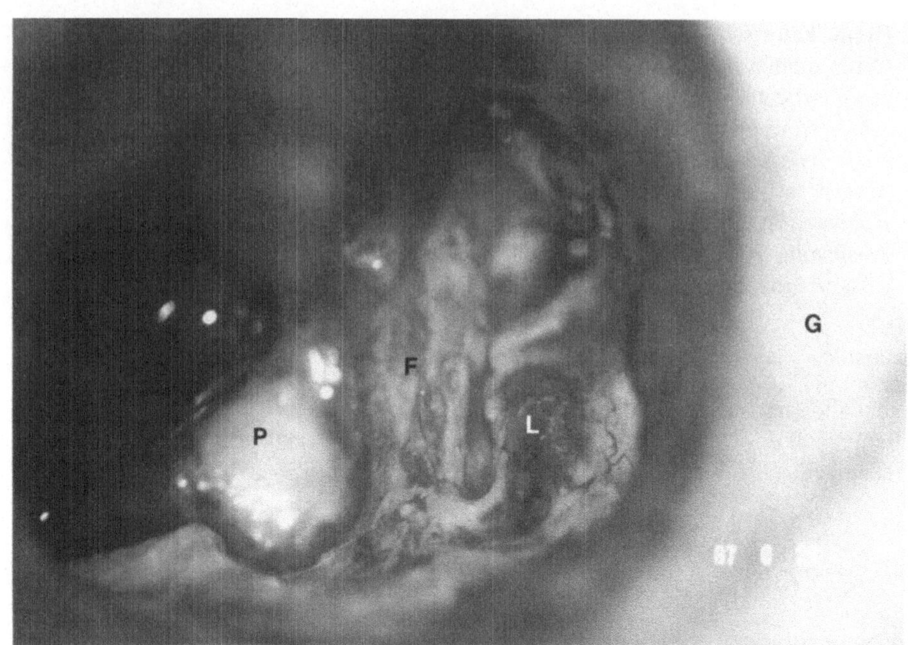

102

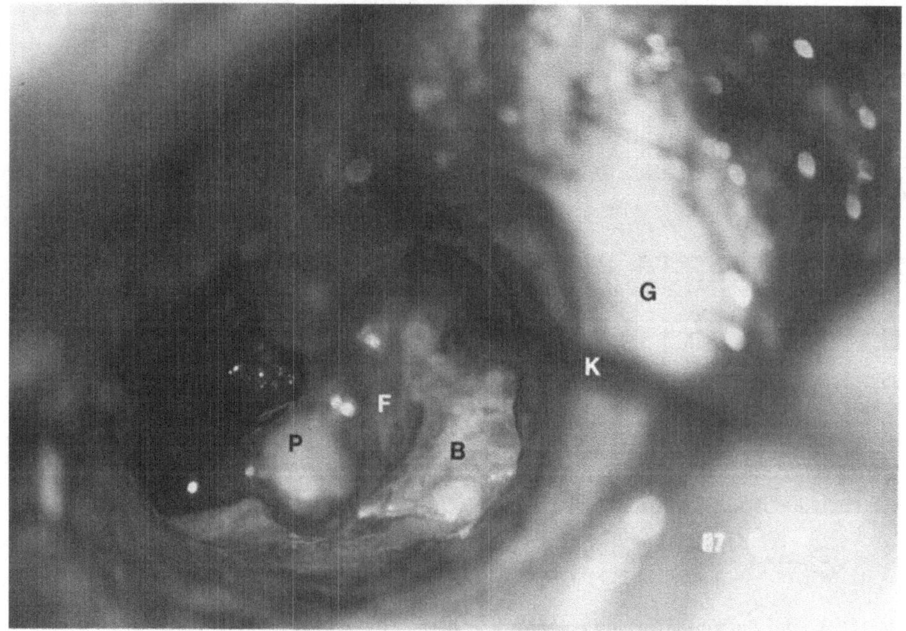

103

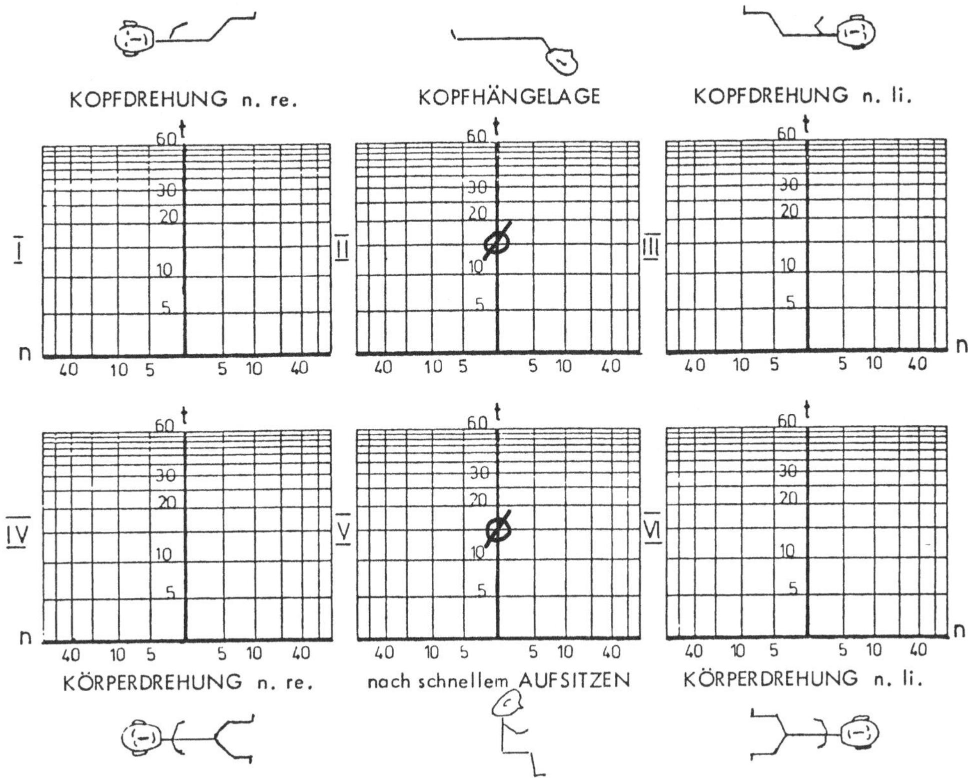

Abb. 104. In der Lageprüfung desselben Patienten wie in den Abb. 101–103 in der Kontrolluntersuchung ca. 1 Jahr nach der Tympanomeatoplastik trat nach Abdecken der Labyrinthfistel kein Provokationsnystagmus mehr auf

Abb. 102. Operationssitus (linkes Ohr, endaurales Vorgehen) des Patienten der Abb. 101 mit einer ausgedehnten Labyrinthfistel und freiliegendem Perilymphschlauch des Canalis semicircularis horizontalis nach Entfernen der Cholesteatommatrix. Links davon liegt der tympanale Verlauf des N. facialis völlig frei, *F* N. facialis (freiliegend), *G* Gehörgangswand (hinterer Bezirk), *L* Labyrinthfistel, *P* Promontorium

Abb. 103. Operationssitus (linkes Ohr, endaurales Vorgehen) des Erkrankten der Abb. 101 und 102 nach Abdecken der Labyrinthfistel des horizontalen Bogenganges mit Fasciengewebe und Fixierung mit Fibrinkleber (siehe Kanüle). *B* Bindegewebe (Faszie), *F* N. facialis (freiliegend). *G* Gehörgangswand (hinterer Bezirk), *K* Kanüle, *P* Promontorium

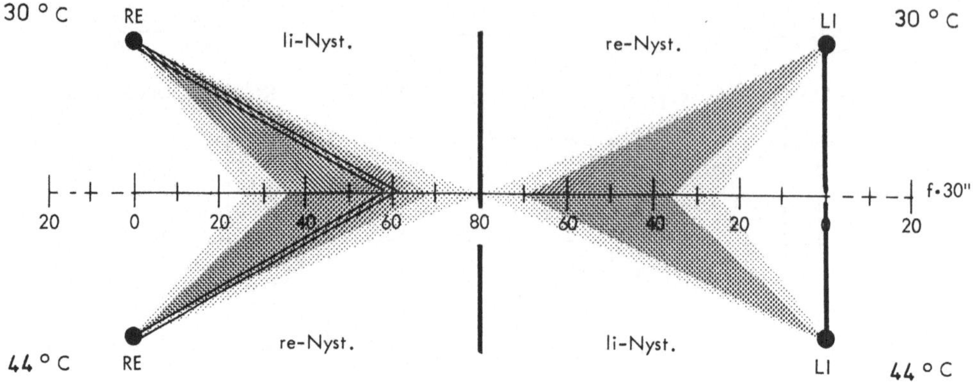

Abb. 105. In der kalorischen Prüfung derselben Person wie in den Abb. 101–104 konnte in der kompletten Vestibularisprüfung etwa 1 Jahr postoperativ ein Labyrinthausfall auf der erkrankten Seite nachgewiesen werden. Mit größter Wahrscheinlichkeit war dies bereits präoperativ als Folge einer Labyrinthitis aufgetreten, bedingt durch die Labyrinthfistel

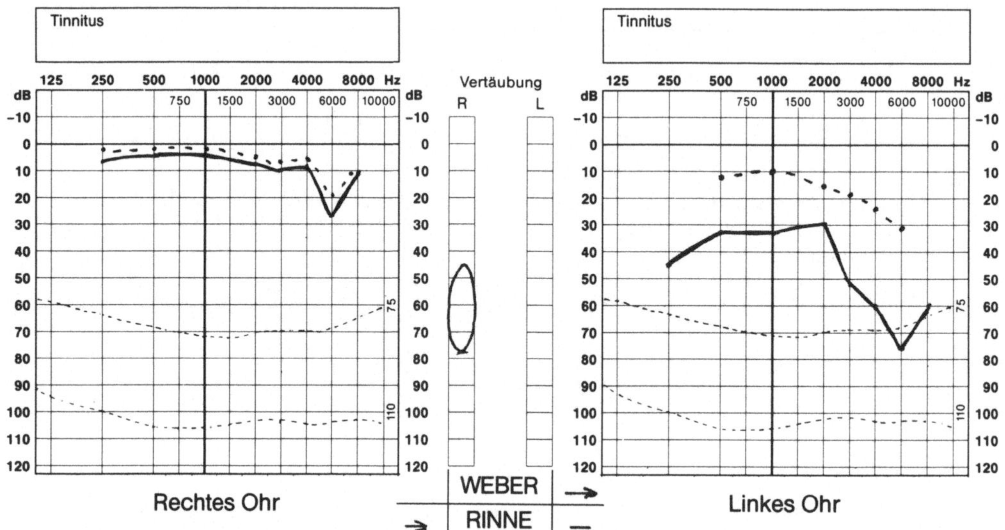

Abb. 106. Das Audiogramm desselben Erkrankten wie in den Abb. 101–105 weist auf dem operierten Ohr eine Schalleitungskomponente von 25–30 dB auf. Die Innenohrfunktion war postoperativ trotz der ausgedehnten Labyrinthfistel nicht zusätzlich beeinträchtigt

Bei dem 48jährigen Patienten wurde wegen einer Otitis media chronica in einer auswärtigen Klinik eine Tympanoplastik am linken Ohr begonnen. Wegen ausgedehnter Cholesteatommassen und Blutungen, die zu unübersichtlichen Verhältnissen im Mittelohr führten, wurde der Eingriff abgebrochen und der Erkrankte in unsere Klinik überwiesen. Als Symptome beklagte der Patient seit Jahren über einen Drehschwindel nach raschen Körperbewegungen (Lagerungsschwindel) sowie

Tabelle 33. Der Vestibularis-Index von nur 4 als Folge einer Labyrinthfistel mit anschließender Labyrinthitis desselben Erkrankten wie in den Abb. 101–106, weist auf einer komplette vestibuläre Kompensation nach Sanierung von Entzündungsherden im Mittelohr hin

Ruheschwindel	0
Belastungsschwindel	0
Spontan- oder Blickrichtungsnystagmus	0
Blickmotorik	0
Vestibulospinale Reaktionen	0
Lageprüfung	0
Kalorische Prüfung	4
Vestibularis-Index	**4**

über Hörverlust auf dem linken Ohr ohne Ohrensausen. Das erkrankte Ohr war wegen dem austamponierten Gehörgang nicht mehr exakt mikroskopisch beurteilbar. Die mitgesandten Schüller-Aufnahmen zeigten eine gehemmte Pneumatisation auf der erkrankten Seite. Der Patient lateralisierte im Stimmgabelversuch nach Weber ins erkrankte Ohr, und der Rinne-Test war auf diesem Ohr negativ. Bei der Funktionsprüfung der Knochenleitung bestand präoperativ im Hochtonbereich ein Verlust von 30 dB. Die Schalleitungskomponente konnte wegen der gerade zurückliegenden Operation nicht mehr beurteilt werden.

Bei der grob orientierenden Vestibularisprüfung lag kein Spontannystagmus vor. Das pressorische Fistelsymptom konnte an dem voroperierten Ohr nicht überprüft werden. Dagegen deckte die Lageprüfung ein positives Lagefistelsymptom auf als Hinweis für eine Labyrinthfistel und somit für das Vorliegen einer otogenen Komplikation auf dem linken Ohr (Abb. 101).

Unter antibiotischem Schutz erfolgte am nächsten Tag die Ohroperation. Ein ausgedehntes Cholesteatom hatte den Canalis semicircularis horizontalis über einem großen Bereich arrodiert (Abb. 102), ebenso den knöchernen Teil vom tympanalen Verlauf des N. facialis bis zum Ganglion geniculi. Nach sorgfältiger Entfernung der Cholesteatommatrix, wobei dieser Anteil über der vermuteten Labyrinthfistel als letztes entfernt wurde, wurde die Fistel mit freiliegendem, aber intaktem Perilymphschlauch mit Fasziengewebe abgedeckt und mit Fibrinkleber fixiert (Abb. 103). Anschließend erfolgte der Aufbau als Tympanomeatoplastik, wobei als Faszie für das Trommelfell und zur Auskleidung der hinteren Gehörgangswand dehydratisierte Fascia temporalis der Fa. Pfrimmer/ Viggo verwendet wurde.

Der postoperative Verlauf gestaltete sich komplikationslos. Es entstand kein Hörabfall. Der Patient wurde vom Schwindel befreit. Das Transplantat heilte reizlos ein.

Eine „Second-look-Operation", etwa 1 Jahr später, verifizierte diesen Befund ohne Hinweis für ein Rezidiv-Cholesteatom. Eine Überprüfung der Gleichgewichtsorgane des Erkrankten zeigte wie präoperativ keinen Spontannystagmus, jedoch auch keinen Provokationsnystagmus mehr (Abb. 104). Es fand sich in der kalorischen Prüfung ein Labyrinthausfall des ehemals erkrankten Ohres (Abb. 105). Dieser war mit größter Wahrscheinlichkeit bereits präoperativ durch die Labyrinthfistel mit darauffolgender Labyrinthitis entstanden. Der Vestibularis-Index von 4 verdeutlicht die komplette vestibuläre Kompensation als Folge der operativen Sanierung von Infektionsherden im Mittelohr (Tabelle 33).

Der Patient weist auf dem ausgeheilten operierten Ohr eine Schalleitungsschwerhörigkeit von ca. 20–25 dB auf, mit einer Innenohrfunktion wie präoperativ (Abb. 106). Er ist schwindelfrei und kann seinem Beruf voll nachgehen.

Labyrinthitis

Eine *Labyrinthitis* stellt für das Hörvermögen und Gleichgewichtssystem sowie für andere Nachbarstrukturen ein ernstes Problem dar. Es gibt unterschiedliche Formen und Schweregrade in Abhängigkeit vom Ausmaß der Erkrankung. Es gibt eine Labyrinthitis serosa (viraler Infekt mit Durchtritt von Toxinen durch das ovale und runde Fenster, nach Stapeschirurgie, posttraumatisch), Labyrinthitis circumscripta (Labyrinthfistel) oder Labyrinthitis diffusa bzw. Labyrinthitis acuta (eitrig bis nekrotisierender und generalisierter Befall des Labyrinthes durch fortgeleiteten oder allgemeinen Infekt). Dank der Antibiotikatherapie, der verfeinerten Diagnostik und der Mikrochirurgie ist die diffuse und vielfach akut verlaufende Labyrinthitis viel seltener geworden.

Symptome

Je nach Schweregrad und Ursache der Labyrinthitis kann ein Hörverlust bis zur Ertaubung, verbunden mit Tinnitus auf dem erkrankten Ohr entstehen. Als Schwindelform kann bei der schwächeren Form ein Lagerungsschwindel und bei der schweren ein akuter intensiver Dauerschwindel imponieren. Als weitere Symptome können Ohrenschmerzen, Ohrenlaufen, manchmal Fieber oder zusätzliche Zeichen von otogenen Komplikationen vorkommen.

Ätiologie, Pathogenese

Eine Otitis media acuta oder eine Grippeotitis kann zu einem Toxinübertritt durch das runde und/oder ovale Fenster und damit zur Labyrinthitis führen. Sie kann durch eine direkte Überleitung einer Infektion des Mittelohres oder Mastoids entstehen (z. B. im Rahmen einer Mastoiditis oder Otitis externa maligna). Genauso kann eine Labyrinthfistel, verursacht durch ein Cholesteatom, zu einer Überleitung der Entzündung entlang des freiliegenden Perilymphschlauches führen. Dadurch kann sich die Infektion in den Perilymph- und Endolymphraum des Labyrinths ausbreiten. Posttraumatisch (otobasale Fraktur, nach Otochirurgie) kann das häutige Labyrinth geschädigt und sekundär entzündet werden. Im Rahmen einer Allgemeininfektion kann sich eine Labyrinthitis hämatogen entwickeln (z. B. Parotitis epidemica). Eine schwere Verlaufsform kann sich nach einer Scharlach- oder Masernotitis entwickeln. Virale, bakterielle und spezifische entzündliche Prozesse können zu einer Labyrinthitis führen (Lues, AIDS, Sarkoidose, Brucellose, Listeriose, Typhus, Diphtherie), ebenso ein Felsenbeintumor (z. B. Glomus-Tumor, Mittelohrkarzinom).

Komplikationen

In Abhängigkeit von der Abwehrlage des Körpers, der einwirkenden Erreger, der Grunderkrankung und Beginn der Therapie hängt der weitere Verlauf einer Labyrinthitis ab. Es kann neben einem Funktionsausfall des Innenohres zur Entstehung

Tabelle 34. Mögliche Komplikationen bei einer Labyrinthitis

1. Subperiostaler Abszeß
2. Surditas mit Labyrinthausfall
3. Periphere Fazialisparese
4. Mastoiditis
5. Petrositis
6. Sinusthrombose
7. Meningitis, Meningoenzephalitis
8. Temporalhirnabszeß, Kleinhirnabszeß

weiterer otogener Komplikationen kommen, wie (Tabelle 34) periphere *Fazialisparese, subperiostaler Abszeß, Mastoiditis* (z. B. abstehendes Ohr, Trommelfellrötung, Senkung der hinteren oberen Gehörgangswand, hohe BKS), *Petrositis* (z. B. Kopfschmerzen, Schwindel, Hörverlust und *Gradenigo-Syndrom* mit Ohrenlaufen, ipsilaterale Abduzensparese, Trigeminusbeteiligung und möglicherweise verbunden mit weiteren Hirnnervenausfällen), *Sinusthrombose* (z. B. septisches Fieber mit Schüttelfrost, hohe BKS, *Queckenstedt-Versuch* positiv, *Griesingersches Zeichen* positiv, d. h. Druckschmerz am Hinterrand des Processus mastoideus), *Meningitis* (z. B. Kopfschmerzen, Nackensteifigkeit, Übelkeit, Fieber, psychische Unruhe), *Meningoenzephalitis* (S. 197), *Temporalhirnabszeß* (z. B. Sprachstörungen wie amnestische Aphasie oder sensorische Aphasie, Hirndrucksymptomatik, Hirnnervenausfälle) oder *Kleinhirnabszeß* (z. B. Gleichgewichtsstörungen, Hinterkopfschmerzen, Störung der Blickmotorik, Zeichen zerebellärer Ataxie, regellos richtungswechselnder Lagenystagmus, Blickrichtungsnystagmus, pathologische Fixationssuppression des Nystagmus, Dysmetrie, Hirnnervenläsionen, erhöhter Hirndruck).

Differentialdiagnosen

Als Differentialdiagnosen der Labyrinthitis sind zu denken an akuten Hörsturz mit vestibulärer Beteiligung, an eine Otitis media acuta oder chronica mit vestibulärer Beteiligung, an eine Neuropathia vestibularis, an M. Menière im Reizstadium.

Untersuchungsvorgänge

1. HNO-Status (Mikroinspektion des Ohres, Befund abhängig von Ursache der Labyrinthitis, z. B. gefäßinjiziertes und vorgewölbtes Trommelfell als Hinweis für eine Otitis media acuta; bei Senkung der hinteren oberen Gehörgangswand Hinweis für eine Mastoiditis; rötlich schuppendes Trommelfell als Hinweis für eine Grippeotitis; mit Bläschen im äußeren Gehörgang und an der Ohrmuschel Hinweis für einen Herpes zoster oticus; epitympanaler Defekt mit Cholesteatommassen bei Otitis media chronica, Zerstörung der Knochenstruktur des Gehörgangsbodens eines Patienten mit Diabetes und hoher BKS als Hinweis für eine

Otitis externa maligna bzw. Felsenbeinosteomyelitis oder gar eines Gehörgangs-
karzinoms; Frakturzeichen im äußeren Gehörgang oder Mittelohr nach otobasaler Fraktur).
2. Audiologie (Tonschwellenaudiogramm: abhängig von der Diagnose entweder
eine Schalleitungsschwerhörigkeit, kombinierte Schwerhörigkeit bis zur Taubheit
möglich oder eine Innenohrschwerhörigkeit bis zur Taubheit auf dem erkrankten
Ohr. Weber und Rinne abhängig vom Befund des Tonschwellenaudiogramms
bzw. von Art der Hörstörung;
überschwellige Audiometrie, Stapediusreflex, Tympanometrie und gegebenenfalls Hirnstammaudiometrie zur weiteren Differenzierung der Hörstörung).
3. Röntgen (Stenvers und/oder Schüller: nach Zeichen einer Knochenauflösung,
Knochenarrosion, Fraktur etc. suchen, Schädel-Computertomographie zur Erkennung einer Ausbreitung des Prozesses im Felsenbein und/oder Endokranium).
Bei speziellen Fragestellungen als Ursache für eine Labyrinthitis, z. B. Otitis
externa maligna, kann eine Knochenszintigraphie des Schädels nützlich sein.
4. Vestibularisprüfung.
5. Neurologische Abklärung (bei neurologischen Ausfällen oder Verdacht für Ausbreitung der otogenen Komplikation ins Endokranium).

Ergebnisse der Vestibularisprüfung

Die Ergebnisse in der Vestibularisprüfung variieren je nach Schweregrad einer Labyrinthitis. Wenn keine neurologischen Komplikationen bestehen, imponiert ein
peripher-vestibuläres Bild.

Im allgemeinen fallen die Ergebnisse eines Patienten mit einer *Labyrinthitis serosa*
und *Labyrinthitis circumscripta* nicht so gravierend aus. Der Erkrankte verspürt den
Schwindel meist in Form des Lagerungsschwindels. Es kann ein Reiznystagmus zum
erkrankten Ohr vorliegen. Ein Blickrichtungsnystagmus kommt nicht vor. In der
Lageprüfung kann ein benigner paroxysmaler Lagerungsnystagmus oder ein einfacher Lagerungsnystagmus zu sehen sein. Bei der Labyrinthitis circumscripta infolge
einer Labyrinthfistel ist häufig das pressorische Fistelsymptom und/oder das Lagefistelsymptom auslösbar. Die Ergebisse der vestibulospinalen Reflexe sowie der Rotationsprüfung und der Stuhlpendelung sind weitgehend abhängig von der Intensität
und Schlagrichtung eines eventuell vorhandenen Spontannystagmus, sonst fallen sie
im allgemeinen normal aus. Die Blickmotorik ist nicht pathologisch verändert. In
der kalorischen Prüfung kann manchmal eine Unerregbarkeit, Unterfunktion oder
ein Reizlabyrinth auf der erkrankten Seite vorliegen, aber auch häufig eine seitengleiche und normale Erregbarkeit, je nach Ausmaß der Funktionsstörung. Die Spülung sollte nicht mit Wasser als Reizmedium ausgeführt werden, sondern mit Luft.
Im allgemeinen ist die Prognose bei diesen beiden Labyrinthformen nach sofort
eingeleiteter Therapie günstig.

Eine *Labyrinthitis diffusa* bzw. *Labyrinthitis acuta* stellt eine ernstzunehmende
otogene Komplikation dar und verursacht als Symptomatik einen akuten Drehschwindel als Folge des plötzlichen Funktionsausfalls des Labyrinthes. Zunächst
imponiert das akute Stadium mit einem intensiven Dauerschwindel, verbunden mit
vegetativer Begleitsymptomatik. Hinzu kommt ein meist plötzlicher und schwergra-

diger Hörverlust. In Abhängigkeit vom Beginn und Erfolg der Therapie kommt der Patient danach in das subakute Stadium und schließlich in das Kompensationstadium (Tabellen 10, 11). Zurück bleibt in der Regel ein Labyrinthausfall und Hörverlust auf dem erkrankten Ohr. Eine Restitutio ad integrum wird ganz selten erreicht. Wird die Diagnose und damit die Therapie zu spät eingeleitet, ist die Gefahr groß, daß zusätzliche Komplikationen mit weiteren Symptomen und somit gravierendere pathologische Resultate hinzukommen.

Im *akuten Stadium* einer Labyrinthitis diffusa (Labyrinthitis acuta) imponiert ein intensiver und richtungsbestimmt schlagender Spontannystagmus zum gesunden Ohr (Ausfallsnystagmus) synchron mit dem starken subjektiven Schwindelgefühl. In der Regel existiert kein Blickrichtungsnystagmus bei einer isolierten peripher-vestibulären Läsion, allenfalls im Rahmen einer intrakraniellen Komplikation infolge einer Ausbreitung der Entzündung. In der Lageprüfung kann der Spontannystagmus, insbesondere bei Lage auf der erkrankten Seite, eine Intensitätszunahme bekommen oder er bleibt bei großer Intensität unbeeinflußt. Die Ergebnisse der Posturographie bzw. der vestibulospinalen Reaktionen fallen ganz erheblich pathologisch aus. In der Rotationsprüfung oder Stuhlpendelung entstehen praktisch zunächst nur Nystagmusausschläge in Richtung des Spontannystagmus. Falls keine endokranielle Komplikation eingetreten ist oder der Spontannystagmus nicht allzu grobschlägig und frequent schlägt, fällt die Blickmotorik normal aus. In der thermischen Prüfung erscheint in der Regel ein Labyrinthausfall auf dem erkrankten Ohr.

Im *subakuten Stadium* nimmt allmählich das Schwindelgefühl und die Intensität des Spontannystagmus ab. In der Lageprüfung kann er einen kurzzeitigen Schub erhalten als Provokations- bzw. Lagerungsnystagmus. Die Gleichgewichtsstörungen nehmen ab, erkennbar an den verbesserten Ausführungen der vestibulospinalen Reaktionen. In der Rotationsprüfung und Stuhlpendelung zeigt sich ein Richtungsüberwiegen des Nystagmus zur gleichen Seite wie der Spontannystagmus. Die Blickmotorik ist nicht gestört. In der kalorischen Prüfung besteht ein bleibender Labyrinthausfall.

Schließlich wird in Abhängigkeit vom Erfolg der Therapie und Leistungsfähigkeit des vestibulären Systems das *Kompensationsstadium* erreicht. Als Schwindel verspürt der Erkrankte ein Unsicherheitsgefühl oder einen Lagerungsschwindel. Der Spontannystagmus ist nicht mehr nachweisbar. Durch Provokationsmaßnahmen wie die Lageprüfung kann ein Lagerungsnystagmus auslösbar werden. Je nach dem Leistungsvermögen der vestibulären Kompensation fallen die vestibulospinalen Reflexe mehr oder weniger gestört aus. In der Rotationsprüfung und Stuhlpendelung resultieren ein mehr und mehr rückläufiges Richtungsüberwiegen des Nystagmus und schließlich, bei einem erfolgreichen vestibulären Tonusausgleich, symmetrische Rechts- und Linksnystagmusausschläge. Die Untersuchung der Blickmotorik fällt normal aus. Kalorisch bleibt die Unerregbarkeit des erkrankten Labyrinthes in der Regel bestehen.

Manchmal kann eine Labyrinthitis auch chronisch verlaufen, insbesondere wenn die Erkrankung nicht rechtzeitig erkannt wurde oder der Patient zur Behandlung viel zu spät erschien, z. B. erst nach vielen Monaten oder Jahren (S. 119, Tabelle 16).

Therapie

Die Therapie einer Labyrinthitis richtet sich in erster Linie nach seiner Ursache. Sie beginnt mit der stationären Aufnahme des Erkrankten. Als nächstes rasch hohe Dosen eines Antibiotikums verabreichen (Antibiogramm anfertigen), am besten als Dauertropfinfusion sowie Förderung der Mikrozirkulation des Innenohres mit niedermolekularen Lösungen. Bei Vorliegen einer Meningitis werden Kombinationen verschiedener Antibiotika verabreicht (s. S. 200). Je nach Schweregrad des Schwindels kann zu Beginn der Erkrankung ein Antivertiginosum oral, intramuskulär oder intravenös verabreicht werden. Möglichst bald muß nach der kausalen Therapie mit aktiven Bewegungsübungen zur Förderung der vestibulären Kompensation begonnen werden.

Zusätzlich müssen folgende chirurgische Maßnahmen möglichst bald erwogen werden:

a) Mastoidektomie bei einer Labyrinthitis infolge einer Mastoiditis (bei Kindern eine Adenotomie anschließen zur Beseitigung von Tubenventilationsstörungen als häufigste Ursache der Mastoiditis); bei Kombination mit Sinusthrombose, Punktion und Schlitzung des Sinus sigmoideus sowie Thrombektomie. In besonderen schweren Fällen ist es nötig, die V. jugularis auf der gleichen Seite zu unterbinden und zu resezieren.
b) Labyrinthektomie bei einer eitrigen Labyrinthitis diffusa infolge Ausbreitung von Cholesteatommassen ins Labyrinthsystem. In besonderen Fällen von diffuser Ausbreitung von Cholesteatommatrix im Felsenbein und in die mittlere Schädelgrube ist es ratsam, zweizeitig zu operieren. Zuerst Ausräumung und Aufbau des Mittelohres und Mastoids von unten (endaural oder retroaurikulär) und dann transtemporales Vorgehen in die mittlere Schädelgrube und Entfernung des restlichen Cholesteatoms von oben sowie bei Vorliegen eines Temporalhirnabszesses dessen Beseitigung.
d) Petrosektomie bei einer Labyrinthitis im Rahmen einer Otitis externa maligna oder eines Gehörgangs- oder Mittelohrkarzinoms.

Hinweis

Die Prognose einer Labyrinthitis ist abhängig von ihrer Ausgangserkrankung, Zeitpunkt der Diagnose und Beginn der konservativen und der oft notwendigen chirurgischen Therapie. Sie stellt eine ernste Erkrankung dar und kann insbesondere bei der Labyrinthitis acuta bzw. diffusa häufig mit einem irreversiblen Funktionsausfall des Innenohres einhergehen und zur Entstehung von weiteren otogenen Komplikationen führen.

Kasuistik

Anhand einer Kasuistik (L.H., 63 Jahre, Abb. 107–110) soll die Entstehung einer otogenen Komplikation in Form einer Labyrinthitis acuta, ausgehend von einer Labyrinthfistel des Canalis semicircularis superior, gezeigt werden.

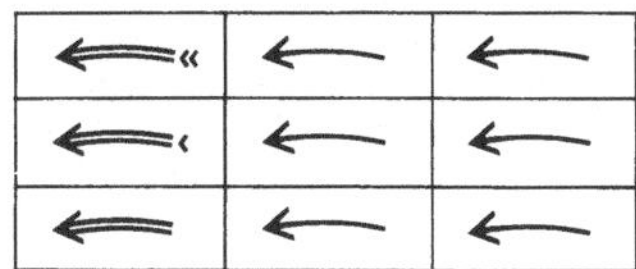

Abb. 107. Die Intensität des in allen neun Blickrichtungen schlagenden richtungsbestimmten Spontannystagmus der 63jährigen Patientin beträgt beim Blick geradeaus unter der Frenzelbrille 50 Schläge in 30 Sek. Die Intensität nimmt beim Blick zur gesunden Seite zu. Dieser nach rechts schlagende Spontannystagmus stellt einen Ausfallsnystagmus dar, als Folge einer Labyrinthitis acuta auf der linken Seite

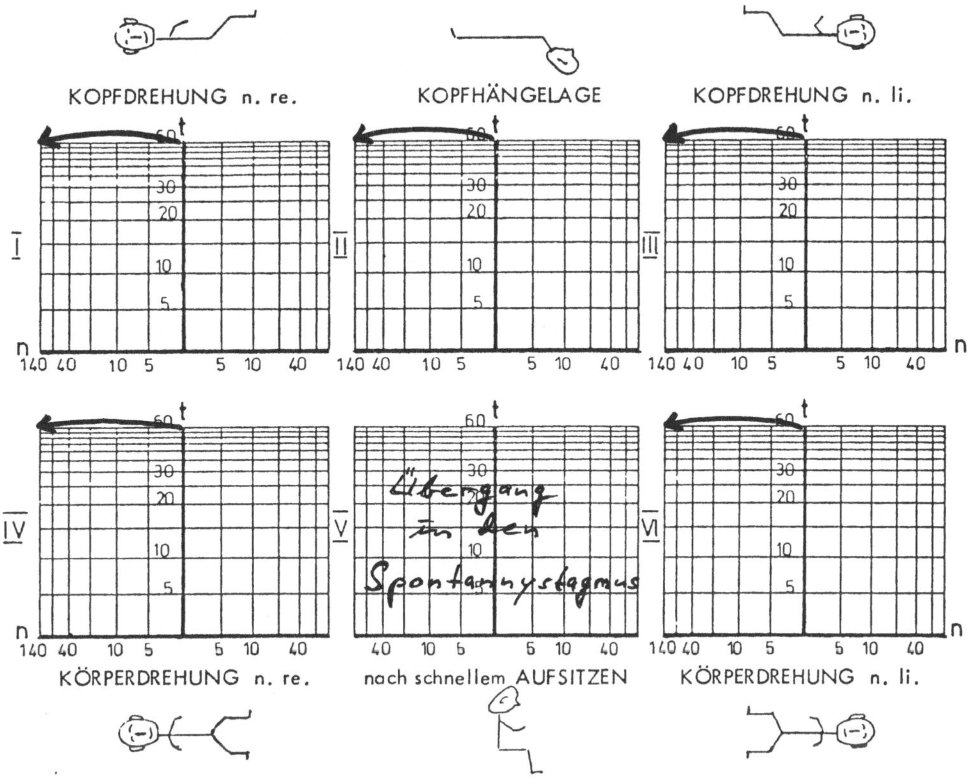

Abb. 108. Die Intensität des richtungsbestimmt zum gesunden Ohr schlagenden Lagenystagmus beträgt 140 Schläge während einer Minute in fünf Positionen. Nach dem Aufsetzen geht er in den Spontannystagmus über (dieselbe Patientin wie in Abb. 107)

Die 63jährige Patientin litt seit Jahren an einer Otitis media chronica auf dem linken Ohr. Neben einer Hörstörung ohne Ohrensausen verspürte sie öfters einen Drehschwindel nach raschen Körperbewegungen. In einer auswärtigen Klinik wurde, da sich inzwischen eine akute Schwindelsymptomatik passend zu einer Labyrinthitis anbahnte, eine Tympanoplastik durchgeführt. Da der Operateur feststellte, daß sich Cholesteatommassen in die mittlere Schädelgrube ausgebreitet hatten, überwies er die Erkrankte nach Vollendung der Mittelohroperation in unsere Klinik. Die Patientin klagte bei der Aufnahme über einen intensiven Dauerschwindel (Drehschwindel) ohne zusätzlichen Hörverlust auf dem linken Ohr.

Im Audiogramm bestand eine kombinierte Schwerhörigkeit auf dem erkrankten Ohr.

Bei der orientierenden Vestibularisprüfung am Krankenbett imponierte ein intensiver richtungsbestimmter Spontannystagmus mit der Schlagrichtung zum gesunden Ohr als Hinweis für einen

195

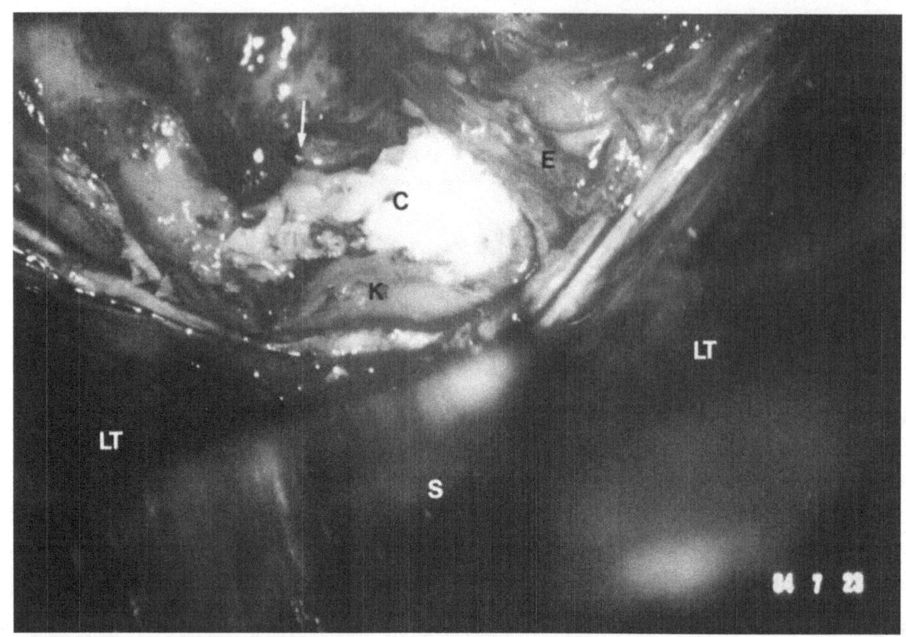

Abb. 109. Im Operationssitus (transtemporaler Zugang zur mittleren Schädelgrube auf der linken Seite) derselben Person wie in Abb. 107 und 108 sieht man weißliche Cholesteatommassen in der mittleren Schädelgrube. Sie haben eine Arrosion des Canalis semicircularis superior herbeigeführt. *Pfeil:* Arrosion des Canalis semicircularis superior durch Cholesteatom, *C* Cholesteatom, *E* Eminentia arcuata, *K* Knochen (suprameatal), *LT* Lobus temporalis (instrumentell hochgehoben), *S* selbsthaltender Duraspatel

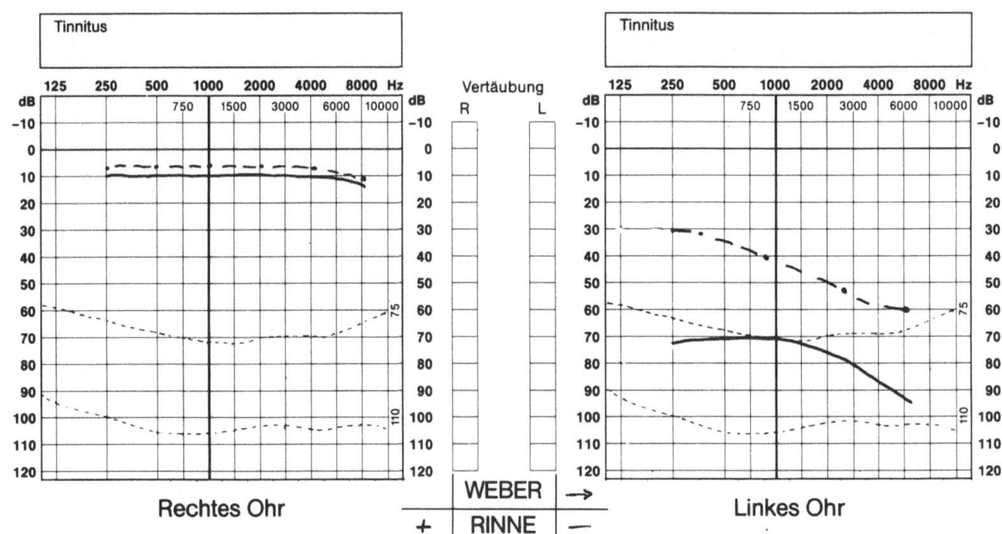

Abb. 110. Postoperativ, dieselbe Erkrankte wie in den Abb. 107–109, konnte das Hörvermögen auf der linken Seite trotz Wegnahme von Cholesteatommatrix aus dem bereits arrodierten oberen Bogengang erhalten bleiben (kombinierte Schwerhörigkeit)

196

Ausfallsnystagmus (Abb. 107). In der Lagepüfung verstärkte sich die Intensität des Spontannystagmus als Zeichen eines Lagenystagmus (Abb. 108). Die kalorische Reizung mit Luft konnte in diesem Fall wegen der kurz zuvor durchgeführten Mittelohroperation nicht vollzogen werden. Alle pathologischen Befunde sprachen jedoch für einen Labyrinthausfall auf dem linken Ohr als Folge einer akuten Labyrinthitis. Aus diesem Grund wird der Vestibularis-Index in dieser Kasuistik nicht mit aufgeführt.

Die angefertigten Tomographie-Aufnahmen der Felsenbeine zeigten eine Felsenbeindestruktion auf der erkrankten Seite. Unter antibiotischem Schutz wurde auf transtemporalem Weg die mittlere Schädelgrube dargestellt. Es hatte eine supralabyrinthäre Ausbreitung der Cholesteatommassen stattgefunden, wobei der Canalis semicircularis superior arrodiert war (Abb. 109). Auch der Knochen über dem inneren Gehörgang hatte sich „osteolytisch" aufgelöst. Unter vorsichtiger Präparation konnte das Cholesteatom ganz entfernt werden. Da der Perilymphschlauch des oberen Bogengangs durch diese Schuppen zerstört war und die Patientin trotz Entfernen der Massen in diesem Bereich postoperativ ein Hörvermögen aufwies (Abb. 110), muß es zu einer „entzündlichen" Abschottung der restlichen Endolymphe vom Innenohr gekommen sein.

Postoperativ besserte sich der Schwindel recht bald. Die Erkrankte wird klinisch in regelmäßigen Abständen untersucht. Bis jetzt fand sich kein Zeichen eines Cholesteatomrezidivs.

Meningitis, Meningoenzephalitis

Eine *Meningitis und Meningoenzephalitis* kann neben anderen neurologischen Ausfällen auch zu einer Läsion des achten Hirnnerven führen. Die Meningitis geht oft parallel mit einer Meningoenzephalitis einher. Es gibt die akute, chronische, eitrige und aseptische (seröse) Form der Meningitis, wobei Überschneidungen bestehen.

Symptome

Die Meningitis äußert sich in der Regel mit Fieber (alle Formen von diskreten bis hohen Temperaturerhöhungen möglich), starken Kopfschmerzen, Nackensteifigkeit mit Bewegungseinschränkung des Kopfes, Gliederschmerzen, Rückenschmerzen, Übelkeit bis zum Erbrechen, Unruhe, Lichtscheue und zunehmende Bewußtseinstrübung bei schweren Fällen. Je nach Ätiologie der Meningitis können rhinologische (z. B. Schnupfen) oder otogene Symptome (z. B. Hörverlust, Tinnitus, Schwindel, Ohrenlaufen) zusätzlich bestehen. Je nach Ausmaß der Erkrankung kann es zu Lähmungen von Hirnnerven und fokalen neurologischen Ausfällen kommen. Der Schwindel ist davon abhängig, ob eine Seite des vestibulären Systems (meist mit systematischem Schwindel) oder beide Seiten erkrankt sind (Unsicherheitsgefühl bis zur Ataxie, insbesondere in der Dunkelheit).

Ätiologie, Pathogenese

Eine Meningitis bzw. Meningoenzephalitis kann viral (z. B. durch Grippe, Mumps, Masern, Herpes simplex, Herpes zoster, Zytomegalie und AIDS verursachende Retroviren = HIV), bakteriell (Meningokokken, Pneumokokken), aber auch durch eine spezifische Entzündung wie Lues und Tuberkulose, durch eine Mykose (z. B. Blastomykose, Aktinomykose), durch eine Zeckeninfektion (Lyme-Borreliose, Frühsommer-Meningoenzephalitis), rhinogen (als Komplikation einer Nasennebenhöhlenentzündung), otogen (als Komplikation einer Ohrinfektion) oder posttraumatisch zum Ausbruch kommen.

Eine Infektion kann sich hämatogen, per continuitatem (als Folge entzündlicher Destruktion der umgebenden knöchernen Struktur), auf präformierten Wegen über perforierende knöcherne Kanäle für Nerven und Gefäße (u. a. Diploevenen) und Emissarien und über das Labyrinth (rundes und ovales Fenster, Labyrinthfistel) und dem inneren Gehörgang ausbreiten. In besonderen Fällen, insbesondere posttraumatisch, kann sich eine Hirnhautaffektion oft viele Jahre nach dem Unfall als Spätmeningitis manifestieren. Alle Altersgruppen können von einer Meningitis befallen werden. Im Kindesalter handelt es sich häufig um eine Haemophilus influenzae oder Meningokokkeninfektion. Die Prognose ist abhängig von der Abwehrfunktion des Erkrankten, Art der Erkrankung und Erreger sowie vom Zeitpunkt der Diagnose und Therapie. Die Meningitis stellt eine ernste Erkrankung dar. Die Heilungsaussichten bewegen sich bei etwa 90%.

Komplikationen

Je nach Schwere und Art der Erkrankung kann es zur Entstehung eines Hirnabszesses mit erhöhtem intrakraniellen Druck (z. B. als Folge einer otogenen Komplikation mit Ausbildung eines Temporalhirn- oder Kleinhirnabszesses oder als Folge einer rhinogenen Komplikation mit Entstehung eines Frontalhirnabszesses), zum Ausfall des N VIII und/oder anderen Hirnnervenläsionen, zu einer Hirnschädigung mit Defektheilung, psychischen Auffälligkeiten bis zur Demenz und in besonders bedrohlichen Fällen auch zum Tode des Patienten kommen (10% nach Mumenthaler 1976).

Differentialdiagnosen

Als Differentialdiagnosen zur Meningitis und Meningoenzephalitis sind in erster Linie raumfordernde Prozesse und schwere grippöse Infekte mit Meningismus abzugrenzen.

Untersuchungsvorgänge

1. HNO-Status: a) mikrootoskopischer Befund abhängig von der Grunderkrankung als Ursache der Meningitis; b) rhinoendoskopische Untersuchung zum Nachweis einer eventuell ausgelösten rhinogenen Meningitis).
2. Audiologie (Tonschwellenaudiogramm, abhängig von der Grunderkrankung als Ursache der Meningitis; im Falle einer otogenen Komplikation häufig eine Schalleitungsschwerhörigkeit oder kombinierte Schwerhörigkeit bis zur Taubheit möglich; als Folge z. B. einer serösen Meningitis eine sensoneurale Schwerhörigkeit bis zur Taubheit; als Komplikation einer Meningitis kann eine Läsion des achten Hirnnerven auf beiden Seiten oder nur einseitig entstehen z. B. im Rahmen einer mehr lokalisierten otobasalen Meningitis.

Die Stimmgabelprüfungen nach Weber und Rinne sind abhängig vom Ohrbefund bzw. Hörergebnis und zeigen, ob eine Schalleitungsschwerhörigkeit oder sensoneurale Hörstörung vorliegt.
Die überschwellige Audiometrie, der Stapediusreflex, die Tympanometrie und Hirnstammaudiometrie können zur weiteren Differenzierung einer Hörstörung wertvolle Informationen liefern).

3. Röntgen (bei einer otogen verursachten Meningitis nach Zeichen einer Knochenarrosion, Knochenauflösung oder Fraktur in Röntgenstandardaufnahmen wie z. B. nach Stenvers oder in der konventionellen Röntgen-Verwischungstomographie Ausschau halten. Bei einer rhinogen bedingten Meningitis Übersichtsaufnahmen oder Tomographie der Nasennebenhöhlen veranlassen.

   In den meisten Fällen wird man bestrebt sein, eine kranielle Computertomographie anfertigen zu lassen, wo im Hochauflösungsverfahren die Felsenbeine und das Nebenhöhlensystem gut zur Darstellung kommen; zur Beurteilung des Hirngewebes kann die Kernspintomographie wichtige Aufschlüsse liefern; bei speziellen Erkrankungen wie z. B. Otitis externa maligna eine Knochenszintigraphie des Schädels).

4. Vestibularisprüfung (eine Vestibularisprüfung inklusive Hirnnervenfunktionsprüfung gegebenenfalls auch neurophysiologische Untersuchungen).

5. Neurologie (kompletter Neurostatus mit positivem *Kernig-Zeichen* und *Lasègue-Zeichen* bei einer Meningitis, EEG-Untersuchung, Lumbalpunktion; Liquoruntersuchung: je nach Art der Meningitis klar serös oder trüb eitrig; Zellzahlerhöhung von einigen hundert Drittel-Zellen bis zu mehreren tausend Drittel-Zellen; Liquoreiweißgehalt in der Regel erhöht und Liquorzuckergehalt erniedrigt; Erregernachweis im Liquor; in vielen Fällen werden spezielle neuroradiologische Untersuchungen [s.o.] notwendig).

Ergebnisse der Vestibularisprüfung

Die Resultate der Gleichgewichtsuntersuchung sind abhängig von Art der Grunderkrankung als Auslöser der Meningitis, von der Lokalisation (z. B. otobasale Meningitis als eine mehr zirkumskripte Infektion im Gegensatz zu einer diffusen Ausbreitung) und deren Schwere (Meningitis oder Meningoenzephalitis). Somit kann es zu einer peripher-vestibulären Läsion kommen. Eine isolierte Entzündung als Folge einer otogenen Komplikation im Bereich des Felsenbeins mit Ausbreitung auf den achten Hirnnerven und der Dura des inneren Gehörgangs und des Porus acusticus internus verursacht in der Regel vorerst eine Funktionseinbuße oder Ausfall dieses Nerven auf der erkrankten Seite im Rahmen einer otobasalen Meningitis. Recht häufig kann der N. vestibulo-cochlearis bei einer diffusen Hirnhautentzündung auf beiden Seiten eine Schädigung erleiden. In schweren Fällen kann eine komplette Taubheit entstehen und beide Labyrinthe sowie zahlreiche Hirnnerven können in ihrer Funktion ausfallen. Bei einer Meningoenzephalitis mit Ausbreitung der Infektion auf das Hirnparenchym können zentral-vestibuläre Abschnitte des Hirnstamms, der Pons und des Zerebellums erfaßt werden, erkennbar z. B. an einem zentralen Spontannystagmus, Blickrichtungsnystagmus, gestörter Blickmotorik, pathologischer Fixationssuppression und einer statischen Ataxie. Genauso können weiter zentral im Großhirn gelegene vestibuläre Regionen geschädigt werden. Eine gestörte Sakkadenblickfunktion eines Erkrankten infolge Läsion der Area 7 und 8 im Frontalhirn kann dafür sprechen.

Therapie

Die Therapie einer Meningitis bzw. Meningoenzephalitis ist abhängig von den Erregern sowie von der Grunderkrankung als Ursache der Hirnhautentzündung.

Der Patient muß unverzüglich stationär aufgenommen werden. Es erfolgt eine Antibiotikabehandlung (gezielt nach Erreger) in hoher Dosierung als Dauertropfinfusion. Manchmal ist es nötig, Kombinationen unterschiedlicher Antibiotika zu verabreichen um ein größeres Wirkungsspektrum auf die Erreger auszuüben (z. B. Penicillin-G, Optocillin und Refobacin). Bei Kombination mit einem Aminoglykosid ist auf dessen ototoxische Wirkung zu achten. Die vitale Indikation muß hierbei erwogen werden. Zur Vorbeugung einer Meningitis ist auf die Liquordurchgängigkeit (Blut-Liquor-Schranke) eines Antibiotikums zu achten. Je nach Intensität des Schwindels kann dieser i.v., i.m. oder oral gelindert werden. Alsbald ist es vorteilhaft, mit gezielten aktiven Bewegungsübungen zu beginnen, insbesondere nach Läsion eines peripheren Abschnittes oder beider Gleichgewichtsorgane im Bereich der Vestibulariskerne zur Förderung der statischen Stabilität. Bei einer rein zentral-vestibulären Schädigung nützt die aktive Bewegungstherapie nicht allzuviel. Ist die Meningitis als Folge einer otogenen Komplikation entstanden, müssen die Ursachen im Os petrosum unverzüglich operativ angegangen werden. Ist sie Folge einer rhinogenen Komplikation, müssen die entzündeten Nasennebenhöhlen sofort operativ saniert werden. Bei einer posttraumatisch bedingten Hirnhautentzündung muß die vordere Schädelbasis rhinochirurgisch von unten oder neurochirurgisch von oben oder/und die Schädelbasis zur mittleren Schädelgrube transmastoidal, endaural oder transtemporal (angrenzende verletzte Knochenstrukturen inklusive Dura) operativ versorgt werden. Liegt bereits ein Hirnabszeß vor, so sollte dieser am günstigsten neurochirurgisch angegangen werden.

Hinweis

Bei einem Schädeltrauma mit Rhino- und/oder Otoliquorrhoe ist es wichtig zu beachten, daß gleichzeitig sowohl die vordere Schädelbasis als auch die mittlere Schädelbasis frakturiert sein kann.

Zoster oticus

Eine Zoster-Infektion manifestiert sich allgemein segmental und einseitig am Körper als *Herpes zoster* und im Kopf als Zoster ophthalmicus oder Zoster oticus, wobei Hirnnerven betroffen werden können.

Symptome

Ein Patient mit Zoster oticus verspürt einen Hörverlust, oft verbunden mit Tinnitus
auf dem befallenen Ohr, die recht schnell eintreten können. In etwa 40% der Fälle
entsteht eine ausgeprägte Schwerhörigkeit oder Taubheit auf der erkrankten Seite.
Hinzu kann ein intensiver akuter Drehschwindel (Dauerschwindel) mit Übelkeit
oder Erbrechen kommen (ca. 50%), außerdem recht oft eine ausgeprägte periphere
Fazialisparese (ca. 60–90%) auf der erkrankten Seite. In der Ohrgegend verspürt
der Betroffene häufig neuralgieartige Schmerzen sowie eine allgemeine Abgeschlagenheit. An der Ohrmuschel sind im Anfangsstadium typische Bläschen erkennbar
und gegebenenfalls auch an anderen Regionen.

Ätiologie, Pathogenese

Beim Zoster oticus (Ramsay-Hunt-Syndrom) handelt es sich um eine Virus-Infektion
(Varizella-Zoster-Virus). Diese Viren sind neurotrop und befallen bevorzugt Nerven
und verursachen eine Neuritis bzw. Polyneuritis oder manifestieren sich insbesondere
beim Zoster oticus am Ganglion spirale cochleae, Ganglion Scarpae und/oder Ganglion geniculi. Häufig kommt es zu einem partiellen oder irreversiblen Funktionsausfall der befallenen Strukturen.

Komplikationen

Neben irreversibler Schädigung des N. facialis und N. stato-acusticus kann, je nach
Abwehrlage des Patienten, eine Ausbreitung der Infektion auf andere Hirnnerven
(Zoster cephalicus) hinzukommen (z. B. N. trigeminus mit Auslösung der schmerz-
haften Trigeminus-Neuralgie) oder gar eine zerebrale Beteiligung (Meningitis, Enzephalitis) als Komplikationen entstehen.

Differentialdiagnosen

Im Anfangsstadium bereitet die Diagnose Zoster oticus wegen der typischen Haut-
effloreszenzen zusammen mit den charakteristischen Symptomen im allgemeinen
keine Schwierigkeit. Als Differentialdiagnose kommt eine Grippeotitis (in der Regel
ohne Fazialisparese) in Frage. Später, falls die Symptome irreversibel bestehen bleiben, und die typischen Bläschen abgeheilt sind, sind Differentialdiagnosen wie ein
intrameatales Akustikusneurinom oder gar ein Kleinhirnbrückenwinkeltumor möglich sowie gegebenenfalls eine Felsenbeinquerfraktur und später, wenn nur der
N. facialis irreversibel geschädigt bleibt, eine Bellsche Parese (normalerweise günstige Prognose). Bei isoliert bestehendem Ausfall des N. vestibularis kann differentialdiagnostisch an eine akute Labyrinthopathie wie Zustand nach Neuropathia ve-

stibularis oder zusammen mit einer Hörstörung an einer Contusio labyrinthi, Zustand nach akuter kochleo-vestibulärer Insuffizienz oder Labyrinthitis diffusa gedacht werden. Auch andere Infektionen sind differentialdiagnostisch in Erwägung zu ziehen, vorwiegend virale (Titerbestimmung), aber auch bakterielle.

Untersuchungsvorgänge

1. HNO-Status (An der Ohrmuschel und im äußeren Gehörgang der erkrankten Seite Bläschenbildung mit Krusten und rötlichem Exanthem; Trommelfell gerötet und mit schuppenförmigen Bläschen versehen; serologische Untersuchung mit Varizellen-Titerbestimmung).
2. Audiologische Untersuchung (Tonschwellenaudiogramm: sensoneuraler Hörverlust bis zur Taubheit auf dem erkrankten Ohr möglich, vereinzelt kann eine minimale Schalleitung vorliegen wegen Schwingungseinschränkung des Trommelfells.
   Weber: Lateralisation ins besser hörende Ohr; Rinne: positiv.
   Überschwellige Audiometrie: oft Zeichen einer retrokochleären Hörschädigung.
   Stapediusreflex: bei Fazialisläsion ausgefallen.
   Hirnstammaudiometrie: bei zentraler Mitbeteiligung verlängerte Hirnstammlaufzeit möglich).
3. Röntgen (Nasennebenhöhlenaufnahmen zur Erkennung von Entzündungen der Nebenhöhlen im Rahmen einer Allgemeininfektion; Stenvers-Aufnahmen: in der Regel nicht pathologisch verändert).
4. Vestibularisprüfung (komplette neurootologische Untersuchung, bestehend aus Vestibularisprüfung mit Hirnnervenfunktionsprüfung inklusive Geschmacksprüfung, Schirmer-Test und elektrophysiologischen Untersuchungen).
5. Neurologische Untersuchung (Neurologische Abklärung, falls neben einer Schädigung des N. VII und N. VIII noch weitere Hirnnerven befallen sind oder Hinweis für eine zerebrale Manifestation besteht; Liquoruntersuchung).

Ergebnisse der Vestibularisprüfung

Im Rahmen einer Zoster oticus-Infektion kann insbesondere das peripher-vestibuläre System im Bereich des Ganglion Scarpae befallen werden. Es resultiert oft das Bild einer akuten Labyrinthopathie, die allmählich in das subakute und schließlich in das Kompensationsstadium übergeht, wenn das Labyrinth irreversibel ausgefallen ist (Tabellen 10 und 11). Neben der Hörstörung und der oft begleitenden peripheren Fazialisparese verspürt der Betroffene einen intensiven Drehschwindel, oft verbunden mit vegetativer Begleitsymptomatik. Wenn Anteile des peripheren Vestibularisapparates noch funktionstüchtig sind, fallen die Vestibularisbefunde nicht ganz so gravierend pathologisch aus wie nach einem kompletten Ausfall. In seltenen Fällen kann im Initialstadium einer Zoster-Infektion ein Reiznystagmus kurzzeitig zum erkrankten Ohr schlagen. In der Regel imponiert er sonst als Ausfallsnystagmus mit einer Intensität synchron zum Schwindelgefühl des Patienten. In der Regel existiert kein Blickrichtungsnystagmus bei einer isolierten Infektion des peripher-vestibulären

202

Systems. In der Lageprüfung kann ein Lage- oder Lagerungsnystagmus vorkommen. Die vestibulospinalen Reaktionen sind abnorm gestört. In der Stuhlpendelung besteht in Abhängigkeit von der Intensität des Spontannystagmus und später von der Leistung der vestibulären Kompensation ein mehr oder weniger deutliches Richtungsüberwiegen des Nystagmus in der gleichen Richtung wie der Spontannystagmus. Die Blickmotorik ist bei einer isolierten Infektion des peripheren Systems nicht pathologisch gestört. In der kalorischen Prüfung besteht auf der erkrankten Seite in der Regel eine Untererregbarkeit oder Unerregbarkeit. Diese Reaktionsform bleibt wie der Hörverlust oft irreversibel bestehen. In Abhängigkeit von der Leistung der vestibulären Kompensation (Alter des Patienten, Grunderkrankungen etc.) verschwindet sowohl der Schwindel allmählich mehr und mehr zusammen mit den pathologischen Vestibularisbefunden. Im Falle einer kompletten vestibulären Kompensation bleibt als Idealzustand nur der Labyrinthausfall oder Unterfunktion auf der Seite der Zoster oticus Infektion bestehen. Neben den klinischen kann selbst in den elektrophysiologischen Untersuchungsmethoden eine komplette periphere Fazialisparese (Paralyse) imponieren. Im Gegensatz zur Bellschen Lähmung ist die Prognose nach einer Zoster oticus-Infektion nicht günstig (oft Defektheilung).

Therapie

Im Anfangsstadium einer Zoster oticus-Infektion gilt eine antivirale Therapie mit Aciclovir (Zovirax) oder Idoxuridin (Zostrum) als erfolgversprechend (Tabelle 35). Bei abgeschwächter Immunabwehr ist es vorteilhaft Gammaglobulin (i.v. oder i.m.) zu verabreichen und zur Verhütung einer Superinfektion ein Antibiotikum. Wegen einer neuralen Manifestation der Erkrankung wird gerne ein Vitamin-B-Komplex gegeben, zusätzlich zur Förderung der Mikrozirkulation des Innenohres eine Infusionstherapie mit niedermolekularen Lösungen durchgeführt. Als Ödemprophylaxe, insbesondere in Hinsicht auf die gestörte Fazialisfunktion, wird Kortison empfohlen, obwohl dies im Rahmen einer Virus-Infektion als eine Kontraindikation (Gefahr der Infektionsausbreitung) angesehen werden kann. An unserer Klinik in Erlangen haben wir bislang keine Nachteile mit Kortisonmedikation bei Zoster oticus feststellen können, wenn die üblichen Kontraindikationen beachtet werden. Im Gegensatz zur prognostisch günstigen Bellschen Parese, die nach konservativer Infusionstherapie

Tabelle 35. Therapievorschläge beim Zoster oticus

1. Virustatika im Krankheitsbeginn wie Zovirax oder Zostrum
2. Vitamin-B-Komplex
3. Antibiotikum-Behandlung empfehlenswert zur Verhütung einer Superinfektion
4. a) Antivertiginosa-Therapie mit Dogmatil, Vomex A oder Sibelium i.v. (im akuten Stadium)
   b) Aktive gezielte Bewegungsübungen
5. Als Fazialistherapie und Förderung der Innenohrdurchblutung:
   a) Infusionstherapie mit Kortison und vasoaktiven Substanzen (Stennert-Schema)
   b) Grimassierungsübungen
   c) In besonderen Fällen: Fazialisdekompression

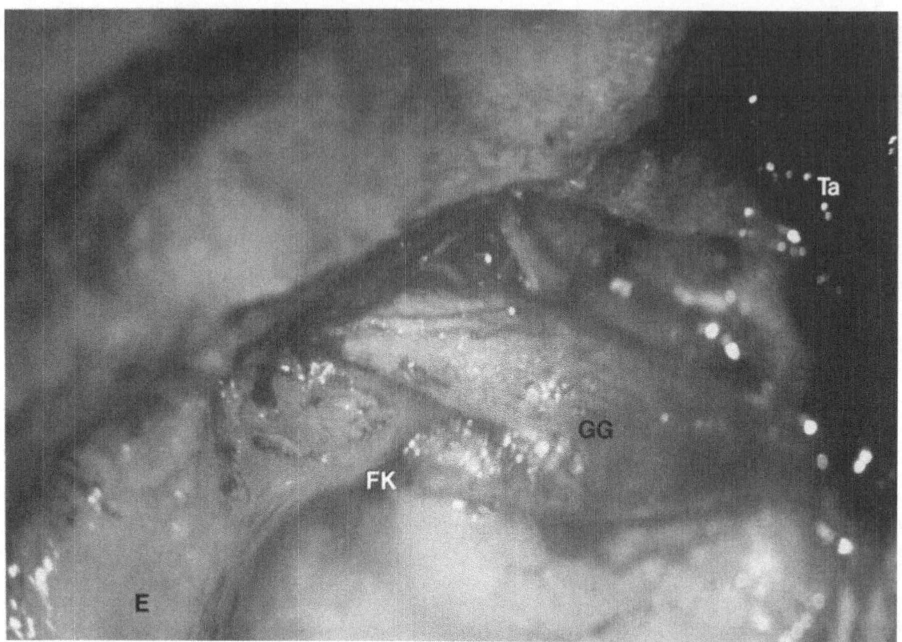

Abb. 111. Operationssitus (transtemporaler Zugang zur mittleren Schädelgrube) eines Patienten (R.H., 46 Jahre) mit kompletter Fazialisparese auf der linken Seite wegen einer Zoster oticus Infektion und anschließender Fazialisdekompression. *E* Eminentia arcuata, *FK* Fallopischer Kanal (dekomprimiert), *GG* Ganglion geniculi (dekomprimiert), *Ta* Tambotam zur Blutstillung

(Stennert-Schema) in der Regel ganz abheilt, kann es beim Zoster oticus in seltenen Fällen notwendig werden, den Gesichtsnerven operativ freizulegen. Eine komplette periphere Fazialisparese entzündlicher Genese, die allen konservativen Maßnahmen über einen längeren Zeitraum trotzt und keine Rückbildungstendenz zeigt, sollte mikrochirurgisch durch eine *Fazialisdekompression* freigelegt werden. Vorteilhaft ist es, den N. facialis auf transtemporalem Weg durch die mittlere Schädelgrube in seinem intralabyrinthären Verlauf vom Fallopischen Kanal (engste Stelle) einschließlich Ganglion geniculi zu dekomprimieren (Abb. 111). Zum Schluß wird das Epineurium des Gesichtsnerven vorsichtig geschlitzt und schließlich Kortison-Gelita auf den Nerv gelegt (antiödematöse Wirkung). Anschließend ist es ratsam, den tympanalen und mastoidalen Fazialiskanal (transmastoidal) bis zum Foramen stylomastoideum auf die gleiche Art zu dekomprimieren.

Im akuten Stadium während des stationären Aufenthaltes kann der lästige Schwindel mit Dimenhydrinat (Vomex A) oder Sulpirid (Dogmatil) gelindert werden, das zunächst intravenös verabreicht werden kann. Möglichst frühzeitig ist es für den Patienten wichtig, mit aktiven gezielten Bewegungsübungen zu beginnen, damit die vestibuläre Kompensation zur Beseitigung des Schwindels gefördert und beschleunigt wird. Zur Förderung der Tonisierung der Gesichtsmuskulatur sind tägliche aktive Übungen (Grimassierungsübungen) des Patienten vor einem Spiegel notwendig. Die Elektrotherapie zur Verhütung einer Inaktivitätsatrophie der mimischen Gesichtsmuskulatur wird mancherorts befürwortet und andererseits streng kritisiert.

Hinweise

1. Die Prognose einer Zoster oticus Infektion ist wegen der oft irreversiblen Schädigung oder Defektheilung des N. VII und/oder N. VIII nicht allzu gut. Die Infektion kann in jedem Lebensalter auftreten, meist jedoch zwischen 30–60 Jahren. Eine Geschlechts- oder Seitenbevorzugung besteht nicht.
2. Herpes zoster kann sich im Rahmen anderer Erkrankungen entwickeln (z. B. Diabetes, als Folge einer Tumorerkrankung oder verminderter Immunabwehr).
3. Auch andere virale Infekte (z. B. Grippeviren, Masern-, Adeno-, Coxsackie- und Mumpsviren) können zu einer akuten kochleo-vestibulären Insuffizienz wie der Zoster oticus führen. Die häufigste einseitige Ertaubung während der Kindheit stellt die Komplikation nach einer Parotitis epidemica dar, wobei die seröse Labyrinthitis sich vorwiegend im Cortischen Organ entwickelt und selten im Labyrinth.

Schwindel als Folge von Schädeltraumen (1–5)

Die Zahl der Unfälle steigt mit der wachsenden Industrialisierung und Zivilisierung. Durch die zunehmende Motorisierung und Weiterentwicklung der Technik nimmt die Fahrgeschwindigkeit und damit die Zahl der Verletzten und das Ausmaß der Verletzungen zu. Die Kopfverletzungen rangieren an erster Stelle. Hierbei kann es zur Entstehung von mehr oder weniger ernsthaften Schädelhirntraumen mit Schädigung des peripher- und/oder zentral-vestibulären Systems kommen. Typisch traumatisch bedingte vestibuläre Erkrankungen sind: otobasale Fraktur (Felsenbeinfraktur), Commotio (Contusio) labyrinthi, Cupulolithiasis, Perilymphfistel und Commotio (Contusio) cerebri. Die vestibulären Symptome sind abhängig vom Schweregrad und Ort der Verletzung sowie vom Zeitpunkt der Gleichgewichtsuntersuchung nach dem Unfall (Haid u. Graeff 1983). Zur Feststellung der Prognose und für Gutachten sind Kontrolluntersuchungen in regelmäßigen Zeitintervallen nötig.

1. Otobasale Fraktur (Felsenbeinfraktur, laterobasale Fraktur)

Bei der *otobasalen Fraktur* (= Felsenbeinfraktur, = laterobasale Fraktur) gibt es zwei verschiedene Typen: Felsenbeinlängsfraktur und Felsenbeinquerfraktur. Des weiteren gibt es eine Kombination der beiden Frakturen.

Symptome

In Abhängigkeit von Art und Ausmaß der Fraktur kann die Vertigo in Form eines akuten Dauerschwindels (Querfraktur) oder mehr in Form eines diskreten Lagerungsschwindels (Längsfraktur) von dem Patienten verspürt werden. Des weiteren resultiert ein Hörverlust möglicherweise bis zur Ertaubung, häufig verbunden mit

Ohrensausen auf der verletzten Seite. Je nach Ausmaß und Art der Fraktur kann eine periphere Fazialisparese hinzukommen. Als Zeichen einer Fraktur gelten Blutung oder der Austritt klarer Flüssigkeit (Liquor) aus dem Ohr.

Ätiologie, Pathogenese

Je nach Art der Verletzung kann das Felsenbein direkt (Stich- oder Hiebverletzung, Einschuß) oder indirekt als Folge einer Berstungsfraktur (weniger als Folge einer Biegungsfraktur oder Impressionsfraktur) verletzt werden. Hierbei kann die Pyramide des Felsenbeins entweder in ihrer Längsrichtung und/oder Querrichtung frakturiert werden. Bei der Felsenbeinlängsfraktur strahlt die Frakturlinie meist im Bereich des Mittelohres aus, wobei der Fazialisnerv und das periphere Gleichgewichtsorgan meist nicht ernsthaft verletzt werden. Bei der Felsenbeinquerfraktur dagegen verläuft die Bruchlinie meist im Bereich des Ganglion geniculi (Fisch), weswegen der N. facialis, N. vestibularis und N. cochlearis oder das Innenohr leicht verletzt werden können. Es kann zu Einspießung von Knochenfragmenten, Überdehnung und Zerreißung des siebten und achten Hirnnerven kommen. Eine Einblutung und Ödembildung verursacht eine mechanische Druckwirkung und durch spätere Narbenbildung eine Funktionseinbuße der beiden Hirnnerven oder des peripheren Endorgans. Bei der otobasalen Fraktur wird vielfach die Dura mitverletzt, wobei es zu einer Otoliquorrhoe, Rhinoliquorrhoe (Liquorfluß durch die Eustachische Tube zur Nase) oder Rhino- und Otoliquorrhoe kommen kann, je nach Verletzung der Dura und der Kommunikation zum Mittelohr und äußeren Ohr. In vereinzelten Fällen kann eine otobasale Fraktur auf beiden Seiten vorkommen (z. B. Kopfeinklemmung mit Berstungsfraktur). Die Frakturlinie einer Felsenbeinfraktur kann sogar ausstrahlen und u. a. im Nasennebenhöhlensystem fortlaufen (z. B. Keilbeinhöhle und Siebbeinzellen).

Differentialdiagnosen

Da die vestibuläre Störung in der Regel unmittelbar nach dem Trauma entsteht, bereitet die Diagnose insbesondere dann keine Schwierigkeiten, wenn röntgenologisch der Nachweis einer Fraktur erbracht werden kann. Als Differentialdiagnose kommt sonst in Frage: Commotio (Contusio) labyrinthi.

Komplikationen

Als Komplikationen nach einer otobasalen Fraktur kann neben der Schädigung des Gesichtsnervs, Hör- und Gleichgewichtsnervs eine Meningitis auftreten, infolge einer aszendierenden Infektion von den eröffneten Mittelohrräumen via Tube und/oder infolge einer Trommelfellzerreißung mit Kommunikation zur verletzten Dura. Genauso kann es zu einer traumatisch bedingten Labyrinthitis sowie zu weiteren otogenen Komplikationen kommen. Später kann eine chronische Mittelohrentzündung mit Entwicklung eines Cholesteatoms entstehen. Genauso wie nach einer frontobasalen Fraktur kann es auch viele Jahre nach einer otobasalen Fraktur zu einer Spätmeningitis kommen.

Untersuchungsvorgänge

1. HNO-Status (Mikroinspektion des Ohres, a) äußerer Gehörgang: z. B. blutig, Frakturstufe am Gehörgangsdach, Hinterwand, Boden oder im Bereich des Kiefergelenkes, b) Trommelfell: z. B. Trommelfellzerreißung, Otoliquorrhö, Hämatotympanon, Erguß).
2. Audiologie (Tonschwellenaudiogramm: je nach Art der Fraktur sensoneuraler Hörverlust bis zur Taubheit, Schalleitungsschwerhörigkeit oder kombinierte Schwerhörigkeit.
   Weber und Rinne abhängig vom Befund des Tonschwellenaudiogramms bzw. von Art der Hörstörung;
   überschwellige Audiometrie und Stapediusreflexmessung anfertigen und gegebenenfalls eine Hirnstammaudiometrie).
3. Röntgen (Schädel ap und seitlich, Nasennebenhöhlenaufnahme im Großformat, Schüller, Stenvers sowie kraniale Computertomographie mit Hochauflösungs-CT des Felsenbeins zur Erkennung von Frakturspalten und anderen Verletzungen. Eine otobasale Fraktur kann nicht immer röntgenologisch verifiziert werden, d. h. ein negatives Röntgenergebnis schließt eine Felsenbeinfraktur nicht aus).
4. Vestibularisprüfung (komplette neurootologische Untersuchung, bestehend aus Vestibularisprüfung inklusive Hirnnervenfunktionsprüfung; bei einer otogenen Fazialisparese Schirmer-Test und elektrophysiologische Zusatzuntersuchungen [Thumfart u. Stennert 1988], Geruchs- und Geschmacksprüfung).
5. Neurologische Untersuchung (bei Zeichen einer Commotio bzw. Contusio cerebri mit oder ohne Nachweis einer zentral-vestibulären Läsion).

Ergebnisse der Vestibularisprüfung

Die Resultate in der Vestibularisprüfung sind abhängig von der Art der Fraktur (Felsenbeinlängsfraktur oder Felsenbeinquerfraktur), vom Ausmaß und Ort der Schädigung, wobei neben dem peripher-vestibulären System auch zentrale Bahnen geschädigt werden können. Außerdem sind die Resultate abhängig vom Zeitpunkt der neurootologischen Untersuchung nach dem Trauma.

Im allgemeinen geht eine **Felsenbeinlängsfraktur** neben der Hörstörung ohne oder nur mit diskretem Schwindel (oft Lagerungsschwindel oder leichter Dauerschwindel) einher (Tabelle 36). Als Spontannystagmus kann ein diskreter Nystagmus zum erkrankten Ohr (Reiznystagmus) oder zum gesunden Ohr vorkommen und bei Provokationsmaßnahmen wie der Lageprüfung ein feinschlägiger Lagerungsnystagmus in der Regel vom peripher-vestibulären Typ. Ein Blickrichtungsnystagmus existiert nicht nur bei zentral-vestibulärer Beteiligung durch eine Contusio cerebri. Die vestibulospinalen Reflexe fallen meist nicht erheblich gestört aus, ebenso die Rotationsprüfung und die Stuhlpendelung. In der Regel ist die Blickmotorik intakt. Bei schweren Schädelverletzungen kann sie aber als Hinweis für eine begleitende Commotio oder Contusio cerebri pathologisch ausfallen. Die Ergebnisse der kalorischen

Prüfung zeigen sich in der Regel normal, seltener in Form einer Unterfunktion. Bei Vorliegen einer Trommelfell- oder Gehörgangsverletzung sollte Luft als Reizmedium verwendet werden. Bei der Hirnnervenfunktionsprüfung kann der N. facialis bei einer Felsenbeinlängsfraktur in etwa 20 % der Fälle geschädigt sein. Meist ist die Verletzung des Gesichtsnerven nicht allzu gravierend (inkomplette periphere Fazialisparese), worüber die klinischen und elektrophysiologischen Befunde Klarheit verschaffen.

Anders liegen die Verhältnisse bei einer **Felsenbeinquerfraktur** vor (Tabelle 36). In der Regel entsteht schlagartig neben der Hörstörung und oft begleitender Fazialisparese auf der verletzten Seite ein intensiver Schwindel in Form des rotatorischen Dauerschwindels wegen des meist resultierenden irreversiblen Labyrinthausfalls. Somit durchläuft der Patient, wie bei anderen vestibulären Erkrankungen mit einem Labyrinthausfall, nach dem akuten Stadium, das subakute – und das Kompensationsstadium mit dem im allgemeinen ganz typischen peripher-vestibulären Vestibularismuster (Tabellen 10 und 11). In seltenen Fällen kann eine otobasale Fraktur sogar auf beiden Seiten vorkommen (Berstungsfraktur).

Im *akuten Stadium* einer einseitigen Felsenbeinquerfraktur imponiert synchron zum intensiven Schwindel und der vegetativen Begleitsymptomatik ein intensiver Ausfallsnystagmus. Ein Blickrichtungsnystagmus liegt nicht vor, allenfalls bei gleichzeitiger Kombination mit einer schweren Contusio cerebri mit Kontusion des Stammhirns oder Kleinhirns. In der Lageprüfung kann der Spontannystagmus eine Intensitätszunahme bekommen, insbesondere bei der Lage zur erkrankten Seite, oder er bleibt bei großer Intensität unbeeinflußt. Wegen der erheblichen Gleichgewichtsstörung fallen die vestibulospinalen Reaktionen pathologisch aus. In der Stuhlpendelung oder Rotationsprüfung sind vorerst nur Nystagmusausschläge in der gleichen Richtung wie der Spontannystagmus zu sehen. Die Blickmotorik ist normalerweise nicht

Tabelle 36. Unterscheidungsmöglichkeiten zwischen Felsenbeinlängsfraktur und Felsenbeinquerfraktur

---

Felsenbeinlängsfraktur:

Ohr: Hämatotympanon oder Trommelfellverletzung, Blutung aus dem Ohr, Gehörgangsstufe; möglicherweise Liquor aus dem Ohr (Otoliquorrhö)
Audiogramm: Schalleitungsfaktor im Tonschwellenaudiogramm (Schalleitungsschwerhörigkeit oder kombinierte Schwerhörigkeit)
Röntgen: Fraktur möglicherweise in den Schüller-Aufnahmen oder im CT nachweisbar
Vestibularisprüfung: Normale Ergebnisse oder meist geringe pathologische Befunde; geringer oder kein Schwindel
Hirnnervenfunktionsprüfung: Periphere Fazialisparese in etwa 20 % der Fälle; meist nicht so gravierend (Neurapraxie)

Felsenbeinquerfraktur:

Ohr: Trommelfell und äußerer Gehörgang in der Regel intakt; möglicherweise Hämatotympanon oder Erguß (Liquor mit Rhinoliquorrhö)
Audiogramm: Häufig sensoneuraler Hörverlust bis zur Taubheit möglich
Röntgen: Fraktur möglicherweise in den Stenvers-Aufnahmen oder im CT nachweisbar
Vestibularisprüfung: Häufig das Bild wie nach einem akuten einseitigen irreversiblen Labyrinthausfall, verbunden mit intensivem Drehschwindel
Hirnnervenfunktionsprüfung: Periphere Fazialisparese in etwa 50 % der Fälle; meist recht gravierend (Axonotmesis oder Neurotmesis)

208

gestört. Jedoch kann ein intensiver Spontannystagmus erstens zu Überlagerungen des Schriftbildes im ENG führen. Zweitens kann die Blickmotorik als Begleitreaktion einer Commotio oder Contusio cerebri pathologisch gestört sein, wodurch das optomotorische System geschädigt werden kann. In der kalorischen Prüfung imponiert im allgemeinen eine Unerregbarkeit auf der Seite der otobasalen Fraktur.

Im *subakuten Stadium* nehmen sodann der Schwindel und die Intensität des Spontannystagmus mehr und mehr ab. In der Lageprüfung bekommt der Spontannystagmus einen kurzzeitigen Schub (Lagerungsnystagmus). Die Reflexe der vestibulospinalen Bahnen sind nicht mehr so erheblich gestört. In der Rotationsprüfung und Stuhlpendelung besteht ein Richtungsüberwiegen des Nystagmus in der gleichen Richtung wie der Spontannystagmus. Die Blickmotorik ist meist nicht gestört, es sei denn als Folge einer Commotio oder Contusio cerebri. In der thermischen Prüfung liegt als Folge der irreversiblen Schädigung des peripher-vestibulären Apparates eine Unerregbarkeit auf der verletzten Seite vor.

In Abhängigkeit von der Leistungsfähigkeit des vestibulären Systems erreicht der Erkrankte schließlich das *Kompensationsstadium*. Die vestibuläre Kompensation kann verzögert und reduziert ablaufen, je nachdem wie schwer das zentral-vestibuläre System durch das Trauma in Mitleidenschaft gezogen wurde. In diesem Stadium verspürt der Patient ein mehr oder weniger ausgeprägtes Unsicherheitsgefühl und/oder einen Lagerungsschwindel. Der Spontannystagmus ist in der Regel nicht mehr nachweisbar. Wenn er jedoch noch lange Zeit vorhanden ist, stellt dies ein Zeichen für eine insuffiziente vestibuläre Kompensation dar. Durch Provokationsmaßnahmen, wie der Lageprüfung, kann ein Lagerungsnystagmus entstehen. Je nach der Leistung der vestibulären Kompensation fallen die vestibulospinalen Reflexe mehr oder weniger pathologisch aus. Durch die Rotationsprüfung oder Stuhlpendelung kann der Erfolg der vestibulären Kompensation auch mitverfolgt werden, je nachdem, ob symmetrische Rechts- und Linksnystagmusausschläge auftreten oder nicht. Die Ergebnisse der Blickmotorik sind normal, vor allem wenn eine komplette vestibuläre Kompensation erreicht wird. Eine gestörte Blickmotorik als Folge einer Contusio cerebri mit Läsionen von zentral-vestibulären Bahnen kann eine insuffiziente vestibuläre Kompensation erklären. Die Unerregbarkeit auf der verletzten Seite bleibt permanent bestehen. In ca. der Hälfte der Fälle resultiert bei einer Felsenbeinquerfraktur eine Fazialisparese, die meist recht gravierend ist (komplette periphere Gesichtsnervenlähmung = Paralyse). Meist ist der Gesichtsnerv nach einer Felsenbeinquerfraktur irreversibel geschädigt. Für die endgültige Prognose des Nerven sind neben klinischen vor allem elektrophysiologische Untersuchungen notwendig.

Therapie

1. Ein Patient mit einer otobasalen Fraktur und Liquorrhoe sollte zur Meningitisprophylaxe ein Antibiotikum bekommen. Je nach Intensität des Schwindels kann ein Antivertiginosum (per os, i.m. oder i.v.) verabreicht werden. Bei einem Labyrinthausfall muß sobald als möglich die vestibuläre Kompensation durch aktive Bewegungsübungen gefördert werden.

2. Es ist vorteilhaft, bei einer traumatisch entstandenen sensoneuralen Hörstörung die Mikrozirkulation des Innenohres durch Infusionen zu fördern und als Ödemprophylaxe Kortison zu geben. Bei einer traumatisch bedingten Schalleitungsschwerhörigkeit wartet man vorerst ab. In vielen Fällen verschwindet sie nach Ausheilung z. B. eines Hämatotympanons. Bleibt der Schalleitungsfaktor bestehen, ist später eine Tympanotomie oder Tympanoplastik indiziert.

3. Es ist vorteilhaft, einer Otoliquorrhö nach Felsenbeinfraktur vorerst (wenn keine akute Blutung oder eine offene Dura- bzw. Hirnverletzung vorliegt) abwartend gegenüberzustehen, da sie in den meisten Fällen nach einigen Tagen bis ca. 2 Wochen von selbst sistiert (im Gegensatz zur Rhinoliquorrhö nach frontobasaler Fraktur, die möglichst bald operativ versorgt werden muß). Es ist dabei zu beachten, daß in dem verletzten Ohr kein Ohrstreifen hineingelegt wird, da sonst durch die „Liquorstauung" eine Meningitis begünstigt werden kann. Es reicht, das Ohr von außen nur steril abzudecken. Falls die Otoliquorrhö oder otogen bedingte Rhinoliquorrhö als Folge der otobasalen Fraktur nicht persistiert oder sich eine Meningitis anbahnt, muß man operativ tätig werden. Als Operationswege zur Abdichtung der Duraverletzung mit Tutoplast bzw. Lyodura und/oder mit Fascia temporalis oder Fascia lata, bieten sich der endaurale, transmastoidale oder transtemporale Zugang an, je nach Ort und Ausmaß der Felsenbeinfraktur.

4. Bei einer otogenen Fazialisparese als Folge der otobasalen Fraktur hängt die Prognose davon ab, wie schwer (komplett, inkomplett) der Nerv geschädigt wurde. Ist die Lähmung inkomplett oder ist sie nicht sofort posttraumatisch aufgetreten (Hinweis für Einblutung und Ödembildung) werden konservative Maßnahmen in Form von Kortison in absteigender Dosierung verabreicht (Stennert-Schema). Liegt eine komplette periphere Fazialisparese (Paralyse) vor, und zwar als Sofortparese, ist die Wahrscheinlichkeit sehr groß, daß der Gesichtsnerv erheblich geschädigt oder sogar durchtrennt wurde (meist als Folge einer Felsenbeinquerfraktur). In solchen Fällen wird man operativ vorangehen. Der transtemporale Zugang durch die mittlere Schädelgrube eignet sich besonders gut, wobei der Fazialisnerv über eine große Strecke übersichtlich dargestellt werden kann und von Knochenfragmenten befreit werden kann (Abb. 116–118). Nach Fisch (1973) und eigenen Erfahrungen geht die Fraktur häufig im Bereich des Ganglion geniculi hindurch. Durch Einspießung eines herausgesprengten Knochenstückes im Nerven, durch Zug am Nerven, Überdehnung oder gar bei abgetrenntem Gesichtsnerv kann es an der Verletzungsstelle zur Narbenbildung (Neurombildung) kommen. Durch diese Narbenbildung können die neu in den degenerierten Nerven einsprossenden Neurofibrillen in ihrer Ausbreitungsrichtung behindert werden. Diese wachsen dann teilweise in die falsche Richtung und oft entlang des N. petrosus superficialis major. Damit kann trotz lebhafter zentraler Regenerationsfähigkeit die Wiederherstellung der mimischen Willkürmotorik ausbleiben. Daher sollte bei der Operation der N. petrosus superficialis major durchtrennt werden, um diese Fehleinsprossung zu verhindern. Gleichzeitig ist es wichtig, den intralabyrinthären Verlauf des N. facialis vom Fallopischen Kanal (engste Stelle) einschließlich Ganglion geniculi zu dekomprimieren. Anschließend ist es ratsam, auch den tympanalen und mastoidalen Fazialiskanal (transmastoidal) wegen der Gefahr des posttraumatisch sich entwickelnden Ödems und der Gefahr der sekundären Degeneration zu dekomprimieren. Wenn

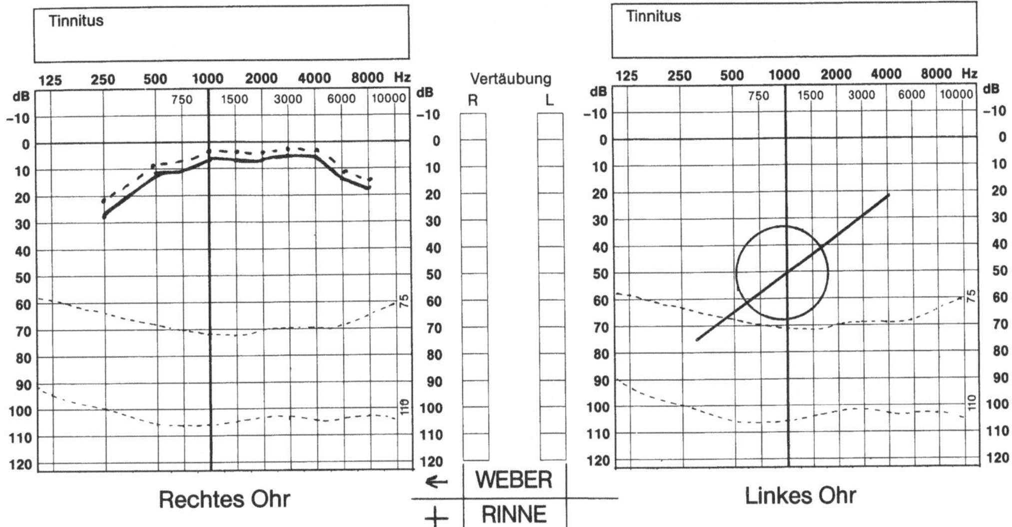

Abb. 112. Im Audiogramm eines 20jährigen Patienten mit einer einseitigen otobasalen Fraktur und Ausfall des N. VIII zeigte sich auf der erkrankten Seite eine Taubheit. Auf der rechten Seite ist die Hörschwelle nur gering beeinträchtigt

der Gesichtsnerv nicht mehr in seiner Kontinuität erhalten ist, kann über eine *End-zu-End-Anastomose* (direkt oder in Form eines „*Reroutings*") oder mit Hilfe eines *Interponats* (N. auricularis magnus, N. suralis oder aus eigenen Erfahrungen auch der N. vestibularis, N. cochlearis oder gar N. petrosus superficialis major) eine spannungslose Adaption des N. facialis erzielt werden (S. 215, Abb. 118). Vorher ist es vorteilhaft, die Schnittflächen des proximalen und distalen Nervenstumpfes mit Hilfe des *Neurodissektors* nach dem Schlüssel-Schloß-Prinzip anzufrischen (Haid u. Kühl 1989). Damit kann eine optimale Einheilung der Neurofibrillen an den Nervenstümpfen und damit eine günstigere Prognose für die Fazialisfunktion erzielt werden.

Hinweise

1. Die Prognose hängt vom Ausmaß und von der Art der Felsenbeinfraktur ab. Im allgemeinen verläuft sie günstiger bei einer Felsenbeinlängsfraktur. Ungünstiger ist sie bei einer Felsenbeinquerfraktur, da sie meist mit irreversibler Schädigung des Hör- und Gleichgewichtsapparates und in etwa der Hälfte der Fälle mit einer schweren peripheren Fazialisparese einhergeht.
2. Besteht eine Otoliquorrhoe, darf der äußere Gehörgang nicht mit einem Ohrstreifen als Abdichtung versehen werden, da dadurch eine Meningits begünstigt werden kann. Es reicht, das Ohr von außen steril abzudecken.
3. Bei einer otobasalen Fraktur, insbesondere mit Verletzung des äußeren Gehörganges und/oder Trommelfells, keine Ohrtropfen einträufeln. In der kalorischen Prüfung Luft und nicht Wasser als Reizmedium verwenden.

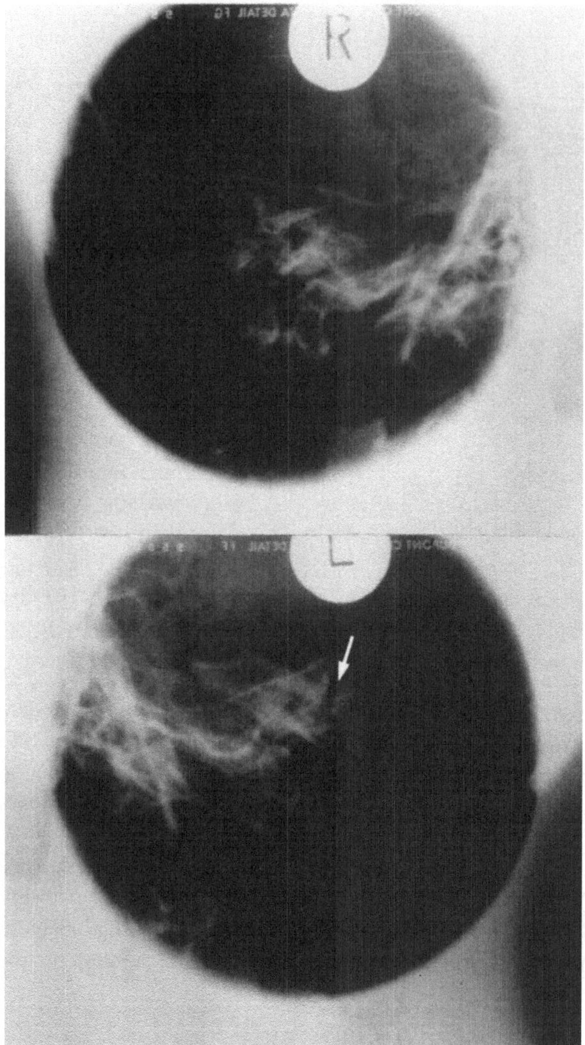

Abb. 113. In den Stenvers-Aufnahmen desselben Patienten wie in Abb. 112 erkennt man auf der linken Seite eine klaffende Fraktur im Bereich der Eminentia arcuata (*Pfeil*)

Kasuistik

Die Falldemonstration eines Erkrankten (L.R., 20 Jahre, Abb. 112–119 und Tabelle 37) mit otobasaler Fraktur, anschließender kompletter peripherer Fazialisparese und Ausfall des achten Hirnnerven, soll die otoneuromikrochirurgische Fazialisplastik demonstrieren.

Der 20jährige Patient verunglückte schwer mit dem Auto. Er war 2 Tage bewußtlos und wurde zunächst in der Neurochirurgie behandelt. Dort wurde eine im CT nachgewiesene Liquorfistel als Folge einer frontobasalen Fraktur erfolgreich operativ versorgt.

Im Anschluß daran wurde der Erkrankte wegen einer kompletten peripheren Fazialisparese auf der linken Seite in unserer Klinik vorgestellt. Als Symptome bemerkte er neben der Gesichtsnervenlähmung lediglich eine Taubheit mit Ohrensausen auf dem erkrankten Ohr, jedoch keinen Schwindel.

212

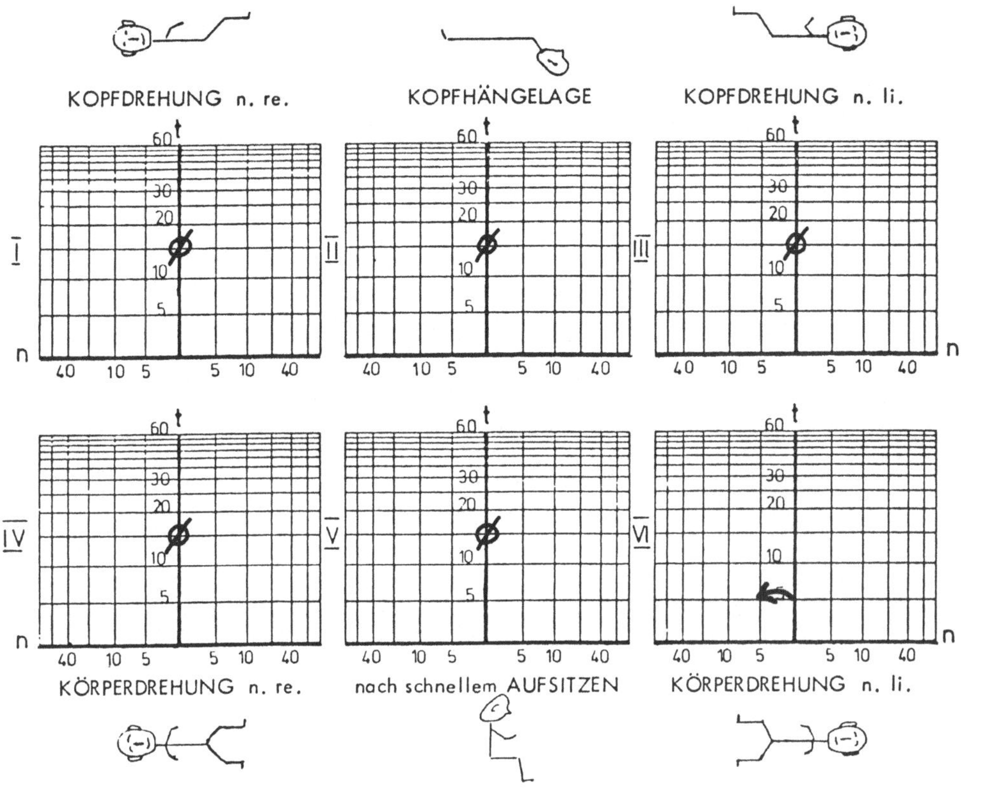

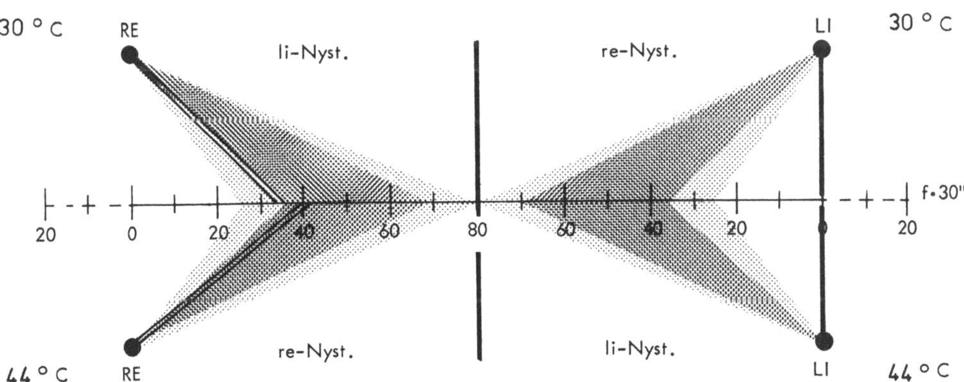

Abb. 114. In der Lageprüfung desselben Patienten wie in Abb. 112 und 113 trat 3 Wochen nach einer otobasalen Fraktur links mit Labyrinthausfall nur ein diskreter Lagerungsnystagmus (5 Schläge nach rechts während 5 Sek.) in einer Position auf

Abb. 115. Die kalorische Prüfung desselben Patienten wie in den Abb. 112 – 114 ergibt einen Labyrinthausfall auf der Seite der Felsenbeinfraktur. Rechts besteht eine normale Erregbarkeit

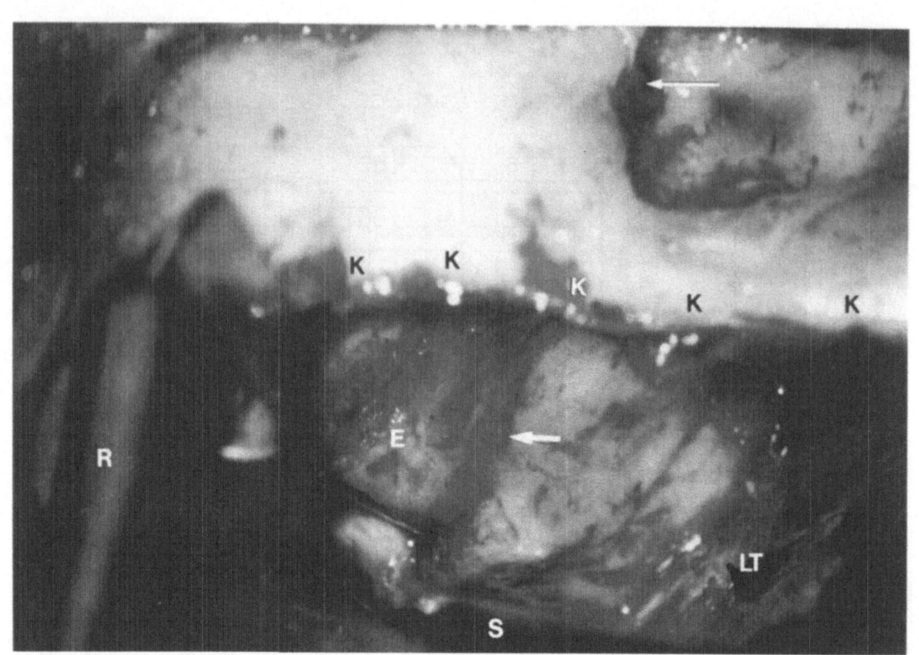

116

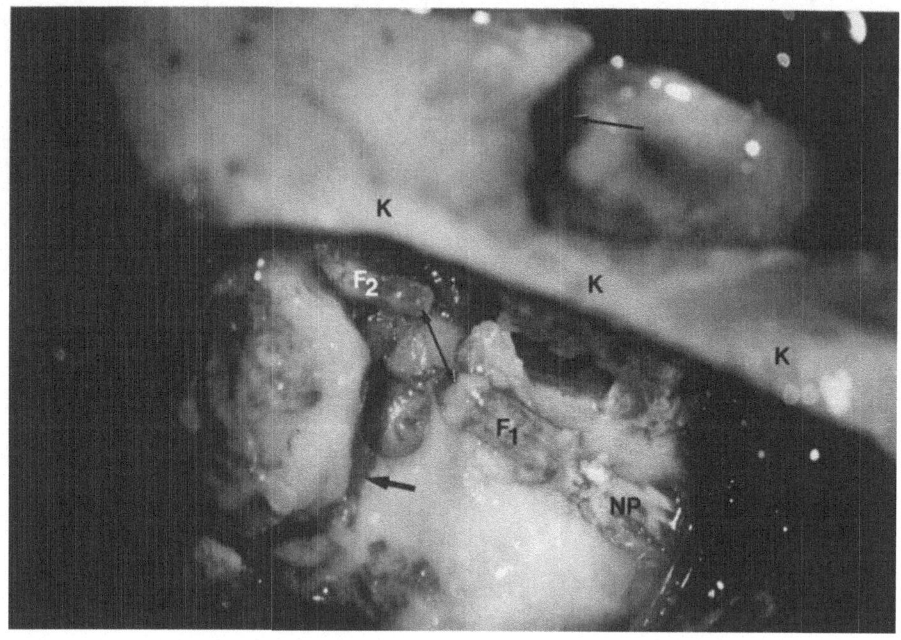

117

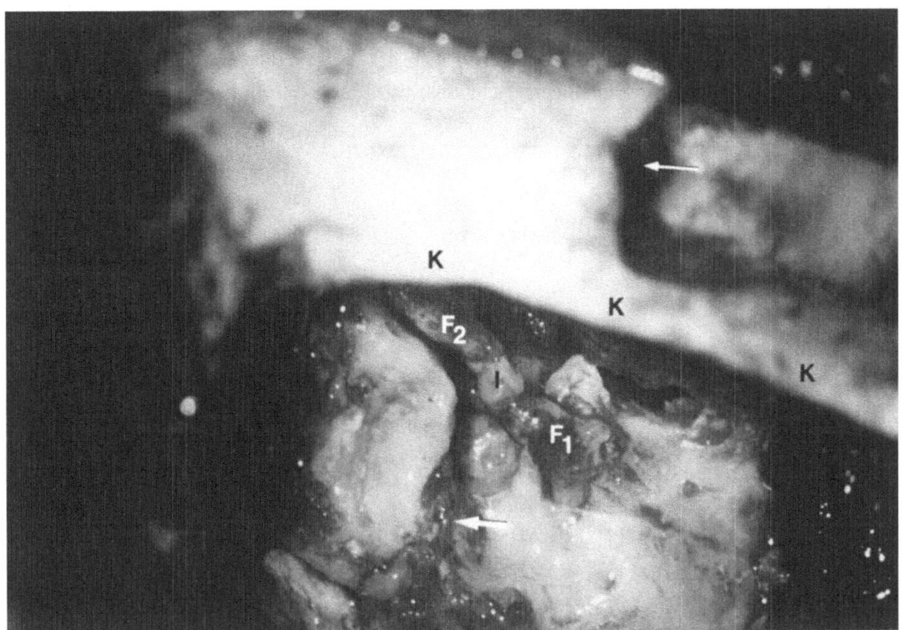

Abb. 118. Operationssitus (transtemporal linke Seite zur mittleren Schädelgrube) desselben Patienten wie in den Abb. 112–117. Fazialisplastik mit Verwendung des N. petrosus superficialis major als Interponat. *Dünner Pfeil:* Fraktur im Bereich des Arcus zygomaticus, *Dicker Pfeil:* tiefgehende Frakturlinie bis hinein in den Canalis semicircularis superior (nach Knochenenttrümmerung), F_1 Fazialisstumpf (proximaler Anteil) mit Ganglion geniculi, F_2 Fazialisstumpf (distaler Anteil), I Interponat (N. petrosus superficialis major), K Knochenrand (Unterrand) von der osteoplastischen Trepanation

Abb. 116. Operationssitus (transtemporal linke Seite zur mittleren Schädelgrube) desselben Patienten mit einer otobasalen Fraktur wie in den Abb. 112–115. Erkennbar wird eine Frakturlinie vom Arcus zygomaticus bis zum Bereich der Eminentia arcuata. *Dünner Pfeil:* Fraktur im Bereich des Arcus zygomaticus, *Dicker Pfeil:* Felsenbeinlängsfraktur im Bereich der Eminentia arcuata, E Eminentia arcuata, K Knochenrand (Unterrand) von der osteoplastischen Trepanation, $L.T.$ Lobus temporalis (instrumentell hochgehoben), R Retraktorteil (Teil vom Sperrer), S selbsthaltender Duraspatel

Abb. 117. Operationssitus (transtemporal linke Seite zur mittleren Schädelgrube) desselben Patienten wie in den Abb. 112–116. Die Felsenbeinfraktur durchtrennt den N. facialis in seinem tympanalen Verlauf. Proximaler und distaler Stumpf sind gut erkennbar. *Dünner Pfeil:* Fraktur im Bereich des Arcus zygomaticus, *Dicker Pfeil:* tiefgehende Frakturlinie bis hinein in den Canalis semicircularis superior (nach Knochenenttrümmerung), F_1: Fazialisstumpf (proximaler Anteil) mit Ganglion geniculi, F_2: Fazialisstumpf (distaler Anteil), *Doppelpfeil:* fehlendes Fazialisstück, K Knochenrand (Unterrand) von der osteoplastischen Trepanation, NP Nervus petrosus superficialis major

Tabelle 37. Der niedrige Vestibularis-Index von nur 6 drei Wochen nach einer otobasalen Fraktur mit Labyrinthausfall auf der linken Seite desselben Patienten wie in den Abb. 112–118, deutet auf eine sehr gute und schnell eingetretene vestibuläre Kompensation

Ruheschwindel	0
Belastungsschwindel	0
Spontan- oder Blickrichtungsnystagmus	0
Blickmotorik	0
Vestibulospinale Reaktionen	1
Lageprüfung	1
Kalorische Prüfung	4
Vestibularis-Index	**6**

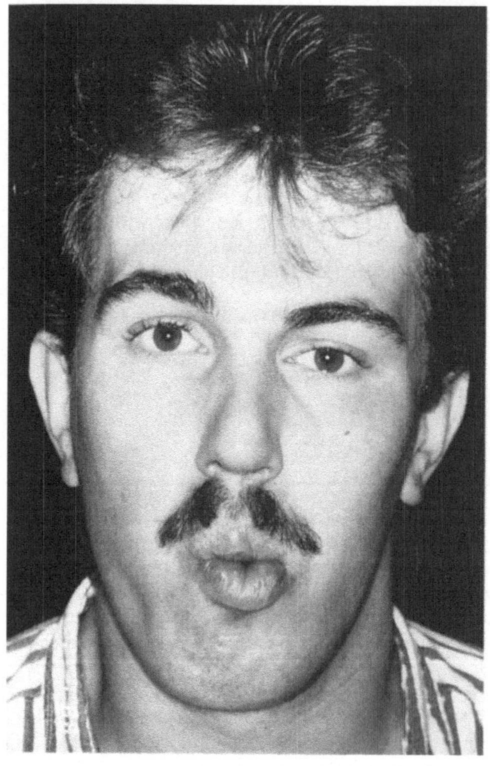

Abb. 119. Das kosmetische und funktionelle Ergebnis desselben Patienten wie in den Abb. 112–118 zwei Jahre nach der Fazialisplastik mit Interponat auf transtemporalem Weg ist recht gut

Auf dem linken Ohr fand sich bei der mikroskopischen Untersuchung eine Gehörgangsstufe hinten oben sowie ein Hämotympanon als klinische Hinweise auf eine Felsenbeinlängsfraktur. Das Trommelfell war intakt. Die Taubheit wurde im Audiogramm nachgewiesen (Abb. 112). Die Geruchsprüfung ergab eine Anosmie auf beiden Seiten vermutlich als Folge eines Abrisses der Fila olfactoria.

Röntgenologisch konnte in den konventionellen Stenvers-Aufnahmen eine klaffende Fraktur (Abb. 113) im Bereich der Eminentia arcuata auf der linken Seite nachgewiesen werden. In den kranialen CT-Aufnahmen bestand eine Mischfraktur aus Felsenbeinlängs- und Querfraktur.

Bei der elektrophysiologischen Untersuchung des N.facialis wurde auf der Seite der Fraktur eine Neurotmesis nachgewiesen. Der Schirmer-Test fiel auf der gleichen Seite grob pathologisch aus als Hinweis auf eine Läsion im Bereich des Ganglion geniculi.

In der Gleichgewichtsprüfung konnte ein zunächst zu Beginn objektivierter Spontannystagmus zum gesunden Ohr 3 Wochen nach dem Trauma nicht mehr beobachtet werden. In der Lageprüfung trat ein diskreter Lagerungsnystagmus auf (Abb. 114). Die vestibulospinalen Reflexe waren nur diskret eingeschränkt. In der kalorischen Prüfung war das linke Labyrinth nicht mehr erregbar (Abb. 115). Der Vestibularis-Index von nur 6, drei Wochen nach dem posttraumatischen Labyrinthausfall, wies auf eine bereits eingetretene, sehr gute vestibuläre Kompensation hin (Tabelle 37).

Wegen der kompletten peripheren Fazialisparese mit dem Zeichen einer Neurotmesis und röntgenologischen Hinweisen auf eine Felsenbeinfraktur, wurde der N. facialis auf transtemporalem Weg durch die mittlere Schädelgrube dargestellt. Es fand sich eine Längsfraktur vom linken Arcus zygomaticus verlaufend, ausstrahlend in die Eminentia arcuata zur hinteren Pyramidenkante (Abb. 116). Dazwischen lag eine kurz verlaufende Querfraktur im Bereich des Foramen tympani. Überraschenderweise verlief die Frakturlinie nicht wie sonst recht oft durch das Ganglion geniculi. Nach Enttrümmern von Knochenfragmenten und vorsichtigem Wegschleifen von scharfen Kanten wurde der Gesichtsnerv vom Fallopischen Kanal, Ganglion geniculi bis in den tympanalen Verlauf dargestellt. Dort, im tympanalen Verlauf erkannte man den infolge der Fraktur durchtrennten Nerv. Eine Strecke von 3 mm fehlte völlig (Abb. 117). Nach Auffrischen des proximalen und distalen Fazialisstumpfes wurde der Entschluß gefaßt, besser ein Interponat zu verwenden, als über eine Rerouting eine End-zu-End-Anastomose anzulegen. Da der N. petrosus superficialis major bei diesem Patienten recht dick war und den gleichen Durchmesser wie der defekte Fazialisnerv aufwies, wurde dieser als Interponat verwendet (Abb. 118). Es wurden einige Adaptionsnähte mit 10×0-Naht gemacht. Eine weitere Fixierung erfolgte mit Hilfe von Fibrinkleber. Darüber wurde schließlich als Ödemprophylaxe Cortison-Gelita gelegt.

Der postoperative Verlauf gestaltete sich komplikationslos. Der Patient kann seinem Beruf voll nachgehen. Die letzte Kontrolluntersuchung etwa 2 Jahre nach dem Eingriff ergab für die Fazialisfunktion ein gutes Resultat (Abb. 119). Es besteht elektromyographisch und klinisch eine gute Willküraktivität im Mund- und Augenast, dagegen nur eine geringe Willküraktivität im linken Stirnast. Der Patient ist mit dem Resultat sehr zufrieden.

2. Cupulolithiasis

Dieses Krankheitsbild wurde erstmals 1921 von Bárány erwähnt und später von Dix und Hallpike sowie von Schuknecht näher erörtert. An die Diagnose *Cupulolithiasis* wird sogleich nicht immer gedacht, obwohl der Vestibularisbefund dafür in der Regel recht typisch ist.

Symptome

Als typisches und einziges Symptom verspürt der Patient mit der Diagnose Cupulolithiasis einen Lagerungsschwindel. Insbesondere beim schnellen Hinlegen zur erkrankten Seite wird in der Regel ein ziemlich intensiver Drehschwindel für die Dauer von ca. 10–30 Sek. ausgelöst. Hörverlust und Tinnitus sind nicht mit dieser Erkrankung verbunden, ebenso keine neurologischen Ausfälle.

Ätiologie, Pathogenese

Eine Cupulolithiasis kann posttraumatisch, degenerativ, idiopathisch oder als Folge
einer Ohroperation entstehen. Als Auslöser des Schwindels gilt die Hypothese: es
kommt zu einer isolierten Störung im Canalis semicircularis posterior durch losgesprengte Utrikulus-Otokonien (Kalziumoxalatsteinchen), die durch bestimmte Kopf-
oder Körperverlagerung dorthin gelangen können. Das losgesprengte Material wird
dadurch an die Cupula des hinteren Bogenganges angelagert und zu einem gravitationsabhängigen Rezeptor umstrukturiert (Brandt 1983). Schuknecht (1974) hat histopathologische Bilder dieses Krankheitsbildes angefertigt. Nach Gacek kann die
Cupulolithiasis sogar zu 15 % auf beiden Seiten vorkommen.

Komplikationen

In der Regel sind bei der Cupulolithiasis keine Komplikationen zu befürchten.

Differentialdiagnosen

Hauptsächlich zwei vestibuläre Erkrankungen kommen wegen ähnlicher pathologi-
scher Vestibularisbefunde als Differentialdiagnose zur Cupulolithiasis in Frage:
Perilymphfistel (zusätzlich zum Lagerungsschwindel fluktuierender Hörverlust) und
Labyrinthfistel (Lagerungsschwindel, Hörverlust und pathologischer otoskopischer
Befund).

Untersuchungsvorgänge

1. HNO-Status (normaler otoskopischer Befund).
2. Audiologische Untersuchung (Tonschwellenaudiogramm: keine Hörstörung oder
   „alte" zurückliegende Hörstörung).
3. Röntgen (nach Trauma grundsätzlich Schädelaufnahmen und röntgenologische
   Felsenbeindiagnostik anfertigen, gegebenenfalls inklusive CT).
4. Vestibularisprüfung.

Ergebnisse der Vestibularisprüfung

Die Lageprüfung liefert in der Regel den einzigen pathologischen Hinweis für eine
Cupulolithiasis. Alle übrigen vestibulären Teiluntersuchungen haben meist einen
normalen Befund, falls keine anderen vestibulären Organstrukturen mitverletzt wurden. Daraus erkennt man, wie wichtig es ist, möglichst viele Einzeluntersuchungen
zur Diagnostik von vestibulären Erkrankungen durchzuführen und es sich nicht zur
Regel zu machen, eine einfache „Screening-Untersuchung" durchzuführen.

Tabelle 38. Therapie des Lagerungsschwindels bei Cupulolithiasis

1. Patient beruhigen
2. Schwindelprovozierende Bewegungen meiden
3. Antivertiginosa nicht unbedingt notwendig
4. Spezielle Lagerungsübung (nach Brandt)

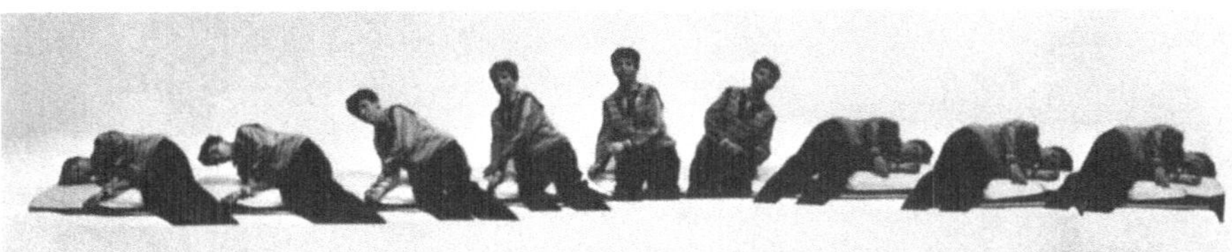

Abb. 120. Therapeutische Lagerungsübung nach Brandt und Daroff bei der Cupulolithiasis

Die Cupulolithiasis weist in der Lageprüfung ein ganz charakteristisches Ergebnis auf, nämlich den sog. benignen paroxysmalen Lagerungsnystagmus (Tabelle 3). Er ist gekennzeichnet durch: Latenz bis zum Beginn des Nystagmus, besonders beim schnellen Hinlegen zur kranken Seite; Start eines horizontal-rotierenden Nystagmus mit Kreszendo-Dekreszendo-Charakter und synchron dazu Schwindel des Erkrankten. Dauer des Nystagmus <30 Sek.; oft Richtungsänderung des Nystagmus beim Aufrichten und Hinlegen. Der Nystagmus ist bei ständiger Wiederholung der kinetischen Lageänderung nicht immer reproduzierbar, auch nicht beim Hallpike-Manöver.

Therapie

Ein Patient mit Cupulolithiasis wird beruhigt, wenn er erfährt, daß die Erkrankung nicht ernsthafter Natur ist (Tabelle 38). Sie heilt in vielen Fällen von selbst ab. Als Therapie empfehlen Brandt u. Daroff (1980) ein spezielles Lagetraining (Lagerungstraining) in der Hoffnung, daß die Otokonienteilchen von der Cupula des hinteren Bogenganges wegbefördert werden. (Abb. 120). Nach diesen Übungen resultiert eine Heilung im allgemeinen nach ca. 2 Wochen. Sollte damit keine Besserung eintreten, empfehlen Gacek (1974) und Silverstein (1978) als operative Therapie die Singularis-Neurektomie. Der N. singularis, der afferente Fasern vom Canalis semicircularis posterior erhält, wird bei diesem Eingriff durchtrennt. Der Nerv wird am günstigsten aufgesucht im Bereich des runden Fensters, wo eine kleine Knochenöffnung im Promotorium angelegt wird, wo schließlich der Nerv selektiv durchtrennt werden kann. Der Nachteil liegt darin, daß das Innenohr bei diesem Eingriff relativ gefährdet ist. Als „Routineeingriff" hat sich die Singularis-Neurektomie nicht allgemein durchgesetzt.

Hinweis

Die Prognose der Cupulolithiasis ist im allgemeinen sehr gut. Sie neigt nicht dazu, zu rezidivieren oder eine chronische Verlaufsform einzunehmen.

3. Perilymphfistel

Die Diagnose *Perilymphfistel* kann dem Arzt oft Schwierigkeiten bereiten, selbst intraoperativ.

Symptome

Ein Patient mit einer Perilymphfistel klagt häufig über einen Provokations- bzw. Lagerungsschwindel verbunden mit einem plötzlichen Hörverlust mit oder ohne Ohrensausen auf dem erkrankten Ohr. Durch rasches Bücken oder Aufstehen, schnelle Körperbewegungen oder auch durch Pressen, Schneuzen, Husten oder Niesen kann für einige Sekunden oder nur Bruchteile davon ein Dreh- oder Schwankschwindel ausgelöst werden. Der plötzliche Hörverlust weist häufig einen fluktuierenden Charakter auf, d. h. die Stärke des Hörverlustes variiert. Manchmal verspürt der Erkrankte ein Gefühl des „Gluckerns" wegen einer Flüssigkeitsansammlung im Mittelohr. Ab und zu kann durch Lärm ein Schwindelgefühl ausgelöst werden (Tullio-Phänomen).

Ätiologie, Pathogenese

Die Entstehung einer Perilymphfistel kann mannigfaltiger Natur sein. Bereits starkes Pressen, Niesen, Schneuzen oder Husten erzeugt eine kurzdauernde Erhöhung des intrakraniellen Liquordruckes mit Fortleitung über den Aquaductus cochleae und über den Canalis acusticus internus, wodurch es in besonderen ungünstigen Fällen (Mißbildung, zurückliegende Verletzung oder spontan) zu einer Ruptur des ovalen und/oder runden Fensters kommen kann („explosiv"). Auch durch einen erhöhten Druck von außen, z. B. Schlag auf das Ohr oder infolge eines Explosionstraumas, kann eine Perilymphfistel entstehen („implosiv", Goodhill 1971). Posttraumatisch durch übergroße Akzelerations- und Deakzelerationsvorgänge des Kopfes kann es zu Membranzerreißungen des Innenohres mit Entstehung einer Perilymphfistel kommen. Eine Fensterruptur kann durch direkte Stichverletzung (Pfählungsverletzung) oder durch eine otobasale Fraktur hervorgerufen werden, die mit einer Verletzung im Bereich des ovalen oder runden Fensters einhergeht. Eine Perilymphfistel kann spontan (idiopathisch) oder als Folge von Otochirurgie (z. B. Stapeschirurgie) entstehen. Auch bei Tauchvorgängen mit extremer Kompression oder Dekompression kann eine Perilymphfistel als Folge eines Barotraumas (z. B. Überdruck im Mittelohr, insbesondere bei erheblich gestörter Tubenventilation oder intrakraniell über das Innenohr) verursacht werden. In seltenen Fällen kann eine Entzündung oder ein

Tumor (Einbruch von Cholesteatom oder Neoplasma ins runde oder ovale Fenster) eine Perilymphfistel verursachen.

Komplikationen

Falls eine Fensterruptur nicht abheilt oder zu spät diagnostiziert wird, kann es zu irreversiblen Hör- und Gleichgewichtsschäden kommen. In besonderen Fällen kann sich eine Labyrinthitis oder gar eine Meningitis entwickeln.

Differentialdiagnosen

Als Differentialdiagnosen zur Perilymphfistel sind in erster Linie zu erwähnen: Labyrinthfistel (pathologischer otoskopischer Befund), Cupulolithiasis (ohne akute Hörstörung) und M. Menière (insbesondere wegen des fluktuierenden Hörvermögens).

Untersuchungsvorgänge

1. HNO-Status (meist normaler otoskopischer Befund; nach Trauma können Zeichen einer Verletzung sichtbar werden).
2. Audiologische Untersuchung (Tonschwellenaudiogramm bei Fensterruptur spontan entstanden: sensoneurale Hörstörung von unterschiedlichem Ausmaß auf dem erkrankten Ohr, oft fluktuierender Charakter in den Kontrolluntersuchungen; bei Fensterruptur nach Verletzung im Mittelohr: Schalleitungsschwerhörigkeit oder kombinierte Schwerhörigkeit.
   Weber und Rinne: abhängig von Art der Hörstörung;
   Überschwellige Audiometrie: kochleärer Hörschaden).
3. Röntgen (nach Schädeltrauma grundsätzlich Schädelaufnahmen und röntgenologische Felsenbeindiagnostik anfertigen, gegebenenfalls inklusive CT).
4. Vestibularisprüfung.

Ergebnisse der Vestibularisprüfung

Die Ergebnise der Vestibularisprüfung bei einer Perilymphfistel sind abhängig vom Ausmaß der Verletzung. Nach einem Schädeltrauma mit einer Fensterruptur, können die Schwindelerscheinungen und die pathologischen Vestibularisbefunde sowohl von ihrem Muster als auch von ihrer Schwere unterschiedlich ausfallen. Es kann das Bild einer akuten Labyrinthopathie imponieren oder auch nur diskrete peripher-vestibuläre Zeichen zu finden sein.

Eine Perilymphfistel, die ohne erkennbare Verletzung (z. B. spontan „explosiv") aufgetreten ist, kann neben dem Symptom Lagerungsschwindel mit Hörverlust auf dem betroffenen Ohr, nur mit einem charakteristischen pathologischen Befund in der Lageprüfung einhergehen, nämlich mit dem positiven Lagefistelsymptom (Stenger 1953). Der Nystagmus ist vom Typ des benignen paroxysmalen Lagerungsnystagmus, der im Falle einer Perilymphfistel nach Einnehmen einer Kopfhängelage des Patienten (intrakranielle Drucksteigerung mit Übertragung auf den Perilymph- und Endolymphraum des Innenohres) zum gesunden Ohr gerichtet ist und beim schnellen Aufsitzen (intrakranieller Druckminderung) zum erkrankten Ohr umschlägt und jeweils mit Schwindel verbunden ist. Genauso wie bei der Labyrinthfistel kann auch dieser Provokationsnystagmus als Hinweis für die Perilymphfistel als Fistel-Lagerungsnystagmus bezeichnet werden. Diesen Provokationsnystagmus, der insbesondere beim Hinlegen auf die kranke Seite ausgelöst wird, nennt Stoll (1987) das Fensterfistelsymptom. Das pressorische Fistelsymptom kann trotz intaktem Trommelfell bei einer Perilymphfistel positiv ausfallen.

Eine Perilymphfistel, die posttraumatisch (z. B. otobasale Fraktur) entstanden ist und mit Frakturen im Bereich des runden und/oder ovalen Fensters einhergeht, hat oft neben der Hörstörung eine Symptomatik wie nach einem akuten Labyrinthausfall (s. Kasuistik, S. 223). Als typische periphere Vestibularismuster imponieren nacheinander folgende Stadien: das akute-, subakute- und schließlich das Kompensationsstadium. Das Remissionsstadium bzw. eine Restitutio ad integrum wird nicht erreicht, da die Ausfälle als Folge der Verletzung in der Regel irreversibel sind.

Therapie

Viele Perilymphfisteln heilen von selbst ab. Bei Verdacht auf diese Diagnose ist es trotzdem ratsam, den Erkrankten stationär aufzunehmen und möglichst bald eine Tympanotomie zur Inspektion und Abdichtung des runden und ovalen Fensters auszuführen. Weiterhin sollten Infusionen zur Förderung der Mikrozirkulation des Innenohres und Kortison verabreicht werden. Bei der Tympanotomie ist es empfehlenswert, keine Spülflüssigkeit zu verwenden, da dadurch eine Perilymphfistel vorgetäuscht werden kann. Findet man im Bereich der Fenster nur einen minimalen Flüssigkeitsspiegel ist die Diagnose schwierig zu treffen, da es sich um „Ausschwitzung" von Gewebsflüssigkeit handeln kann, insbesondere wenn sonst keine anderen sichtbaren Verletzungen vorliegen. Durch leichte Schräglage des Operationstisches oder „Pressenlassen" des Patienten kann die Diagnose erhärtet werden, insbesondere wenn vermehrt Flüssigkeit aus einer Fensternische herausfließt. Eine Fensterruptur wird mit einem passenden Faszienstück abgedeckt, das mit Hilfe von Fibrinkleber fixiert wird. Es ist ratsam auch so vorzugehen, wenn sich bei dem Eingriff kein eindeutiger Nachweis einer Fistel ergibt (beide Fenster abdecken), da Mikroverletzungen leicht übersehen werden können.

Eine Indikation zur Tympanotomie zum Ausschluß einer Fensterruptur kann gegeben sein bei einem Erkrankten a) mit einer typischen Anamnese (akuter Hörverlust von fluktuierendem Charakter verbunden mit Lagerungsschwindel, b) mit einer einseitigen akuten Ertaubung oder mit einem plötzlichen Innenohrverlust von etwa 70dB, unabhängig vom vestibulären Befund. Unbedingt indiziert ist eine Tympanotomie bei c) einem akuten Innenohrverlust und positivem pressorischen Fistelsymptom und/oder positivem Lagefistelsymptom.

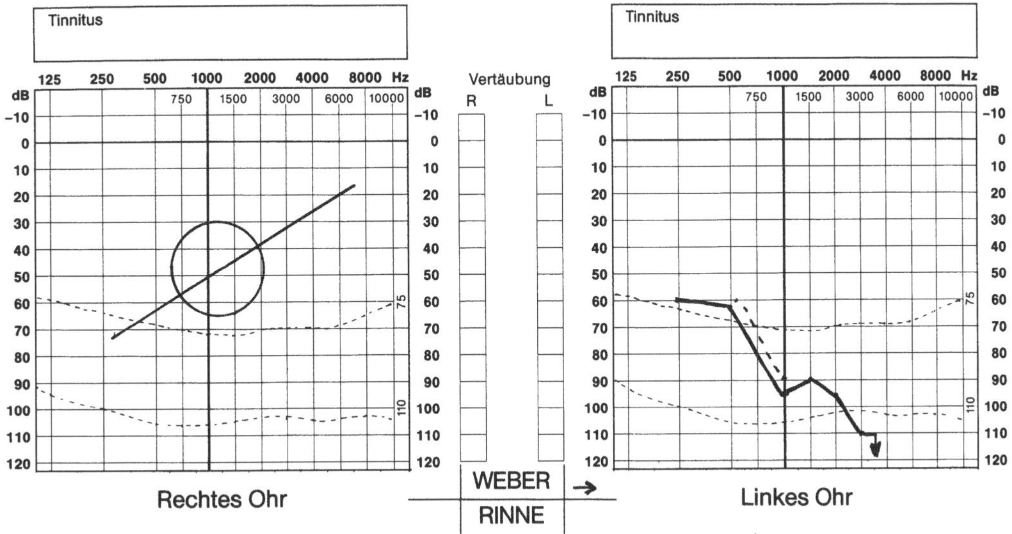

Abb. 121. Im Audiogramm eines 43jährigen Patienten besteht nach einer otobasalen Fraktur sowie einer sich später herausstellenden Perilymphfistel eine Surditas rechts und hochgradige Innenohrschwerhörigkeit links

Tabelle 39. Ein Vestibularis-Index von 13 zwei Monate nach einem Labyrinthausfall als Folge einer traumatisch entstandenen Perilymphfistel desselben Patienten wie in den Abb. 121–126 weist auf eine geringfügig reduzierte bzw. verzögerte vestibuläre Kompensation hin

Ruheschwindel	2
Belastungsschwindel	0
Spontan- oder Blickrichtungsnystagmus	1
Blickmotorik	0
Vestibulospinale Reaktionen	2
Lageprüfung	4
Kalorische Prüfung	4
Vestibularis-Index	**13**

Hinweise

Die Prognose für eine Ausheilung des Hörverlustes bei einer Perilymphfistel ist ungewiß. Sie ist abhängig vom Zeitpunkt der Diagnose und der eingeleiteten Therapie. Der Schwindel verschwindet vielfach früher oder später.

Kasuistik

Eine Falldemonstration (E.E., 43 Jahre, Abb. 121–126 und Tabelle 39) soll die Schwierigkeit der Diagnostik einer Perilymphfistel demonstrieren. Erst nach Entste-

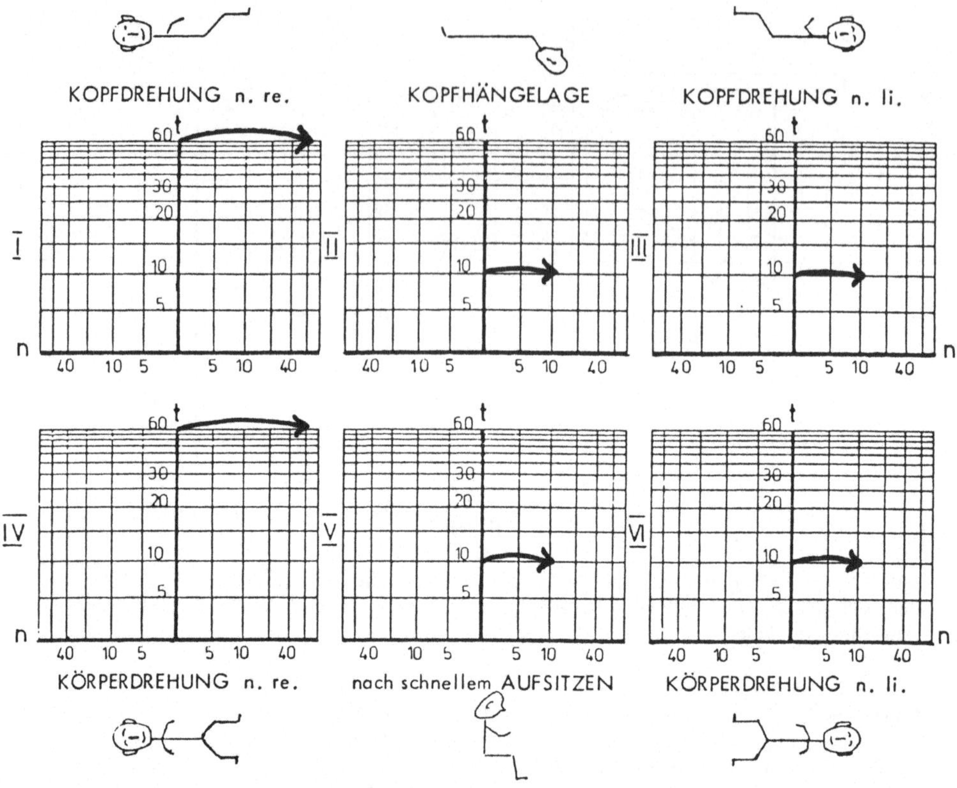

Abb. 122. Das Ergebnis der Lageprüfung desselben Patienten wie in der Abb. 121 mit einer otobasalen Fraktur auf der rechten Seite und sich später herausstellender Perilymphfistel. Es findet sich eine Kombination eines richtungsbestimmten Lage- und Lagerungsnystagmus in allen sechs Positionen. Die Intensität des Lagenystagmus beträgt 80 Schläge während 60 Sek. und des Lagerungsnystagmus ca. 10 Schläge innerhalb von 10 Sek.

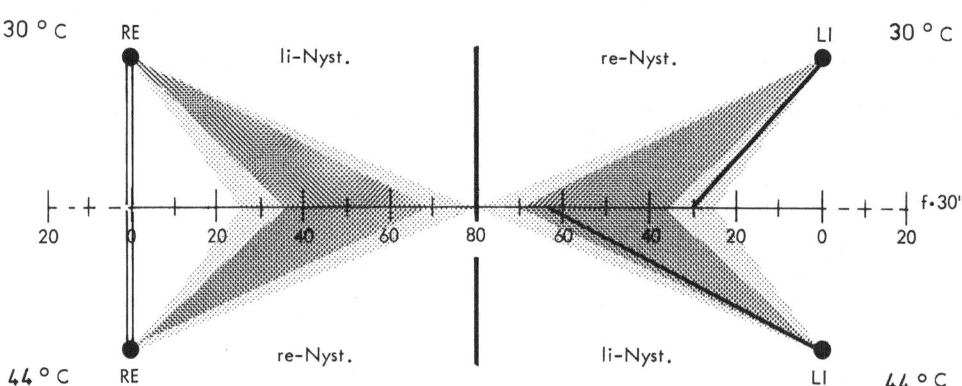

Abb. 123. In der thermischen Prüfung desselben Patienten wie in Abb. 121 und 122 liegt eine Unerregbarkeit des rechten Labyrinths vor. Das linke ist normal erregbar

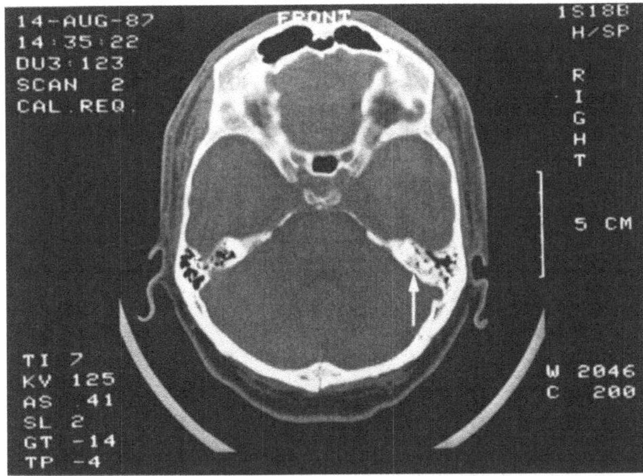

Abb. 124. Im Schädel-CT desselben Patienten wie in den Abb. 121–123 erkennt man eine Flüssigkeitsansammlung (*Pfeil*) in den rechten Mastoidzellen als Folge einer Felsenbeinfraktur

hung einer Meningitis als Folge einer otogenen Komplikation wurde sie bei diesem Patienten erkannt.

Der 43jährige Erkrankte erlitt als Folge eines Autounfalles im Mai 1987 ein Schädeltrauma mit Taubheit auf dem rechten Ohr und eine hochgradige Schwerhörigkeit mit Tinnitus links. Eine Anamneseerhebung nach anfänglichem Benommenheitsgefühl war nur schriftlich möglich. Es bestand außerdem ein permanentes Drehschwindelgefühl. Bei der Mikroinspektion der Ohren fand sich rechts ein Hämatotympanon, sonst waren beide Trommelfelle reizlos und intakt. In beiden äußeren Gehörgängen waren keine Stufen erkennbar.

Bei der orientierenden Vestibularisprüfung am Krankenbett mit der Frenzelbrille bestand ein richtungsbestimmter Spontannystagmus nach links als Zeichen einer akuten Labyrinthläsion auf der rechten Seite. Der N. facialis war auf beiden Seiten intakt. Im Audiogramm zeigte sich eine Taubheit auf dem rechten Ohr und eine hochgradige Schwerhörigkeit links (Abb. 121). Die Stimmgabelprüfung nach Weber und Rinne ergab keine eindeutigen Hinweise auf Zeichen einer Hörempfindung, sondern eher Zeichen einer Vibrationsempfindung. Durch die Ableitung von Hirnrindenpotentialen (kortikal evozierte Potentiale) zur Objektivierung der Hörleistung wurde rechts die Taubheit bestätigt und links reproduzierbare Potentiale ab 110 dB erzeugt als Zeichen einer hochgradigen Schwerhörigkeit (Innenohrschwerhörigkeit).

Röntgenologisch konnten in den konventionellen Aufnahmen des Schädels ap. und seitlich, Schüller- und Stenvers-Aufnahmen keine eindeutigen Zeichen einer Fraktur erkannt werden. In der Schädel-Computertomographie wurde eine rechtsseitige Infraktion der Stirnhöhlenvorderwand festgestellt. Es fanden sich keine eindeutigen Frakturzeichen der Felsenbeine.

Als Therapie wurde dem Patienten neben einer Infusionstherapie als antiödematöse Maßnahme Kortison verabreicht. Zusätzlich wurde auf dem linken Ohr mit dem minimalen Restgehör sicherheitshalber eine Probetympanotomie vorgenommen. Es fand sich kein eindeutiger Hinweis für eine Perilymphfistel. Trotzdem wurde das runde und ovale Fenster mit Bindegewebe abgedichtet. Es trat keine Änderung des Hörvermögens ein. Mit einem Hörgerät und Verhaltensregeln wurde der Erkrankte schließlich aus unserer Klinik entlassen.

Eine Überprüfung der Gleichgewichtsorgane 2 Monate nach dem Unfall ergab eine periphervestibuläre Läsion auf der rechten Seite als Zeichen einer Contusio labyrinthi oder otobasalen Fraktur. Es trat eine Kombination eines linksschlagenden richtungsbestimmten Lage- und Lagerungsnystagmus auf (Abb. 122). Die vestibulospinalen Reflexe waren gestört. Das rechte Labyrinth war thermisch nicht mehr erregbar, links dagegen normal (Abb. 123). Nach einer genügend großen Pause konnte am Ende der Untersuchung ein latenter Spontannystagmus nach links im ENG objektiviert werden. Insgesamt bestand so kurzzeitig nach dem Unfall noch eine etwas reduzierte vestibuläre Kompensation, erkennbar am Vestibularis-Index von 13 (Tabelle 39).

Etwa 3 Monate später traten bei dem Patienten starke Nackenschmerzen auf sowie eine rasch auftretende Bewußtlosigkeit. Er wurde intubiert in die Klinik mit Zeichen einer Meningitis einge-

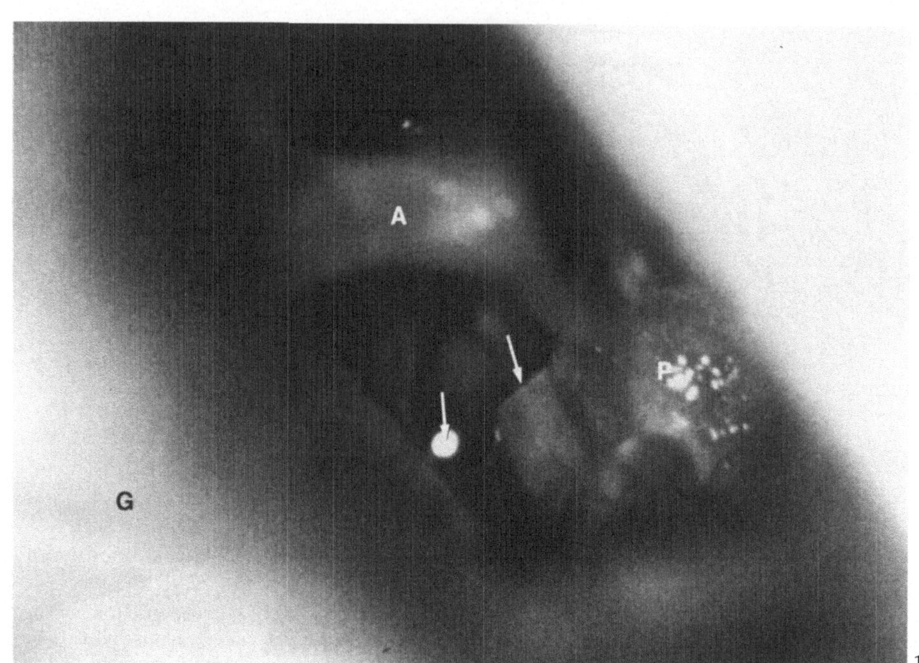

125

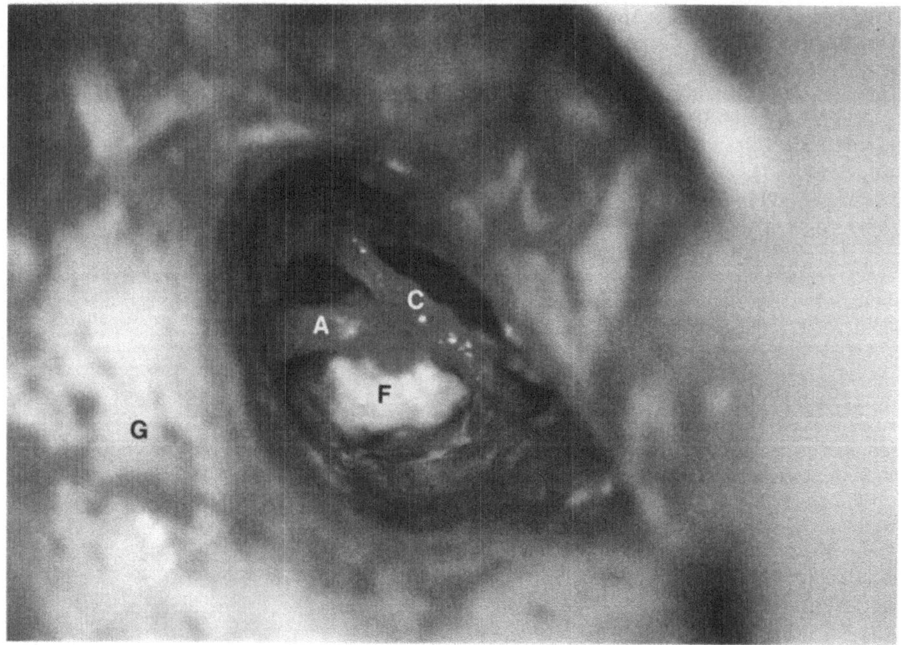

126

liefert. Im Liquor fanden sich über 6000 Drittel-Zellen. Nach hochantibiotischer Therapie mit einer Dreier-Kombination aus Penicillin (3×10 Mega i.v.), Optocillin (3×6 g i.v.) und 7 Tage lang Gernebcin (3×80 mg und dann 3×40 mg i.v.), konnte die bakterielle Meningitis bzw. Meningoenzephalitis beherrscht werden. Jedoch verschlechterte sich das Restgehör auf der linken Seite etwas während der Aminoglykosidbehandlung. In einem erneut angefertigten Schädel-CT bestand nun eine Verschleierung des rechten Mastoids als Zeichen einer Flüssigkeitsansammlung (Abb. 124). Auch erkannte man erst jetzt bei der Mikroinspektion des rechten Ohres eine Flüssigkeitsansammlung im Mittelohr.

Wegen Anzeichen einer otobasalen Fraktur wurde zunächst auf transtemporalem Weg eine Exploration der rechten mittleren Schädelgrube vorgenommen. Es fand sich keine gravierende Verletzung, insbesondere nicht der Dura, sondern lediglich eine querverlaufende Infraktion im Bereich der vorderen lateralen Pyramide, die mit einem Faszienstück abgedeckt wurde. Anschließend wurde in der gleichen Sitzung eine Tympanotomie der gleichen Seite vorgenommen. Es fand sich ein tiefer keilförmiger Frakturspalt im Promontorium, der ins ovale Fenster ausstrahlte (Abb. 125) und zu massivem Austritt von Perilymphe und Endolymphe geführt hatte. Dies war die Hauptursache der Meningitis. Nach Herausnahme des Stapes wurden die Frakturstellen mit Fasziengewebe abgedeckt und mit Fibrinkleber fixiert (Abb. 126).

Der Erkrankte ist durch sein minimales Hörvermögen trotz Tragen eines Hörgerätes schwer behindert. Er erlernt das Lippenlesen. Über Schwindel wird nicht geklagt. Eine Meningitis oder Kopfschmerzen sind nach dem letzten Ereignis nicht wieder aufgetreten. Gegebenenfalls sollte später über den Einbau eines Cochlear-Implantates diskutiert werden.

4. Commotio labyrinthi, Contusio labyrinthi

Bei der *Commotio labyrinthi* sind Hörverlust und Schwindel im Gegensatz zur *Contusio labyrinthi* in der Regel reversibel. Bei der letzteren Diagnose ist die Schädigung irreversibel oder es kommt zur Defektheilung.

Symptome

Je nach Ausmaß der Innenohrschädigung kommt es zu einem mehr oder weniger ausgeprägten Dauerschwindel (Drehschwindel, Unsicherheitsgefühl, Lateropulsion) und/oder Lagerungsschwindel des Patienten. Gleichzeitig verspürt der Betroffene häufig einen einseitigen oder beidseitigen Hörverlust mit oder ohne Ohrensausen. Ein Hörverlust muß nicht unbedingt obligat entstehen. Weitere Symptome sind abhängig von Schädigungen anderer Organe.

Abb. 125. Der Operationssitus (Tympanotomie rechts, endauraler Zugang) vom selben Patienten wie in den Abb. 121–124 zeigt einen klaffenden Frakturspalt im Promontorium, ausstrahlend ins ovale Fenster und somit die Entstehung einer Perilymphfistel mit Austritt von Perilymphe und Endolymphe. *A* Amboßschenkel, *G* Gehörgangswand (hinterer Bezirk), *P* Promontorium mit Frakturspalt (*Pfeil*), Perilymphfistel im ovalen Fenster mit Flüssigkeitsspiegel (*Pfeil*)

Abb. 126. Operationssitus (Tympanotomie rechts) desselben Patienten wie in den Abb. 121–125 mit Abdeckung des Frakturspalts des Promontoriums und des ovalen Fensters mit Fasziengewebe und Abdichtung mit Tissucol *A* Amboßschenkel, *C* Chorda tympani, *F* Fasziengewebe (zur Abdichtung), *G* Gehörgangswand (hinterer Bezirk)

Ätiologie, Pathogenese

Eine Commotio labyrinthi kann posttraumatisch (ohne Zeichen einer Fraktur) durch überstarke Akzelerations- und Deakzelerationsvorgänge des Kopfes mit hoher g-Belastung ausgelöst werden oder durch indirekte oder direkte Gewalteinwirkung auf das Innenohr. Es kann dadurch zu Zerreißungen des häutigen Labyrinths in den Bogengängen und/oder der Kochlea kommen und somit zu mechanischer Verletzung des Sinnesepithels mit Hör- und Gleichgewichtsstörungen führen. Infolge der Gewebsschädigung im Innenohr entstehen Einblutungen mit Ödembildung im Perilymphraum und Endolymphraum des peripheren Endorgans, wodurch die Symptomatik einer Commotio labyrinthi oder Contusio labyrinthi ausgelöst werden kann. Des weiteren können mechanische Schäden (Verletzung des Cortischen-Organs mit Membranrupturen, Zerstörung von Haarzellen und Sinneszellen) und metabolische Mikrozirkulationsstörungen des Innenohres entstehen, ähnlich wie beim akustischen Trauma (Schuknecht 1974). Später kann es zu sekundären Veränderungen infolge „Reparationsvorgängen" mit aufsteigender Degeneration der afferenten peripheren Neuronen, abwechselnd mit Heilungsvorgängen von Membranrupturen (Kellerhals 1982) und Epithelisierungsvorgängen sowie Vernarbungen kommen.

Komplikationen

Die Komplikationen sind abhängig vom Ausmaß der Verletzung. Zeigt die Symptomatik Hörverlust und Schwindel keine reversible Tendenz, so liegt eine Contusio labyrinthi vor. In zahlreichen Fällen kommt es infolge einer begleitenden Commotio oder Contusio cerebri neben einer peripher-vestibulären Schädigung auch zu einer Läsion des zentral-vestibulären Systems.

Differentialdiagnosen

Da die vestibuläre Störung in der Regel unmittelbar nach dem Trauma entsteht, bereitet die Diagnose im allgemeinen keine allzu große Schwierigkeit. Manchmal, insbesondere bei diskreten pathologischen vestibulären Befunden, kann es kompliziert sein, eine peripher-vestibuläre Läsion von einer zentral-vestibulären zu unterscheiden. Als Differentialdiagnose kommt eine otobasale Fraktur in Frage, die ohne eindeutige röntgenologische Frakturzeichen einhergehen kann. Sie kann ähnliche Vestibularisbefunde liefern.

Untersuchungsvorgänge

1. HNO-Status (normaler otoskopischer Befund).
2. Audiologische Untersuchung (Tonschwellenaudiogramm: einseitiger sensoneuraler Hörverlust; oft Hochtonabfall bis zur Taubheit möglich oder beidseitige symmetrischer Innenohrschwerhörigkeit; oft eine C5-Senke; in seltenen Fällen: keine Hörstörung;

Weber: Lateralisation in die Mitte oder ins besser hörende Ohr; Rinne: positiv; überschwellige Audiometrie und Hirnstammaudiometrie: Hinweis für kochleäre Hörschädigung bei isolierter Innenohrschädigung).
3. Röntgen (nach Schädeltrauma grundsätzlich Schädelaufnahmen und röntgenologische Felsenbeindiagnostik sowie gegebenenfalls kraniales CT anfertigen; eine isolierte Commotio bzw. Contusio labyrinthi in der Regel ohne Zeichen einer Felsenbeinfraktur).
4. Vestibularisprüfung.
5. Neurologie (bei Kombination von Commotio labyrinthi mit Commotio cerebri neurologische Abklärung).

Ergebnisse der Vestibularisprüfung

Die Ergebnisse der Gleichgewichtsuntersuchung fallen in der Regel bei der Commotio labyrinthi nicht so gravierend pathologisch aus wie bei der Contusio labyrinthi. Je nach Schwere der Schädelverletzung können neben einer Schädigung des peripheren Endorgans auch zentral-vestibuläre Regionen geschädigt werden. Außerdem sind die Resultate abhängig vom Zeitpunkt der Vestibularisprüfung nach dem Trauma.

Bei der *Commotio labyrinthi,* verbunden mit Hörverlust und akutem Dauerschwindel und/oder Lagerungsschwindel des Patienten, kann in den ersten Tagen oder Wochen ein Spontannystagmus meist zum erkrankten Ohr und in der Lageprüfung vielfach ein Lagerungsnystagmus zu sehen sein. Der Provokationsnystagmus geht entweder in Form einer ziemlich kurzzeitigen Intensitätszunahme des Spontannystagmus einher oder, falls nicht vorhanden, als richtungsbestimmter oder manchmal richtungswechselnder Lagerungsnystagmus im allgemeinen ohne Zeichen eines benignen paroxysmalen Lagerungsnystagmus. Das letztere wäre dann ein Hinweis für eine traumatisch bedingte Cupulolithiasis. Es existiert kein Blickrichtungsnystagmus. Die vestibulospinalen Reflexe fallen mehr oder weniger gestört aus. Die Blickmotorik ist bei einer isolierten Commotio labyrinthi intakt. Die Ergebnisse in der Stuhlpendelung oder Rotationsprüfung sind im wesentlichen abhängig von der Intensität eines möglicherweise vorhandenen Spontannystagmus. In der kalorischen Prüfung kann auf der erkrankten Seite eine Unterfunktion erscheinen. Typisch für eine Commotio labyrinthi sind die allmählich reversibel werdenden pathologischen Hör- und Vestibularisbefunde in den Kontrolluntersuchungen.

Bei der *Contusio labyrinthi* kann das Bild einer akuten Labyrinthopathie vorkommen, die allmählich in das subakute Stadium und schließlich in das Kompensationsstadium übergeht (S. 112), insbesondere wenn das Labyrinth nach dem Unfall komplett ausgefallen war. Sind Anteile noch funktionstüchtig, fallen die Vestibularisbefunde in der Regel nicht so gravierend pathologisch aus. Ein Spontannystagmus schlägt häufig als Ausfallsnystagmus zum gesunden Ohr mit einer Intensität synchron zum Schwindel. Bei einer isolierten Contusio labyrinthi existiert kein Blickrichtungsnystagmus. Bei gleichzeitiger Kombination mit einer schweren Stammhirn- oder Kleinhirnläsion kann er auftauchen. In der Lageprüfung kann ein Lage- oder Lagerungsnystagmus erscheinen. Die vestibulospinalen Reflexe sind unmittelbar nach dem Unfall recht erheblich gestört. In der Rotationsprüfung oder Stuhlpendelung

zeigt sich in Abhängigkeit von der Intensität des Spontannystagmus und somit von
der Schwere der Verletzung sowie später von der Leistung der vestibulären Kompensation ein mehr oder weniger ausgeprägtes Richtungsüberwiegen des Nystagmus.
Die Blickmotorik ist bei einer isolierten Contusio labyrinthi intakt. In Begleitung
einer Contusio cerebri kann sie pathologisch ausfallen. In der thermischen Prüfung
zeigt sich oft eine Untererregbarkeit oder Unerregbarkeit auf der verletzten Seite.
Bis auf das in der Regel bleibende pathologische Ergebnis dieser Teiluntersuchung
normalisieren sich die übrigen pathologischen Befunde allmählich mehr und mehr in
Abhängigkeit von der vestibulären Kompensation. Dieser Vorgang kann verzögert
und insuffizient ablaufen, falls zusätzlich noch zentral vestibuläre Bahnen bei dem
Unfall infolge einer Contusio cerebri irreversibel mitgeschädigt wurden (Haid u.
Graeff 1983). Insgesamt resultiert in der Regel bei einer Contusio labyrinthi eine
irreversible Schädigung des betroffenen Hör- und Gleichgewichtsorgans.

Therapie

Die Therapie einer Commotio bzw. Contusio labyrinthi richtet sich in erster Linie
nach Schwere der Verletzung. Bei einer Contusio labyrinthi zunächst stationäre
Aufnahme des Patienten und Förderung der Mikrozirkulation des Innenohres durch
Infusionen. Kortison kann als antiödematös wirkendes Medikament eine positive
Wirkung ausüben. Die Verabreichung von Antivertiginosa ist beim intensiven
Schwindelgefühl des Betroffenen nützlich. Alsbald, insbesondere nach einem irre-
versiblen, traumatischen Labyrinthausfall, muß möglichst bald mit aktiven gezielten
Bewegungsübungen begonnen werden, um die vestibuläre Kompensation zu fördern.
    Selten wird eine operative Intervention nötig. In besonderen Fällen kann bei
einem Patienten mit einer posttraumatisch entstandenen irreversiblen Labyrinthopathie und andauerndem lästigen Schwindelgefühl, trotz zahlreiche konservative
Maßnahmen, eine Neurektomie des N. vestibularis superior und inferior auf der
erkrankten Seite eine Hilfe herbeiführen.

Hinweise

1. Die Prognose ist insgesamt abhängig vom Ausmaß der Verletzung. Sie ist bei der
   Commotio labyrinthi in der Regel günstiger, da die Symptomatik reversibel ist,
   im Gegensatz zur Contusio labyrinthi, die eine irreversible oder nur eine partiell
   reversible Symptomatik aufweist.
2. Die Leistung der vestibulären Kompensation kann reduziert und insuffizient
   ablaufen, wenn die dafür benötigten zentral-vestibulären Bahnen durch den Unfall irreversibel mitgeschädigt wurden.

Kasuistik

Die Falldemonstration eines Erkrankten (K.D., 30 Jahre, Abb. 127–130 und Tabelle 40) mit einer Contusio labyrinthi auf der rechten Seite soll die Bedeutung von
Kontrolluntersuchungen für die Prognose und endgültige Diagnose aufzeigen.

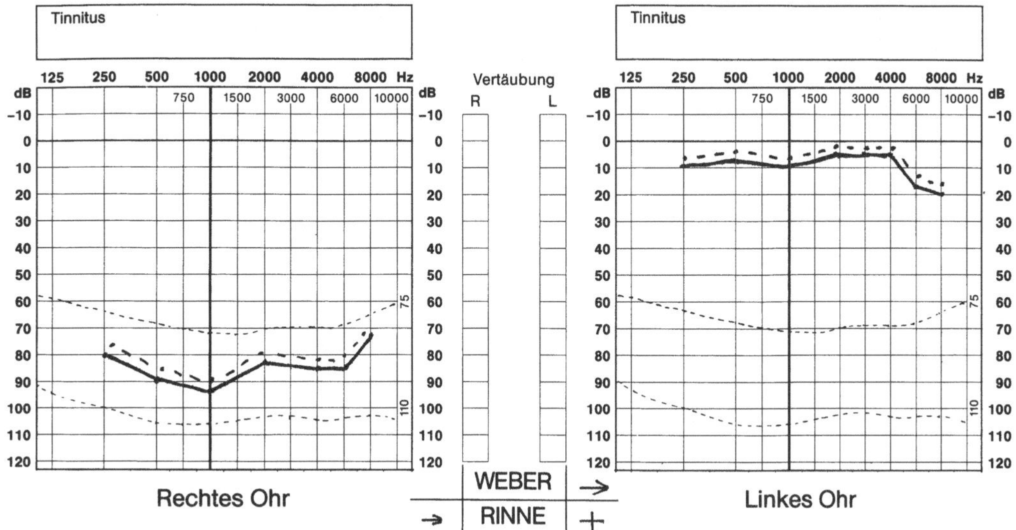

Abb. 127. Im Tonschwellenaudiogramm eines 30jährigen Patienten liegt posttraumatisch ein hochgradiger sensoneuraler Hörverlust auf dem rechten Ohr vor, als Hinweis für ein Contusio labyrinthi. Links besteht eine Normalhörigkeit

Tabelle 40. Der Vestibularis-Index von 20 desselben Patienten wie in den Abb. 127–130 deutet auf eine schwerwiegende vestibuläre Läsion nach einer Contusio labyrinthi auf der rechten Seite hin

Ruheschwindel	4
Belastungsschwindel	2
Spontan- oder Blickrichtungsnystagmus	3
Blickmotorik	0
Vestibulospinale Reaktionen	3
Lageprüfung	4
Kalorische Prüfung	4
Vestibularis-Index	**20**

Der 30jährige Patient war beim Tanzen auf den Hinterkopf gefallen. Er wurde nicht bewußtlos. Er erschien in unserer Klinik wegen einer hochgradigen Schwerhörigkeit mit intensivem Ohrensausen auf dem rechten Ohr. Außerdem klagte er über einen intensiven Dauerschwindel vom Charakter des Drehschwindels mit Übelkeit. Außerdem konnte er schlecht Gegenstände fixieren.

Beide Trommelfelle waren bei der Mikroinspektion intakt, ebenso die Röntgenbilder der Nasennebenhöhlen und der Felsenbeine. Es bestand auch kein Geruchs- oder Geschmacksverlust.

Im Audiogramm wurde eine hochgradige sensoneurale Schwerhörigkeit auf dem rechten Ohr festgestellt (Abb. 127). Der Stapediusreflex war auf diesem Ohr nicht mehr auslösbar.

In der Vestibularisprüfung imponierte unter der Frenzelbrille ein richtungsbestimmter Spontannystagmus zum gesundern Ohr von 20 Schlägen während 30 Sek. Bei der ENG-Registrierung lag

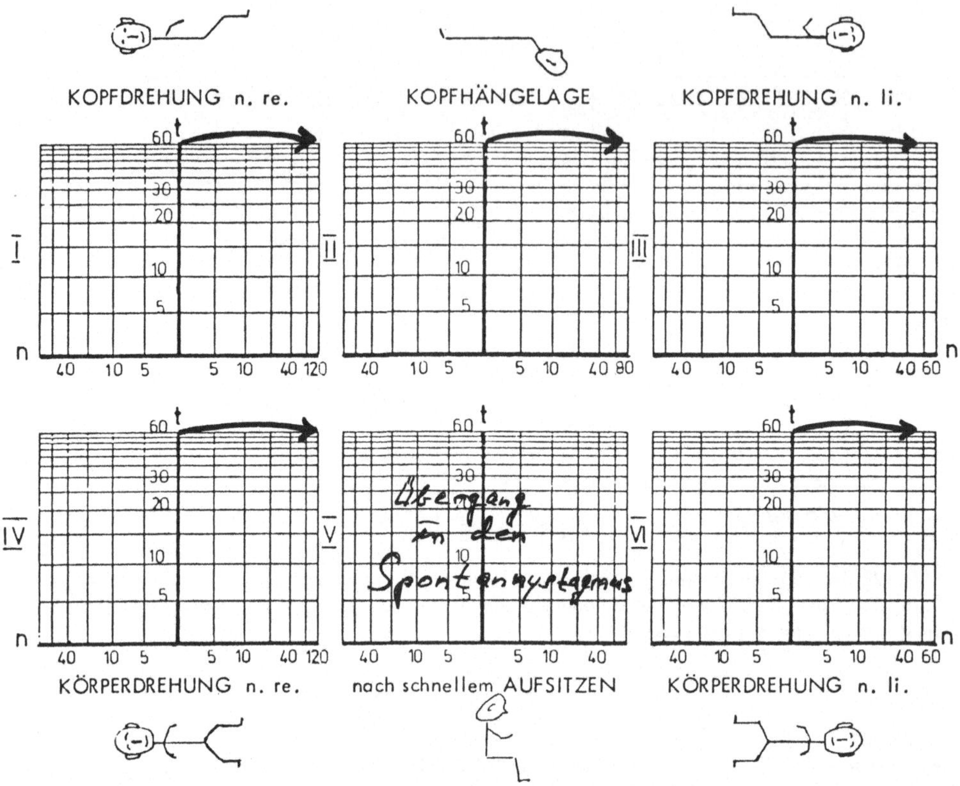

Abb. 128. In der Lageprüfung desselben Erkrankten wie in Abb. 127 zeigt sich unter der Frenzelbrille ein richtungsbestimmter Lagenystagmus nach dem Unfall. Die Intensität ist am größten beim Hinlegen auf der erkrankten Seite (120 Schläge während 1 Minute). Beim Aufsitzen geht der Lagenystagmus in den Spontannystagmus über

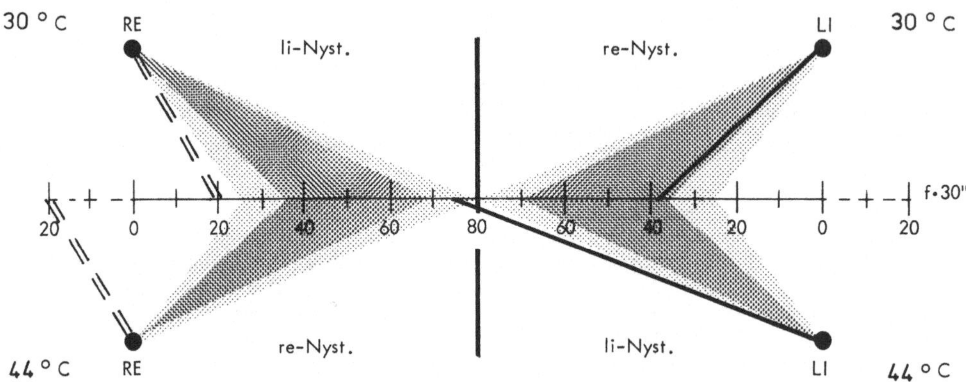

Abb. 129. Das rechte Labyrinth derselben Person wie in Abb. 127 und 128 weist kalorisch keine Erregbarkeit mehr auf als Folge einer Contusio labyrinthi. Die gestrichelten Linien zeigen die Intensität des Spontannystagmus nach links unter der Frenzelbrille (20 Schläge/30 Sek.)

232

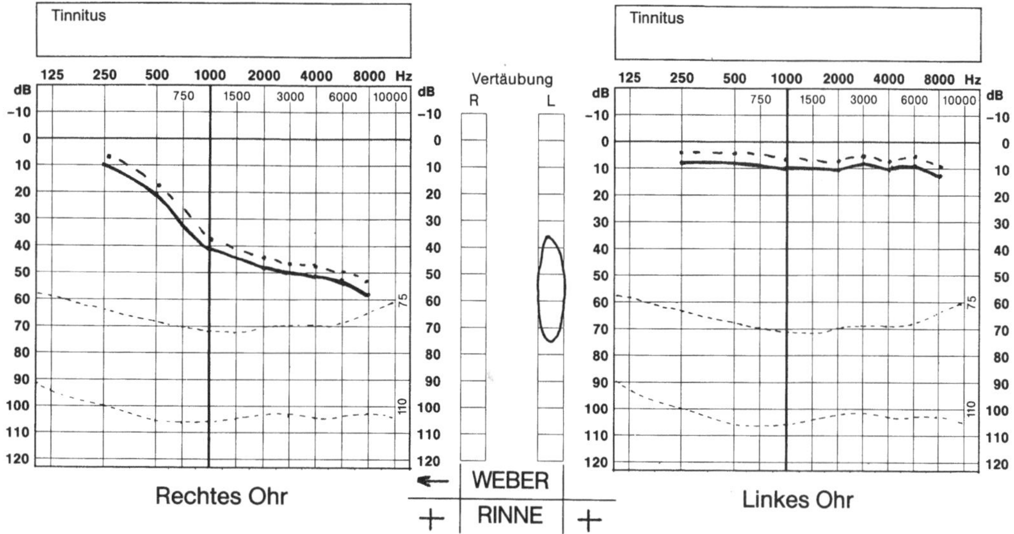

Abb. 130. Das Audiogramm desselben Erkrankten wie in den Abb. 127–129 weist auf eine deutliche Verbesserung des Hörvermögens auf dem traumatisierten Ohr hin

nach Augenschluß eine Intensität von 70 Schlägen während 30 Sek. vor. Die vestibulospinalen Reflexe waren erheblich gestört. In der Lageprüfung trat bei der Beobachtung mit der Frenzelbrille ein richtungsbestimmter Lagenystagmus mit der größten Intensität beim Hinlegen auf die erkrankte Seite auf (Abb. 128).

In der kalorischen Prüfung war das rechte Labyrinth unerregbar (Abb. 129).

Der Vestibularis-Index betrug 20 und deutete auf eine schwerwiegende vestibuläre Läsion hin (Tabelle 40). Alle Befunde sprachen für das Vorliegen einer peripher-vestibulären Läsion im akuten Stadium und zusammen mit der Anamnese und dem Hörbefund für eine schwergradige Contusio labyrinthi auf der rechten Seite.

In regelmäßigen Abständen wurden Kontrolluntersuchungen vereinbart. Erfreulicherweise besserten sich sowohl die pathologischen Resultate in der Hörprüfung als auch in der Gleichgewichtsprüfung allmählich mehr und mehr. In der letzten Untersuchung etwa 1 Jahr nach dem Ereignis hatte sich das Hörvermögen erheblich gebessert (Abb. 130).

In der Vestibularisprüfung fanden sich keine Anzeichen mehr für eine vestibuläre Läsion. Sowohl objektiv als auch subjektiv bestanden keine Krankheitszeichen mehr und somit betrug der Vestibularis-Index 0 als Zeichen einer guten Prognose mit Restitutio ad integrum des vestibulären Systems. Insgesamt handelte es sich wegen des günstigen Verlaufs eher um eine Commotio labyrinthi, zumindest was den Vestibularisapparat betraf.

5. Commotio cerebri, Contusio cerebri mit vestibulärer Beteiligung

Eine *Commotio cerebri* bzw. *Contusio cerebri* geht ziemlich oft mit einer vestibulären Beteiligung einher, wobei entweder isoliert das zentral-vestibuläre System oder auch das periphere Gleichgewichtsorgan in Mitleidenschaft gezogen werden kann. Bei der Commotio cerebri ist die Symptomatik in der Regel rückläufig und bei der Contusio cerebri entstehen häufig Defektheilungen.

Symptome

Die Symptome nach einem Schädeltrauma können je nach Ausmaß der Verletzung
mannigfaltig sein. Nicht selten entstehen vestibuläre Symptome wie Unsicherheitsgefühl, Benommenheitsgefühl, Betrunkenheitsgefühl oder ein systematischer
Schwindel oder gar Gleichgewichtsstörungen. Hinzu verspürt der Betroffene häufig
einen Hörverlust mit oder ohne Tinnitus. Recht typisch für eine Contusio cerebri ist
eine einhergehende Bewußtlosigkeit, die unterschiedlich lange andauern kann. Die
Commotio cerebri geht in der Regel mit einer Bewußtseinsstörung und retrograder
Amnesie einher. Kopfschmerzen unterschiedlicher Intensität und eine Riechstörung
sind typische posttraumatische Schäden. Je nach Verletzungsart können weitere
Hirnnervenausfälle hinzukommen.

Ätiologie, Pathogenese

Das Hirn kann direkt im Rahmen einer offenen Schädelfraktur verletzt werden,
indirekt durch eine geschlossene Schädelfraktur sowie hinter intakter Schädeldecke
ohne Fraktur. Bei einem Schädelhirntrauma mit Auslösung einer Commotio cerebri
oder gar Contusio cerebri kommt es zu übergroßen Akzelerations- und Deakzelerationsvorgängen des Kopfes mit contre-coup Effekten, d. h. die Verletzung kann
anderenorts im Hirn schwerwiegender sein als dort, wo die unmittelbare Verletzung
stattgefunden hat (z. B. Schlag auf die Stirn und Verletzungsherde in der hinteren
Schädelgrube). Durch diese kurzdauernden (Bruchteile einer Sekunde) hohen
g-Belastungen kann es zu Hirnschädigungen mit Untergang von Nervenzellen und
Ganglienzellen sowie zur Einreißung von Hirngewebe, Pia- und Duragefäßen, intra-
zerebralen Gefäßen und der Entstehung von Blutungsherden kommen. Eine weitere
Gefahr ist das Entstehen des gefürchteten Hirnödems mit Hirndrucksteigerung. Des
weiteren kann es zu Überdehnungen und Zerreißungen von Hirnnerven kommen,
insbesondere des N. olfactorius. So können an verschiedenen Orten des Hirns Kon-
tusionsherde (morphologisch faßbare Hirnschädigung) entstehen. Das zentral-vestibuläre System inklusive der Bahnen für die Blickmotorik erstreckt sich über große
Areale des Hirns (Medulla oblongata mit Pons, Zerebellum, Großhirn, Okzipitalhirn, Mesenzephalon) und des Rückenmarks, die leicht bei einem Schädeltrauma
mitgeschädigt werden können. Nicht selten wird auch das peripher-vestibuläre System von dem Schädeltrauma in Mitleidenschaft gezogen.

Komplikationen

Die Komplikationen nach einem Schädeltrauma sind abhängig vom Schweregrad der
Verletzung (z. B. intrakranielle Hämatome, Frühmeningitis, Spätmeningitis, Hirn-
abszeß, Epilepsie, posttraumatische Enzephalopathie in Form eines organischen
Psychosyndroms, Invalidität).

Differentialdiagnosen

Da die vestibuläre Störung in der Regel unmittelbar nach dem Unfall auftritt, und insbesondere wenn sie mit deutlichen pathologischen Zeichen einhergeht, bereitet die Diagnose keine allzu große Schwierigkeit. Manchmal bei Duplizität der Ereignisse, z. B. bei leichtem Schädeltrauma und gleichzeitiger Grippeinfektion, kann es schwierig sein, die exakte Diagnose als Ursache des Schwindels herauszubekommen.

Untersuchungsvorgänge

1. HNO-Status (falls keine Kombinationsverletzungen vorliegen normaler otoskopischer Befund).
2. Audiologische Untersuchung (Tonschwellenaudiogramm; recht häufig beidseitige symmetrische Innenohrschwerhörigkeit meist im Hochtonbereich mit C5-Senke. Weber: in der Regel Lateralisation in die Mitte. Rinne: positiv;
überschwellige Audiometrie: kochleäre Hörschädigung oder retrokochleärer Hörverlust.
Hirnstammaudiometrie: falls die Hörschädigung durch eine Verletzung der zentralen Hörbahn mit Stammhirn erfolgt, im allgemeinen verlängerte Hirnstammlaufzeit und pathologische Amplitudenverkleinerung der Wellen J2-J5).
3. Röntgen (Schädel ap und seitlich und je nach Verletzungsstelle weitere spezielle konventionelle Röntgenaufnahmen; kraniale Computertomographie sowie Kernspintomographie zur Verifizierung von Verletzungen der knöchernen Schädelstruktur und des Hirngewebes).
4. Vestibularisprüfung (komplette neurootologische Untersuchung bestehend aus Gleichgewichtsuntersuchung, Hirnnervenfunktionsprüfung, Geruchs- und Geschmacksprüfung sowie gegebenenfalls elektrophysiologische Zusatzuntersuchungen).
5. Neurologische Untersuchung (Neurostatus inklusive Seh- und Pupillenfunktion, Fahndung nach Paresen und Pyramidenbahnzeichen, EEG sowie neuroradiologische Untersuchungen).

Ergebnisse der Vestibularisprüfung

Im allgemeinen erfolgt die komplette Gleichgewichtsuntersuchung erst nach beendeter Intensivtherapie (je nach Schwere der Verletzung). Es wäre wünschenswert, nach jedem Schädeltrauma eine Vestibularisprüfung anzufertigen, auch ohne subjektives Schwindelgefühl des Patienten. Es kann nämlich vorkommen, daß der Betroffene trotzdem eine vestibuläre Läsion (insbesondere bei Schädigung der zentralen Strukturen) aufweisen kann, die später für gutachterliche Fragen von Bedeutung sein kann. Insgesamt sind die Ergebnisse in der Gleichgewichtsprüfung nach einem Schädeltrauma abhängig vom Ausmaß der Verletzung und Ort der Schädigung des vestibulären Systems sowie vom Zeitpunkt der neurootologischen Untersuchung nach dem Trauma.

Eine schwere Commotio cerebri oder gar Contusio cerebri, verbunden mit systematischem oder unsystematischem Schwindel oder Gleichgewichtsstörungen, kann mit einem Spontannystagmus vom zentralen Typ einhergehen (z. B. petite écriture, vertikal, dissoziiert), der sogar viele Jahre oder ständig nachweisbar sein kann. Ein eventuell vorhandener Blickrichtungsnystagmus weist ebenfalls auf den zentralen Charakter mit Hinweis für Schädigung des Kleinhirns und/oder Stammhirns hin. In der Lageprüfung kann in etwa der Hälfte der Fälle ein Lage- oder Lagerungsnystagmus mehr vom zentralen Typ (S. 67) ausgelöst werden oder bei Kombination mit peripher-vestibulärer Läsion mehr vom peripheren Charakter (Barber 1964, Haid u. Graeff 1983, Makino u. Matsushita 1981). Die vestibulospinalen Reflexe können unterschiedlich pathologisch ausfallen. Die Stuhlpendelung oder Rotationsprüfung geht zwar häufig mit Rechts- und Linksnystagmusausschlägen von gleicher Intensität einher, jedoch nicht selten in Form einer petite écriture oder mit Dysrhythmien. Die Blickmotorik kann als Folge einer traumatischen Läsion der zugehörigen Bahnen pathologisch gestört sein, nicht selten in Form von Sakkadierungen in der langsamen Pendelblickfolgebewegung. In der kalorischen Prüfung kann eine gesteigerte kalorische Erregbarkeit, insbesondere verbunden mit petite écriture oder Dysrhythmien sowie eine Kalt-Warm-Dissoziation, auf eine Schädigung des zentral-vestibulären Systems hinweisen. Die Enthemmung spricht für eine Läsion von inhibitorischen Bahnen im Bereich des Zerebellums. Die Kalt-Warm-Dissoziation (Preponderance) deutet auf eine zentrale Tonusdifferenz, meist als Ausdruck eines Spontannystagmus. Oft kann auch eine normale Reaktion vorliegen. Eine beidseitige Unerregbarkeit oder Untererregbarkeit, insbesondere im Zusammenhang mit zusätzlichen neurologischen Ausfällen oder mit anderen zentral-vestibulären Störungen, deutet auf eine Läsion u. a. im Bereich der Vestibulariskerngebiete hin. Andernfalls können diese beiden Reaktionsformen auch eine periphere Ursache beinhalten (z. B. als Folge einer otobasalen Fraktur auf beiden Seiten). Im Gegensatz zur Commotio cerebri bleiben die pathologischen Vestibularisbefunde bei der Contusio cerebri meist viele Jahre oder gar immer konstant bestehen.

Therapie

Die Therapie einer Commotio bzw. Contusio cerebri ist abhängig von dem Ausmaß der Verletzung. Neben einer Intensivtherapie wird bei der Contusio cerebri oft eine interdisziplinäre Hilfe mit konservativen oder operativen Maßnahmen notwendig. Je nach Intensität des Schwindels kann ein Antivertiginosum in Form einer i.v. oder oralen Applikation verabreicht werden, z. B. Sulpirid (Dogmatil), Dimenhydrinat (Vomex) oder ein Kalziumantagonist mit antivertiginöser, hämorheologischer und selektiv gefäßspezifischer Wirkung wie Flunarizin (Sibelium). Darüber hinaus können andere Substanzen wie ein Mischpräparat aus Papaverin, Koffein und Propyphenazon (Commotional), Pentoxifyllin (Trental) oder Naftidrofurylhydrogenoxalat (Dusodril) förderlich auf die Innenohr- und Hirndurchblutung wirken. Zur Reduzierung des Schwindels und der Gleichgewichtsstörung ist oft ein aktives Training des vestibulären Systems notwendig.

1. Die Prognose eines Schädelhirntraumas ist abhängig vom Ausmaß der Verletzung. Sie ist in der Regel günstiger bei der Commotio cerebri, da die Symptome reversibel sind, im Gegensatz zur Contusio cerebri, die mit mehr oder weniger ausgeprägter Defektheilung einhergeht.
2. Bei der Commotio oder Contusio cerebri können neben einer Schädigung der zentral-vestibulären Bahnen auch die peripheren Anteile mitgeschädigt werden. Es kann dann vorkommen, daß die vestibuläre Kompensation (zentraler Vorgang) zur Linderung des peripher ausgelösten Schwindels, z. B. nach einem irreversiblen traumatischen Labyrinthausfall auf einer Seite, verzögert und insuffizient abläuft.
3. Teilweise können die posttraumatischen Schwindelsensationen als Folge von instabilen postkommotional bedingten Blutdruckkrisen (Hypotonie-Krisen) entstehen.

Akustikusneurinom

Das *Akustikusneurinom* stellt einen benignen Tumor dar. Ca. 8–10% aller intrakraniellen raumfordernden Prozesse und 70–80% aller Kleinhirnbrückenwinkeltumoren erweisen sich histologisch als Akustikusneurinom (Cushing 1935; Evans 1932; Olivecrona 1967; Valvassori 1969; Wilcke 1973; Zülch 1957). Zahlreiche Namen existieren für diese Geschwulst: Schwannom, Neurilemmom oder Neurofibrom, um nur einige zu nennen. Der am meisten gebräuchliche Ausdruck ist Akustikusneurinom. Passender gestaltet sich der Begriff Oktavusneurinom (Wigand u. Haid 1976), da es sich um einen Tumor des achten Hirnnerven handelt. Noch treffender wäre der Name Vestibularisneurinom, da die meisten Neurinome ihren Ausgang vom Gleichgewichtsnerven haben.

1777 berichtete Sandifort nach einer Autopsie erstmals über einen Tumor im Kleinhirnbrückenwinkel. Cruveilhier erwähnte 1842 die Taubheit als erstes Symptom eines Erkrankten, der an einem Akustikusneurinom starb.

Symptome

Die Symptome eines Patienten mit einem Oktavusneurinom lassen sich je nach Größe wie folgt unterteilen:

1. Beschwerden von seiten des Nervus vestibulo-cochlearis (Hörverlust, Tinnitus und Schwindel).
2. Nachbarsymptome von seiten anderer Hirnnerven (z. B. Sensibilitätsstörungen der einen Gesichtshälfte infolge einer Trigeminusbeteiligung, Gesichtsnervenlähmung durch eine Fazialisparese, Schluckstörung und Heiserkeit durch eine Läsion des N. IX und N. X, Doppelbilder durch eine Abduzensparese auf der Tumorseite).

3. Beschwerden durch Druckwirkung der Geschwulst an Pons, Zerebellum und/
   oder der Medulla oblongata (z. B. Gleichgewichtsstörungen mit statischen Koordinationsstörungen, zerebelläre Ataxie, Kopfschmerzen).
4. Fernwirkungen (Verschwommensehen infolge Stauungspapille, Herzrhythmusstörungen, Einklemmungserscheinungen).
   Die Punkte 2–4 stellen Spätsymptome dar als Hinweis für einen größeren Tumor.

Als Frühsymptome fungieren in der Regel nur die Symptome von Punkt 1 als Hinweis auf eine kleine Geschwulst. Ein Warnsignal für den Arzt ist jeder vor allem einseitige Hörverlust (in 80–90% der Fälle). Meist tritt als Erstsymptom bzw. Leitsymptom eine progrediente Gehörbeeinträchtigung auf der erkrankten Seite auf, vielfach kombiniert mit einem Ohrensausen. In zahlreichen Fällen kann der Hörverlust auch plötzlich wie beim akuten Hörsturz auftreten. Zu einem recht geringen Prozentsatz entstehen Fluktuationen des Hörvermögens wie beim M. Menière. Bemerkenswert ist die Tatsache, daß viele Personen ihre Hörstörung nicht wahrnehmen oder zufällig bemerken (z. B. beim Telefonieren, im Rahmen einer Routineuntersuchung). Es kann manchmal vorkommen, daß kein subjektiver und auch kein objektiver Hörverlust vorliegt, sondern nur ein Tinnitus oder Schwindel.

Über Schwindel als Erstsymptom klagen überraschenderweise recht wenige Patienten (ca. 10–15%). Dies kann dadurch erklärt werden, daß die Geschwulst im allgemeinen sehr langsam wächst. Dadurch kann es zu einer vestibulären Kompensation kommen ohne nennenswertes subjektives Schwindelgefühl. Oft erst nach näherem Befragen geben die Erkrankten zu, ein geringes Unsicherheitsgefühl, insbesondere in der Dunkelheit oder nach raschen Körperbewegungen zu verspüren. Der Schwindel kommt oft erst einige Zeit nach dem Erstsymptom (Hörverlust) hinzu. Dies kann dann der Auslöser sein, überhaupt den Arzt aufzusuchen. Manchmal können beim kleinen Neurinom Ohrenstechen oder periaurikuläre Schmerzen als zusätzliche Symptome neben den vorhin erwähnten Ohrensymptomen imponieren. Manchmal stellt sich trotz einer raschen Diagnoseerkennung unmittelbar nach den ersten Symptomen doch ein großes Neurinom heraus. Es kann nämlich vorkommen, daß das Erstsymptom (z. B. plötzlicher Hörverlust oder unverhofft auftretendes Pelzigkeitsgefühl im Gesicht auf der erkrankten Seite) erst entsteht, wenn die Geschwulst bereits eine beträchtliche Größe erreicht hat.

Ätiologie, Pathogenese

Das Akustikusneurinom befällt bevorzugt das weibliche Geschlecht (ca. 2:1) und oft Personen mittleren Lebensalters. Eine Seitenbevorzugung besteht nicht. Neurinome des achten Hirnnerven kommen relativ häufig vor. Stewart et al. (1975) fanden sie unter 893 fortlaufenden Felsenbeininspektionen an Leichen in 0,9%, Leonhard u. Talbot (1970) unter 883 in 0,5% u. Hardy u. Crowe (1936) unter 250 sogar in 2,4%. Eckermeier et al. (1979) fanden in der Wittmaack-Sammlung von 1720 Felsenbeinen 30 Neurinome (1,7%).

Die Neurinome des achten Hirnnerven haben in der Regel ihren Ausgangspunkt vom Vestibularisnerven, insbesondere vom unteren, seltener vom oberen und nur ausnahmsweise vom Hörnerven selbst. Der N. facialis kann in wenigen Fällen auch

238

der Ausgangspunkt für ein Neurinom sein (Henschen 1916; Nager 1969; Ylikoski 1981; Sterkers et al. 1987; Wigand und Haid 1976). Die Zone des Übergangs der Neuroglia auf die Schwannsche Scheide befindet sich am Gleichgewichtsnerven im Gegensatz zum N. facialis oder den anderen Hirnnerven recht weit nach lateral (10–13 mm distal vom Hirnstamm) im allgemeinen noch innerhalb des knöchernen begrenzten inneren Gehörgangs. Als Ursprung des Neurinoms wird die Schwannsche Zelle bzw. Perineurium angesehen. So gesehen beginnt der Tumor zunächst intrameatal zu wachsen.

Aus der Topographie der Akustikusneurinome werden die Frühsymptome somit leicht erklärbar. Als Warnsignal beginnt in den meisten Fällen infolge Druckwirkung am Hörnerven und an den Gefäßen innerhalb des Canalis acusticus internus ein Hörverlust mit oder ohne Tinnitus. Auch biochemische Veränderungen der Endolymphe vom Innenohr können eine Rolle spielen (Silverstein 1966). Der Hörnerv ist der empfindlichere Nerv im inneren Gehörgang und reagiert auf mechanischen Druck viel sensibler als der Gesichtsnerv. Auch die Schädigung des Gleichgewichtsnerven, in der Regel Ausgangspunkt der Geschwulst, verursacht in der Regel zunächst keinen oder kaum Schwindel als Erstsymptom. Die Geschwulst wächst meist so langsam, daß der zu erwartende Schwindel durch die vestibuläre Kompensation unterdrückt wird. Später, oft erst nach vielen Jahren, wächst das Oktavusneurinom mehr und mehr von lateral nach medial in Richtung Kleinhirnbrückenwinkel und ist dann für die aufkommenden Spätsymptome verantwortlich, wie z. B. Gesichtsnervenlähmung und Sensibilitätsstörungen im Gesicht auf der erkrankten Seite, Kopfschmerzen, Gleichgewichtsstörungen, um nur einige zu nennen.

Anhand unserer Operationserfahrungen erwies sich zusätzlich, daß erstens die laterale Tumorgrenze in der Regel den Fundus des inneren Gehörganges erreichte, zweitens bei Nachoperationen von neurochirurgisch angeblich komplett ausgeräumten sog. „medialen" Neurinomen sich noch Anteile im inneren Gehörgang befanden und drittens das Oktavusneurinom sogar isoliert im Vestibulum gelegen sein kann (Wigand u. Haid 1976). In vereinzelten Fällen soll es doch sog. „medial" sitzende Akustikusneurinome geben (Olivecrona 1978), d. h. der Meatus acusticus internus wäre dann ohne Tumoranteil.

Die Neurinome gehen von den Schwannschen Zellen bzw. dem Perineurium aus. Sie sind mit einer Tumorkapsel umgeben und enthalten noch kollagenes und retikuläres Bindegewebe. Sie erscheinen makroskopisch scharf abgrenzbar. Sie besitzen ein grau- bis gelb-rosa farbenes Aussehen und können gelegentlich bei Berührung infolge Gefäßreichtums bluten. Man unterscheidet mikroskopisch das Neurinom vom Typ Antoni A und Antoni B. Beim ersten Typ ist das Bindegewebe mehr kompakt mit verlängerten Spindelzellen und Eingliederung der Zellkerne in typische Palisadenkonfiguration. Beim zweiten imponiert mehr ein lockeres Bindegewebe mit Kernpolymorphie, oft mit spongiöser oder zystischer Formation. Neben dem Neurinom gibt es histologisch eine ähnliche Geschwulst, das Neurofibrom. Es ist zellkernarm und gefäßarm und besitzt eine myxomatöse Matrix mit Bindegewebszügen. Eine Untergruppe dazu wird gehäuft bei der Neurofibromatose v. Recklinghausen vorgefunden (Stennert u. Thumfart 1988): Beim M. Recklinghausen liegt in der Regel ein Tumor auf beiden Seiten vor. In seltenen Fällen wird über eine maligne Entartung solcher Tumoren berichtet. Eine beidseitige Lokalisation des Oktavusneurinoms wird ansonsten mit ca. 5 % angegeben.

Komplikationen

Das Oktavusneurinom stellt einen benignen Tumor dar, der sich jedoch im Laufe der Zeit expansiv ausdehnt. Nicht erkannt oder unbehandelt schreitet die Schwerhörigkeit auf der erkrankten Seite bis zur Taubheit fort. Allmählich resultiert ein Größenzuwachs des Neurinoms nicht nur im inneren Gehörgang sondern auch in den Kleinhirnbrückenwinkel hinein, wodurch schließlich eine Druckwirkung auf weitere Nachbarstrukturen wie die Medulla oblongata, die Pons, den Kleinhirnbrückenwinkel sowie an den Hirnnerven, insbesondere N. V–XII, ausgeübt wird. Es entwickelt sich eine intrakranielle Druckerhöhung mit Störung der Zirkulation des Liquor cerebrospinalis. Daraus entwickelt sich allmählich ein Hydrocephalus internus, diffuse Kopfschmerzen, Übelkeit, Erbrechen mit Gefahr der Einklemmung von Hirnstrukturen, woran der Patient schließlich stirbt.

Differentialdiagnosen

Als Differentialdiagnosen des Oktavusneurinoms können folgende Erkrankungen aufgezählt werden: Kleinhirnbrückenwinkeltumoren anderer Dignität (z. B. Meningeom, Arachnoidalzyste, genuines Cholesteaom, Metastase, Aneurysma, Epidermoid, Gefäßprozeß), Tumoren der hinteren Schädelgrube (z. B. großer Glomusjugulare-Tumor, Astrozytom), Geschwulst im inneren Gehörgang (z. B. Hämangiom), akuter Hörsturz, kochleo-vestibuläre Insuffizienz (idiopathisch, infektiös, posttraumatisch, vaskulär, zervikal oder durch eine Gefäßschlinge). Recht selten stellt sich die klassische Form des M. Menière schließlich doch als ein Akustikusneurinom heraus. In vereinzelten Fällen kann eine Encephalomyelitis disseminata eine Kleinhirnbrückenwinkelsymptomatik verursachen. Auch manche andere seltenere Felsenbeintumoren können differentialdiagnostisch in Frage kommen.

Untersuchungsvorgänge

1. HNO-Status (otoskopischer Befund: normal).
2. Audiologie (Tonschwellenaudiogramm: alle Typen von Hörkurvenverläufen möglich. Der sensoneurale Hörverlust imponiert in vielen Fällen als Hochtonabfall, ganz selten als Tieftonverlust; alle Schweregrade vom geringgradigen bis schwergradigen Hörverlust oder Taubheit auf der Tumorseite sind möglich; daraus kann im allgemeinen keine Aussage über die Größe getroffen werden. Ein kleines Neurinom kann eine schwergradige Gehörbeeinträchtigung verursachen und umgekehrt. In Einzelfällen kann sogar eine Normalhörigkeit vorkommen. Weber: Lateralisation ins besser hörende Ohr. Rinne: positiv);
überschwellige Audiometrie: die überschwellige Audiometrie (z. B. SISI = Short Increment Sensitivity Index, Carhart-Test) erwies sich nach unserer Erfahrung nur in etwa 50 % der Fälle als zuverlässige Methode zur Differenzierung zwischen einer retrokochleären und einer kochleären Hörstörung. Der Stapediusreflex kann pathologisch ausfallen. Man kann diese Tests nur anwenden, wenn eine Hörschwelle auf der erkrankten Seite überhaupt meßbar ist. Zum anderen kann

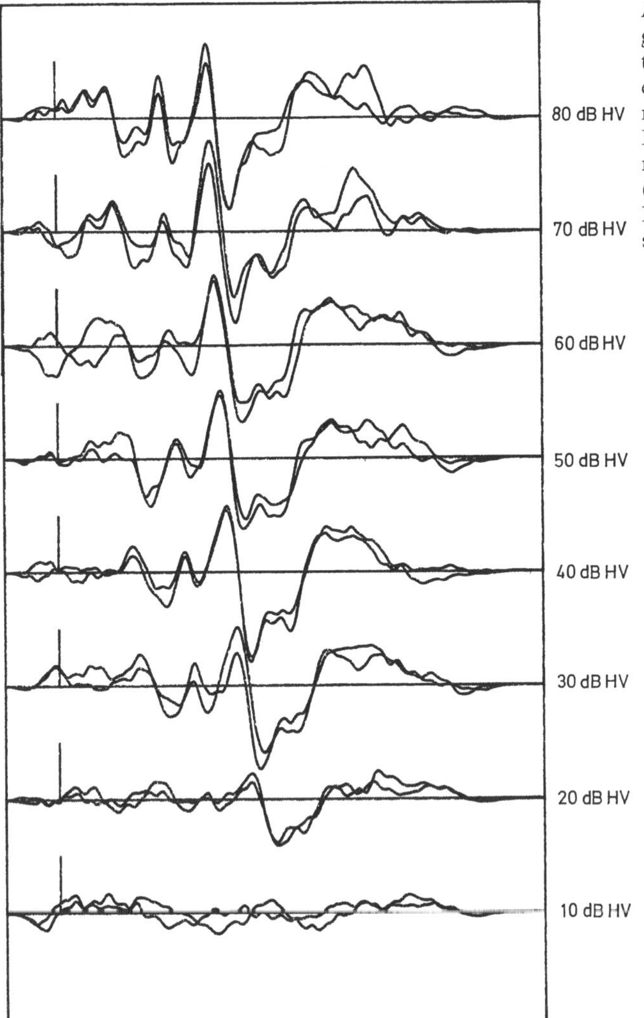

Abb. 131. Hirnstammaudio-
gramm (BERA) eines Pa-
tienten (S.P., 47 Jahre) mit
einer sensoneuralen Hörstörung auf der rechten Seite.
Die Hirnstammlaufzeit ist
nicht verlängert. Die Kurven
(Spikes bzw. Wellen bzw.
Potentialkomplexe) sind gut
strukturiert

es durch Tumorkompression der A. labyrinthi oder durch biochemische Veränderungen der Endolymphe des Innenohrs nachträglich zu einer kochleären Innenohrschwerhörigkeit kommen, obwohl die Läsion retrokochleär lokalisiert ist.
Im Sprachaudiogramm kommt zwar des öfteren ein Diskriminationsverlust auf
der erkrankten Seite vor, aber nach unseren Erfahrungen können Patienten mit
einem Oktavusneurinom auch überhaupt keinen Verlust der Sprachdiskrimination aufweisen.

Hirnstammaudiometrie (**BERA** = Brainstem Evoked Response Audiometry):
Die Hirnstammaudiometrie, bei der Potentiale durch elektrisch erzeugte akustische Impulse abgeleitet werden, stellt eine sehr wertvolle Untersuchungsmethode
für die Frühdiagnostik des Akustikusneurinoms dar (Berg et al. 1984; Selters u.
Brackmann 1977; Lehnhardt u. Samii 1982). Bei der Hirnstammaudiometrie

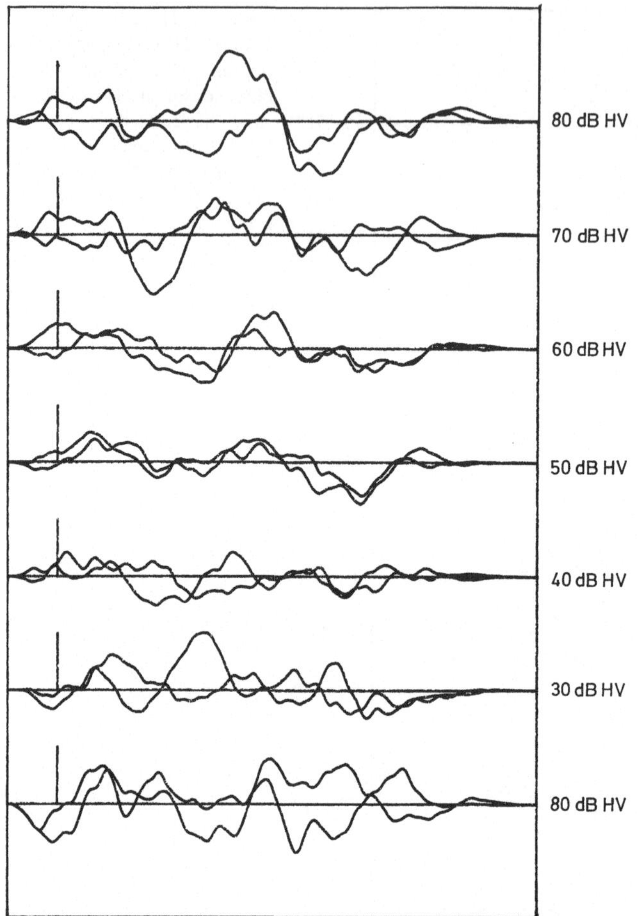

Abb. 132. Patientin (H.M., 46 Jahre) mit einem großen Akustikusneurinom auf der linken Seite. Auf der Tumorseite liegt ein pathologisches Hirnstammaudiogramm vor. Die Hirnstammlaufzeit ist deutlich verlängert (> 4,30 msec.) Außerdem sind die Potentialkomplexe schlecht strukturiert

entstehen normalerweise typische Potentialkomplexe, die Wellen I–V oder nach Jewett J1–5; J1 entspricht dem Bereich des Ganglion spirale = Innenohr; J2 Nucleus cochlearis = Hirnstamm; J3 Oliva superior, J4 Lemniscus lateralis und J5 Colliculus inferior (Abb. 131, S. 241). Ihre Amplituden und die Latenz sind auf der Seite des Neurinoms in der Regel reduziert und verlängert. Eine Hirnstammlaufzeit von über 4,30 msec. sollte unbedingt klinisch weiter abgeklärt werden (Berg). Diese Methodik ist jedoch nur durchführbar, wenn die Hörschwelle auf der erkrankten Seite nicht schlechter als 60 oder 70 dß gemessen wird. Bei einer Taubheit ist sie nur praktikabel zur Ableitung von kontralateralen Potentialen. Bei großen Kleinhirnbrückenwinkeltumoren kann es zu einer Verlängerung der Hirnstammlaufzeit auf der gesunden Seite infolge einer Stammhirnkompression kommen (Abb. 132, 133).

3. Röntgen: Es existieren unterschiedliche Röntgentechniken zur Darstellung der inneren Gehörgänge wie die Stenvers-Aufnahme, transorbitale Aufnahme, Aufnahme nach Towne und die submentovertikale Projektion. Am gebräuchlichsten

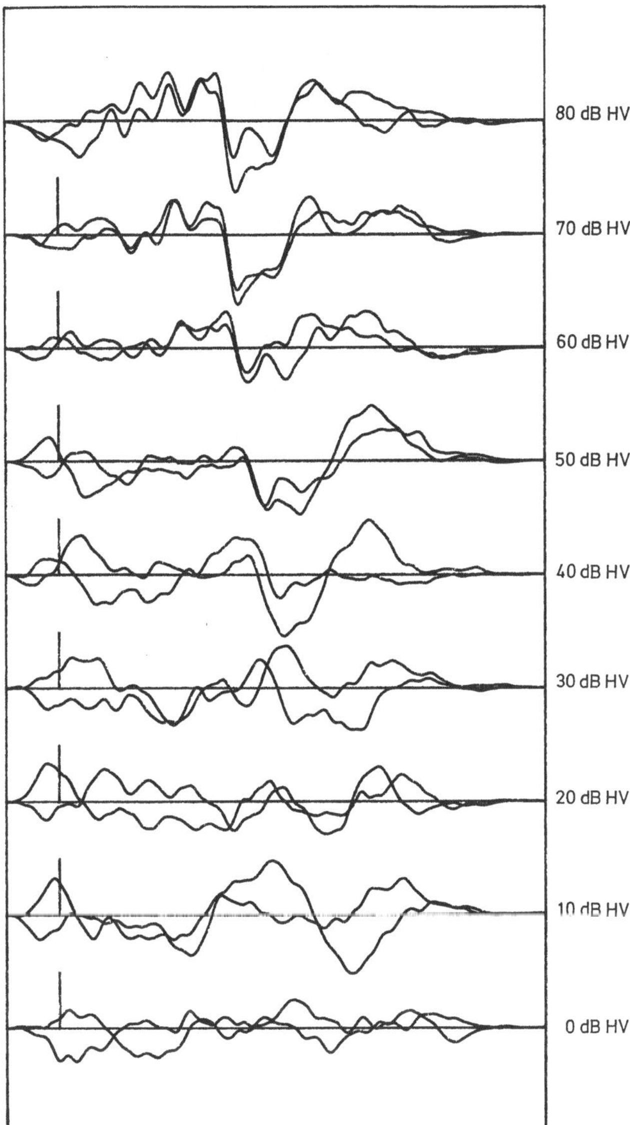

Abb. 133. Dieselbe Patientin wie in Abb. 132. Auch auf der gesunden Seite besteht eine verlängerte Hirnstammlaufzeit infolge Druckwirkung des großen Neurinoms am Stammhirn auf der Gegenseite

sind die Stenvers-Aufnahmen. Die Aussagekraft dieser Aufnahmen zur Darstellung der inneren Gehörgänge und der Pyramidenoberkanten zum Nachweis eines Akustikusneurinoms wird allgemein sehr oft überschätzt. Ein negativer Befund, d. h. eine Röntgenaufnahme ohne ersichtliche Seitendifferenz, wobei eine Differenz ab 1,5 mm als pathologisch angesehen wird (Valvassori 1969; Lindgren 1954), schließt einen Tumor noch lange nicht aus. Nur ein positiver Befund, d. h. ein röntgenologisch erkennbarer Unterschied der beiden inneren Gehörgänge, ist von nützlichem Wert. Nach unserer Erfahrung (Haid et al. 1981) besteht beim

243

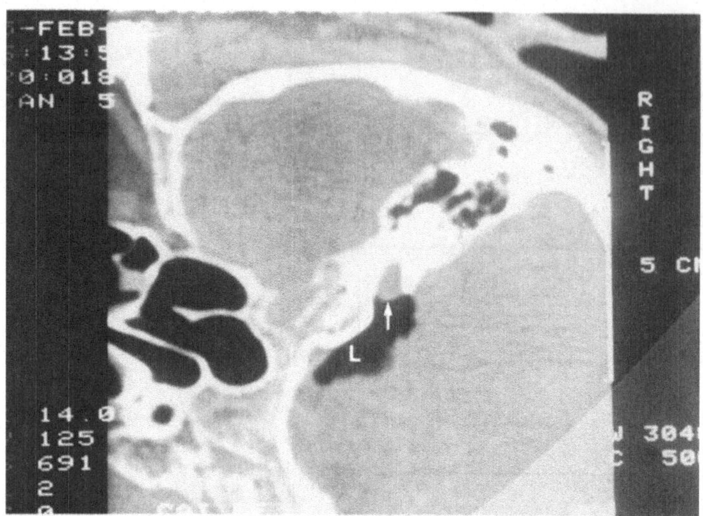

Abb. 134. Patient (G.J., 53 Jahre) mit einem kleinen intrameatalen Akustikusneurinom auf der rechten Seite (*Pfeil*) bei der kranialen Computertomographie mit Luft (*L*)

Neurinom nur in etwas mehr als 60 % der Fälle eine röntgenologische Seitendifferenz in den konventionellen Übersichtsaufnahmen. Schichtaufnahmen der Felsenbeine können die Aussagekraft erhöhen. Sie sollten jedoch nicht routinemäßig angefertigt werden, einmal wegen der Röntgenbelastung und zweitens existieren viel wertvollere diagnostische Möglichkeiten (siehe unten).

4. Vestibularisprüfung (neben der Gleichgewichtsuntersuchung mit Hauptaugenmerk auf die *Lageprüfung* und *kalorische Prüfung*, Hirnnervenfunktionsprüfung und gegebenenfalls elektrophysiologische Untersuchungen).

5. Neurochirurgie/Neurologie/Neuroradiologie (bei Hinweis auf einen sehr großen Tumor ist es ratsam eine intensive neurologische Abklärung vorzunehmen).

Die letzte diagnostische Gewißheit für ein Akustikusneurinom liefern die kraniale Computertomographie und/oder die Kernspintomographie.

In der **Computertomographie** werden mit der herkömmlichen Technik in der Regel nur große Tumoren mit einem Durchmesser ab ca. 2 cm erfaßt. Solche der Größe 1 bis 2 cm werden oft nur fraglich dargestellt und kleinere oft nicht. Eine gleichzeitige intravenöse Gabe von Kontrastmitteln erhöht die Trefferquote. Jedoch werden kleine intrameatale Neurinome im allgemeinen trotzdem nicht sichtbar. Erst die kraniale **Computertomographie mit Gasmeatographie** (Sortland 1979; Wende 1980; Rettinger et al. 1981) liefert letzte Gewißheit. Allerdings ist sie eine invasive Untersuchungsmethode. Mit lumbal verabreichter Luft (ca. 2 ml) und spezieller Lagerung des Patienten können auch kleine intrameatale Neurinome diagnostiziert werden (Abb. 134–136). Auch Gefäße und Nerven können mitunter sichtbar werden. Erwähnenswert ist die Tatsache, daß die quantitative Eiweißbestimmung wenig hilfreich für die Frühdiagnostik eines kleinen Akustikusneurinoms ist.

Die **Kernspintomographie** (N.M.R. = Nuclear Magnetic Resonance) stellt ebenfalls eine unverzichtbare Untersuchungsmethodik zum Nachweis von Kleinhirn-

244

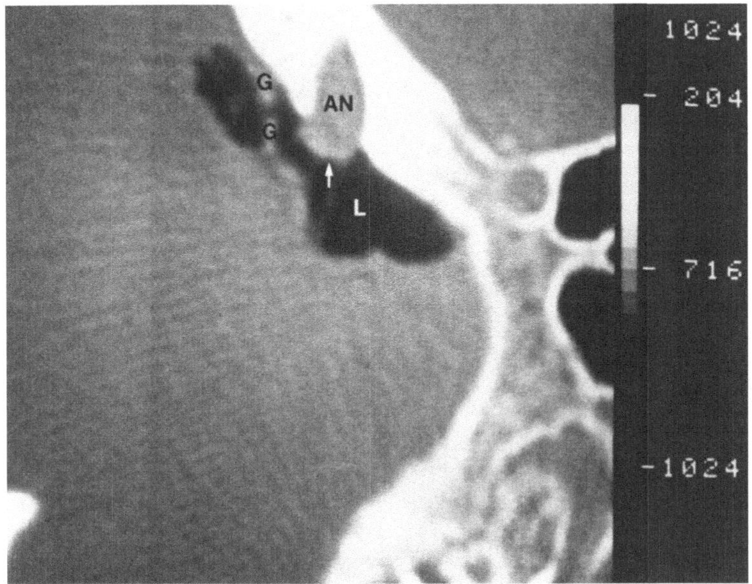

Abb. 135. Patient (F.R., 39 Jahre) mit einem mittelgroßen Akustikusneurinom auf der linken Seite bei der kranialen Computertomographie mit Luft. Die mediale Begrenzung des Tumors ragt über den Porus acusticus internus hinein in den Kleinhirnbrückenwinkel von etwa 1/2 cm. *AN* Akustikusneurinom, *G* Gefäßschlinge, *L* Airmeatographie, *Pfeil* mediale Tumorbegrenzung

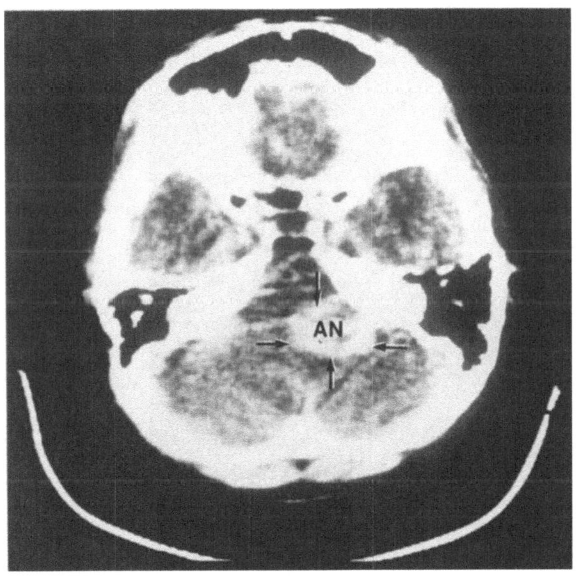

Abb. 136. Patient (H.S., 72 Jahre) mit einem großen Akustikusneurinom (AN; *Pfeile*) auf der rechten Seite in der kranialen Computertomographie nach Kontrastmittelgabe i.v.

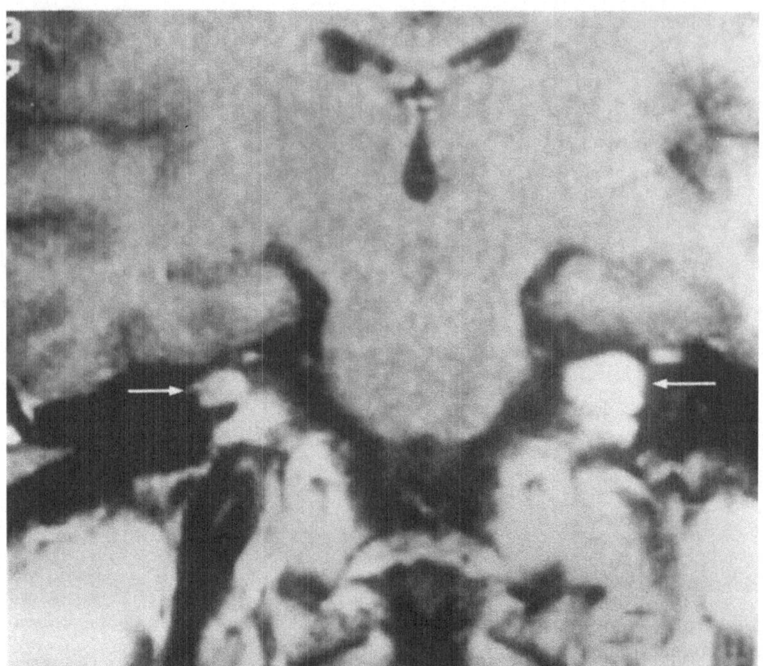

Abb. 137. Patientin (S.H., 53 Jahre) mit M. Recklinghausen. In der Kernspintomographie wird auf der rechten Seite ein kleines Neurinom (*Pfeil*) erkennbar und auf der gegenüberliegenden Seite ein mittelgroßes Akustikusneurinom (*Pfeil*) nach i.v.-Gabe von Gadolinium

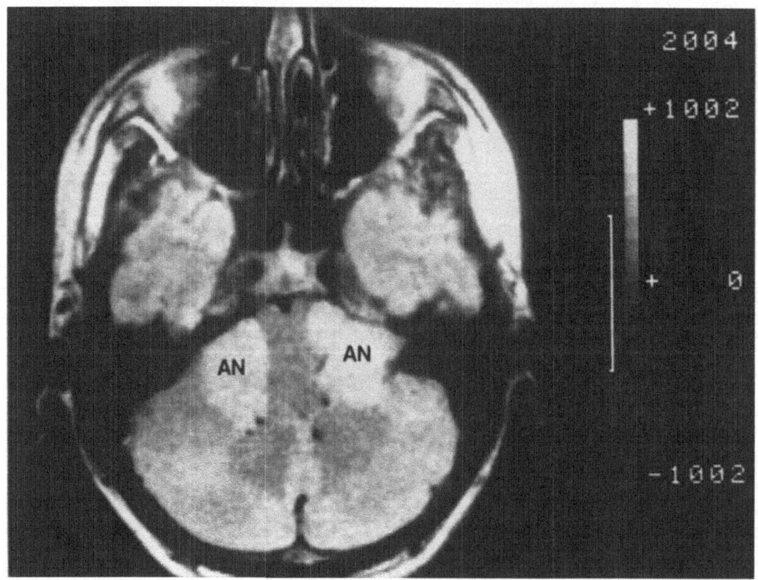

Abb. 138. Patientin (B.H., 31 Jahre) mit M. Recklinghausen. In der Kernspintomographie imponiert nach i.v.-Gabe von Gadolinium auf beiden Seiten jeweils ein großes Akustikusneurinom (*AN*)

246

brückenwinkeltumoren dar und zwar auch zur Erkennung von kleinen Neurinomen, insbesondere nach i.v.-Gabe von Gadolinium (Abb. 137, 138). Die Kernspintomographie hat den Vorteil, daß sie keine invasive Untersuchung und ohne Strahlenbelastung ist und beide Seiten gleichzeitig erfassen kann.
Mit der Computertomographie und/oder Kernspintomographie können recht exakte Zuordnungen über die Tumorgröße und über die histologische Differenzierung getroffen werden. Beide Verfahren sind jedoch kostenintensiv und nicht ohne längere Wartelisten überall zugänglich. Aus diesem Grund muß man eine richtige Indikation zu den beiden neuroradiologischen Untersuchungsverfahren treffen (s. S. 250).

Größeneinteilung des Akustikusneurinoms

Es existieren unterschiedliche Größeneinteilungen des Oktavusneurinoms. Am besten bewährt sich die Einteilung nach Fisch (1970), in modifizierter Form von Wigand (1984):

klein (Typ A): intrameatales Neurinom, gerade bis zum Porus acusticus internus reichend,
mittelgroß (Typ B): nicht mehr als 15 mm in den Kleinhirnbrückenwinkel hineinragend,
groß (Typ C): mehr als 15 mm in den Kleinhirnbrückenwinkel reichend. (Daneben wäre es vorteilhaft, sehr große Tumoren, die mit dem Stammhirn fest verwachsen sind oder Neurinome, die penetrierend ins Felsenbein wachsen, als Typ D zu bezeichnen).

Ergebnisse der Vestibularisprüfung

Die Vestibularisprüfung liefert für die Frühdiagnostik des Akustikusneurinoms äußerst wichtige Hinweise. Es besteht meist eine Diskrepanz zwischen den beklagten Schwindelsymptomen und den objektiv erfaßbaren pathologischen vestibulären Resultaten. In geübter Hand können praktisch immer pathologische Befunde erhoben werden, die nach unserer Erfahrung von >400 Patienten mit einem Akustikusneurinom und/oder Kleinhirnbrückenwinkeltumor typisch sind. Zu Beginn, als kleines Neurinom, imponieren Zeichen einer peripher-vestibulären Läsion (Tabelle 41), später, als großer raumfordernder Prozeß, kommen zentral-vestibuläre Zeichen bzw. vestibuläre Kleinhirnbrückenwinkelsymptomatik hinzu (Tabelle 41, 42).
Ein Spontannystagmus kann bei etwa jedem zweiten Neurinompatienten auftauchen, meist in horizontaler Richtung zum gesunden Ohr. Bei großen Tumoren nimmt auch dessen zentraler Charakter zu (z. B. vertikaler, rein rotierender oder dissoziierter Spontannystagmus oder Sonderformen von spontanen Augenbewegungen). Ein Blickrichtungsnystagmus, häufig als Bruns-Nystagmus, stellt bereits den Hinweis für das Vorliegen eines großen Oktavusneurinoms dar mit Druckwirkung am Stammhirn und Zerebellum.

Tabelle 41. Vergleich der Ergebnisse der Vestibularisprüfung von Patienten mit einem kleinen (intrameatalen) und großen Akustikusneurinom ($n > 200$)

	klein	groß
1. Pathologisches Ergebnis in der Lageprüfung	91 %	93 %
2. Störung der vestibulospinalen Reaktionen	80 %	90 %
3. Kalorische Seitendifferenz	77 %	85 %
4. Spontannystagmus	42 %	56 %
5. Blickrichtungsnystagmus	0 %	28 %
6. Gestörte Blickmotorik	0 %	> 50 %
7. Abgeschwächter Kornealreflex	0 %	< 50 %

Als die empfindlichste Teiluntersuchung in der Vestibularisprüfung zur Frühdiagnostik des Akustikusneurinoms stellt sich zusammen mit der Tonschwellenbestimmung die Lageprüfung, am besten mit der Frenzelbrille, heraus (Haid 1981). In ca. 90 % der Fälle kann durch diese Untersuchung ein Lage- oder Lagerungsnystagmus oder eine Kombination der beiden provoziert werden. Ein sog. benigner paroxysmaler Lagerungsnystagmus ist in der Regel nicht typisch für ein Akustikusneurinom. Die quantitative Erfassung des Provokationsnystagmus (Positiogramm) ist sehr sinnvoll, da so ein progredienter oder rückläufiger Verlauf durch Kontrolluntersuchungen sofort ins Auge fällt. Nach einem akuten Hörsturz mit vestibulärer Beteiligung, nach einer Neuropathia vestibularis oder bei M. Menière stellen lang anhaltende konstante oder gar progrediente pathologische Ergebnisse in den Verlaufsbeobachtungen, vor allem in der Lageprüfung, unbedingt eine Indikation zur weiteren Diagnostik, da hierfür ein Neurinom verantwortlich sein kann. In der Regel werden die pathologischen vestibulären Befunde je nach Ausheilung eines nicht tumorös bedingten Prozesses mehr und mehr rückläufig oder normalisieren sich im Idealzustand völlig. Bei einem Akustikusneurinom oder Kleinhirnbrückenwinkeltumor dagegen bleiben die pathologischen Vestibularisbefunde lange Zeit konstant oder nehmen in Abhängigkeit von der Wachstumsgeschwindigkeit der Geschwulst (als Zeichen einer chronischen Schwindelform) progredient zu.

Die Blickmotorik funktioniert bei Patienten mit einem kleinen Neurinom in der Regel immer normal. Dagegen ist sie bei den größeren eingeschränkt, als Hinweis, daß die zentralen Bahnen mechanisch tangiert werden.

Die vestibulospinalen Reflexe sind nach Augenschluß des Erkrankten, auch bei einem kleinen Neurinom, infolge der reduzierten Vestibularisfunktion auf der Tumorseite, sehr oft eingeschränkt. Große Kleinhirnbrückenwinkeltumoren können sogar eine statische Ataxie verursachen und die sehr großen einen gestörten Nakkenreflex.

In der Rotationsprüfung oder in der Stuhlpendelung zeigt sich, je nach Intensität eines vorhandenen Spontannystagmus, ein mehr oder weniger ausgeprägtes Richtungsüberwiegen des Nystagmus in der gleichen Richtung wie dieser.

Die kalorische Prüfung stellt eine wichtige Teiluntersuchung in der Gleichgewichtsuntersuchung zur Frühdiagnostik des Oktavusneurinoms dar. In ca. 75 – 90 % der Fälle zeigt sich auf der Tumorseite ein kalorisches Defizit in Form einer Unter-

Tabelle 42. Zeichen einer *vestibulären Kleinhirnbrückenwinkelsymptomatik* in der
Reihenfolge der zu erwartenden Häufigkeit von pathologischen Befunden

1. Pathologische Lageprüfung
2. Kalorische Seitendifferenz (meist beim Akustikusneurinom, andere Kleinhirnbrückenwinkeltumoren haben nicht selten eine seitengleiche Erregbarkeit)
3. Statische Ataxie
4. Gestörte Blickmotorik
5. Spontannystagmus (meist zur gesunden Seite oder vom zentralen Typ)
6. Blickrichtungsnystagmus (meist regellos, Sonderform als Bruns-Nystagmus)
7. Hirnnervenläsion (neben Läsion des N. VIII, auch insbesondere Schädigung
   des N. V, N. VII und der kaudalen Hirnnerven möglich)
8. Gestörter Nackenreflex

Oft Kombinationen der pathologischen Resulte 1–8

erregbarkeit, recht oft in Form einer „absoluten" Untererregbarkeit (S. 81 und 82)
oder Unerregbarkeit. Es zeigt sich oft eine Relation der Erregbarkeit in Abhängigkeit
zur Tumorgröße (Haid 1981; Bergenius et al. 1989). Nach unserer Erfahrung können
in etwa 25% der kleineren Tumoren eine seitengleiche und normale Erregbarkeit
vorkommen. Bei diesen Patienten kann man jedoch in der Lageprüfung in der Regel
trotzdem immer einen Lage- oder Lagerungsnystagmus auslösen.

Was kann die Ursache für die größere Empfindlichkeit der Lageprüfung gegenüber der kalorischen Prüfung sein? Diese eminent wichtige Tatsache scheint darin zu
bestehen: 1. die Lageprüfung verursacht einen schwellennahen Minimalreiz und die
herkömmlich durchgeführte thermische Prüfung einen Maximalreiz, 2. die Lageprüfung kann alle drei Bogengänge, das Otolithensystem, den oberen und unteren
Gleichgewichtsnerv und höhere, mehr zentral gelegene Vestibularisbahnen aktivie-
ren. Die kalorische Stimulation reizt dagegen ausschließlich den horizontalen Bogengang und damit nur den N. vestibularis superior. Die meisten Neurinome gehen,
wie wir gehört haben, vom N. vestibularis inferior aus. Dies sind höchstwahrscheinlich die Gründe für die höhere Empfindlichkeit und damit bedeutsamere Aussagekraft der Lageprüfung gegenüber der kalorischen Untersuchung, insbesondere bei
den kleineren Neurinomen.

Nach Totalexstirpation des Akustikusneurinoms mit Durchschneidung des
N.vestibularis superior und inferior nimmt die Nystagmusintensität in Abhängigkeit
von der Leistung der vestibulären Kompensation in der Regel ab. Nach der Ausräumung von großen Kleinhirnbrückenwinkeltumoren kann sie manchmal infolge Läsion der zentral-vestibulären Bahnen durch Tumorkompression oder Vernarbungen
verzögert oder reduziert ablaufen. Als Idealzustand und damit Zeichen einer kompletten vestibulären Kompensation (Vestibularis-Index von 4) wird u. a. in der
Lageprüfung kein Nystagmus mehr provoziert (S. 124).

Auch zur Klärung der Frage eines möglichen postoperativen Rezidivs ist die
Lageprüfung mit Quantifizierung der Resultate, neben Untersuchung des Spontan-
und Blickrichtungsnystagmus, Prüfung der vestibulospinalen Reflexe, sehr sinnvoll.
Bei unvollständiger Exstirpation der Geschwulst bedeutet eine Intensitätszunahme
des Nystagmus in der Lageprüfung in der Regel eine Wachstumstendenz des Rest-

tumors und ergibt eine Indikation zur Computertomographie oder Kernspintomographie.

Diagnostisches Konzept zur Frühdiagnostik des Akustikusneurinoms mit Indikationen zur Neuroradiologie

Aus dem bisherigen Inhalt zur *Frühdiagnostik des Akustikusneurinoms* kann zusammenfassend, in Form von drei Stufen, festgestellt werden: 1. Stufe: Jede Hörstörung und/oder Tinnitus in der Anamnese muß audiologisch durch ein Tonschwellenaudiogramm und im Falle einer einseitigen sensoneuralen Hörstörung durch ein Hirnstammaudiogramm abgeklärt werden. Die Röntgenübersichtsaufnahmen besitzen eine geringere Aussagekraft als allgemein vermutet wird. 2. Stufe: Jede einseitige oder seitenunterschiedliche sensoneurale Hörstörung muß vestibulär abgeklärt werden, wobei die Lageprüfung die größte Aussagekraft hat und die kalorische Prüfung eine große Aussagekraft. Bei entsprechenden Hinweisen auf ein tumoröses Geschehen aus Stufe 1 und 2 erfolgt als Stufe 3 schließlich die Indikation zur Neuroradiologie (Tabelle 43).

Näher aufgeschlüsselt liegt eine *Indikation zur Computertomographie* (mit oder ohne Gasmeatographie) *oder zur Kernspintomographie* zum Nachweis oder Ausschluß eines tumorösen Geschehens im inneren Gehörgang oder Kleinhirnbrückenwinkel vor, *wenn eine Person einen einseitigen oder seitenunterschiedlichen, ungeklärten sensoneuralen Hörverlust* aufweist (Haid 1981):

a) von *progredientem Charakter,*

b) mit *verlängerter Hirnstammlaufzeit,*

c) mit einem *Lage- oder Lagerungsnystagmus,*

d) mit einem *kalorischen Defizit,*

e) mit einer *Seitendifferenz im Durchmesser der inneren Gehörgänge,*

f) mit *Kombinationen der aufgezählten Punkte a – e* (Tabelle 44).

Erfahrungsgemäß existiert bei einem Erkrankten mit einem Oktavusneurinom in der Vestibularisprüfung neben einem Lage- oder Lagerungsnystagmus auch oft ein

Tabelle 43. Diagnostisches Konzept zur Frühdiagnostik des Akustikusneurinoms

1. Stufe:	Anamnese (Hörverlust → progredient
	→ akut
	Tinnitus
	gelegentlich Schwindel)
2. Stufe:	a) Tonschwellenaudiogramm und Hirnstammaudiometrie
	b) Konventionelle Übersichtsaufnahmen der Felsenbeine (recht geringe Aussagekraft)
	c) Vestibularisprüfung (Hauptaugenmerk auf die Lageprüfung, danach auf die kalorische Prüfung; Kombination von beiden sehr hohe Aussagekraft)
3. Stufe:	Neuroradiologie N.M.R. oder kraniale Computertomographie (Indikation hierfür, wenn 2a und 2c in typischer Weise pathologisch sind)

Tabelle 44. Untersuchungen zur Frühdiagnostik des Akustikusneurinoms

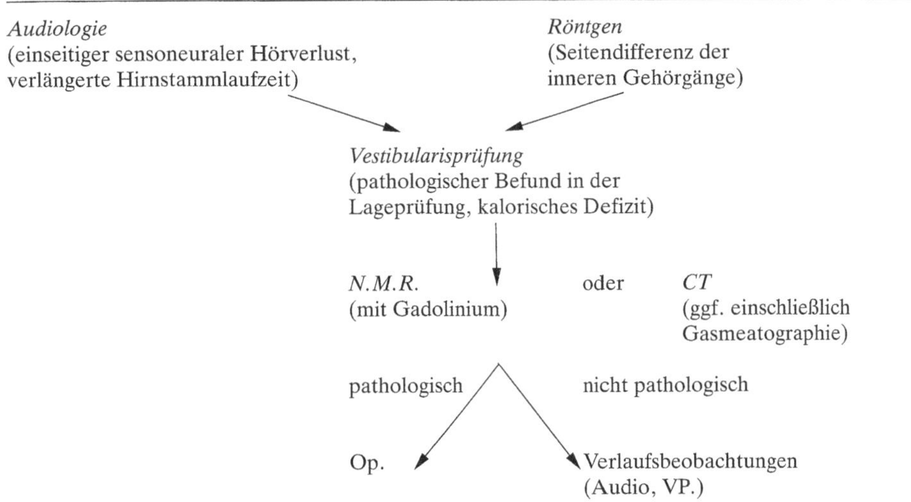

kalorisches Defizit auf der erkrankten Seite. In mehreren Fällen hat uns die kalorische Prüfung jedoch in der Diagnosestellung vor allem des kleinen Neurinoms, im Gegensatz zur Lageprüfung im Stich gelassen. Außerdem existieren im Kleinhirnbrückenwinkel histologisch auch andere Tumoren wie Meningeom, Epidermoid, Cholesteatom, Aneurysma oder Metastase, um einige aufzuzählen. Sie weisen nach unserer Erfahrung sehr oft eine seitengleiche und normale thermische Erregbarkeit auf. Jedoch kann gleichzeitig praktisch immer ein Provokationsnystagmus in der Lageprüfung ausgelöst werden.

Aus diesem Grund bedeutet strenggenommen: ein pathologisches Ergebnis in der Lageprüfung zusammen mit einer ungeklärten, einseitigen oder seitenbetonten sensoneuralen Hörstörung eines Patienten bereits eine Indikation zur neuroradiologischen Abklärung, um eine Geschwulst im Meatus acusticus internus oder Kleinhirnbrückenwinkel nachzuweisen oder auszuschließen.

Therapie

Das Ziel der Frühdiagnostik besteht darin, möglichst ein kleines Oktavusneurinom herauszufinden, denn dies hat für die operative Behandlung folgende Vorteile: 1. geringeres Operationsrisiko, 2. Schonung von Hirnnerven (insbesondere des N. facialis), 3. Totalexstirpation des Neurinoms und 4. Möglichkeit der Gehörerhaltung auf der erkrankten Seite. Die Neurinomchirurgie, früher eine Domäne der Neurochirurgen, wird zunehmend mehr und mehr von otoneuromikrochirurgisch versierten Otologen ausgeführt.

Die Neurochirurgen benutzen den *subokzipitalen Zugangsweg* zum Kleinhirnbrückenwinkel (Dandy 1925) und bohren den inneren Gehörgang von hinten auf (Rand u. Kurze 1967; Samii u. Penkert 1984; Yasargil 1978; Strauss et al. 1989). Der

Nachteil dieser Methode liegt darin, daß die Neurinomanteile im Fundus des Meatus acusticus internus nicht mit letzter Sicherheit überblickt und entfernt werden können, ohne wichtige Strukturen des Innenohrs (Ductus endolymphaticus, Canalis semicircularis superior oder posterior) mit größter Wahrscheinlichkeit zu verletzen (Stennert 1986; Domb u. Chole 1980; Wigand et al. 1985; Aurbach u. Wigand 1987; Roland et al. 1988). Außerdem, da das Kleinhirn den Einblick in den Kleinhirnbrückenwinkel zunächst verwehrt, muß das Zerebellum intradural durch einen Spatel beiseite geschoben werden. Hierbei kann es verletzt werden und erhöht somit die Morbidität. Durch diesen Zugang ist die Identifikation des N. facialis und N. cochlearis trotz des Operationsmikroskops wesentlich schwieriger, da sie eine mehr anteriore Lage zum Tumor aufweisen und der Operateur sich von dorsal an diesen Nerven mühsam und vorsichtig heranpräparieren muß. Der Vorteil des subokzipitalen Zugangs besteht darin, daß durch den mikrochirurgischen Einblick in der „vertikalen Richtung" von dorsal her ein sehr großer Tumor mit Ausdehnung weit nach kaudal oder nach anterior im Bereich des N. trigeminus gut überblickt werden kann.

Die Otologen benutzen den *translabyrinthären* oder *transtemporalen Zugangsweg* (House 1961). Der translabyrinthäre Weg wird vorwiegend für mittelgroße oder große Neurinome gewählt, aber auch nicht selten für kleine. Mit dieser Methode kann der N. facialis in der Regel gut identifiziert werden. Der große Nachteil liegt jedoch darin, daß das Labyrinth weggebohrt werden muß, um zum inneren Gehörgang und Kleinhirnbrückenwinkel zu gelangen. Dabei geht ein noch vorhandenes Hörvermögen verloren. Außerdem ist die Gefahr für die Entstehung einer postoperativen Liquorfistel mit erhöhtem Meningitisrisiko und der in manchen Fällen notwendigen Revisionsoperation zum Abdichten der Fistel nicht zu vernachlässigen.

Als die Methode der Wahl wird in der Erlanger HNO-Universitätsklinik seit vielen Jahren vor allem zur Exstirpation von Tumoren des N. VIII, zur Neurektomie des N. vestibularis und Neurolyse des N. VII und N. VIII der sog. erweiterte transtemporale Zugang (bisher über 400 Operationen) durch die mittlere Schädelgrube zum inneren Gehörgang und zum Kleinhirnbrückenwinkel gewählt (Wigand, Haid). Mit diesem Zugang hat man den Vorteil, daß nicht nur kleine und mittelgroße Oktavusneurinome, sondern auch große Neurinome erfolgreich und in toto exstirpiert werden können. Bei Patienten mit beidseitigen Oktavusneurinom empfiehlt es sich, nach einem speziellen chirurgischen Strategiekonzept vorzugehen (Wigand et al. 1988).

Der *erweiterte transtemporale Operationsweg hat als Vorteile:* 1. exakte Identifizierung des N. facialis, 2. guter Überblick über die Tumorausdehnung vom Fundus und Porus des inneren Gehörgangs bis einschließlich Kleinhirnbrückenwinkel mit Möglichkeit der Exstirpation von größeren Neurinomen („horizontaler Überblick" des Operationsfeldes von lateral nach medial, d. h. Einblick vom peripheren Abschnitt des N. VII und N. VIII bis zu seinen zentralen Anteilen im Stammhirn), 3. Gefahr von Meningitis durch Liquorfisteln infolge des überwiegend extraduraltranstemporalen Vorgehens stark reduziert, 4. Möglichkeit der Identifizierung des N. cochlearis recht groß und damit Funktionserhalt des Hörvermögens (20–50% Wigand et al. 1985; Fisch, House u. Hitselberger 1974; Glasscock et al. 1979; Sterkers 1984; Brackmann 1979), sogar bei den größeren Tumoren. Ein intraoperatives Monitoring kann diesen Vorgang positiv beeinflussen. Insgesamt kann die Komplikationsrate mit diesem erweiterten transtemporalen Zugang in geübter Hand eines

otoneuromikrochirurgisch tätigen Arztes, als sehr gering angesehen werden (z. B.
von seiten der Mortalität, Morbidität, Hirnnervenläsionen, Nachblutung, Schädigung des Zentralnervensystems, Hydrozephalus, Ataxie, Meningitis und Liquorfisteln). Da dieser otoneuromikrochirurgische Weg zur mittleren Schädelgrube so
große Vorteile für Erkrankte mit einem Oktavusneurinom bietet, wird er näher
erläutert.

**Operationstechnik des erweiterten transtemporalen Zugangs zur mittleren
Schädelgrube zum Einblick des inneren Gehörgangs und des Kleinhirnbrückenwinkels**
(Abb. 139–142, Wigand et al. 1983)

In Intubationsnarkose mit kontrollierter Blutdrucksenkung liegt der Erkrankte auf
dem Rücken, die Kopfseite mit dem Tumor nach oben seitlich gelagert. Zur Druckentlastung sollte, neben einer Mannit-Infusion zur Entwässerung, der Kopf höher zu
liegen kommen als Unterkörper und Beine durch leichte Schräglage des Operationstisches. Der Operateur sitzt am Kopfende. Die Schnittführung, am besten mit dem
elektrischen Messer, verläuft knapp hinter der Ohrmuschel nach oben zur Regio
temporalis und dann wieder steil bogenförmig nach unten (zeltförmig) knapp innerhalb der Haargrenze (cave Stirnast des N. facialis) bis zum Ansatz des Arcus zygomaticus, anschließend y-förmige Schnittführung durch den M. temporalis. Daraufhin
wird ein Bohrloch und eine ca. 5×4 cm große Schädeltrepanation mit einem duraschonenden Bohrer und Säge herausgesägt. Der größere Teil des Knochendeckels
muß vor der Mittellinie des inneren Gehörgangs angelegt werden, damit später ein
optimaler Operationswinkel zum Meatus acusticus internus und Kleinhirnbrückenwinkel erreicht wird. Es folgt vorsichtiges Ablösen der Dura vom Os petrosum bis
zur hinteren und vorderen Begrenzung der Pyramide der mittleren Schädelgrube.
Das Temporalhirn wird mit dem mechanischen Duraretraktor nach Fisch und neuerdings mit dem duraschonenden Spatel (mit aufblasbarem Gummiüberzug als
Schutz; Haid u. Wigand 1989) extradural hochgehoben und die Operation unter
Verwendung des Mikroskopes fortgeführt. Die A. meningea media wird dargestellt
und insbesondere bei der Exstirpation von großen Neurinomen meist reseziert zur
besseren Mobilisierung der Dura des Temporalhirns. Hierbei wird der N. maxillaris
des N. trigeminus sichtbar. Blutungen, die manchmal beträchtlich imponieren können, werden mit Hilfe der feinen bipolaren Pinzette, Tabotamp, in Fibrinkleber
(Tissucol der Fa. Immuno) getränkte Gelatine, Knochenwachs und/oder Einträufeln
von 4 %iges Wasserstoffsuperoxyd beherrscht. Eine wichtige Landmarke stellt der
N. petrosus superficialis major dar, der zum Ganglion geniculi des N. facialis verläuft.
Mit dem Diamantbohrer wird an der Eminentia arcuata die sog. „blue line" (House
1961) des Canalis semicircularis superior, besser als „graue Linie" (Wigand 1978)
bezeichnet, vorsichtig dargestellt. Sie kann manchmal ziemlich versteckt unter Pneumatisationen liegen. Dieser Bogengang kann aber in der Regel leicht identifiziert
werden, da er in einem kompakten Knochenmassiv liegt. Die „graue Linie", die auch
als hinterer Begrenzungsabschnitt des inneren Gehörgangs dient und der N. petrosus
superficialis major bilden quasi die Winkelhalbierende als Leitweg zum Meatus
acusticus internus. Mit dem Diamantbohrer wird sodann die Dura des inneren Gehörganges vom Porus acusticus internus bis zum Fundus dargestellt. Es ist wichtig,

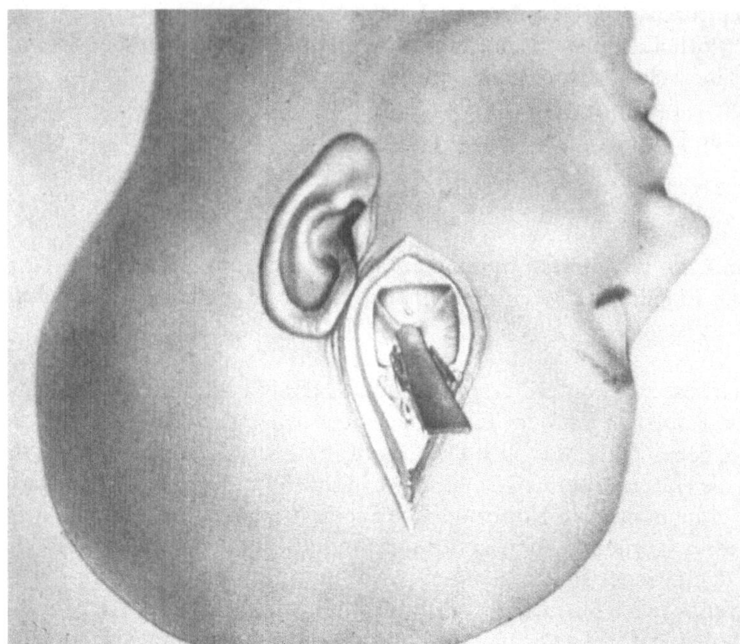

Abb. 139. Schematische Zeichnung zur Demonstration des transtemporalen Zugangs (nach House). Operationsblick aus der Sicht des Operateurs

die Zirkumferenz nach anterior und posterior soweit als nur möglich darzustellen. Das Neurinom schimmert in der Regel in typischer Weise zart gelblich-rötlich durch. Zur exakten Identifizierung des N. facialis wird die Crista verticalis (Bill's bar) sichtbar gemacht. Der Knochen des Felsenbeins wird vorsichtig hinter dem Canalis semicircularis superior (auf den Canalis semicircularis posterior achten) und hinter dem inneren Gehörgang soweit entfernt, daß die Dura der hinteren Schädelgrube und der Sinus petrosus superior sichtbar werden. Im vorderen Abschnitt des Canalis acusticus internus wird das Felsenbein soweit weggebohrt, daß man parallel kurz vor den N. petrosus superficialis major kommt. Größte Vorsicht auf die Kochlea verwenden. Dieser Operationsabschnitt verläuft bis jetzt extradural. Zur Entfernung von großen Oktavusneurinomen ist es ratsam, den Sinus petrosus superior vorsichtig zu unterbinden oder nach vorne und nach hinten das Lumen dieses Sinus mit Tabotamp abzustopfen. Damit erhält man nach Eröffnen der Dura einen guten Einblick in den Kleinhirnbrückenwinkel. Es erfolgt die Identifizierung und vorsichtige Präparation des Akustikusneurinoms vom N. facialis und später vom N. cochlearis. Vorsichtige Mikrokoagulation von einigen Tumorgefäßen. Intrakapsuläre Tumorverkleinerung wird in den meisten Fällen nötig. Nach distaler und am Ende proximaler Durchtrennung des N. vestibularis superior und inferior und nach mehrfacher intrakapsulärer Tumorverkleinerung gelingt es meist, auch größere Neurinome in toto zu entfernen. Auf die häufig im Bereich des Porus acusticus internus liegende A. cerebellaris anterior inferior (AICA = Anterior Inferior Cerebellar Artery) und andere Hirngefäße sowie auf Hirnnerven und wichtige Hirnstrukturen muß peinlichst ge-

254

achtet werden. Nach der intraduralen Tumorentfernung wird über den inneren Gehörgang ein größeres Muskelfaszienstück gelegt, das auch die weiter medial eröffneten Durabezirke im Bereich des Kleinhirnbrückenwinkels auskleidet. Diese „Muskelplombe" deckt auch eröffnete pneumatisierte Zellen im Os petrosum ab. Die Fixierung erfolgt mit Fibrinkleber. Als nächstes wird auf dem Felsenbein ein Stück homologe Dura angebracht (Tutoplast der Fa. Pfrimmer) und ebenfalls mit Gewebekleber fixiert. Abschließend wird der Knochendeckel eingesetzt und mit Mersilene fixiert. Zwischen den Knochenrändern wird das zu Beginn der Operation aufbewahrte Knochenmehl eingelegt und mit dem Kleber befestigt. Als letzter Teil der

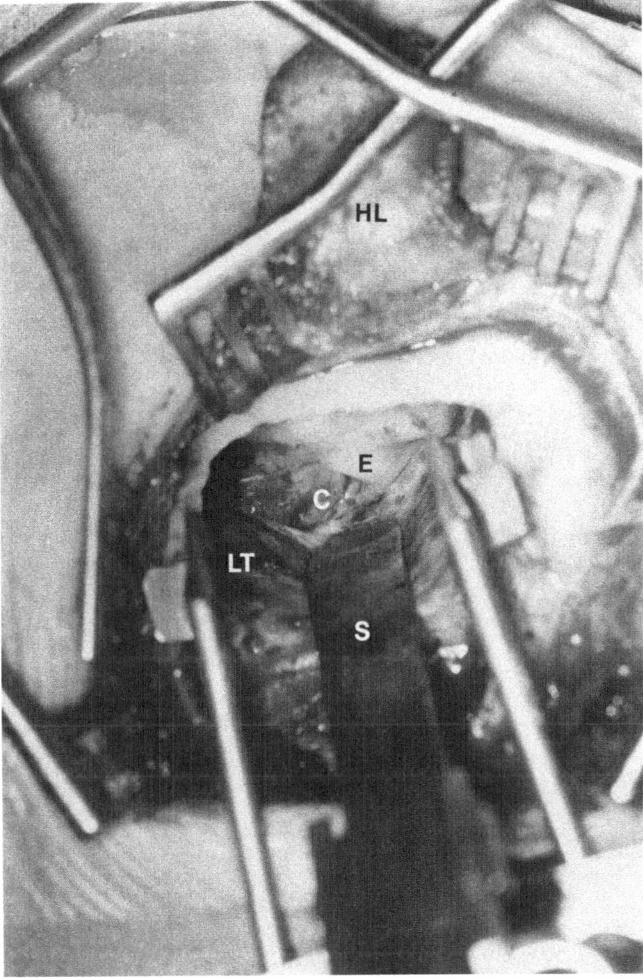

Abb. 140. Operationssitus einer Patientin (F.M., 59 Jahre) mit einem Akustikusneurinom auf der rechten Seite. Gezeigt wird der Einblick (ohne Operationsmikroskop) in die mittlere Schädelgrube beim erweiterten transtemporalen Zugang. *C* Canalis acusticus internus (Dura nicht eröffnet), *E* Eminentia arcuata mit grauer Linie des Canalis semicircularis superior, *HL* Hautlappen (temporal), *LT* Lobus temporalis (instrumentell hochgehoben), *S* selbsthaltender Duraspatel nach Fisch

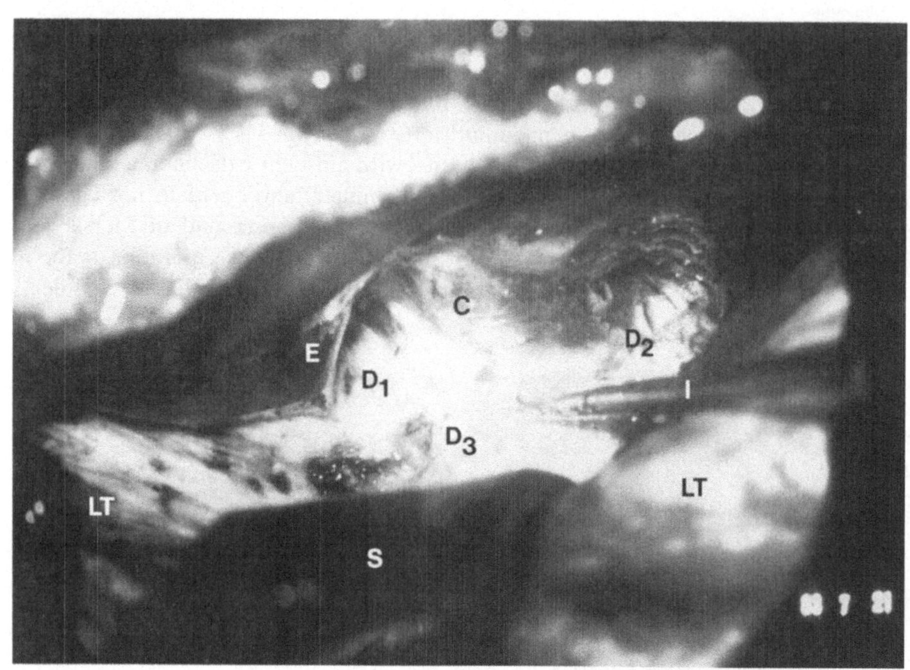

141

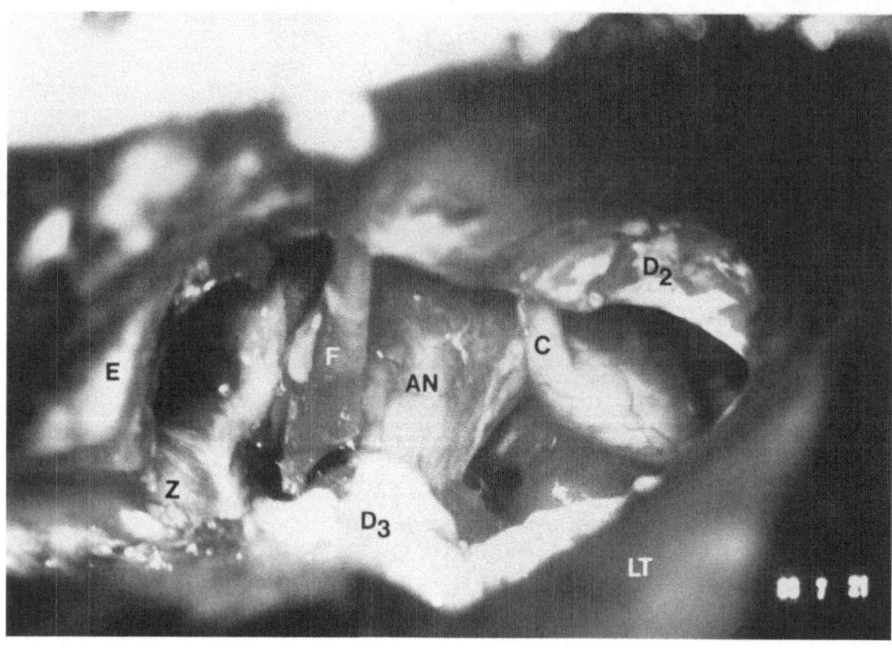

142

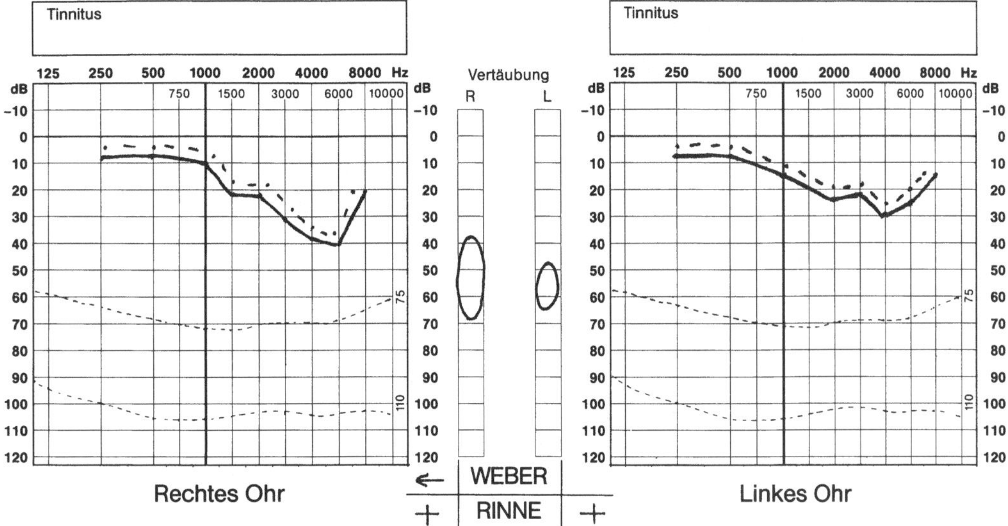

Abb. 143. Im Audiogramm eines 38jährigen Patienten mit einem mittelgroßen Akustikusneurinom auf der rechten Seite, besteht ein geringgradiger Hochtonabfall auf der erkrankten Seite, aber nur geringfügig ausgeprägter als auf der gesunden Seite

Operation erfolgt die Naht der Temporalismuskulatur, das Einlegen einer Redon-Drainage zur Absaugung von Blut des extrakraniellen Bezirks und schließlich der Wundverschluß.

Hinweise

1. Die Wahrscheinlichkeit für das Vorliegen eines Akustikusneurinoms bei einem Patienten mit einem sensoneuralen Hörverlust ohne pathologische Befunde in

Abb. 141. Operationssitus eines Patienten (S.A., 43 Jahre), mit einem großen Akustikusneurinom links. Demonstriert wird der Einblick (mit Operationsmikroskop) in die mittlere Schädelgrube beim erweiterten transtemporalen Zugang. C Canalis acusticus internus mit freiliegender Dura, D_1 Durabezirk hinter dem inneren Gehörgang, D_2 Durabezirk vor dem inneren Gehörgang, D_3 Durabezirk zum Kleinhirnbrückenwinkel, E Eminentia arcuata mit grauer Linie des Canalis semicircularis superior, I Instrument (Tellermesser), LT Lobus temporalis (instrumentell hochgehoben), S selbsthaltender Duraspatel

Abb. 142. Operationssitus desselben Patienten wie in Abb. 141. Gezeigt wird der Zustand während der intrakapsulären Tumorverkleinerung (vor der Totalexstirpation) mit isolierter Freilegung des N. facialis und N. cochlearis. AN Akustikusneurinom, C N. cochlearis, D_2 Durabezirk (zurückgeklappt) vor dem inneren Gehörgang, D_3 Durabezirk im Bereich des Kleinhirnbrückenwinkels (zerebellärer Duraanteil), E Eminentia arcuata mit grauer Linie des Canalis semicircularis superior, F N. facialis, LT Lobus temporalis (instrumentell hochgehoben), Z Zerebellum (Flocculus)

der Lageprüfung und in der kalorischen Prüfung ist bei exakter Handhabung der Vestibularisprüfung äußerst gering.
2. Jede einseitige sensoneurale Schwerhörigkeit muß neben einer speziellen audiologischen Abklärung unbedingt neurootologisch untersucht werden.
3. Im Falle eines alten Patienten mit einem kleineren Neurinom kann man einer Operation abwartend gegenüberstehen und CT-Verlaufskontrollen in regelmäßigen Abständen durchführen.
4. Leksell (1971) und Norén (1988) berichten über eine konservative Behandlungsmethode mit Hilfe der sog. stereotaktischen Radiochirurgie.

Kasuistik

Die Falldemonstration eines Patienten (H.K., 38 Jahre, Abb. 143–149 und Tabellen 45, 46) mit einem Akustikusneurinom soll praxisnah die wichtigsten Schritte zur Frühdiagnostik dieses Tumors aufzeigen und insbesondere auf die Bedeutung einer eingehenden Vestibularisprüfung hinweisen.

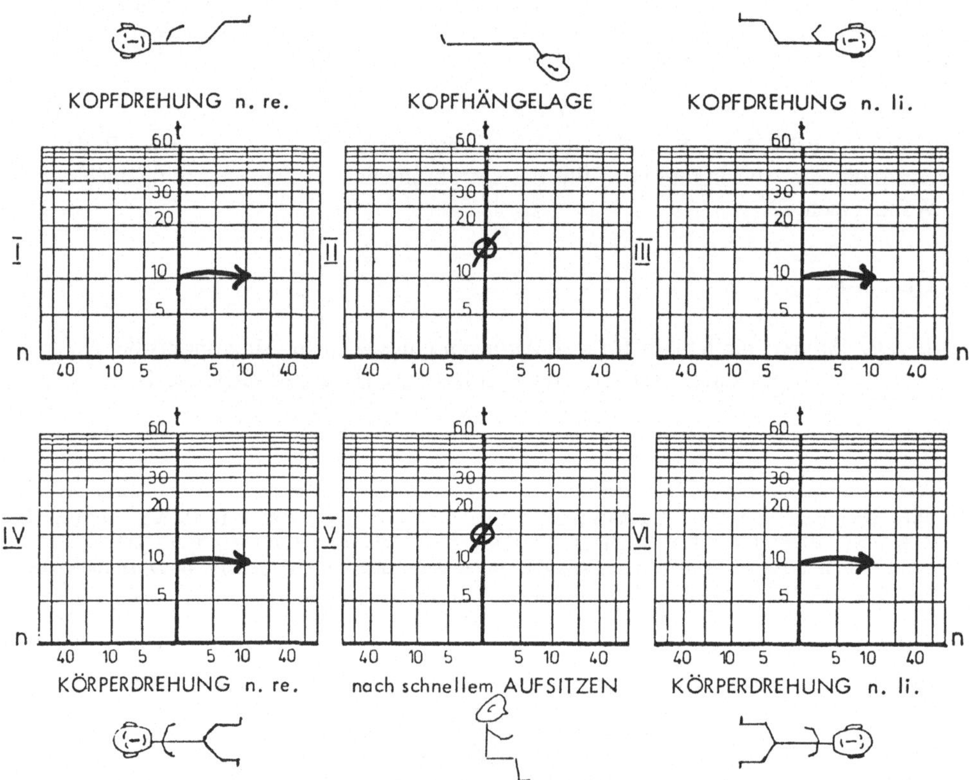

Abb. 144. Das Positiogramm desselben Patienten mit Neurinom wie in Abb. 143 zeigt in vier Lagerungen einen richtungsbestimmten Lagerungsnystagmus mit einer Intensität von ca. 10 Schlägen und einer Dauer von 10 Sek. Dieser Provokationsnystagmus konnte unter der Frenzelbrille mehrmals reproduziert werden

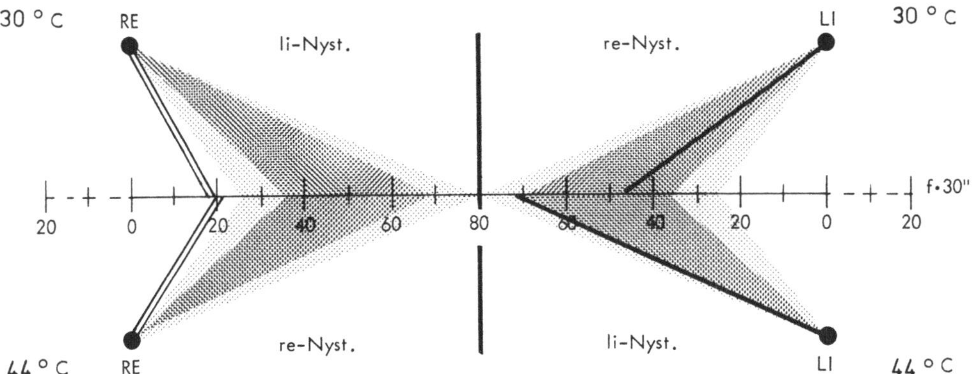

Abb. 145. In der kalorischen Prüfung derselben Person wie in den Abb. 143 und 144 tritt auf der Seite des Neurinoms eine „absolute" Untererregbarkeit auf. Die Meßwerte der Warm-Kaltspülung liegen im Frequenz-Kalorigramm auf jener Seite unterhalb von 25 Schlägen während der Kulminationszeit von 30 Sek. Auf der gesunden Seite liegen die Ergebnisse im Normalbereich

Tabelle 45. Der Vestibularis-Index des Erkrankten mit dem Akustikusneurinom wie in den Abb. 143–145 betrug präoperativ 9 als Zeichen einer recht deutlichen vestibulären Läsion

Ruheschwindel	0
Belastungsschwindel	2
Spontan- oder Blickrichtungsnystagmus	1
Blickmotorik	0
Vestibulospinale Reaktion	1
Lageprüfung	2
Kalorische Prüfung	3
Vestibularis-Index	**9**

Der 38jährige Patient bemerkte seit 18 Monaten einen progredienten Hörverlust, verbunden mit Tinnitus auf dem rechten Ohr. Ein Schwindel trat erst etwa ein halbes Jahr später auf in Form von Schwankschwindel, insbesondere nach schnellen Körperbewegungen. Ab und zu verspürte er auch rechtsseitige Kopfschmerzen. Die HNO-Spiegeluntersuchung war im wesentlichen unauffällig.

Das Audiogramm zeigte einen leichten Hochtonabfall, rechts nur gering ausgeprägter als links (Abb. 143). Auffällig war, daß keine Sprachdiskrimination vorlag. Die überschwellige Audiometrie wie der Carhart-Test zeigte keinen Hinweis auf einen retrokochleären Prozeß. Ganz verblüffend war die seltene Tatsache, daß die wichtige Hirnstammaudiometrie keinerlei Hinweise auf ein retrokochleäres Geschehen ergab und dies, obwohl die Ableitungen sehr gut strukturiert und reproduzierbar waren. Sie wiesen keine Verlängerung der Hirnstammlaufzeit oder Amplitudenverkürzung auf.

Konventionelle Röntgenaufnahmen der Felsenbeine wurden nicht angefertigt, da sie nach unserer Erfahrung recht oft keine Hinweise für ein Akustikusneurinom liefern.

Wie bei praktisch bisher allen Erkrankten mit einem Oktavusneurinom lieferte die Vestibularisprüfung auch in diesem Fall ein wichtiges Indiz für solch einen fortschreitenden Prozeß. Es konnte ein feinschlägiger Spontannystagmus zum gesunden Ohr nachgewiesen werden. Es fand sich eine leichte Einschränkung der vestibulospinalen Reflexe. In der Lageprüfung konnte, wie in den meisten

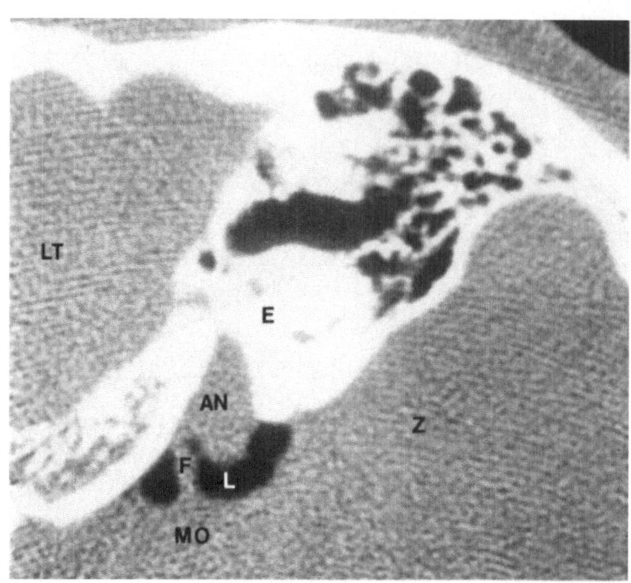

Abb. 146. Die pathologischen Ergebnisse in der Vestibularisprüfung desselben Patienten wie in den Abb. 143–145 ergaben die Indikation zur Computertomographie. Erst die gleichzeitig durchgeführte Air-Insufflation deckte den Nachweis eines mittelgroßen Akustikusneurinoms auf. *AN* Akustikusneurinom, *E* Eminentia arcuata mit Anteilen des Canalis semicircularis superior, *F* N. facialis (+ Gefäß), *L* Luft im Kleinhirnbrückenwinkel (ca. 2 ml via Lumbalpunktion), *LT* Lobus temporalis, *MO* Medulla oblongata, *Z* Zerebellum

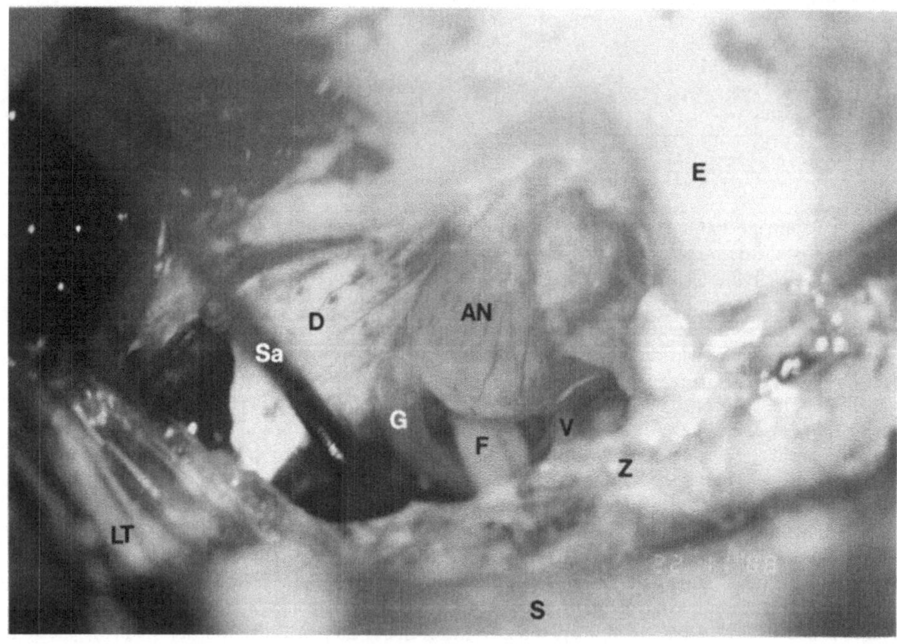

147

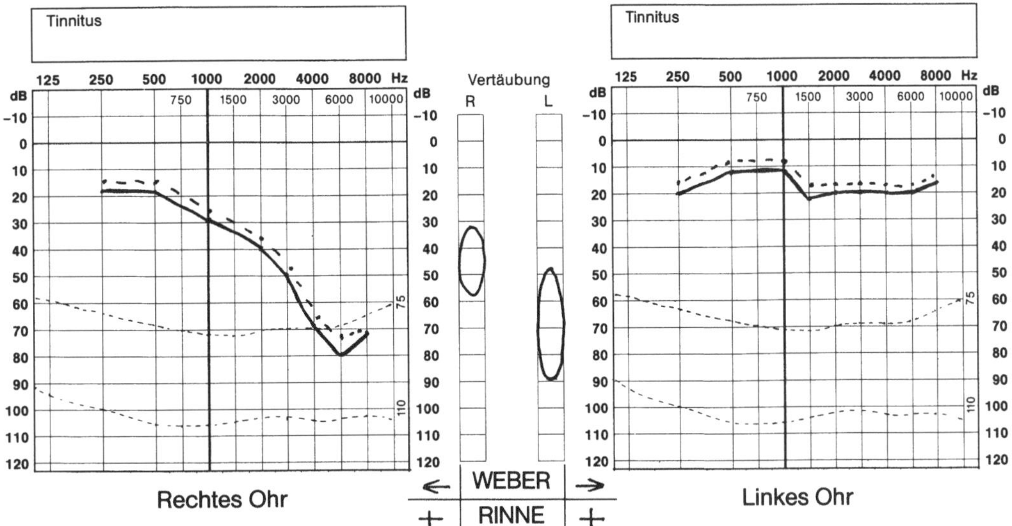

Abb. 148. Das postoperative Audiogramm desselben Patienten wie in den Abb. 143–147, 3 Monate nach der Totalexstirpation eines Akustikusneurinoms, zeigt ein erhaltenes Hörvermögen auf der operierten Seite, jedoch mit einem geringen zusätzlichen Innenohrverlust von ca. 30 dB im Hochtonbereich gegenüber präoperativ

Fällen einer Person mit einem Akustikusneurinom, ein Lagerungsnystagmus objektiviert werden (Abb. 144).

In der kalorischen Prüfung trat, was wir oft bei Neurinompatienten festellen konnten, auf der erkrankten Seite eine sog. „absolute" Untererregbarkeit auf (Abb. 145). Der Vestibularis-Index bekam den Wert 9 als Hinweis für eine recht deutliche peripher-vestibuläre Läsion (Tabelle 45).

Die pathologischen Resultate in der Lageprüfung und in der kalorischen Prüfung, zusammen mit dem rechtsbetonten Hochtonabfall, ergaben eine Indikation zur kranialen Computertomographie. Erst die gleichzeitig durchgeführte Gasmeatographie lieferte schließlich den Nachweis eines raumfordernden Prozesses im Bereich des rechten inneren Gehorganges und des Porus acusticus internus (Abb. 146).

Der Erkrankte wurde kurze Zeit später in unserer Klinik auf dem erweiterten transtemporalen Zugang durch die mittlere Schädelgrube operiert (Abb. 147). Das mittelgroße Oktavusneurinom wurde total exstirpiert. Bereits nach 10 Tagen konnte der Patient in sehr gutem Allgemeinzustand entlassen werden. Es bestand noch ein mittelschlägiger Spontannystagmus als Hinweis für einen Ausfallsnystagmus. Der Patient wurde durch einen Merkzettel aufgefordert, aktive Bewegungsübungen für die vestibuläre Kompensation auszuführen. Der N. facialis war voll funktionstüchtig ohne Zeichen einer Läsion. Auch das Hörvermögen konnte auf der operierten Seite gerettet werden, jedoch mit einem Verlust der Innenohrfunktion von zunächst ca. 40 dB gegenüber präoperativ.

Abb. 147. Operationssitus derselben Person wie in den Abb. 143–146 zeigt den erweiterten transtemporalen Zugang durch die mittlere Schädelgrube zum inneren Gehörgang und Kleinhirnbrükkenwinkel. Erkennbar wird das mittelgroße Neurinom auf der rechten Seite mit den proximalen Anteilen des N. facialis und N. vestibularis vor seiner Totalexstirpation. *AN* Akustikusneurinom, *D* Duraanteil (vorderer Bezirk vom inneren Gehörgang) zurückgeklappt, *F* N. facialis, *E* Eminentia arcuata mit grauer Linie des Canalis semicircularis superior, *G* Gefäßschlinge, *LT* Lobus temporalis (instrumentell hochgehoben), *Sa* Sauger, *S* Duraspatel von Fisch (selbsthaltend), *V* N. vestibularis, *Z* zerebellärer Durabezirk

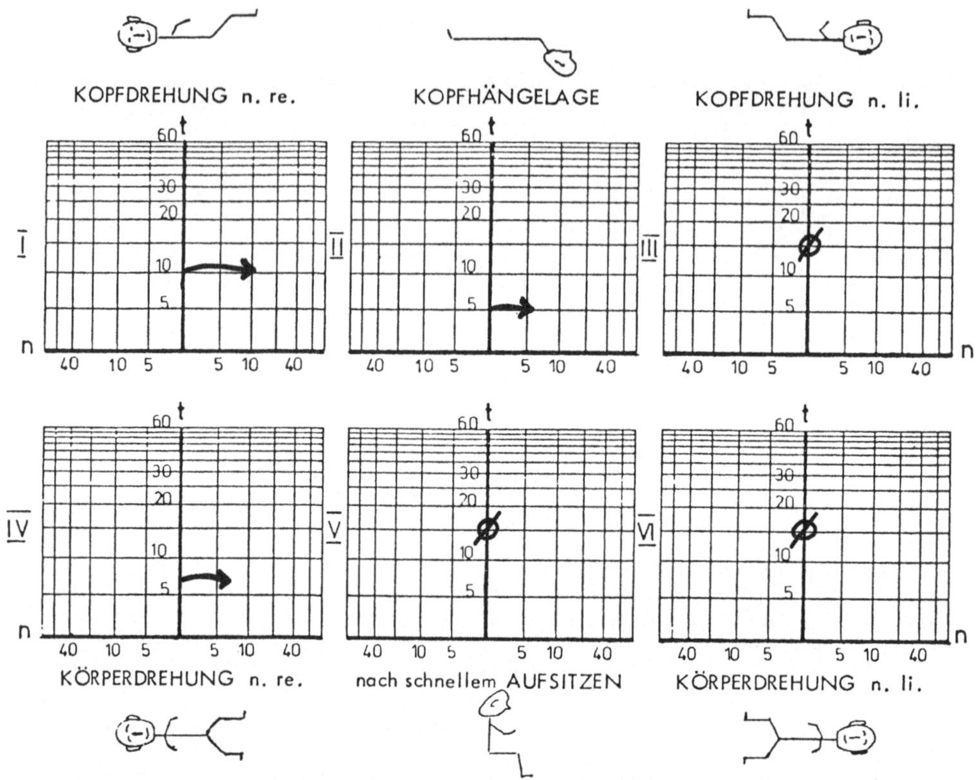

Abb. 149. Im postoperativen Positiogramm desselben Patienten wie in den Abb. 143–148, 3 Monate nach dem Eingriff, konnte der subjektiv verspürte Lagerungsschwindel als richtungsbestimmter Lagerungsnystagmus objektiviert werden

Tabelle 46. Der Vestibularis-Index derselben Person wie in den Abb. 143–149 betrug 3 Monate nach der Totalexstirpation des Akustikneurinoms 11 als Hinweis für eine zufriedenstellende vestibuläre Kompensation. Eine weitere Abnahme des Vestibularis-Index ist mit Fortschreiten der Kompensation zu erwarten

Ruheschwindel	0
Belastungsschwindel	2
Spontan- oder Blickrichtungsnystagmus	1
Blickmotorik	0
Vestibulospinale Reaktionen	2
Lageprüfung	2
Kalorische Prüfung	4
Vestibularis-Index	**11**

In der Kontrolluntersuchung 3 Monate nach der Operation, gab der Patient an, besser auf dem rechten Ohr zu hören (Abb. 148). Jedoch hatte das präoperative Ohrensausen etwas an Intensität zugenommen. Die präoperativ verspürten Kopfschmerzen waren verschwunden.

Der unmittelbar nach der Operation vorhandene Dauerschwindel war vergangen, jedoch ein Drehschwindel nach raschen Körperbewegungen wird noch wahrgenommen als sog. Lagerungsschwindel.

In der Vestibularisprüfung fand sich ein ganz diskreter Spontannystagmus zum nichtoperierten Ohr. Es bestand eine Einschränkung der vestibulospinalen Reflexe. In der Lageprüfung konnte der Lagerungsschwindel als richtungsbestimmter Lagerungsnystagmus objektiviert werden (Abb. 149). Der Vestibularis-Index erhielt den Wert von 11 für den Gesamtscore als Hinweis für eine zufriedenstellende vestibuläre Kompensation (Tabelle 46). Es ist zu erwarten, daß in den nächsten Monaten die vestibuläre Kompensation weiter fortschreiten wird und dann dieser Wert abnimmt. Der Patient ist sehr zufrieden und geht seiner Arbeit inzwischen voll nach.

Glomus-Tumor

Ein *Glomus-Tumor* stellt eine Geschwulst dar, die ihren Ausgangspunkt in gefäßbegleitenden Paraganglien hat mit chemorezeptorischer, pressorezeptorischer und thermorezeptorischer Funktion (Stennert u. Thumfart 1988) ähnlich dem Glomus caroticum. Als synonyme Bezeichnung des Glomus-Tumors sind „Chemodektom", „Paragangliom" oder „nicht-chrom affines Gangliom" anzutreffen.

Nach der Lokalisation gibt es hauptsächlich zwei Typen: den Glomus-tympanicum-Tumor und den Glomus-jugulare-Tumor. Er kann auch an anderen Körperstellen mit paraganglionären Zellen angetroffen werden.

Symptome

Die Symptome von Glomus-Tumoren sind abhängig von der Lokalisation und der Größe des Tumors. Im Anfangsstadium, insbesondere beim Glomus-tympanicum-Tumor, nimmt der Patient nur ein pulssynchrones Ohrenrauschen auf dem erkrankten Ohr wahr. Gleichzeitig oder nach kurzer Zeit wird ein Hörabfall bemerkt, möglicherweise verbunden mit einem Druckgefühl im Ohr. Über Schwindel wird in diesem Stadium kaum geklagt. Allmählich entsteht mit zunehmender Größe der Geschwulst, (insbesondere beim Glomus-jugulare-Tumor) eine Fazialisparese und bei Labyrintheinbruch Höreinbuße bis zur Taubheit und Schwindel. Ein Foramen-jugulare-Syndrom ist gekennzeichnet durch eine Schädigung des N. IX, X und XI. Im Spätstadium kommen weitere Hirnnervenläsionen hinzu, außerdem Gleichgewichtsstörungen (statische Ataxie) und diffuse Kopfschmerzen bzw. Zeichen erhöhten intrakraniellen Druckes.

Ätiologie, Pathogenese

Der Glomus-Tumor stellt nach dem Oktavusneurinom die zweithäufigste Tumorart des Felsenbeins inklusive angrenzender Gebiete dar. Er setzt sich aus Nestern von Epitheloidzellen zusammen, die von einem vaskularisierten Stoma umgeben sind.

Histologisch werden drei Formen unterschieden: die primär vaskularisierte Form, die primär zelluläre Form und schließlich eine gemischte Form (Burmann 1956). Die Prädilektionsstellen sind: Plexus tympanicus und Bulbus jugularis. Ein Glomus-Tumor kann sich auch entlang von paraganglionären Zellhaufen im Bereich des N. glossopharyngeus und N. vagus ausbreiten. Er stellt primär eine gutartige Geschwulst dar. In Einzelfällen kann er jedoch bösartig werden und metastasieren. In einigen Fällen kann er auch beidseitig oder gar multilokulär auftreten. Meist tritt der Glomus-Tumor im mittleren Lebensabschnitt auf (viertes und fünftes Lebensjahrzehnt) und befällt bevorzugt das weibliche Geschlecht. Eine Seitenbevorzugung liegt nicht vor. Die Glomus-Tumoren neigen zu einer familiären Häufung. Eine interessante Beobachtung für die mögliche Entstehung, insbesondere des Glomus-caroticum-Tumors, ist deren Zunahme bei langem Lebensaufenthalt in größeren Höhen (Saldana 1973), wie z. B. in den Hochebenen der Anden.

Komplikationen

In der Regel existiert ein langsames Wachstum der Geschwulst. Mit zunehmender Größe nehmen auch die Symptome zu. Sie kann sich weit ins Felsenbein, in die mittlere und hintere Schädelgrube hinein ausbreiten. Unbehandelt kommt es zu fortschreitenden Hirnnervenläsionen und Symptomen von seiten des Hirnstammes durch erhöhten intrakraniellen Druck infolge der Tumorkompression, die schließlich zum Tode des Patienten führen können.

Differentialdiagnosen

Als Differentialdiagnosen zum Glomus-Tumor sind zu erwähnen: Otitis media chronica mit Gehörgangspolyp oder Otitis externa maligna (bei Ausbruch des Glomus-Tumors in den äußeren Gehörgang), Meningeom oder Hämangiom beim Glomus-tympanicum-Tumor. Beim Glomus-jugulare-Tumor mit Ausdehnung in der hinteren Schädelgrube sind vor allem Kleinhirnbrückenwinkelprozesse wie das Akustikusneurinom, das Meningeom etc. abzugrenzen. Als weitere Differentialdiagnosen können Felsenbeintumoren, z. B. das eosinophile Granulom von Lichtenstein, Hand-Schüller-Christian und M. Abt-Letterer-Siwe als Histiozytose X zusammengefaßt, Osteom, Osteitis deformans (M. Paget), Epidermoid, Cholesteringranulom, Felsenbeinplasmozytom, Felsenbeinaneurysma, Jugularvenendivertikel bzw. „hochstehender" Bulbus jugularis oder gar ein Felsenbeinsarkom oder -karzinom abgegrenzt werden.

Untersuchungsvorgänge

1. HNO-Status (otoskopischer Befund: in der Regel rötlich durchschimmernder Tumor sichtbar; manchmal nur in Form des Schwartze-Zeichens, wenn der Tumor sehr klein ist; bei Durchbruch in den Meatus acusticus externus als rötlicher „Polyp" sichtbar, der bei Berührung leicht blutet).

264

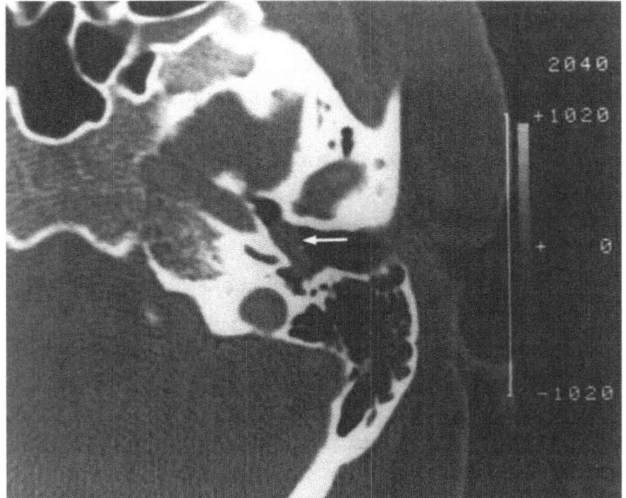

Abb. 150. In der kranialen Computertomographie wird ein kleiner Glomus-tympanicum-Tumor (*Pfeil*) auf der rechten Seite einer Patientin (W.M., 69 Jahre) erkennbar

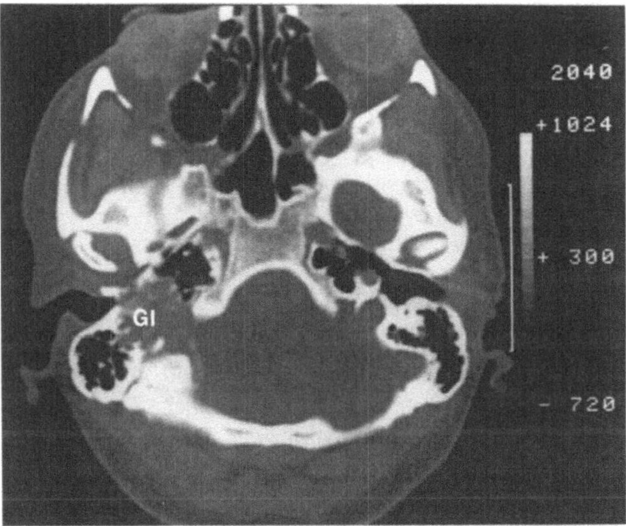

Abb. 151. In der kranialen Computertomographie wird ein großer Glomus-jugulare-Tumor (GI) auf der linken Seite einer Patientin (S.M., 62 Jahre) gezeigt

2. Audiologie (Tonschwellenaudiogramm: Schalleitungsschwerhörigkeit auf dem erkrankten Ohr insbesondere beim Glomus-tympanicum-Tumor; bei Einbruch ins Labyrinth resultiert eine Innenohrschwerhörigkeit bis zur Taubheit; bei Einbruch in den Kleinhirnbrückenwinkel sensoneuraler Hörverlust.
Weber: bei einer Schalleitungsschwerhörigkeit Lateralisation des Scheiteltons zur erkrankten Seite; bei einer Innenohrschwerhörigkeit oder Taubheit Lateralisation ins besser hörende Ohr. Rinne: bei einer Schalleitungsschwerhörigkeit negativ und bei einer Innenohrschwerhörigkeit positiv.
Impedanzaudiometrie: ab und zu infolge Ausdehnung des Tumors flacher Kurvenverlauf, manchmal infolge Pulsationen zackenförmiger Kurvenverlauf,

überschwellige Audiometrie: je nach Ausdehnung der Geschwulst Zeichen einer kochleären oder retrokochleären Hörstörung.

Hirnstammaudiometrie: Ergebnisse abhängig von der Tumorgröße; durch Kompression im Kleinhirnbrückenwinkel verlängerte Hirnstammlaufzeit etc. möglich).

3. Röntgen (konventionelle Röntgenübersichtsaufnahmen wie Stenvers und Schüller oder Tomographieaufnahmen der Felsenbeine weisen nur bei einem ausgedehnten Prozeß Veränderungen wie knöcherne Destruktion oder Verschattung des Mastoids auf; spezielle Aufnahmen zur Darstellung des Foramen jugulare können Aufschlüsse geben über das Vorliegen eines Glomus-jugulare-Tumors; Ausschau halten nach Erweiterung oder Destruktion in diesem Bereich; die kranielle Computertomographie (Abb. 150, 151), inklusive Kontrastmittelapplikation, stellt ein unverzichtbares Untersuchungsverfahren dar zur Feststellung der Differenzierung und Ausdehnung des raumfordernden Prozesses, ebenso die Kernspintomographie inklusive des Kontrastmittels Gadolinium; weitere wichtige Verfahren zur Feststellung der Tumorausdehnung und insbesondere der zuführenden Gefäße zur Geschwulst sind die Angiographie wie Karotisangiographie, Vertebralisangiographie oder die Jugularis-Interna-Phlebographie. Darüber hinaus existieren selektive Gefäßangiographien zum Nachweis kleinerer Glomus-Tumoren (Lasjaunias u. Berenstein 1987). Die Doppler-Sonographie kann wertvolle Hilfe insbesondere in der Diagnostik eines Glomus-caroticum-Tumors liefern).
4. Vestibularisprüfung (neben der Gleichgewichtsuntersuchung Hirnnervenfunktionsprüfung insbesondere des N. VII, IX, X, XI und XII).
5. Neurologie/Neuroradiologie (kompletter neurologischer Status; neuroradiologische Untersuchungen wie bereits oben aufgeführt).

Ergebnisse der Vestibularisprüfung

Die Ergebnisse der Vestibularisprüfung beim Glomus-Tumor sind abhängig von dessen Lokalisation und Ausdehnung. Es existieren unterschiedliche Einteilungen dieser Tumoren. Bewährt hat sich die folgende Klassifikation (Becker et al. 1983; Stennert u. Thumfart 1988), wobei kleine Modifikationen existieren (Rosenwasser 1968, Alford u. Gilford 1962); Stadium I Glomus-tympanicum-Tumor (beschränkt auf die Paukenhöhle); Stadium II Glomus-jugulare-Tumor (beschränkt auf Mittelohr und Mastoid); Stadium III Glomus-jugulare-Tumor mit Knochendestruktion (Befall des ganzen Mastoids bis zur Felsenbeinspitze) und Stadium IV Glomus-jugulare-Tumor mit intrakranieller Ausdehnung (Befall des Os petrosum, der unteren und mittleren Schädelgrube mit Schädigung des Zentralnervensystems).

In der Regel verursachen kleinere Geschwülste noch keine vestibuläre Läsion. Erst bei Einbruch ins Labyrinth oder größerer Ausdehnung, z. B. in der hinteren Schädelgrube ist damit zu rechnen und somit meist erst im Tumorstadium III und IV. Die Schwindelbeschwerden erscheinen wegen des meist langsamen Tumorwachstums vielfach schleichend progredient und somit als chronische Schwindelform. Bei einem Einbruch ins Labyrinth oder durch Kompression eines zum Innenohr zuführenden Gefäßes kann manchmal auch ein akuter Schwindel auftreten.

Im Tumorstadium III und IV kann ein Spontannystagmus vorkommen, der meist zum gesunden Ohr gerichtet ist. Ein Blickrichtungsnystagmus gibt einen Hinweis auf einen größeren raumfordernden Prozeß mit intrakranieller Ausdehnung und Druckwirkung am Stammhirn und Zerebellum. In der Lageprüfung kann je nach Tumorgröße ein Provokationsnystagmus von einem peripheren oder zentralen Typ vorliegen. Die vestibulospinalen Reflexe können geringgradig eingeschränkt sein oder als statische Ataxie mit ausgeprägten Gleichgewichtsstörungen einhergehen als ein Zeichen von Stammhirn- und Kleinhirnschädigung. Die Blickmotorik ist bei einem kleinen Glomus-Tumor im Gegensatz zu einem großen nicht gestört. In der Stuhlpendelung oder Rotationsprüfung können sowohl symmetrische Nystagmusausschläge als auch ein Richtungsüberwiegen angetroffen werden. Dysrhythmien mit kleiner Nystagmusschrift oder gar eine gestörte Fixationssuppression in der Stuhlpendelung geben einen Hinweis auf das Vorliegen einer großen Geschwulst. In der kalorischen Prüfung existiert bei kleineren Tumoren ohne Labyrintheinbruch eine seitengleiche Erregbarkeit. Im Falle eines Durchbruchs imponiert oft eine Unerregbarkeit oder Untererregbarkeit auf der erkrankten Seite, genauso in der Regel bei großer Ausdehnung des Prozesses in den Kleinhirnbrückenwinkel bzw. in die hintere Schädelgrube und/oder mittlere Schädelgrube.

Therapie

Die Therapie besteht in der chirurgischen Beseitigung des Glomus-Tumors. Bei Ausdehnung der Geschwulst wie im Stadium I und II bereitet die mikrochirurgische Entfernung in der Regel keine größeren Schwierigkeiten. Auf endauralem bzw. transmastoidalem Weg kann er in der Regel total exstirpiert werden. In vielen Fällen muß der N. facialis zur besseren Übersicht und Mobilisierung des Tumors über eine große Strecke freigelegt werden. Die Heilerfolge (Langzeitbeobachtungen) liegen bei 80–90% im Stadium I und 50–80% im Stadium II (Rosenwasser 1967; Spector et al. 1976; Glasscock et al. 1979). Diffiziler gestaltet sich die Entfernung von größeren Glomus-Tumoren klassifiziert als Stadium III. Auf infratemporalem Zugang (Fisch 1982; Denecke 1969) können neurale Strukturen (z. B. N. facialis) sowie Kopf- und Halsgefäße (Vena jugularis interna, A. carotis externa und interna, Sinus sigmoideus) der Schädelbasis von unten und von oben übersichtlich dargestellt werden. Da der raumfordernde Prozeß sehr gefäßreich ist, werden vielfach mehrere Blutkonserven benötigt. Die Mortalität von ca. 1% bei diesem Eingriff ist recht niedrig. Eine Fazialisparese resultiert in 10–20% der Fälle. Die Heilerfolge (Langzeitbeobachtungen) werden in diesem Stadium mit 60–80% angegeben (Rosenwasser 1968; Spector et al. 1976; Glasscock et al. 1979; Fisch 1982). Bei noch größerer Tumorausdehnung mit intrakranieller Ausbreitung klassifiziert als Stadium IV, empfiehlt es sich, den gleichen otoneuromikrochirurgischen Weg, nämlich den infratemporalen Zugang, zu wählen und gleichzeitig eine Zusammenarbeit mit dem Neurochirurgen anzustreben. In etwa einem Drittel der Fälle kann der raumfordernde Prozeß wegen seiner ungünstigen Ausbreitung, vor allem im Bereich des intrakraniellen Verlaufs der A. carotis interna, nicht total exstirpiert werden, ohne den Patienten allzusehr zu gefährden. Als ernste Komplikationen muß in erster Linie auf bedrohliche Blutungen geachtet werden. In ca. 10–15% muß der N. facialis wegen unmittelbarer Tumorinfiltration bewußt „geopfert" werden (Gardner et al. 1977; Fisch 1982) und durch ein Interponat ersetzt werden. Wegen der groß angelegten Operationshöhle kann es postoperativ zur Meningitis und Entstehung von Liquorfisteln kommen. Die Mortalität bewegt sich nur bei ca. 1 %.

In vielen Fällen wird bei Patienten mit einem großen Glomus-Tumor präoperativ oder postoperativ eine Strahlentherapie veranlaßt. Präoperativ kann eine Bestrahlung den Vorteil haben, daß es zu einer Sklerosierung und Fibrosierung des gefäßreichen Tumors kommt, wodurch intraoperativ die Gefahr einer drastischen Blutung reduziert werden kann (Gardner et al. 1977).

In einigen Fällen empfiehlt es sich, präoperativ oder in Kombination mit der Operation eine selektive Embolisation auszuführen, um die Blutungsneigung durch Verschließen der zuführenden Tumorgefäße zu senken (Lasjaunias u. Berenstein 1987; Simpson 1979; Menzel 1988).

Postoperativ ist es ratsam, bei den fortgeschrittenen Glomus-Tumoren eine Strahlentherapie mit etwa 45 Gy anzuschließen, vor allem wenn der Tumor nicht sicher im Gesunden entfernt werden konnte (Stennert u. Thumfart 1988). Die Strahlentherapie von dieser Geschwulst ist jedoch insgesamt recht umstritten (Alford u. Gilford 1962; Rosenwasser 1967; Spector et al. 1976).

Je nach Intensität des Schwindels kann dieser durch Antivertiginosa oral, i.m. oder i.v. gelindert werden.

Hinweis

Kleinere Glomus-Tumore wie im Stadium I und II verursachen häufig zunächst keinen Schwindel und/oder vestibuläre Läsion. Dies erfolgt erst bei Labyrintheinbruch oder intrakranieller Ausdehnung, d. h. erst in fortgeschrittenem Stadium.

Der zervikale Schwindel

Die Diagnose des sog. *zervikalen Schwindels* bereitet dem neurootologisch interessierten Arzt oft Schwierigkeiten. Oft sind interdisziplinäre Untersuchungen nötig.

Symptome

Anamnestische Angaben mit Schwindelauslösung in Form von Drehschwindel und Unsicherheit nach Kopfbewegungen wie Reklination und Rotation können ein Hinweis für einen HWS-Schwindel sein. Des weiteren können die Erkrankten Verspannungen im Nacken, Tinnitus mit Hörverlust und zahlreiche andere Nachbarsymptome verspüren.

Ätiologie, Pathogenese

Die Ursachen für einen zervikalen Schwindel sind mannigfaltig, z. B. als Folge von HWS-Schleudertrauma, Spondylarthrosen der zervikalen Halswirbel, Osteophyten

am Processus uncinatus, Mißbildungen des kranio-zervikalen Überganges, degenerative HWS-Veränderungen, beruflich bedingte Kopfzwangshaltung, Gefäßanoma-
lien der A. vertebralis.

Zur Ätiologie des zervikalen Schwindels existieren im wesentlichen vier Theorien:
1) die neurale Theorie (sympathische Irritation); 2) die vaskuläre Theorie (Reduktion
der Blutströmung der A. vertebralis im Bereich der Foramina transversaria und
Membrana atlanto-occipitalis infolge anatomisch-pathologischer Veränderungen);
3) kombinierte neural-vaskuläre Theorie; 4) propriozeptive Theorie (Irritation der
afferenten Bahnen ausgehend von den Halsgelenkkapseln, Sehnen, Bändern und
der tiefen Nackenmuskulatur).

Komplikationen

Die Gefahr für Komplikationen ist abhängig vom Ausmaß der HWS-Läsion.

Differentialdiagnosen

Differentialdiagnostisch zum zervikalen Schwindel (HWS-Syndrom) sind
M. Menière, Vertebralis-Basilaris-Insuffizienz, Blutdruckregulationsstörungen und
ein postkommotionelles Syndrom abzugrenzen.

Untersuchungsvorgänge

1. HNO-Status (normaler otoskopischer Befund).
2. Audiologische Untersuchung (Tonschwellenaudiogramm: keine Hörstörung oder
   Hörabfall einseitig oder beiderseits oft im Hochtonbereich;
   Weber: abhängig vom Hörbefund; Rinne: positiv;
   überschwellige Audiometrie und Hirnstammaudiometrie abhängig vom Ort der
   Hörschädigung).
3. Röntgen (Die Röntgendiagnostik zur Feststellung des zervikalen Schwindels läßt
   die Untersucher oft im Stich (Decher 1969). Spezielle Röntgenaufnahmen können
   Einengungen im Bereich der Foramina transversaria und im Bereich der Membrana atlanto-occipitalis (kranio-zervikaler Übergang) aufdecken. Bei spezieller
   Fragestellung CT-Aufnahmen des zervikalen Bereichs und des kranio-zervikalen
   Übergangs).
4. Vestibularisprüfung (u. a. Prüfung auf Auslösung des Zervikalnystagmus,
   Schwindel und/oder Nystagmusentstehung bei Kopfreklination).
5. Orthopädische und neurologische Untersuchung (zur Abklärung der HWS und
   des kranio-zervikalen Übergangs).

Ergebnisse der Vestibularisprüfung

Ein Nystagmus, produziert durch Kopfschütteln oder durch Kopfdrehung in sitzender
Position oder auch in der Lageprüfung, kann zervikaler Genese sein. Als nützliche

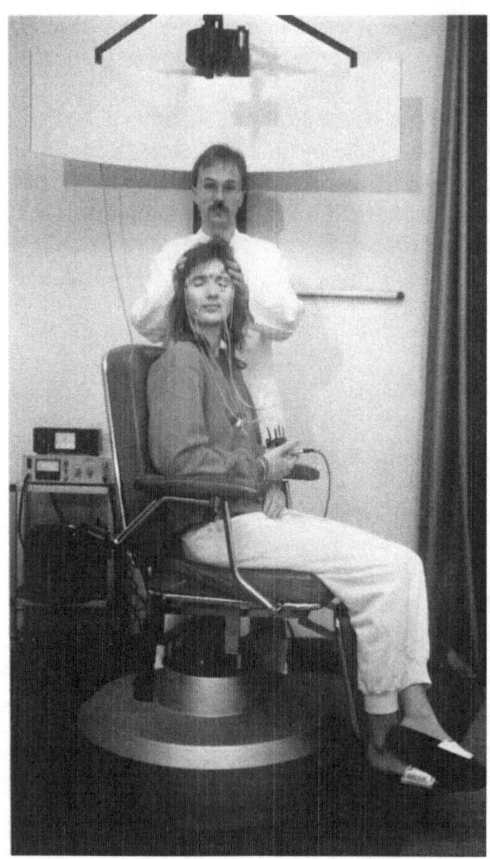

Provokationsmethode zur Auslösung eines zervikalen Schwindels inklusive Nystagmus kann die Kopf-Reklination um 30° und gleichzeitiger Kopfrotation zur Seite um 60° (Causse) dienen.

In der Vestibularisprüfung kann die Untersuchung des sog. **Zervikalnystagmus** (Greiner 1964; Moser 1974; Hülse 1983) mit Hilfe des Pendelstuhls einen wichtigen Beitrag in der Diagnose des zervikalen Schwindels liefern. Hierbei wird der Patientenkopf von einer Hilfsperson mit beiden Händen geradeaus fixiert. Vom Untersucher wird gleichzeitig der Pendelstuhl um 60° nach einer Seite gedreht (Abb. 152). In dieser Haltungsposition erfolgt 20–30 Sek. lang eine ENG-Registrierung. Danach wird der Stuhl um 60° in entgegengesetzter Richtung ausgelenkt und erneut eine Aufzeichnung durchgeführt.

Es existieren Modifikationen dieser Untersuchung. Bei Normalpersonen kommt eigentlich kein Nystagmus zum Vorschein. Erkrankte mit einem zervikalen Schwindel bekommen in der Regel einen Nystagmus, und zwar in entgegengesetzter Richtung der Pendelstuhlauslenkung. Im Falle eines propriozeptiv bedingten Schwindels entsteht ein persistierender Nystagmus mit Umkehrung bei Stuhldrehung. Imponiert ein transitorischer Nystagmus mit Krescendo-Dekrescendo-Charakter, so spricht dies für eine vaskuläre Ursache des Schwindels. Ein Nystagmus, der nur in einer Richtung ausgelöst wird, kann durch einen Spontannystagmus bedingt sein.

Therapie

Als Therapie kommen hauptsächlich symptomatische, physikalische und chiropraktische Maßnahmen in Frage. Das letztere kann in ungeübter Hand gefährlich sein.

Hinweise

An der Existenz eines zervikalen Schwindels gibt es kaum einen Zweifel (Gray 1980; Jongkees 1980; Scherer 1985; Terrahe 1985). Die Diagnose des zervikalen Schwindels ist sehr schwierig. Diesbezüglich existieren zahlreiche unterschiedliche Meinungen. So wird berichtet, daß der Zervikalnystagmus auch bei Gesunden vorkommen kann (Bles u. de Jong 1982; Norré 1987; Philipszoon u. Bos 1963). Bis jetzt besteht noch keine eindeutige Nachweismethode des zervikalen Schwindels (Holtmann u. Reimann 1989).

Vertebralis-Basilaris-Insuffizienz

Die *Vertebralis-Basilaris-Insuffizienz* ist eine Erkrankung, die fast ausschließlich bei älteren Personen vorkommt.

Symptome

Erkrankte mit einer Vertebralis-Basilaris-Insuffizienz haben neben anderen Beschwerden als Hauptsymptom Schwindel. Er kann als „systematischer" Schwindel (z. B. Drehschwindel oder Fallneigung) als auch als „unsystematischer" Vertigo (z. B. Benommenheitsgefühl, Betrunkenheitsgefühl) imponieren. Mitunter können menièreforme Zustandsbilder ausgelöst werden, wie akute Schwindelattacken und plötzlicher Hörverlust (Tabelle 47). Jedoch sind sie im Gegensatz zum M. Menière meist nicht so intensiv und dauern in der Regel nur Sekunden bis einige Minuten.

Tabelle 47. Symptome bei Vertebralis-Basilaris-Insuffizienz

1. Schwindel
2. »Drop attacks«
3. Okzipitale Kopfschmerzen
4. Hörbeeinträchtigung mit oder ohne Ohrensausen
5. Sehstörungen
6. Flüchtige andere neurologische Störungen

Eine Erhärtung der Diagnose besteht, wenn der Schwindel durch bestimmte Kopfbewegungen auslösbar ist, so z. B. durch Überstrecken des Kopfes nach hinten oder
zur Seite mit gleichzeitiger Reklination, z. B. beim Gardinenaufhängen. Recht hinweisend für diese Erkrankung sind spontan auftretende sog. „drop attacks" (plötzliche Tonusschwäche der Beine mit Hinfallen ohne Bewußtseinsstörung). Als Be-
gleitsymptome verspüren die Betroffenen häufig auf beiden Seiten einen Hörverlust
mit oder ohne Ohrensausen, Sehstörungen (Sehschwäche, Skotome oder sogar Doppelbilder), okzipitale Kopfschmerzen, die Stunden anhalten können, bis hin zu transitorischen sensiblen Ausfallerscheinungen am Kopf und/oder Körper, flüchtige Hirnnervenläsionen oder andere, meist rezidivierende neurologische Symptome (Dys-
phagie, Dysarthrie). Diese rezidivierenden Episoden dauern oft nur einige Minuten.
Die aufgezählten Symptome können in unterschiedlichen Kombinationen auftreten.

Ätiologie, Pathogenese

Die Ätiologie und Pathogenese der Vertebralis-Basilaris-Insuffizienz sind mannigfaltig. Die Blutversorgung des Labyrinthes, achten Hirnnerven, Vestibulariskerngebietes mit Stammhirn und Zerebellum stammt von den zahlreichen Abzweigungen
des Basilarisgefäßsystems und dem Vertebralisgefäßsystem ab. Des weiteren ist die
Kommunikation über dem Circulus arteriosus Willisii von Bedeutung. Bereits Stenosen im Karotisgefäßsystem reduzieren Kompensationsvorgänge über dieses System
erheblich. Somit lassen sich die aufgezählten Symptome wie Schwindel, Gleichgewichtsstörungen, Hörstörungen, Sehstörungen, verbunden mit anderen mehr oder
weniger flüchtigen neurologischen Ausfallserscheinungen infolge einer passager verlaufenden zerebrovaskulären Insuffizienz im Vertebralis-Basilaris-Gefäßsystem
leicht erklären. Atherosklerose, Arteriosklerose oder andere Gefäßwandverände-
rungen (Stenosen, Hypoplasie, Aplasie) mit reduziertem Reflexverhalten des Gefäßsystems, pathologische HWS-Veränderungen (z. B. Spondylosen oder Osteophyten am Processus uncinatus), hypertone oder hypotone Blutdruckkrisen mit oder
ohne kardiale Störungen (z. B. Herzrhythmusstörungen, Herzinsuffizienz) können
die Symptomatik einer Vertebralis-Basilaris-Insuffizienz auslösen. Akute ausgedehnte Thrombosen oder Embolien in diesem Stromgebiet verursachen keine rezidivierende Symptomatik mehr, sondern enden meist tödlich (akute Bulbärparalyse).
Eine isolierte Vertebralis-Basilaris-Insuffizienz verursacht in der Regel kaum Beschwerden. Erst in Kombination mit anderen Faktoren (kardiale Erkrankung, Hypertonie, Hypotonie etc.) entstehen Symptome wie Schwindel. Eine Symptomatik
wie bei der Vertebralis-Basilaris-Insuffizienz kann bei manchen Patienten durch eine
seitliche Kopfdrehung mit gleichzeitiger Reklination provoziert werden. Es kann
dadurch eine transitorische Durchblutungsstörung der A. vertebralis, aber auch der
A. carotis interna resultieren, insbesondere bei älteren Erkrankten mit Stenosen im
Bereich der extra- und intrakraniellen Gefäße (TIA).

Komplikationen

Die Gefahr für Komplikationen sind vom Ausmaß der Vertebralis-Basilaris-Insuffizienz abhängig.

Differentialdiagnosen

Als Differentialdiagnosen kommen das hypersensitive Karotissinus-Syndrom (s. S. 304), verschiedene Formen des Lage- und Lagerungsschwindels, der M. Menière und die Basilarismigräne in Frage.

In diesem Zusammenhang wird kurz auf weitere zerebrale Durchblutungsstörungen hingewiesen, die mit Schwindel verbunden sind:

a) Eine Vertebralis-Basilaris-Insuffizienz kann als Folge eines **Subclavian-Steal-Syndroms** resultieren. Bei Vorliegen einer Stenose in der A. subclavia auf einer Seite proximal der Teilungsstellen von der A. vertebralis kommt es zu einer Strömungsumkehr in der A. vertebralis der gleichen Seite, insbesondere bei Betätigung der oberen Extremitäten, mit Auslösung der typischen Symptomatik. Für die Erkennung des Subclavian-Steal-Syndroms ist es wichtig, den Blutdruck auf beiden Seiten zu bestimmen. Eine Blutdruckdifferenz zwischen dem rechten und linken Arm von 30 mmHg und mehr ist hinweisend für diese Diagnose.

b) Das **Wallenberg-Syndrom** (dorsolaterales Medulla oblongata-Syndrom) resultiert infolge einer Durchblutungsstörung im Versorgungsgebiet der A. cerebelli inferior posterior (PICA = posterior inferior cerebellar artery). Dadurch entstehen oft als Symptome: akuter Schwindel meist in Form von Gleichgewichtsstörungen (einmal von seiten des Vestibulariskerngebietes und zum zweiten von seiten des Zerebellums), ipsilaterale Sensibilitätsstörungen des Kopfes (N. trigeminus), Rekurrensparese, Glossopharyngeusparese und kontralateral am Körper gestörte Schmerz- und Temperaturempfindung und ipsilaterales Horner-Syndrom (Sympathikusläsion). In der Vestibularisprüfung imponiert häufig ein horizontal-rotierender Spontannystagmus mit überwiegend rotierender Komponente zum gesunden Ohr und ein Blickrichtungsnystagmus. Des weiteren kann eine gestörte Blickmotorik, ein Richtungsüberwiegen des Nystagmus bei der Stuhlpendelung oder Rotationsprüfung, statische Ataxie und manchmal durch die Schädigung im Bereich des Vestibulariskerngebietes eine ipsilaterale kalorische Un- oder Untererregbarkeit vorkommen.

c) Eine Ischämie im Bereich der A. cerebelli inferior anterior (AICA = anterior inferior cerebellar artery) verursacht eine Infarzierung im dorsolateralen pontomedullären Gebiet (**laterales pontomedulläres Syndrom = Gasparini-Syndrom**). Da in etwa 80 % der Fälle die A. labyrinthi von diesem Gefäßast stammt, entsteht neben lebensbedrohenden neurologischen Ausfällen und zerebellären Störungen auch eine Schädigung des siebten und achten Hirnnerven. In der Vestibularisprüfung resultieren dadurch schwerwiegende pathologische Vestibularisbefunde in Form einer Kombination von zentral- und peripher-vestibulärer Läsion.

d) Patienten mit Neigung zu Migräne können manchmal von einer sog. **basilären Migräne** befallen werden (Bickerstaff 1961). Es treten Symptome von seiten der hinteren Schädelgrube auf (Vertigo, Gleichgewichtsstörungen, Dysarthrie, Tinnitus und Sehstörungen), die einige Minuten bis höchstens 45 Minuten andauern. Danach entstehen starke einseitige okzipitale Kopfschmerzen. Jüngere Frauen können während der Menstruation von diesen Beschwerden befallen werden. Diese Symptome scheinen sekundär als Folge von Vasokonstriktionen im Bereich des Gefäßsystems der A. vertebralis und A. basilaris ausgelöst zu werden. Die pathologischen Vestibularisbefunde können unterschiedlich sein, je nach Ort der Vasokonstriktion. Sie sind meist von kurzer Dauer und daher oft schwierig zu objektivieren. Auch Kinder können von einem ähnlichen Krankheitsbild betroffen werden, das als „benigner paroxysmaler Schwindel in der Kindheit" bezeichnet wird (s. S. 291).

e) Am kranio-zervikalen Übergang können Fehlbildungen vorkommen wie Atlasassimilation, habituelle Densluxation, Spina bifida atlantis, Klippel-Feil-Syndrom sowie eine basiläre Impression. Bei der **basilären Impression** überragt im seitlichen Röntgenbild des Schädels mit sichtbarem kranio-zervikalen Übergang die Spitze des Dens epistrophei die Chamberlainsche Linie (Verbindung vom Hinterrand des harten Gaumens zum dorsalen Rand des Foramen occipitale magnum) um mehr als 2,5–5 mm. Bei der Verwendung der McGregorschen Linie (Verbindung vom Hinterrand des harten Gaumes zum tiefsten Punkt der Okzipitalschuppe) darf der Dens diese höchstens um 5 mm überragen. Nach der sog. Fischgold-Linie (Verbindungslinie vom tiefst gelegenen Punkt beider Mastoidspitzen im anterior-posterioren Strahlengang) überragt die Densspitze diese Linie um maximal 1–2 mm. Eine Sonderform stellt das **Arnold-Chiari-Syndrom** dar, wo nervöse Fehlstrukturen zusammen mit einer Elongation des kaudalen Hirnstammes und Zerebellums in Richtung des zervikalen Abschnittes hineinragen. Bei Personen mit Kurzhals oder Schiefhals, einseitigem Schulterhochstand, Kyphose oder Skoliose des Os vertebrale besteht die Möglichkeit für das Vorliegen einer basilären Impression. Sie kann auch sekundär entstehen als Folge von Erkrankungen, die zur Nachgiebigkeit an der Schädelbasis führen (z. B. Osteomalazie, M. Behçet, fibröse Knochendysplasie, Klippel-Feil-Syndrom mit Kurzhals und Blockbildung mehrerer Halswirbel, posttraumatisch, Metastasen). Bei der basilären Impression können als Beschwerden Nacken- und Hinterkopfschmerzen sowie Schwindel ausgelöst werden, die durch Kopfbewegungen provoziert oder, wenn ständig vorhanden, zunehmen können. Darüber hinaus können ähnlich wie bei der Vertebralis-Basilaris-Insuffizienz, z. B. Hirnstammsymptome (u. a. Schwindel und Gleichgewichtsstörungen, verbunden mit einem „down-beat-nystagmus"), kaudale Hirnnervenausfälle, Pyramidenbahnzeichen und Sensibilitätsstörungen auftreten. Eine Ohrsymptomatik kann ebenfalls hinzukommen. Manchmal kann sie in Form einer Menière-Symptomatik einhergehen (Elies 1984). Eine Visusstörung ist allerdings nicht typisch für eine basiläre Impression. Die Symptome können sich langsam progredient entwickeln und sich vielfach erst im Erwachsenenalter richtig manifestieren. Als Therapie wird nur in speziellen Fällen eine chirurgische Behandlung wie z. B. eine okzipitale Dekompression notwendig. Hierbei wird in der Regel der Dens auf transoralem, transzervikalem oder subokzipitalem Zugang gekürzt.

Untersuchungsvorgänge

1. HNO-Status (normaler otoskopischer Befund).

2. Audiologische Untersuchung (Tonschwellenaudiogramm: recht häufig beidseitige symmetrische Innenohrschwerhörigkeit meist im Hochtonbereich;

Weber: bei symmetrischem Hörverlust Lateralisation in der Mitte; Rinne: positiv; überschwellige Audiometrie: kochleäre oder retrokochleäre Gehörbeeinträchtigung.
Hirnstammaudiometrie: je nach Ort der Hörbahnschädigung ohne oder mit verlängerter Hirnstammlaufzeit).

3. Röntgen (Schädel seitlich und insbesondere Aufnahmen zur Darstellung des kranio-zervikalen Übergangs durch konventionelle Aufnahmen, Schichtaufnahmen oder CT-Aufnahmen zur Feststellung eines Dens-Hochstands oder einer basilären Impression; bei speziellen Fragestellungen Subtraktionsangiographie).
4. Vestibularisprüfung (komplette neurootologische Untersuchung bestehend aus Gleichgewichtsuntersuchung inklusive Fahndung nach dem Zervikalnystagmus, Hirnnervenfunktionsprüfung und gegebenenfalls elektrophysiologische Zusatzuntersuchung von Hirnnerven).
5. Neurologische Untersuchung (Neurostatus inklusive Ultraschall-Doppler-Sonographie und eventuell Angiographie. Für die Zukunft eröffnet sicherlich die Positronen-Emissions-Tomographie (PET), ein Verfahren zur Erfassung von Regionen verminderter oder vermehrter Stoffwechselaktivität im Gehirn, neue Perspektiven für die Diagnostik).
6. Internistische Untersuchung (zur Fahndung nach kardiovaskulären Störungen oder anderen Grundleiden).
7. Orthopädische Untersuchung (zur Abklärung der HWS und des kranio-zervikalen Übergangs).

Ergebnisse der Vestibularisprüfung

Die pathologischen Ergebnisse in der Vestibularisprüfung von Erkrankten mit Vertebralis-Basilaris-Insuffizienz können recht diskret oder gravierend ausfallen, je nach Schwere und Kombination von Läsionen (z. B. Patienten mit HWS-Veränderungen, Gefäßstenosen und gleichzeitig kardialen Störungen).

Die meist älteren Personen können neben dem systematischen oder unsystematischen Schwindel einen Spontannystagmus mehr vom zentralen Typ aufweisen (z. B. frequenter Nystagmus mit petite écriture). Ein sog. „down-beat" Nystagmus kann ein Hinweis für eine basiläre Impression sein. Ein Blickrichtungsnystagmus kommt recht selten vor. In der Lageprüfung kann ein Lage- oder Lagerungsnystagmus mehr vom zentralen Typ vorkommen. Manchmal kann durch eine Provokationsmethode, wie die Lageprüfung, Schwindel ohne Nystagmus entstehen. Als weitere Provokationsmethode ist es vorteilhaft, nach einem Zervikalnystagmus zu fahnden. Die Posturographie zur Feststellung der Statik bzw. der vestibulospinalen Reflexe kann unterschiedlich ausgeprägt pathologisch ausfallen. In der Stuhlpendelung oder Rotationsprüfung imponieren meist Rechts- und Linksnystagmusausschläge von gleicher Intensität, jedoch meist in Form einer petite écriture oder mit Dysrhythmien. Oft ist die Blickmotorik von Patienten mit einer Vertebralis-Basilaris-Insuffizienz pathologisch beeinträchtigt. In der kalorischen Prüfung besteht häufig eine seitengleiche, aber gesteigerte Erregbarkeit und zwar meist in Form einer petite écriture (kleine Amplitude) mit erhöhter Frequenz (Hofferberth 1988) und häufig verbunden mit

Tabelle 48. Therapievorschläge bei der Vertebralis-Basilaris-Insuffizienz

1. Behandlung von Grundkrankheiten (z. B. Herzinsuffizienz, Hypertonie, Hypotonie, Diabetes)
2. Förderung der cerebralen Durchblutung durch Kalziumantagonisten, wie z. B. Sibelium oder Nimodipin (mit gleichzeitiger labyrinth-depressorischer Wirkung)
3. Möglichst Abstand nehmen von chiropraktischer Behandlung
4. Operative Behandlung nur in Ausnahmefällen nötig

dazwischenliegenden Dysrhythmie-Phasen. Hofferberth spricht von einer petite écriture-Schrift im ENG, wenn die Amplituden um 30% erniedrigt und die Frequenz um 30% gegenüber einem Normalkollektiv erhöht sind.

Therapie

Die Therapie von Personen mit Vertebralis-Basilaris-Insuffizienz geschieht in der Regel nur symptomatisch wie die Behandlung von Grundleiden (z. B. Diabetes, Hypertonie, Hypotonie, kardiale Insuffizienz) und Förderung der Hirndurchblutung durch Medikamente mit gefäßspezifischer und/oder stoffwechselaktiver Wirkung. Kalziumantagonisten wie Flunarizin (Sibelium) und (Nimodipin) bewirken einen günstigen Effekt auf den Schwindel, infolge einer labyrinthdepressorischen Wirkung zu einem und zum anderen über eine hämorheologische und eine selektiv gefäßspezifische Wirkung. Manchmal ist es förderlich, Thrombozytenaggregationshemmer zu verabreichen. Abrupte und extreme Kopfreklinationen sollten tunlichst vermieden werden, um eine Symptomatik nicht zu provozieren. Von chiropraktischer Behandlung sollte in der Regel Abstand genommen werden, da sie insbesondere in ungeübter Hand zu schweren, sogar tödlichen Zwischenfällen führen kann. Operative, insbesondere gefäßchirurgische Eingriffe kommen nur in speziellen Fällen in Frage (Tabelle 48).

Hinweis

Schwindel zusammen mit mindestens noch einem der in der Tabelle 47 aufgezählten anderen Symptome läßt erst den Verdacht auf eine Vertebralis-Basilaris-Insuffizienz zu.

Kasuistik

Die Falldemonstration eines Patienten im mittleren Lebensabschnitt (K.B., 52 Jahre, Abb. 153–154 und Tabelle 49) mit einer angiographisch nachgewiesenen Vertebralis-Basilaris-Insuffizienz soll gezeigt werden.

Als Anamnese gab der 52jährige Patient an, seit etwa 2 $^1/_2$ Jahren nach schnellen Körperbewegungen einen Schwankschwindel ohne Übelkeit für einige Sekunden zu verspüren. Beim Hinaufschauen konnte ein Drehschwindel und Benommenheitsgefühl hervorgerufen werden. Zusätzlich klagte er über häufige Hinterkopfschmerzen. Über einen Hörverlust und Ohrensausen wurde nicht berichtet.

276

Der HNO-Status war im wesentlichen unauffällig. Im Tonschwellenaudiogramm wurde auf beiden Ohren eine Normalhörigkeit nachgewiesen. Die Nasennebenhöhlen waren in der konventionellen Röntgenaufnahme frei strahlendurchgängig.

In der Vestibularisprüfung lag kein Spontannystagmus vor. Bei Provokationsmaßnahmen wie in der Lageprüfung wurde Vertigo für Sekunden hervorgerufen, aber ohne Nystagmusentstehung. Beim schnellen Aufsitzen wurde zusätzlich ein vorübergehendes Körperschwanken ausgelöst. Die Blickmotorik war intakt, ebenso die grobe Funktion der Hirnnerven. Die vestibulospinalen Reflexe waren nach Augenschluß erheblich eingeschränkt. In der Stuhlpendelung wurden symmetrische Rechts- und Linksnystagmusausschläge erzeugt, jedoch mit recht kleiner Amplitude.

Die kalorische Prüfung ergab eine seitengleiche, aber gesteigerte Erregbarkeit. Die Nystagmusschrift im ENG ergab kleinamplitude Nystagmusausschläge im Sinne einer sog. „petite écriture" (Abb. 153, 154). Darüber hinaus entstand beim Patienten nach jeder der vier Spülungen ein starker Brechreiz. Insgesamt wies die thermische Prüfung Zeichen einer Enthemmung auf, vermutlich als Folge einer Läsion der inhibitorischen Bahnen.

Die Resultate in der Gleichgewichtsuntersuchung sprachen somit für das Vorliegen einer zentralvestibulären Läsion, möglicherweise als Folge einer Vertebralis-Basilaris-Insuffizienz. Der Vestibularis-Index (Tabelle 49) mit 9 wies auf eine mittelschwere vestibuläre Schädigung hin.

Als Therapie wurde die Gabe eines Flunarizinpräparates vorgeschlagen. Zur Verifizierung der Diagnose wurde der Erkrankte in die Neurologie überwiesen. Eine dort angefertigte kraniale Computertomographie ergab eine Elongation der A. basilaris. Eine daraufhin durchgeführte Angiographie wies Kaliberschwankungen im vertebrobasilären System nach als Zeichen einer Vertebralis-Basilaris-Insuffizienz.

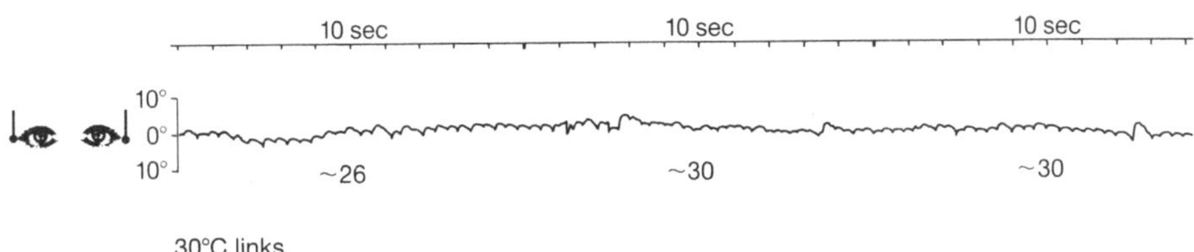

Abb. 153. In der kalorischen Prüfung eines 52jährigen Patienten mit einer angiographisch nachgewiesenen Vertebralis-Basilaris-Insuffizienz entsteht auf beiden Seiten eine gesteigerte Erregbarkeit bei der Warm- und Kaltspülung. Gleichzeitig wurde ein intensiver Brechreiz provoziert. Das Schriftbild im ENG ist kleinamplitudig („petite écriture"). In dieser Abbildung wird das Ergebnis der Kaltspülung auf der linken Seite demonstriert

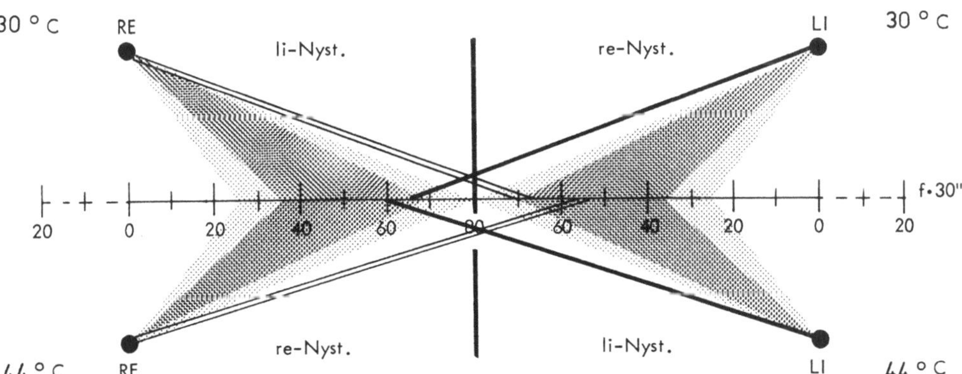

Abb. 154. Im Frequenz-Kalorigramm desselben Patienten wie in Abb. 153, imponiert eine gesteigerte Erregbarkeit in den vier Spülungen als Zeichen einer Enthemmung

Tabelle 49. Der Vestibularis-Index von 9 desselben Patienten
der Abb. 153 und 154 mit einer angiographisch nachgewiesenen
Vertebralis-Basilaris-Insuffizienz deutet auf eine mittelschwere
zentral-vestibuläre Läsion hin

Ruheschwindel	0
Belastungsschwindel	2
Spontan- oder Blickrichtungsnystagmus	0
Blickmotorik	0
Vestibulospinale Reaktionen	3
Lageprüfung	1
Kalorische Prüfung	3
Vestibularis-Index	**9**

Encephalomyelitis disseminata

Kaum eine neurologische Krankheit hat einen derartigen Formenkreis ihres Erscheinungsbildes und des Verlaufs wie die *Encephalomyelitis disseminata*. Sie besteht aus der Verkoppelung multilokulärer Symptome mit Schüben und Remissionen.

Symptome

Patienten mit multipler Sklerose klagen in der Regel nicht über einen spezifischen Symptomenkomplex, sondern vielmehr über unterschiedliche Symptome je nach Lokalisation der Krankheitsprozesse. Anhand eines großen Krankengutes mit gesicherter Diagnose MS wird nach unserer Erfahrung sowohl im Früh- als auch im Spätstadium häufig über Schwindel, Sehstörungen und Sensibilitätsstörungen berichtet (Gareis 1986; Haid et al. 1976). Der Schwindel wird vielfach als systematischer Schwindel vom Charakter des Drehschwindels, Schwankschwindels oder der Unsicherheit beschrieben, aber ziemlich selten als unsystematischer Schwindel. Häufig kommen früher oder später Gleichgewichtsstörungen hinzu, die sich oft in Form einer Gehbehinderung zeigen. Sie können bedingt sein durch zentrale Läsionen (zerebellär, vestibulär) oder durch Lähmungserscheinungen der Beine (spinal). Die Gehbehinderung tritt häufig als Schwierigkeit beim Treppensteigen auf – „die Beine folgen nicht richtig". Die Sehstörungen imponieren sehr oft als Doppelbilder, Gesichtsfeldeinschränkungen, passagerer Visusverlust oder auch nur als Verschwommensehen. Sensibilitätsstörungen oder Parästhesien können überall am Körper auftreten (Gesicht, Körperstamm oder Extremitäten). Nur in etwa einem Viertel der Fälle entstehen Hörverlust oder Tinnitus. Sprachstörungen, wie z. B. eine skandierende Sprache, resultieren meist erst im fortgeschrittenen Stadium. Die sog. „Charcot-Trias" (Intentionstremor, skandierende Sprache und Nystagmus) findet sich, bis auf den Nystagmus, selten und wenn, in der Regel, nur in weit fortgeschrittenen Fällen. Charakteristisch für die Symptome bei Erkrankten mit Encephalomyelitis disseminata ist ihr schubweiser Verlauf mit abwechselnden Remissionen mit Tendenz zur Progredienz. Sie sind abhängig von Lokalisation und Ausdehnung der Krankheitsherde (multiple topische Lokalisation). Ein interessantes Phänomen ist die Tatsache, daß die Symptome in einigen Fällen durch Erhöhung der Körpertemperatur verstärkt werden können (Lee 1983).

Ätiologie, Pathogenese

In Mitteleuropa existieren 50–100 Erkrankungen pro 100 000 Bewohnern (Delank 1981). In der Bundesrepublik gibt es derzeit etwa 80 000–100 000 MS-Patienten. Ca. 8% der Erkrankten, die in neurologischen Kliniken behandelt werden, sind MS-Patienten (Poeck 1982). Sie machen in Deutschland 1:1000 aller Sektionsfälle aus. Die multiple Sklerose befällt bevorzugt das weibliche Geschlecht. Die Altersverteilung liegt im allgemeinen zwischen dem 20. und 40. Lebensjahr. Interessanterweise nimmt die Häufigkeit dieser Erkrankung mit zunehmender Entfernung vom Äquator zu, sowohl nach Norden als auch nach Süden. Spielen möglicherweise klimatische Faktoren, Umwelteinflüsse oder die Ernährungsweise eine Rolle? Es scheint eine familiäre Häufung vorzuliegen. Das Risiko ist 15mal größer an MS zu erkranken, wenn in der nächsten Verwandtschaft diese Erkrankung aufgetreten ist (Mumenthaler 1976). Die genaue Ursache der Encephalomyelitis disseminata ist noch nicht restlos geklärt. Es existieren zahllose Hypothesen. Diskutiert wird insbesondere die Auslösung der Krankheit durch eine Virusinfektion („slow-virus-infection", Koprowski u. Ter Meulen 1975) oder infolge eines Autoimmungeschehens (Bauer 1970). Liegt möglicherweise eine Störung des Lipidstoffwechsels vor? Histopathologisch ist die Encephalomyelitis disseminata charakterisiert durch Demyelinisationen (Markscheidenzerfall) ohne Destruktion der Axone (außer in sehr akuten Stadien). Sie können überall im Zentralnervensystem vorkommen (z. B. Augenmuskelkern und/oder Vestibulariskerngebiet, Hinterstrangbahnen, Pyramidenbahnen, Zerebellum), besonders gerne vor dem Aquädukt, am Boden des vierten Ventrikels (Hirnstamm) und im Rückenmark (Mumenthaler 1976). In der grauen Substanz sind die Ganglienzellen meist intakt, die Astrozyten leicht vermehrt. In der weißen Substanz zeigt sich in älteren Plaques eine deutliche Vermehrung der Neuroglia mit Fasergliose und Zunahme der Retikulinfasern. Dadurch sehen diese Herde grau aus und fühlen sich verhärtet an. Infolge dieser „multiplen" und „sklerotischen" Herde hat die Erkrankung ihren Namen *multiple Sklerose* (MS) erhalten. Sie kann in drei Verlaufsformen erscheinen: a) als in Schüben verlaufende Erkrankung, b) als chronisch progredienter Verlauf (¹/₃ der Fälle) oder c) als akut verlaufende Form (recht selten, kann innerhalb von Wochen bis Monaten zum Tode führen). Die Prognose dieser heimtückischen und zum Siechtum führenden Erkrankung ist als schlecht zu bezeichnen. 10 Jahre nach dem ersten Schub leben ca. 80% der Erkrankten, nach 25 Jahren nur noch 6% (Mumenthaler 1976).

Komplikationen

Meist führt diese in Schüben verlaufende, heimtückische Erkrankung mit chronisch progredientem Verlauf früher oder später zu einer Invalidität und schließlich in der Regel zum Tod des Patienten.

Differentialdiagnosen

Die Differentialdiagnosen von Encephalomyelitis disseminata können mannigfaltig
sein und richten sich oft nach den gerade erscheinenden Symptomen. Bei Personen
mit Hirnnervenausfällen muß an einen Hirntumor gedacht werden, bei Zeichen von
zerebellärer Ataxie an einen Kleinhirntumor, bei einer Optikusatrophie an ein Keil-
beinmeningeom, bei hemiplegischen Störungen an einen Schlaganfall oder Hirntumor, bei paraspastischen Ausfällen an einen Rückenmarkstumor. Des weiteren sind
Läsionen im kranio-zervikalen Übergang, Kleinhirnbrückenwinkel oder Gefäßpro-
zesse und entzündliche Affektionen abzugrenzen.

Untersuchungsvorgänge

1. HNO-Status (mikrootoskopischer Befund: normal).
2. Audiologie (Tonschwellenaudiogramm: in ca. 40 % der Fälle kann eine einseitige
   oder beidseitige sensoneurale Hörstörung vorliegen ohne charakteristischen Hörkurvenverlauf. In den Kontrolluntersuchungen kann sich manchmal ein fluktuierender Hörkurvenverlauf ergeben.
   Weber: Keine Lateralisation oder Lateralisation ins besserhörende Ohr; Rinne:
   positiv;
   überschwellige Audiometrie: in etwa $^{1}/_{3}$ der Fälle retrokochleäre Hörstörung
   nachweisbar, in manchen Fällen kann der Mittelohrreflex pathologisch verändert
   sein.
   Die Hirnstammaudiometrie kann bei dieser Erkrankung wichtige Aufschlüsse
   über eine retrokochleäre Hörstörung und zusätzliche Information zur Topodiagnostik liefern (Lehnhardt 1982; Berg et al. 1984).
3. Röntgen (konventionelle Aufnahmen des Schädels in der Regel ohne pathologischen Befund).
4. Vestibularisprüfung (Gleichgewichtsprüfung inklusive Hirnnervenfunktionsprüfung und gegebenenfalls elektrophysiologische Untersuchungen).
5. Ophthalmologie (Augenspiegeluntersuchung: oft Entstehung einer Retrobulbär-
   neuritis mit temporaler Abblassung der Papille und schließlich Optikusatrophie.
   Neuroophthalmologie: nicht selten Nachweis von Augenmuskelparesen; Ableitung von optisch evozierten Potentialen, wobei es in ca. 70 – 80 % zu einer verlängerten Latenz der kortikal evozierten Potentiale nach optischem Reiz kommen
   kann, Asselmann et al. 1975; Lowitsch et al. 1976).
6. Neurologie – Neuroradiologie (neurologischer Status: Nachweis von Hirnnervenläsionen und pathologisches Reflexverhalten. Das Elektroenzephalogramm kann
   unspezifische Allgemeinveränderungen hervorbringen. Es dient mehr zum Ausschluß von anderen zerebralen Veränderungen als zur spezifischen Diagnostik
   der multiplen Sklerose (Gottwald 1978). Die Liquoruntersuchung stellt einen
   wichtigen Beitrag zur MS-Diagnostik dar. Bereits im Initialstadium kann es recht
   oft zu einer Eiweißerhöhung mit Gamma-Globulinvermehrung (IgG) und Nachweis typischer oligoklonaler Banden im Liquor kommen. Die kraniale Computertomographie kann in etwa $^{1}/_{3}$ der Fälle Dichteminderungen durch sklerotische
   Plaques, eine Hirnatrophie oder Entmarkungsherde aufdecken. Ebenso kann die

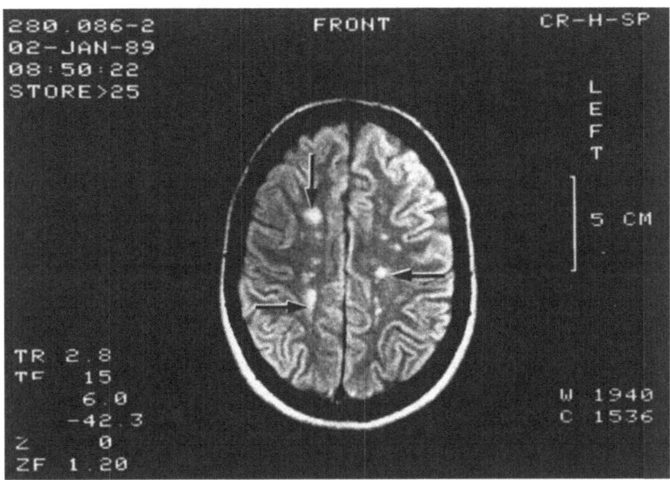

Abb. 155. In der Kernspintomographie werden nach i.v.-Injektion von Gadolinium bei einer Patientin (H.J., 38 Jahre) mit Encephalomyelitis disseminata Entmarkungsherde sichtbar (*Pfeile*)

Kernspintomographie ohne oder mit Kontrastmittel (Abb. 155), oder neuerdings die Methode der kortikalen Magnetstimulation (Deecke 1988) wertvolle Hinweise liefern.

Ergebnisse der Vestibularisprüfung

Die neurootologische Untersuchung liefert häufig einen wichtigen Beitrag zur Diagnostik der multiplen Sklerose. Sowohl im Früh- als auch im Spätstadium kann in einem hohen Prozentsatz (80%) ein pathologisches Vestibularisergebnis erhoben werden (Haid et al. 1976; Gareis 1986). In etwa gleicher Prozentzahl verspüren die Patienten ein subjektives Schwindelgefühl unterschiedlicher Intensität, meist vom Charakter des systematischen Schwindels. Nicht selten wird auch über Gleichgewichtsstörungen geklagt.

In mehr als einem Drittel der Fälle zeigt sich ein Spontannystagmus mit unterschiedlicher Schlagrichtung (horizontal, diagonal oder vertikal). Ein dissoziiert schlagender Spontannystagmus, wobei der Nystagmus an einem der beiden Augen entweder mit unterschiedlicher Intensität (quantitativ dissoziierter Spontannystagmus) oder mit unterschiedlicher Schlagrichtung (qualitativ dissoziierter Spontannystagmus) schlägt, stellt einen wichtigen Hinweis für das Vorliegen einer Encephalomyelitis disseminata dar. Diese Nystagmusform entsteht durch eine Läsion im Bereich des Fasciculus longitudinalis medialis und wird als internukleäre Ophthalmoplegie (s. S. 282) bezeichnet. Eine Augenmuskelparese kann ebenfalls einen dissoziierten Nystagmus hervorrufen. Auch andere sonderbare Nystagmusformen wie ein Pendelnystagmus oder Nystagmus alternans können vorkommen. Bei der Untersuchung des Blickrichtungsnystagmus tritt dieser meist als regelmäßiger Blickrichtungsnystagmus mit rosettenförmiger Schlagweise des Nystagmus bei Blick in die jeweils zu prüfenden Blickrichtungen auf (Haid et al. 1976).

In ca. der Hälfte der Fälle von erkrankten MS-Patienten kann in der Lageprüfung ein Provokationsnystagmus zum Vorschein kommen, entweder als Lagenystagmus, Lagerungsnystagmus oder als Kombination der beiden. Die Schlagrichtung ist unterschiedlich, mal richtungswechselnd oder vertikal, aber auch richtungsbestimmt.

Die Blickmotorik ist in vielen Fällen pathologisch gestört, entweder nachweisbar in der langsamen Pendelblickfolgebewegung, im Sakkaden-Test und/oder in der optokinetischen Prüfung als Hinweis für eine Herdläsion in ihren übergeordneten Bahnen. Durch Mehrkanal-ENG-Registrierung kann bei diesen Untersuchungen eine internukleäre Ophthalmoplegie erkannt werden. Sie ist gekennzeichnet durch Adduktionshemmung des jeweils nasal bewegenden Auges bei erhaltener Abduktion des temporal blickenden Auges. Die Konvergenz bleibt erhalten. Dieser Befund deutet auf eine Schädigung im Bereich des Fasciculus longitudinalis medialis zwischen den Oculomotoriuskernen und Abduzenskernen. Auch Hirnnervenläsionen können bei Erkrankten mit Encephalomyelitis disseminata auftreten (z. B. des N. trigeminus, N. facialis, N. abducens oder der kaudalen Hirnnerven). Bei zahlreichen Patienten besteht eine sog. „statische Ataxie", d. h. sie haben ein Unvermögen, koordinierte Körperbewegungen auszuführen, häufig bereits mit geöffneten Augen. Dies kann u. a. eine zerebelläre Mitbeteiligung anzeigen. Diese Patienten können außerdem einen gestörten Nackenreflex aufweisen.

Bei etwa 50% der MS-Patienten ist mit pathologischen Ergebnissen in der kalorischen Prüfung zu rechnen, und zwar oft als Übererregbarkeit mit Hinweis auf eine Läsion von inhibitorischen Bahnen oder als Kalt-Warm-Dissoziation (Preponderance bzw. zentrales Richtungsüberwiegen des Nystagmus). Nicht selten besteht gleichzeitig eine gestörte Fixationssuppression. In besonderen Fällen kann sogar in der thermischen Prüfung ein peripher-vestibuläres Bild vorliegen, wie eine einseitige Untererregbarkeit oder gar Unerregbarkeit (Pfaltz 1969; Haid et al. 1976) und damit sogar das Bild einer vestibulären Kleinhirnbrückenwinkelsymptomatik vortäuschen, infolge Herdläsion im Bereich des Vestibulariskerngebietes. Eine interessante Reaktionsform, die wir bisher nur bei Patienten mit multipler Sklerose beobachtet haben, ist die sog. „vermehrte Einzelreaktion" (in 8 von 111 gesicherten MS-Fällen, Haid et al. 1976). Diese Reaktionsform ist charakterisiert durch eine isoliert stärkere Erregbarkeit in einer der vier Spülungen. Ein Spülfehler muß durch Wiederholung aller vier Spülungen ausgeschlossen werden.

Wichtige Rückschlüsse für die Diagnose Encephalomyelitits disseminata können aus Verlaufsbeobachtungen gezogen werden. Synchron mit den Schüben zeigen die pathologisch-neurootologischen Befunde in der Regel eine Wechselhaftigkeit bzw. eine Fluktuation mit Zeichen einer allmählichen Progredienz. Daneben können auch die audiologischen Symptome Fluktuationen aufweisen. Interessanterweise fluktuieren die vestibulären und audiologischen Symptome selten zum gleichen Zeitpunkt im Gegensatz z. B. zum M. Menière.

Zusammenfassend kann festgestellt werden, daß folgende *neurootologischen Zeichen für eine multiple Sklerose* sprechen können:

a) Anamnese (Schwindel, Gleichgewichtsstörungen, wie z. B. Schwierigkeiten beim Treppensteigen, Sehstörungen, Sensibilitätsstörungen).
b) Geschlecht (meist weiblich) und Alter (oft 20–40jährige Personen).

282

c) Spontannystagmus von zentralem Charakter, z. B. dissoziierter Nystagmus, „sonderbarer" Nystagmus (als Spontan- oder Provokationsnystagmus) und/oder regelmäßiger Blickrichtungsnystagmus vom „rosettenförmigen" Typ.
d) Gestörte Blickmotorik.
e) Enthemmung in der kalorischen Prüfung, insbesondere mit gestörter Fixationssuppression oder „vermehrte" Einzelreaktion.
f) Gestörter Nackenreflex
g) Fluktuierende pathologische zentrale Vestibularisbefunde in den Kontrolluntersuchungen mit Neigung zur Progredienz. In Abhängigkeit von Lokalisation und Ausdehnung der multiplen sklerotischen Herde imponieren in der Regel gleichzeitig mehrere pathologische zentral-vestibuläre Zeichen.

Therapie

Eine kausale Behandlung von Patienten mit MS existiert zur Zeit noch nicht. Da der Schwindel in vielen Fällen nicht sehr intensiv ausgeprägt ist, wird ein Antivertiginosum nur in Sonderfällen benötigt. Unter den vielen Therapieversuchen scheint die Kortikosteroidtherapie und ACTH-Behandlung einen positiven Effekt auf den Krankheitsschub zu bewerkstelligen. Eine wichtige Rolle spielt die physikalische Therapie mit Heilgymnastik und Massagen sowie Behandlung sekundär auftretender Komplikationen, wie z. B. Dekubitus und Blasenentzündungen. Ein ganz entscheidender Faktor liegt in einer eindringlichen psychologischen Führung der Erkrankten. Für die Belange dieser Personen setzt sich die Deutsche MS-Liga ein.

Hinweise

1. Patienten mit der Diagnose Multiple Sklerose haben sehr oft als Hauptsymptom Vertigo, vielfach als systematischer Schwindel und/oder Gleichgewichtsstörungen, z. B. Schwierigkeiten beim Treppensteigen oder „die Beine folgen nicht mehr". Es kommen recht häufig weitere neurologische Symptome hinzu, wie z. B. Sehstörungen und Sensibilitätsstörungen. Das Symptom Sprachstörung dagegen kommt meist erst im Spätstadium vor.
2. In zahlreichen Fällen lassen sich recht pathognomonische neurootologische Befunde als Hinweis für eine Encephalomyelitis disseminata herausfinden (s. S. 282).

Kasuistik

Eine Falldemonstration (W.H., 43 Jahre, Abb. 156–158 und Tabelle 50) soll einige typische zentral-vestibuläre Befunde als Hinweis auf eine Encephalomyelitis disseminata demonstrieren.

Der damals 43jährige Patient bemerkte seit einigen Jahren zunehmende Schwierigkeiten beim Treppensteigen, zunächst im linken Bein und dann auch rechts. Es hatte den Anschein, als ob die Beine nicht mehr richtig folgen würden. Außerdem verspürte er insbesondere nach längerem Stehen einen systematischen Schwindel vom Charakter des Drehschwindels ohne vegetative Symptomatik.

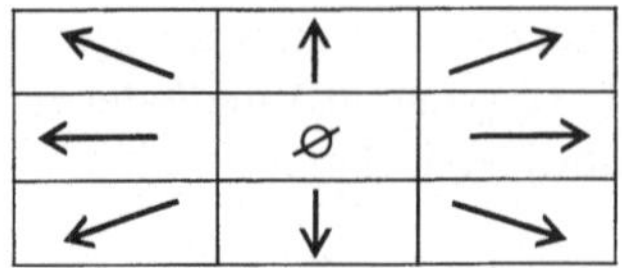

Abb. 156. Ein 43jähriger Patient mit einer Encephalomyelitis disseminata weist bei der Untersuchung des Blickrichtungsnystagmus in 9 Blickrichtungen einen sog. „rosettenförmigen" Blickrichtungsnystagmus auf. Beim Blick geradeaus imponiert kein Nystagmus. Beim Blick in eine horizontale Richtung entsteht ein horizontal schlagender Nystagmus. Beim Blick in eine vertikale Richtung resultiert ein vertikaler Nystagmus und beim Blick nach diagonal (Schrägblick) ein diagonaler Nystagmus. Dies ist charakteristisch für einen „rosettenförmigen" Blickrichtungsnystagmus als Zeichen einer zentral-vestibulären Läsion, in unserem Fall im Rahmen der Multiplen Sklerose

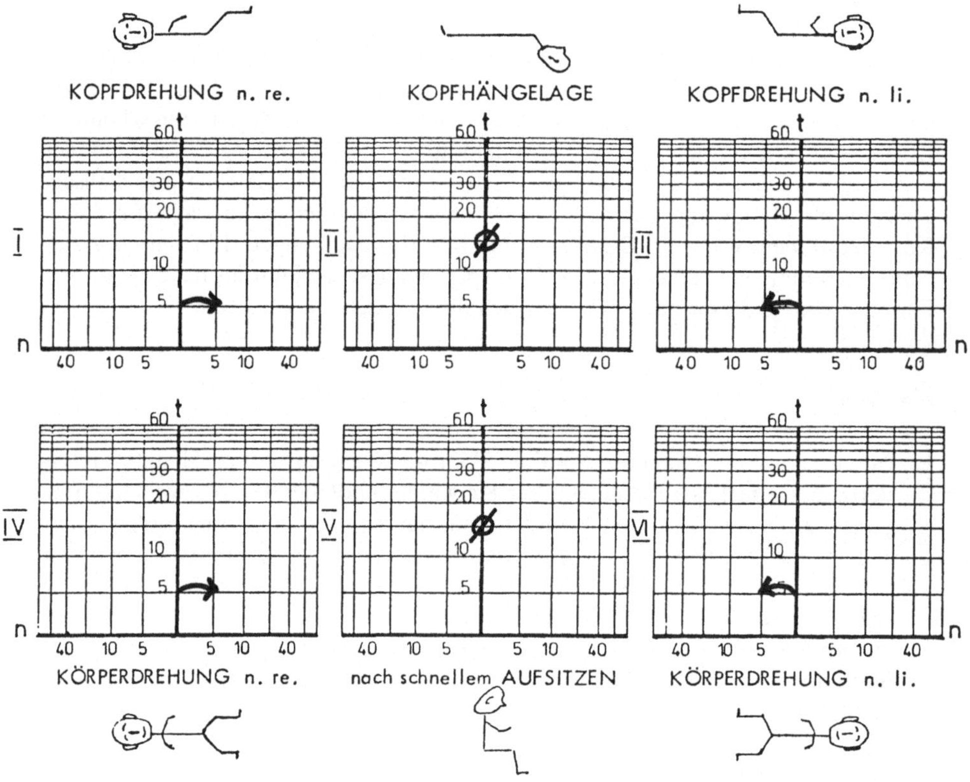

Abb. 157. In der Lageprüfung desselben Erkrankten mit MS wie in Abb. 156 zeigt sich ein richtungswechselnder Lagerungsnystagmus von recht geringer Intensität (etwa 5 Schläge während der Nystagmusdauer von 5 Sek.). Dieser Provokationsnystagmus war immer wieder reproduzierbar

284

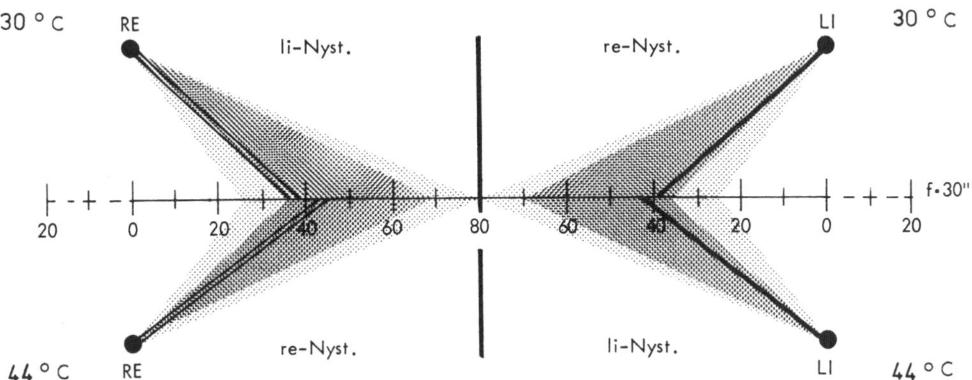

Abb. 158. Die kalorische Prüfung derselben Person wie in Abb. 156 und 157 ergibt eine seitengleiche und normale Erregbarkeit

Tabelle 50. Der recht hohe Vestibularis-Index von 16 desselben Patienten wie in den Abb. 156–158 weist auf eine schwere zentral-vestibuläre Läsion als Folge einer Encephalomyelitis disseminata hin

Ruheschwindel	1
Belastungsschwindel	3
Spontan- oder Blickrichtungsnystagmus	4
Blickmotorik	2
Vestibulospinale Reaktion	4
Lageprüfung	2
Kalorische Prüfung	0
Vestibularis-Index	**16**

Der HNO-Status war im wesentlichen unauffällig, ebenso die konventionellen Röntgenaufnahmen der Nasennebenhöhlen und Felsenbeine sowie das Tonschwellenaudiogramm.

In der Vestibularisprüfung lag kein Spontannystagmus vor. Bei der Prüfung des Blickrichtungsnystagmus imponierte ein sog. „rosettenförmiger" Blickrichtungsnystagmus (Abb. 156), der einen regelmäßigen Blickrichtungsnystagmus darstellt. Im Anschluß an diese Untersuchung wurde als nächstes der sog. Nackenreflex (S. 50) geprüft, der erheblich gestört war. In der Lageprüfung erschien ein immer wieder reproduzierbarer richtungswechselnder Lagerungsnystagmus (Abb. 157). Die Blickmotorik zeigte sich in Form einer Sakkadierung des ENG-Schriftbildes bei der langsamen Pendelblickfolgebewegung gestört. Darüber hinaus bestand eine ausgeprägte statische Ataxie. Es lag aber keine Funktionsstörung von Hirnnerven vor. Auch die kalorische Prüfung verlief regelrecht (Abb. 158).

Die erhobenen pathologischen neurootologischen Befunde („rosettenförmiger" Blickrichtungsnystagmus, gestörter Nackenreflex, richtungswechselnder Lagerungsnystagmus, gestörte Blickmotorik und statische Ataxie) sprachen für das Vorliegen einer zentral-vestibulären Läsion. Der ziemlich hohe Vestibularis-Index (Tabelle 50) wies auf eine ausgeprägte vestibuläre Schädigung hin. Möglicherweise lagen die Ursachen in einer Encephalomyelitis disseminata. Diese Erkrankung wurde im Rahmen einer neurologischen Abklärung bestätigt. Zu erwähnen ist, daß auch Frau und Tochter des Patienten an derselben Erkrankung leiden.

Syringomyelie und Syringobulbie

Die *Syringomyelie* ist gekennzeichnet durch einen über mehrere Segmente reichenden röhrenförmigen bzw. spaltförmigen Hohlraum im Rückenmark. Bei der *Syringobulbie* besteht die gleiche Affektion im Bereich der Medulla oblongata. Die Höhlen mit unregelmäßig ausgekleideten Wänden sind in der Regel mit gelblicher Flüssigkeit ausgefüllt. Sie erstrecken sich im Rückenmark häufig von einem Hinterhorn zum anderen oder erreichen nur eines davon. Bei der Syringobulbie ist oft ein Schlitz vom Boden des 4. Ventrikels nach ventrolateral. In der Nachbarschaft bestehen degenerative Veränderungen der Ganglienzellen und Neuroglia, aus der sich später eine Fasergliose entwickelt. Bei der Syringomyelie bestehen sekundäre Degenerationen der auf- und absteigenden Bahnen (Mumenthaler 1976).

Diese recht selten vorkommenden Erkrankungen bilden sich meist im zweiten bis dritten Lebensjahrzehnt aus. Der Verlauf zeigt einen langsam progredienten Charakter oder kann lange Zeit stationär bleiben. Die Ursache der Erkrankungen sind höchstwahrscheinlich entwicklungsgeschichtlicher Natur. Häufig liegen gleichzeitig eine Spina bifida oder Anomalien des kranio-zervikalen Überganges vor, z. B. Arnold-Chiari-Syndrom oder Dolichozephalie (Mumenthaler 1976). Eine Höhlenbildung im Bereich der Medulla oblongata kann auch aus einer Liquorabflußbehinderung des 4. Ventrikels resultieren oder posttraumatisch bedingt sein. Als neurologische Symptome können je nach Lokalisation und Ausdehnung der intramedullären Höhlen, z. B. spastische Paresen mit Pyramidenbahnzeichen, Sensibilitätsstörungen, nukleäre Paresen, Muskelatrophien, Störungen der Schweißsekretion, Schmerzsyndrome besonders in der Schulter-Armregion, Läsionen der kaudalen Hirnnerven und manchmal, infolge Ausdehnung der Schädigung im Bereich der Vestibulariskerngebiete, Schwindel ausgelöst werden. Der meist chronische Verlauf des Schwindels ist häufig nicht allzu intensiv und oft mit Unsicherheitsgefühl oder Gleichgewichtsstörungen (statische Ataxie) verbunden.

Bei vestibulärer Beteiligung (Syringobulbie) kann ein rotierender Spontannystagmus, Nystagmus alternans, zentraler Lagenystagmus (Brandt u. Büchele 1983), gesteigerte kalorische Erregbarkeit (Fredrickson u. Fernandez 1964) etc. zum Vorschein kommen. Die Therapie kann in besonderen Fällen in einer neurochirurgischen Behandlung bestehen, insbesondere wenn es zu einer Liquorzirkulationsstörung gekommen ist. Manchmal wird eine mechanische Entlastung des kranio-zervikalen Überganges notwendig.

Hirnorganische Anfallsleiden

Hirnorganische Anfallsleiden, wie *Grand-Mal (Epilepsie), Absencen, Jacksonanfälle,* um einige zu nennen, können Schwindelzustände unterschiedlicher Art (erlebnisfremde oder erlebnisnahe Eindrücke) provozieren. Bei der genuinen oder symptomatischen Epilepsie, ausgehend von medialen und basalen Regionen des Temporalhirns, kann vor dem Status epilepticus als Aura u. a. Schwindel verspürt werden, unter Umständen sogar als akuter systematischer Drehschwindel (Vertigo epileptica).

Insbesondere durch fokal in den kortikalen vestibulären Regionen auftretende Spontanentladungen, kann in seltenen Fällen eine echte vestibuläre Aura entstehen. Der Schwindel eines Patienten mit hirnorganischen Anfallsleiden kann auch durch die Medikation von Antikonvulsiva ausgelöst werden. Dies kann auch für die Entstehung eines pathologischen Nystagmus verantwortlich sein, sogar viel wahrscheinlicher als die Epilepsie selbst. Die Diagnostik von hirnorganischen Anfällen geschieht in erster Linie mit der Elektroenzephalographie (EEG). Die Therapie besteht in Gabe von Antikonvulsiva. In speziellen therapieresistenten Epilepsie-Fällen kann eine Operation mit gleichzeitiger intrazerebraler EEG-Ableitung zu einem hohen Prozentsatz Hilfe verschaffen (Stefan u. Neubauer 1988).

Psychogener Schwindel

Zahlreiche Beschwerden bzw. Symptome, wie z. B. Kopfschmerzen, Beklemmungsgefühl mit Atemnot, Herzjagen, Schweißausbruch, Angstgefühl oder Schwindel, können psychisch bedingt sein. Viele Erkrankungen können von der Psyche „untermalt" werden.

Symptome

Als Symptome geben Personen mit *psychogenem Schwindel* (Vertigo funktioneller bzw. psychischer Genese) oft bizarre Angaben an. Sie können den Schwindel vielfach schwer definieren. Meist wird er charakterisiert als unsystematischer Schwindel, z. B. Unsicherheit bei Bewegungen, das Gefühl wie auf Wolken oder Watte zu gehen oder Schaukelgefühl. Manchmal wird er jedoch auch als systematischer Schwindel geschildert (z. B. Dreh- oder Schwankschwindel). Die Patienten neigen zur Nervosität mit Beklemmungsgefühl, Angstgefühl und psychovegetativer Labilität. Die Symptome nehmen vor allem unter Streß zu und sind daher Schwankungen unterworfen. Zahlreiche Erkrankte neigen zu Hyperventilationssyndromen oder Depressionen.

Ätiologie, Pathogenese

Die Ätiologie bzw. Pathogenese des psychogenen Schwindels scheint mit der vegetativen Labilität bzw. vom Funktionszustand des Zentralnervensystems abzuhängen. Bei Erregung, Streß oder depressiven Phasen kann es bei einigen Personen vorkommen, daß die zentral-nervösen Impulse nicht mehr ausreichend im Hirn miteinander koordiniert werden können. Als Symptom kann u. a. Schwindel ausgelöst werden, obwohl die vestibulären, optischen und propriozeptiven Bahnen völlig intakt sind.

Komplikationen

Organische Komplikationen sind bei dieser „Krankheit" nicht zu erwarten. Bei Neigung zu gravierenden Depressionen ist wegen möglicher Suizidgefahr eine psychiatrische Betreuung indiziert.

Differentialdiagnosen

Als Differentialdiagnose zum psychogenen bzw. funktionellen Schwindel müssen organische Erkrankungen ausgeschlossen werden.

Untersuchungsvorgänge

1. HNO-Status (normaler otoskopischer Befund).
2. Audiologie (Tonschwellenaudiogramm: normaler Hörkurvenverlauf oder alter zurückliegender Hörverlust.
   Weber: Lateralisation in der Mitte; Rinne: positiv).
3. Röntgen (Ausschluß eines sinugenen Schwindels durch eine Übersichtsaufnahme der Nasennebenhöhlen, in der Regel unauffällig).
4. Vestibularisprüfung (normale Befunde).
5. Innere Medizin (Personen mit funktionellem Schwindel neigen zur Hypotonie oder Hyperventilationssyndrom).
6. Neurologie/Psychiatrie (neurologische Abklärung empfehlenswert, insbesondere bei längerdauernder Behandlung ohne Erfolg; Ausschluß von Depressionen).

Ergebnisse der Vestibularisprüfung

Personen mit Vertigo psychischer Genese weisen in der Regel keinen pathologischen Befund in der Vestibularisprüfung auf, weil die vestibulären Bahnen normalerweise intakt sind. Infolge Nervosität bzw. vegetativer Labilität kann es aber vorkommen, daß die Ergebnisse in der Funktionsprüfung für die Blickmotorik pathologisch aussehen können. Hierbei kann es dann infolge Bulbusunruhe zu Überlagerungen im ENG-Schriftbild kommen, wodurch ein pathologisches Muster vorgetäuscht werden kann (z. B. Zeichen von Blinzelartefakten, atypische und verzerrte Kurvenbilder). In der kalorischen Prüfung kann es passieren, daß die vegetative Labilität eine seitengleiche aber gesteigerte Erregbarkeit auslöst. Diese Reaktionsform ist aber nicht als pathologisch anzusehen, wenn sonst kein anderer abnormaler vestibulärer Befund erhoben werden kann.

Therapie

Die Therapie des psychogenen Schwindels besteht in erster Linie in einer sog. „Beschäftigungstherapie". Die Personen müssen durch Aktivitäten wie z. B. Gymnastik, Schwimmen, Radfahren oder Wandern abgelenkt werden. Massagen sind anzuraten. Streßfaktoren müssen vermieden werden. Nur in besonders hartnäckigen Fällen Sedativa oder Psychopharmaka verabreichen. Notfalls den Betroffenen zu einer psychiatrischen Konsultation überweisen. Es ist wichtig, beruhigend auf den Patienten einzuwirken und ihm zu erklären, daß keine ernste oder gar lebensbedrohende Erkrankung vorliegt.

Hinweise

1. Die Prognose des psychogenen Schwindels ist im allgemeinen recht günstig. Sie
   ist abhängig von exogenen und endogenen Faktoren. Oft können jüngere Personen von einem funktionellen Schwindel befallen werden und nach der Ge-
   schlechtsverteilung überwiegen die Frauen (Henriksson 1982).
2. Die Diagnose Vertigo psychischer Genese sollte nur gestellt werden, wenn neben
   der vestibulären Untersuchung auch eine internistische und neurologische Abklärung stattgefunden hat und somit organische Läsionen als Ursache des Schwindels ausgeschlossen wurden. Auf eine Kasuistik kann verzichtet werden, da mit
   normalen Vestibularisbefunden zu rechnen ist.

Schwindel im Kindesalter

Ursachen von Schwindel im Kindesalter

Die Ursachen von *Schwindel im Kindesalter* sind vielfältig (Tabelle 51). Genauso wie
bei den Erwachsenen kann ein vestibulärer Schwindel traumatisch (z. B. otobasale
Fraktur, Commotio cerebri), infektiös (Mastoiditis, Otitis media chronica, Meningitis, Meningoenzephalitis), immunologisch, tumorös (z. B. Kleinhirntumoren), toxisch oder als Folge einer Mißbildung ausgelöst werden. Eine vaskuläre Ursache des
Schwindels besteht recht selten, wenn ja, meist als Folge einer Gefäßanomalie oder
kardial bedingt. Vestibuläre Erkrankungen, wie z. B. M. Menière, Akustikusneurinom, Neuropathia vestibularis oder Encephalomyelitis disseminata trifft man jedoch
im Kleinkindesalter (1–5 Jahre) und Kindesalter (6–13 Jahre) ganz selten an. Sie
beginnen in der Regel frühestens erst ab dem jugendlichen Alter (14–18 Jahre).

Daneben können im Kindesalter zahlreiche internistische Erkrankungen mit
Schwindel oder Gleichgewichtsstörungen einhergehen ohne Läsion des vestibulären
Systems (S. 303). Diese Vertigo wird meist infolge einer Störung der zentralen
Integration von vestibulären Impulsen erzeugt, d. h. die an und für sich übereinstim-
menden Impulse werden im Zentralnervensystem nicht richtig synchron miteinander
koordiniert. Diese internistischen Erkrankungen können aber andere vestibuläre
Krankheiten negativ beeinflussen oder schließlich doch im Laufe der Zeit zur Schädi-
gung des vestibulären Systems über irgendeinen Pathomechanismus führen. Darüber
hinaus ist es wichtig zu beachten, daß ein kindlicher Schwindel auch eine okuläre
Ursache haben kann (s. S. 309).

Hinweise zur Gleichgewichtsuntersuchung im Kindesalter

Die Charakterform des Schwindels und dessen Intensität sind abhängig von der
Diagnose und dem Ausmaß der Schädigung des vestibulären Systems. Oft werden
die Symptome von den Kindern verständlicherweise aus Altersgründen unterschied-

Tabelle 51. Ursachen von Schwindel und Gleichgewichtsstörungen mit vestibulärer Läsion im Kindesalter

Endorgan:

Kochleo-vestibuläre Insuffizienz (z. B. Mumps, Masern oder Grippe)
Otitis media chronica, Mastoiditis, otogene Komplikationen
Felsenbeintrauma (Cupulolithiasis, Commotio labyrinthi, Otobasale Fraktur)
Felsenbeintumoren (z. B. eosinophiles Granulom, Hand-Schüller-Christian, M. Abt-Letterer-Siwe)
Mißbildungen (z. B. Usher-Syndrom, Alport-Syndrom)
Ototoxische Medikation (z. B. Kanamycin, Neomycin, Gentamycin)

Innerer Gehörgang:

Intrameataler Tumor
Otobasale Fraktur
Otobasale Meningitis

Stammhirn- und Kleinhirnbrückenwinkelbereich:

Stammhirnkontusion
Meningoenzephalitis
Kleinhirnbrückenwinkeltumor (z. B. genuines Cholesteatom, Epidermoid, Arachnoidalzyste, M. Recklinghausen)
Tumoren der hinteren Schädelgrube
»Benigner paroxysmaler Schwindel in der Kindheit«

Kleinhirn:

Friedreich-Ataxie
Zerebellitis
Kleinhirnkontusion
Kleinhirnabszeß
Kleinhirntumor (z. B. Astrozytom)

Zervikal:

HWS-Schleudertrauma
Basiläre Impression (z. B. Klippel-Feil-Syndrom)

Tabelle 52. Screening-Untersuchung bei Kindern mit Schwindel oder Gleichgewichtsstörungen

Anamnese
Beurteilung des Trommelfells (Otoskop, Mikroskop)
Stimmgabelprüfung (Weber und Rinne)
Fahndung nach Spontan- und Blickrichtungsnystagmus
Prüfung des Nackenreflexes
Provokationsprüfung (Lageprüfung wie Hinlegen und Aufsitzen)
Prüfung der Blickmotorik (grob mit dem Finger)
Statische Funktionsprüfung
Hirnnervenfunktionsprüfung

lich und oft nicht treffend interpretiert. Vielfach werden andere Symptome als Schwindel klassifiziert und umgekehrt. Von dem Untersucher wird großes Einfühlungsvermögen und Geduld abverlangt.

Die Tabelle 52 gibt Auskunft über eine zu empfehlende Screening-Untersuchung (Haid u. Meier 1989) des Pädiaters oder des HNO-Arztes in der Praxis oder am Krankenbett eines Kindes mit Schwindel und/oder Gleichgewichtsstörungen.

Die Gleichgewichtsuntersuchung ist insbesondere bei Säuglingen schwierig auszuführen. Eine elektronystagmographische Registrierung wird kaum möglich sein.
Ebenso wird es kaum gelingen, eine kalorische Prüfung durchzuführen und dann
noch die Ergebnisse quantitativ auszuwerten. In solchen Fällen empfiehlt es sich,
nachdem man grob nach einem Spontannystagmus gefahndet hat, die Mutter zusammen mit dem Säugling auf einen Drehstuhl zu setzen und einige Rotationen in jeweils
beiden Richtungen zu drehen, um zu sehen, ob unter der Frenzelbrille oder beim
direkten Betrachten der Augen des Säuglings ein Nystagmus erzeugt werden kann
(Aust 1978). Dies stellt einen Hinweis für das Vorhandensein eines vestibulookulären
Reflexes dar. Eine quantitative Auswertung der Ergebnisse wird kaum möglich sein.
Man erhält jedoch Anhaltspunkte insbesondere zur Abklärung von Mißbildungen,
ob Labyrinthe mit Sinnesrezeptoren vorhanden sind. Je nach Reifungsgrad des Kindes gelingt es aber in der Regel, schon ab dem 4. oder 5. Lebensjahr eine komplette
Vestibularisprüfung auszuführen. Mit gutem Zureden gelingt es dann manchmal,
eine ENG-Registrierung durchzuführen. Sonst muß die Frenzelbrille verwendet werden. Nicht selten stehen die jungen Patienten diesen Untersuchungen aufgeweckter
gegenüber als die Erwachsenen. Die subjektiven Schwindelbeschwerden und objektiven pathologischen Vestibularisbefunde nach einem akuten Labyrinthausfall (z. B.
nach Felsenbeinquerfraktur) reduzieren sich bei Kindern und jüngeren Patienten in
der Regel viel rascher als bei älteren Personen. Die Leistung der vestibulären Kompensation verläuft bei ihnen effektvoller und führt oft zu einer kompletten vestibulären Kompensation.

Benigner paroxysmaler Schwindel in der Kindheit

Kinder im Alter zwischen 4–10 Jahren können von einer Schwindelform befallen
werden, die als sog. *benigner paroxysmaler Schwindel in der Kindheit* (Basser 1964)
bezeichnet wird. Als Symptome imponieren kurze Schwindelepisoden von Sekun-
dendauer bis höchstens einigen Minuten. Sie können attackenähnlich auftreten.
Daneben verspüren die Kinder Übelkeit mit Schweißausbruch, Bauchschmerzen,
Kopfschmerzen und häufig Sehstörungen, aber auch Hörstörungen. Diese Beschwerden können täglich, wöchentlich oder monatlich erscheinen. Eines Tages verschwindet diese Symptomatik von selbst (Spontanheilung). Die Ätiologie dieses Krankheitsbildes ist nicht ganz bekannt. Man diskutiert über passagere Durchblutungsstörungen im Bereich der hinteren Schädelgrube. Viele dieser Kinder entwickeln oft
später im Erwachsenenalter eine Migräne oder gar eine sog. basiläre Migräne
(Fenichel 1967). Die Symptomatik des benignen paroxysmalen Schwindels in der
Kindheit kann als Vorstufe dazu fungieren. Da die Schwindelsymptome so kurzzeitig
sind, gelingt es selten, typische pathologische neurootologische oder neurologische
Zeichen zu objektivieren. Basser (1964) und Koenigsberger et al. (1970) konnten im
Anfall einen Nystagmus beobachten und in der kalorischen Prüfung recht oft eine
einseitige oder beidseitige Labyrinthläsion beobachten. Als Differentialdiagnose
wäre an einen „vestibulären" M. Menière zu denken, jedoch dauern die Schwindelattacken bei diesem Krankheitsbild wesentlich länger und somit kann es gelingen,
wenigstens einen Spontannystagmus (z. B. Reiznystagmus) zu erkennen. Auch ein
vestibulärer Lagerungsschwindel (Cupulolithiasis, Perilymphfistel, Labyrinthfistel,

sinugener Schwindel) scheidet als Differentialdiagnose aus, da der benigne kindliche paroxysmale Schwindel sporadisch und unabhängig von kinetischen Provokationsmaßnahmen auftritt. Eine Variante zu diesem Krankheitsbild stellt der paroxysmale Schiefhals in der Kindheit dar (Snyder 1969). Die Symptome sind dieselben wie beim benignen kindlichen paroxysmalen Schwindel, nur mit der Ausnahme, daß der Schwindel meist länger dauert und der Schiefhals hinzukommt. Die Therapie des benignen paroxysmalen Schwindels in der Kindheit gestaltet sich symptomatisch.

Mißbildungen mit möglicher vestibulärer Läsion

Nachfolgend wird auf einige *Mißbildungen* (genetisch, toxisch) des Innenohrs hingewiesen, die neben einer Hörstörung auch zu Schwindel und/oder Gleichgewichtsstörungen hauptsächlich vom peripher-vestibulären Typ führen können. Diese Symptome können unterschiedlich gravierend sein und sich unmittelbar nach der Geburt im frühen oder erst im späteren Lebensalter manifestieren. Dysplasien des Hörorgans und Gleichgewichtssystems bei verschiedenen Mißbildungssyndromen können in folgende Hauptgruppen eingeteilt werden (Konigsmark u. Gorlin 1976):

1. Genetische Schwerhörigkeit ohne zusätzliche Mißbildung.
2. Genetische Schwerhörigkeit mit Fehlbildung des äußeren Ohres (z. B. Atresia auris congenita, präaurikuläre und branchiale Fisteln).
3. Genetische Schwerhörigkeit verbunden mit Veränderungen der Augen (z. B. Usher-Syndrom, Refsum-Syndrom).
4. Genetische Schwerhörigkeit zusammen mit Krankheiten der Muskeln und des Skeletts (z. B. Klippel-Feil-Syndrom, Dysostosis cranio-facialis Crouzon, Dysostosis mandibulo-facialis Franceschetti, Treacher-Collins, Osteogenesis imperfecta, Osteitis deformans Paget).
5. Genetische Schwerhörigkeit mit Erkrankung des Integumentsystems (z. B. Waardenburg-Syndrom).
6. Genetische Schwerhörigkeit mit Nierenkrankheiten (z. B. Alport-Syndrom).
7. Genetische Schwerhörigkeit mit Erkrankungen des Nervensystems (z. B. M. Recklinghausen, Moebius-Syndrom).
8. Genetische Schwerhörigkeit zusammen mit Stoffwechselkrankheiten oder anderen Abnormitäten (z. B. Turner-Syndrom, Pendred-Syndrom).

Eine kochleo-vestibuläre Insuffizienz kann genetisch, pränatal (z. B. Rötelnembryopathie, konnatale Lues), perinatal (z. B. durch Hypoxie, Frühgeburt oder Rhesusinkompatibilität) oder postnatal (z. B. durch Parotitis epidemica, Zoster oticus, Meningitis) bedingt sein.

In Abhängigkeit vom Schweregrad der Anomalien im Innenohr existieren vier unterschiedliche Typen (Ormerod 1960, Weidenbecher 1988):

Typ Michel (1883): Es besteht eine völlige Aplasie des Innenohres und Hörnerven mit kochleovestibulärem Funktionsausfall. Diese Mißbildungsform wurde häufig im Zusammenhang mit Thalidomid-Abusus beobachtet.

Typ Mondini-Alexander (1791 und 1904): Es liegt eine inkomplette Zahl der Schnekkenwindungen vor. Es handelt sich um eine subtotale Entwicklung der knöchernen

und membranösen Strukturen, die zu einer Innenohrschwerhörigkeit und Labyrinth-
unterfunktion führen.

Typ Bing-Siebenmann (1907): Es besteht eine normale knöcherne Labyrinthstruktur,
jedoch mit mißgebildeten membranösen Innenohrstrukturen, aus deren Folge eine
Unterfunktion der Hör- und Gleichgewichtsleistung resultiert.

Typ Scheibe (1892): Die knöcherne Struktur des Innenohres ist normal ausgebildet,
während im histologischen Bild pathologische Veränderungen erkennbar sind, die
die Unterfunktion dieses Organs erklären. Im peripher-vestibulären Anteil besteht
insbesondere eine Aplasie des Sacculus, während der Utrikulus und die Bogengänge
in der Regel normal ausgebildet sind. In der Kochlea sind pathologische Veränderungen in der Stria vascularis zu finden. Die Reissnersche Membran ist meist kolla-
biert. Zusätzlich liegen nur spärliche Ansammlungen von Haarzellen und Stützzellen
vor.

Mittels tomographischer Röntgenuntersuchungen und Hochauflösungsaufnah-
men der Felsenbeine durch die Computertomographie konnten eine Reihe unterschiedlicher Anomalien des Innenohres und angrenzenden Strukturen dargestellt
werden (Mündnich u. Terrahe 1979).

Das **Alport-Syndrom** (autosomal dominant) ist gekennzeichnet durch eine beidseitige progrediente Innenohrschwerhörigkeit mit einer Unterfunktion der Labyrinthe, die sich meist erst im ersten oder zweiten Lebensjahrzehnt manifestiert. Daneben
besteht eine ernsthafte Nierenerkrankung in Form einer chronischen Glomerulo-
nephritis (Albuminurie, Zylindrurie, Hämaturie), die oft infolge einer Urämie
schließlich zum Tode führt. Das männliche Geschlecht wird von dieser Krankheit
bevorzugt befallen. Diese Erkrankung kommt etwa 1:200 000 in der Gesamtbevöl-
kerung vor.

Das **Waardenburg-Syndrom** (dominant vererbt) ist gekennzeichnet durch eine
Innenohrschwerhörigkeit verbunden mit einer Unterfunktion der Labyrinthe, infolge
einer degenerativen Atrophie der Kochlea und von Ganglienzellen (Vorkommen
1:40 000). Außerdem bestehen charakteristische Mißbildungen des Gesichtsschädels
mit Pigmentstörungen der Augen, Haut und Haare, teilweise verbunden mit Albinismus.

Das **Usher-Syndrom** (rezessiv vererbt) geht mit einer progredienten Innenohrschwerhörigkeit verbunden mit einem progredienten Labyrinthverlust einher, infolge
Degeneration mit Atrophie des Innenohres. Gleichzeitig besteht als typisches Merkmal eine Retinitis pigmentosa (primär eine Pigmentdegeneration des Neuroepithels
der äußersten Retinaschicht), die zur Blindheit führen kann (Vorkommen: 3 von
100 000 Geburten). Als Symptome existieren Schwerhörigkeit, Schwindel und
Gleichgewichtsstörungen sowie eine erhebliche Seheinbuße, die in der Regel ab dem
10. Lebensjahr progredient verlaufen. Je nach dem Schweregrad werden 3 Typen
unterschieden; Typ I: die schwerste Form mit angeborener Taubheit und Funktionsausfall der Labyrinthe; die Retinitis pigmentosa führt bei diesem Typ meist zur
Blindheit häufig schon ab dem 10. Lebensjahr; Typ II: nicht ganz so schwere Verlaufsform; Typ III: die leichteste Verlaufsform. Am häufigsten imponiert (zu 90%)
die schwerste Verlaufsform vom Typ I.

Das **Refsum-Syndrom** (rezessiv vererbt) verursacht ähnliche Symptome wie das Usher-Syndrom, nämlich Schwerhörigkeit (sensoneuraler Hörverlust), Schwindel und Ataxie sowie infolge einer Retinitis pigmentosa eine erhebliche Seheinbuße. Hinzu kommt eine Polyneuropathie und eine Ichthyosis. Die Augensymptome treten im allgemeinen erst nach dem 20. Lebensjahr auf.

Das **Pendred-Syndrom** (rezessiv vererbt) besitzt als Symptome eine Innenohr-schwerhörigkeit und Funktionseinbuße der peripheren Vestibularisorgane infolge einer Atrophie des Innenohres. Die Erkrankten weisen zusätzlich Schilddrüsenstö-rungen in Form von euthyreoten Schilddrüsenwerten auf, jedoch nicht die Zeichen von Kretinismus.

Die **Dysostosis mandibulo-facialis** (Franceschetti, Treacher-Collins) geht mit Au-genanomalien, Hypoplasie des Unterkiefers und Oberkiefers einher und Anomalien, insbesondere des äußeren und mittleren Ohres, einher (Schalleitungsschwerhörig-keit). Das Innenohr ist meist verschont von ausgeprägten Mißbildungen. Es kommen jedoch Aplasien oder Verformungen insbesondere des lateralen Bogenganges vor (Un- oder Untererregbarkeit des Labyrinthes).

Das **thalidomidbedingte Mißbildungssyndrom** (Embryopathie) aus den Jahren 1956–1960 verursachte erhebliche Mißbildungen der Extremitäten, inneren Organe und Ohren. Die Prozentzahl von angeborener Taubheit und fehlender Vestibularis-funktion sowie von Fazialis- und Abduzenslähmung ist recht hoch.

Das **Moebius-Syndrom** geht mit einer kongenitalen Fazialisparese und Abduzens-parese sowie gelegentlich mit Lähmungen der kaudalen Hirnnerven einher. Infolge Dysplasie des Mittel- oder Innenohres kann eine Schwerhörigkeit oder gar Taubheit entstehen. Gelegentlich kann insbesondere der horizontale Bogengang verändert sein.

Das **Klippel-Feil-Syndrom** mit Kurzhals und Blockbildung mehrerer Halswirbel, das zu einer basilären Impression führen kann, geht häufig mit einer Fehlanlage des Innenohres einher (Baumeister u. Terrahe 1974). Es kann neben einer ausgeprägten Schneckendysplasie auch zur Dysplasie der Bogengänge kommen sowie zu Atypien des inneren Gehörgangs. Im ausgeprägtesten Fall können Taubheit und kalorische Unerregbarkeit imponieren.

Das **Crouzon-Syndrom** (Dysostosis cranio-facialis) beinhaltet eine Brachyzepha-lie mit sagittaler Verkürzung der Schädelbasis mit Hyperostosen des Os petrosum (am Gehörgangsdach, perilabyrinthär und im Bereich des inneren Gehörgangs). Neben einer Schwerhörigkeit kann auch eine Unterfunktion der Labyrinthe vorkom-men.

Bei der **Trisomie 13 und Trisomie 18** kommt es u. a. zu chromosomal bedingten Mißbildungen der Ohren mit Hypoplasie der Labyrinthe und Aplasie des Cortischen Organs.

Bei der **Rubeolenembryopathie** (pränatal erworbene Schädigung infolge Infek-tion der Mutter mit Röteln) entsteht wegen einer Dysplasie des kochleären- und peripher-vestibulären Sinnesepithels eine Innenohrschwerhörigkeit bis zur Taubheit und eine vestibuläre Unterfunktion. Ähnliche Läsionen können auch als Folge anderer Infektionen wie Lues, Toxoplasmose, Virusinfekten oder durch pränatal erworbene toxische Schäden (Aminoglykoside, Thalidomid) oder exogene Schäden der Mutter (Diabetes, Alkohol etc.) entstehen.

Eine Erkrankung, die sich bereits im Kindesalter manifestieren kann und mit Gleichgewichtsstörungen (zentral-vestibuläre Läsion) einher geht, ist die **Friedreich-Ataxie** (spinozerebelläre Heredoataxie). Sie tritt familiär (rezessiv vererbt) auf und ist gekennzeichnet durch eine progressive Degeneration der Hinterstränge der spinozerebellären und kortikospinalen Bahnen. Häufig kommt es auch zu einer Pyramidenbahnläsion. Als Symptome imponieren zunehmende Gehstörungen und Ataxien bis zum Hinfallen, Koordinationsstörungen in den Händen und zunehmende Artikulationsschwierigkeiten beim Sprechen. Innerhalb von Jahren kommt es oft zu einer Invalidität. Als Leitsymptom kann der sog. Friedreich-Fuß darstellen (Hohlfuß mit Hammerzehe). Die Diagnose kann in erster Linie neurologisch (z. B. Hypotonie der Muskulatur, Fehlen von Sehnenreflexen, Muskelatrophie, im Spätstadium pathologischer Babinski-Reflex, zerebelläre Ataxie) und auch durch zerebelläre vestibuläre Zeichen (z. B. pathologischer Nystagmus, gestörte Blickmotorik), gesichert werden. Als Therapie kommen nur physikalisch-orthopädische Behandlungen in Frage.

Eine Erkrankung mit ähnlichen Symptomen stellt die **zerebelläre Heredoataxie** (Nonne-Marie) dar, die ebenfalls vererblich ist.

Hinweise

1. Es existieren genauso wie im Erwachsenenalter auch in der Kindheit vestibuläre Erkrankungen unterschiedlicher Genese. Jedoch kommen gewisse altersspezifische vestibuläre Krankheiten vor.
2. Die neurootologischen Meßergebnisse, insbesondere in der kalorischen Prüfung, sind altersabhängig (Muckelbauer u. Haid 1986).
3. Kinder mit einem einseitigen Labyrinthausfall sind oft infolge der suffizienten vestibulären Kompensation schwindelfrei. Dies wird oft übersehen, da vorher keine Gleichgewichtsprüfung für notwendig erachtet wurde.
4. Bei Kleinkindern kann es vorteilhaft sein, die kalorische Prüfung mit der Kaltspülung zu beginnen. Die Temperatur von 30° C wird besser toleriert. Danach kann man in der Regel mit der Warmspülung fortfahren. Inzwischen haben die Kinder Vertrauen zu dieser Untersuchung.

Tullio-Phänomen

Unter dem *Tullio-Phänomen* (1930) versteht man Schwindelauslösung mit Nystagmusentstehung als Folge eines akustischen Reizes (insbesondere durch hohen Schalldruck). Das Tullio-Phänomen kann ausgelöst werden bei Patienten mit einer Perilymphfistel, mit einer chronischen Mittelohrentzündung, aber intakter Schallübertragung und gleichzeitigem Vorhandensein einer Labyrinthfistel, nach einer Fensterungsoperation, Vernarbungen im Vestibulum, aber manchmal auch bei Erkrankten mit M. Menière oder mit chronischem Lärmschaden.

Der Pathomechanismus besteht im allgemeinen darin, daß die hohe Schallenergie sich nicht mit ihrer ganzen Intensität über die Fußplatte auf das Innenohr Richtung rundes Fenster übertragen kann, sondern sich teilweise infolge einer verminderten Resistenz (z. B. Labyrinthfistel, Vernarbungen im Vestibulum-Labyrinthbereich) auch auf das Labyrinth fortpflanzt. Dadurch kann Schwindel und Nystagmus akustisch provoziert werden. Eine Voraussetzung bzw. Begünstigung dieses Vorgangs ist ein intaktes Trommelfell, intakte Schallkette und eine mobile Fußplatte, damit sich der Schall optimal auf das gesamte Innenohr übertragen kann.

Cogan-Syndrom

Das *Cogan-Syndrom* ist gekennzeichnet durch eine interstitielle Keratitis (ohne Zusammenhang mit einer Luesmanifestation) mit erheblichen Sehstörungen, attackenähnlichen Schwindelformen und Hörverlust mit Tinnitus. Diese Beschwerden treten abrupt und häufig gleichzeitig mit Auslösung eines Spontannystagmus und sensoneuralen Hörverlusts meist auf beiden Ohren auf. Diese Befunde treten in der Regel fluktuierend auf und weisen somit Remissionen und Exazerbationen bzw. Reiz- und Intervallstadien auf und somit ein menièreähnliches Bild. Es resultiert mit der Zeit ein progredienter Funktionsausfall des Innenohres und der Sehorgane. Es liegt bei diesem Krankheitsbild eine Relation zur Periarteriitis nodosa bzw. zu den Kollagenosen vor im Sinne eines Autoimmunprozesses. Pathologisch entsteht eine Degeneration des Ganglion Scarpae und Ganglion spirale inklusive Innenohr mit Ödembildung der membranösen Innenohrstrukturen. Als therapeutische Maßnahmen wird Kortison empfohlen sowie ein Antivertiginosum zur Linderung des Schwindels inklusive Infusionsbehandlungen zur Förderung der Mikrozirkulation des Innenohres.

Costen-Syndrom

Das *Costen-Syndrom* (temporo-mandibuläre Dysplasie) resultiert durch Fehlstellung des Kiefergelenkes meist infolge fehlerhafter Okklusion mit Bißverlagerung (z. B. traumatisch mit Entstehung eines falschen Muskelzugs in Kiefergelenksnähe, falsch sitzender Zahnprothesen oder nach Zahnbehandlungen). Das Costen-Syndrom kann vor allem Ohrensausen, Hörverlust sowie Schwindel und in verschiedene Regionen ausstrahlende Kopfschmerzen (Neuralgien) verursachen. Eine kieferorthopädische Behandlung kann neben einer zahnärztlichen Hilfe notwendig werden.

Toxische Innenohrschäden

Es existieren zahlreiche Medikamente und gewerbliche Stoffe, die auf das Innenohr toxisch wirken können. Die *Ototoxizität* ist *abhängig von Art* des Arzneimittels, deren *Dosierung, Applikationsform* und *Applikationsdauer* sowie *Funktionstüchtigkeit von inneren Organen* (z. B. Nieren- und Leberfunktion, Vorschädigung des Innenohres). Beispiele für Stoffe, die für das Innenohr schädlich sein können, sind (Tabelle 53): Aminoglykoside, Diuretika, Zytostatika, Medikamente wie z. B. Salizylate, Chinin. Als gewerbliche Stoffe, die sich für das Innenohr nachteilig auswirken können sind Schwermetalle und Inhalationsstoffe zu nennen (Tabelle 53): z. B. Arsen, Nitrobenzol, Tetrachlorkohlenstoff, Benzol, Anilin, Quecksilber und Blei, um einige Noxen zu nennen.

Mögliche Symptome nach Gabe von Aminoglykosiden

Als Symptome verspüren die Betroffenen mit einer ototoxischen Läsion des Innenohres als Folge einer *Aminoglykosidtherapie* in der Regel einen progredienten Hörverlust mit Ohrensausen auf beiden Seiten. Manchmal kann das Ohrensausen als Warnsignal vorausgehen. Insbesondere bei einem Befall beider Labyrinthe verspüren die Patienten den Schwindel weniger vom Charakter eines Drehschwindels, sondern vielmehr als Unsicherheit. Die Gleichgewichtsstörung nimmt in Dunkelheit durch Wegfall der optischen Orientierung drastisch zu. Durch Provokationsmaßnahmen wie Gehen, schnelle Körperbewegungen oder gar Hüpfen entsteht eine Oszillopsie durch Wegfall des vestibulookulären Reflexes (Dandy-Phänomen), insbesondere nach Ausfall beider Labyrinthe.

Tabelle 53. Beispiele für ototoxische Medikamente und gewerblich toxisch wirksame Stoffe

Aminoglykoside:	Streptomycin
	Gentamycin
	Neomycin
	Kanamycin
	Viomycin
Diuretika:	Furosemid
	Etacrynsäure
Medikamente:	Chinin
	Acetylsalizylsäurederivate
	Sedativa
	Barbitursäurederivate
Zytostatika:	Bleomycin
	Vinkristin
Gewerbliche Stoffe:	Bleiverbindungen
	Quecksilberverbindungen
	Kadmiumverbindungen
	Anilin
	Benzol
	Chlorwasserstoff
	Schwefelkohlenstoff
	Ammoniak
	Methylalkohol
	Äthylalkohol
	Kohlenmonoxyd

Ätiologie, Pathogenese

Die Ätiologie und Pathogenese der Wirkung von ototoxischen Medikamenten wird anhand von Aminoglykosiden erörtert. Die klinische Bedeutung dieser Medikamente ist unumstritten (z. B. für TBC, Sepsis, Meningitis). Sie besitzen eine hohe Wirksamkeit gegen Pseudomonas aeruginosa, Proteus vulgaris, Escherichia coli, Klebsiella pneumoniae, Enterobacter aurogenes, um einige Erreger zu nennen. Die herkömmlichen Aminoglykoside können in der Regel eine Schädigung sowohl des kochleären als auch der labyrinthären Sinneszellen erzeugen (dosisabhängig). Streptomyzin, Tobramyzin und Gentamyzin zerstören insbesondere das vestibuläre Endorgan und Kanamyzin und Neomyzin vorwiegend das kochleäre (Wersäll u. Lundquist 1968; Schuknecht 1976). Die Aminoglykoside reichern sich in der Perilymphe und Endolymphe in hoher Konzentration infolge langer Halbwertszeit an. Es resultiert ein starkes Aufblähen und eine allmähliche Degeneration von der Schneckenbasis beginnend allmählich zur Schneckenspitze. Es sind zuerst die äußeren und danach die inneren Haarzellen der Kochlea, danach die Stria vascularis und Nervenendigungen mit Ganglienzellen, die schließlich zugrundegehen (Lundquist 1967, Wersäll 1956). Außerdem kommt es zur Schädigung der Crista ampullaris aller drei Bogengänge und der Otolithen. Des weiteren kann es zur Änderung der Gefäßpermeabilität von Kochleagefäßen kommen. Die Frage einer Beteiligung der zentralen Hör- und Gleichgewichtsbahnen ist noch nicht restlos geklärt. Bei der Therapie mit Aminoglykosiden wird im allgemeinen kein ototoxischer Effekt erreicht, wenn eine bestimmte Tages- und vor allem Gesamtdosis nicht überschritten wird (z. B. für Streptomyzin ist es empfehlenswert, eine tägliche Dosis von 1 g und eine Gesamtdosis von 20 g nicht zu übersteigen). Es ist wichtig, daß die Nierenfunktion des Erkrankten täglich überprüft wird (Aminoglykoside wirken auch nephrotoxisch) und nicht eingeschränkt ist, da sonst eine Kumulation auftreten kann. Die Aminoglykoside besitzen unterschiedliche klinische ototoxizitätsfreie Grenzdosen bei der die Gefahr eines irreversiblen Hör- oder Gleichgewichtsschadens weniger als 2 % liegt. Vorgeschädigte Ohren (z. B. Otitis media chronica, Lärmtrauma, M. Menière) können eine geringere Dosistoleranz aufweisen. Dadurch besteht die Gefahr einer frühzeitigen Schädigung beider Innenohre (bilateral) oder zuerst auf der erkrankten Seite (monolateral).

Komplikationen

Bei rechtzeitigem Absetzen einer Aminoglykosidtherapie und Normalhörigkeit ist kaum mit einer Schädigung der Innenohre zu rechnen. Selbst in Fällen, wo sich bereits Hör- oder Gleichgewichtsstörungen einstellten, ist eine Rückbildung der Schädigung möglich (Federspil 1982). Jedoch kann trotz Absetzen der Medikation eine Innenohrschädigung weiter progredient fortschreiten, insbesondere eine Hörschädigung. Nach zu später Absetzung oder zu hoher Dosierung von Aminoglykosiden entsteht meist ein irreversibler Hörverlust und Funktionsverlust der Labyrinthe, die bis zu einer völligen Taubheit und Areflexie der Vestibularisorgane führen können.

Differentialdiagnosen

Als Differentialdiagnosen zu einer ototoxischen Läsion mit Schädigung beider Labyrinthe können traumatische Läsionen beider Gleichgewichtsapparate, eine Meningitis oder ein M. Recklinghausen mit Akustikusneurinom auf beiden Seiten in Frage kommen.

Untersuchungsvorgänge

1. HNO-Status (normaler otoskopischer Befund).
2. Audiologische Untersuchung (Tonschwellenaudiogramm: in der Regel sensoneuraler Hörverlust auf beiden Seiten, beginnend im Hochtonbereich; bei Progredienz Hörverlust auch in den mittleren und schließlich tiefen Frequenzen; in besonders schweren Fällen Taubheit möglich; regelmäßige Audiogrammkontrollen vor, während und nach der Aminoglykosidtherapie. Weber: Lateralisation in der Mitte. Rinne: positiv;
überschwellige Audiometrie: Zeichen einer kochleären Hörschädigung).
3. Röntgen (in der Regel keine pathologischen Veränderungen des Felsenbeines).
4. Internistische Abklärung der Nierenfunktion.
5. Vestibularisprüfung (vor allem regelmäßige Kontrollen des Spontannystagmus sowie kalorische Prüfung und Posturographie).

Ergebnisse der Vestibularisprüfung

Die Resultate der Gleichgewichtsuntersuchung sind abhängig vom verabreichten Medikament mit Möglichkeit einer ototoxischer Wirkung, dessen Dosierung und Applikationsdauer, sowie vom Funktionszustand der Innenohren und Nieren des Patienten. Im Rahmen einer Labyrinthläsion nach einer Aminoglykosidbehandlung werden im allgemeinen die Sinneszellen beider Labyrinthe (bilateral) zum selben Zeitpunkt geschädigt. Dadurch kommt es in der Regel zu keiner Verschiebung des Tonusgleichgewichts und damit nicht zur Entstehung eines Spontannystagmus, Lage- oder Lagerungsnystagmus (S. 120). Somit verspürt der Erkrankte im allgemeinen keinen akuten Drehschwindel, sondern ein großes Unsicherheitsgefühl, vor allem in der Dunkelheit, beim Gehen auf weicher Unterlage (z. B. Sand) oder bei abrupten Winkel- oder Linearbeschleunigungen. Die vestibulospinalen Reflexe sind infolge der reduzierten Funktion des peripher-vestibulären Systems erheblich gestört. Es entsteht nach Augenschluß ein erhebliches Schwanken, breitbeiniger Gang und eine Falltendenz. Die Blickmotorik ist in der Regel nach dieser Medikation nicht gestört, allenfalls nach Abusus von Medikamenten oder gewerblichen Giften mit zentral-vestibulärer Wirkung (Ödkvist). Falls beide Labyrinthe komplett ausgefallen sind, können durch die Rotationsprüfung oder Stuhlpendelung keine Nystagmusausschläge mehr provoziert werden infolge Ausfalls des vestibulookulären Reflexes. Besteht noch eine schwache Funktion der Sinneszellen, entstehen Nystagmen von verminderter Intensität (nach der Winkelgeschwindigkeit, Amplitude und Schlagzahl). Das gleiche gilt auch für die kalorische Reizung. Im ersten Fall resultiert eine

Unerregbarkeit auf beiden Seiten und im zweiten eine Untererregbarkeit. Es kann manchmal schwierig sein, eine Untererregbarkeit auf beiden Seiten von einer seitengleichen und normalen Erregbarkeit zu differenzieren. Deshalb ist die Durchführung einer standardisierten Methodik in der kalorischen Prüfung von Vorteil, wo Annäherungsbereiche für z. B. eine „absolute" Untererregbarkeit (S. 80–82) statistisch errechnet worden sind. Damit ist es möglich, nicht nur eine einseitige Schädigung der Labyrinthe zu erkennen, sondern auch eine beiderseitige Unterfunktion.

Falls beide Labyrinthe nicht zur gleichen Zeit geschädigt werden oder auf einer Seite bereits eine Vorschädigung des Innenohres vorliegt, kann es zu einer Verschiebung des Tonusgleichgewichtes kommen. Es entsteht dann in der Regel ein horizontaler bzw. horizontal-rotierender Spontannystagmus mit einer Schlagrichtung zum besser funktionierenden Ohr. Manchmal kann ein Reiznystagmus für kurze Zeit vorausgehen. In der Lageprüfung kann ein richtungsbestimmter Lage- und/oder Lagerungsnystagmus erscheinen. In der Stuhlpendelung oder Rotationsprüfung kann ein Richtungsüberwiegen des Nystagmus in Richtung des Spontannystagmus resultieren. In der thermischen Prüfung kann auf der Seite mit der größeren Schädigung eine Unerregbarkeit und auf dem Ohr mit der geringeren Läsion eine Untererregbarkeit auftreten.

Therapie

Falls während einer Medikation mit ototoxisch wirksamen Substanzen eine Schädigung des Innenohres erkannt wird, muß diese nach Möglichkeit (vitale Indikation abwägen z. B. Meningitis, Sepsis) sofort abgesetzt oder zunächst die Dosierung der Aminoglykoside reduziert werden. Die Mikrozirkulation kann durch Infusionen von niedermolekularen Lösungen und Gabe von zusätzlich wirkenden vasoaktiven Stoffen gefördert werden. Ozothin soll eine membranschützende Eigenschaft des Innenohres ausüben (Claussen 1981). Für manche toxische Stoffe kann es ein Antidot geben. Gegebenenfalls kann Kortison, falls keine Kontraindikation vorliegt, nützlich wirken, ebenso Vitamin-B-Komplexe. Der Schwindel kann symptomatisch beeinflußt werden. Bei Ausfall der peripheren Gleichgewichtsorgane wirken aktive Bewegungsübungen förderlich.

Hinweise

1. Bei Medikation mit ototoxisch wirkenden Medikamenten ist es wichtig, vor, während und nach der Behandlung eine komplette audiologische und vestibuläre Untersuchung durchzuführen (wünschenswert: täglich ein Tonschwellenaudiogramm anzufertigen und nach Spontannystagmus zu fahnden sowie nach subjektiven Angaben des Patienten wie Ohrensausen, Schwindel oder Hörverlust zu fragen).
2. Die Nierenfunktion (Clearance) vor und während der Behandlung überprüfen. Im Notfall (Patient mit Urämie) kann eine Therapie mit Hämodialyse erfolgen.
3. Vorsicht mit Kombination von Aminoglykosiden und anderen ototoxischen oder nephrotoxischen Medikamenten.

4. Die Indikation zur Gabe von ototoxischen Medikamenten genau überprüfen und sie nicht länger als nötig verabreichen.
5. Es ist wichtig für den Arzt zu wissen, daß auch die Möglichkeit einer ototoxischen Schädigung der Kochlea und des Gleichgewichtsapparates besteht nach lokaler Applikation von Ohrentropfen mit einem Aminoglykosid oder von anderen Antibiotika in die Paukenhöhle (z. B. Polymyxin, Gentamycin, Chloramphenicol, Tetrazyclin, Erythromycin).
6. Neben Medikamenten und gewerblichen Stoffen (u. a. Gefahr der cancerogenen Wirkung), die eine ototoxische Wirkung als exogene Toxine haben können, können auch Bakterien (z. B. Diphtherie), Viren (z. B. Mumps, Zoster oticus, Masern, Grippe) oder metabolische Stoffwechselprodukte (z. B. bei Leber- oder Nierenkrankheiten) eine toxische Funktion als endogene Toxine auf das Innenohr ausüben.
7. Eine große Gefährdung für das Innenohr liegt bei intrathekaler Injektion von ototoxischen Medikamenten vor.
8. Die toxische Nebenwirkung von Aminoglykosiden wird gelegentlich zu therapeutischen Zwecken verwendet, so z. B. zur Ausschaltung des Labyrinthes auf der erkrankten Seite bei M. Menière (S. 133).

Beispiele für Stoffe mit ototoxischer Wirkung

Andere gebräuchliche Medikamente wie **Salizylate** (z. B. Aspirin) und **Chinin** (z. B. Medikamente für Malariaprophylaxe) können in hoher Dosierung (etwa 6–8 g/Tag für Acetylsalizylsäure) eine ototoxische Wirkung ausüben und einen Hörverlust auf beiden Ohren mit Ohrensausen und Schwindel verursachen (Falbe-Hansen 1941). Bei rechtzeitiger Feststellung sind die Schäden in der Regel reversibel. Bei Überdosierung mit Salizylaten kommt es zur Veränderung des Stoffwechsels an den Haarzellen im Innenohr. Bei chronischer Medikation kann es zu degenerativen Veränderungen von Ganglienzellen und zugehörigen Neuronen kommen. Chinin verursacht bei Überdosis oft Atrophien im Bereich der äußeren Haarzellen und Stria vascularis, während die Kerne des kochleären und vestibulären Systems unbeeinflußt bleiben (Lee 1983).

Diuretika (Etakrynsäure, Furosemid) können ebenfalls ototoxisch wirksam werden. Es kann zu Läsionen der äußeren Haarzellen und der Stria vascularis infolge eines Enzymdefektes kommen. Dadurch ändert sich die Ionenkonzentration der Endolymphe. Als Symptome können Hörverlust mit Ohrensausen auf beiden Ohren und Schwindel entstehen. Meist sind diese Schäden reversibel. Ungünstig wirkt sich die Kombination von Diuretika mit anderen ototoxisch wirksamen Medikamenten auf das Innenohr aus.

Auch die lokale Verwendung von **Lokalanästhetika** im Mittelohr kann eine ototoxische Wirkung ausüben. Pantokain kann zur Schädigung von Sinneszellen im Corti-Organ und in der Crista ampullaris führen. Elektrophysiologisch kommt es außerdem zu einer Reduktion des Summenaktionspotentials. Die intravenöse Applikation von Lokalanästetika führt in der Regel zu keinen morphologischen Veränderungen des Innenohres.

Schwermetalle und verwandte Substanzen können nach längerer Exposition nachteilige Auswirkungen auf das Hör- und Gleichgewichtssystem ausüben, in erster Linie *Bleiverbindungen*. Nach längerer Exposition kann es zu morphologischen Veränderungen am Ganglion spirale, am N. statoacusticus und in den höher, mehr zentral gelegenen Gleichgewichtszentren kommen (Cis et al. 1964). Zahlreiche Bleiarbeiter leiden berufsbedingt an Hör- und Gleichgewichtsstörungen, deren Läsionsstelle eher retrolabyrinthär gelegen ist. Ähnliches gilt auch für die Exposition von Arbeitern mit Kadmium- und Quecksilberverbindungen.

Zahlreiche **Inhalationsstoffe** (Industriedämpfe) können sich nachteilig auf das Hör- und Gleichgewichtsorgan auswirken (z. B. Anilin, Benzol, Kohlenmonoxyd, Schwefelkohlenstoff, Methylalkohol, Benzin, Chlorwasserstoff, Ammoniak). Hierbei können, je nach Inhalationsnoxe, die peripheren oder zentralen Abschnitte befallen werden.

Zytostatika zur *Chemotherapie* von malignen Tumoren können einen ototoxischen Effekt auf das Innenohr ausüben, ähnlich wie nach einer Aminoglykosidtherapie.

Bei Applikation von **Barbitursäurederivaten, Psychopharmaka** oder **Sedativa** wird der experimentelle Nystagmus drastisch reduziert oder gar aufgehoben. In größerer Dosierung entsteht allmählich ein regelmäßiger Blickrichtungsnystagmus als Zeichen eines Intoxikationssyndroms. Dieser Befund kann deutlich demonstriert werden an vielen Patienten unmittelbar nach der Aufwachphase aus der Narkose.

Antikonvulsiva bewirken oft vestibuläre, zerebelläre und okulomotorische Nebenwirkungen.

Morphin und ähnliche Substanzen können einen nach unten gerichteten Vertikalnystagmus auslösen und zeigen somit eine Beeinflussung des vestibulären Systems.

Äthylalkohol in mehr oder weniger hoher Dosierung wirkt auf das Innenohr (S. 61), den N. octavus und im Zentralnervensystem. In der Lageprüfung imponiert ein typischer Lagenystagmus (PAN I und PAN II), der peripheren Ursprungs ist, sowie ein regelmäßiger Blickrichtungsnystagmus und eine gestörte Blickmotorik als Zeichen einer zentral-vestibulären Beteiligung. Ein chronischer Alkoholabusus führt neben internistischen Störungen auch zu neurologischen (Polyneuropathie). Starker Drehschwindel und erhebliche Gleichgewichtsstörungen werden in Abhängigkeit von der Alkoholtoleranz ab einem Blutalkoholkonzentrationsspiegel von ca. 1,5‰ ausgelöst. Fahruntüchtig kann man bereits ab 0,5‰ sein.

Nikotin kann eine erregende Wirkung auf das vestibuläre System ausüben. Es verändert zusätzlich die Durchblutung des Innenohres und anderer Gefäßsysteme (Makro- und Mikroangiopathien mit Thrombozytenaggregation, Erhöhung des Hämatokrits). Nikotin (Rauchen) blockiert 15–18 % des Hämoglobins mit O_2 wegen der Entstehung vermehrten Kohlenmonoxydgehaltes (COHb). So kann bei Rauchern allmählich eine zerebrale Hypoxie entstehen, insbesondere in Kombination mit Risikofaktoren wie Diabetes mellitus, Hypertonie, Adipositas, um einige zu nennen, die sich nachteilig u. a. auch auf das Hör- und Gleichgewichtsorgan auswirken können.

Bei einer **Kohlenmonoxydvergiftung** kommt es zur Läsion von peripheren und zentralen Anteilen mit Auslösung von Hör- und Gleichgewichtsstörungen infolge Hypoxämie bzw. Anoxämie. Die Anoxämie entsteht durch die viel größere Affinität von CO zum Hämoglobin als zum Sauerstoff.

Schwindel aus internistischer Sicht

Auch nur annähernd alle *Erkrankungen aus internistischer Sicht* aufzuzählen, die mit Schwindel einhergehen können, würde den Rahmen dieses Buches sprengen. Es kann daher nur ein kleiner Auszug erwähnt werden.

Meist resultiert der Schwindel (systematischer oder unsystematischer) aus internistischer Sicht sowohl beim Erwachsenen als auch beim Jugendlichen oder beim Kind aus einer kardialen und/oder vaskulären Insuffizienz, oder infolge Stoffwechselstörungen, die zu einer passageren oder auch permanenten zerebralen Mangeldurchblutung führen (Tabelle 54). Die kardiovaskulären Erkrankungen führen bereits in Ruhe oder erst unter Belastung zu einer Störung der zentralen Integration von zusammenfließenden vestibulären Impulsen und damit zu Schwindel, d. h. die in sich übereinstimmenden Impulse werden vom Zentralnervensystem nicht richtig miteinander koordiniert, obwohl das vestibuläre System als Ganzes intakt ist. Viele internistische Erkrankungen können aber außerdem gleichzeitig vorliegende vestibuläre Krankheiten negativ beeinflussen (z. B. Vertebralis-Basilaris-Insuffizienz, Vorgang der vestibulären Kompensation) oder im Laufe der Zeit schließlich doch zu einer Schädigung des peripher- und/oder zentral-vestibulären Systems führen. Die

Tabelle 54. Ursachen von Schwindel und Gleichgewichtsstörungen ohne vestibuläre Läsion

vaskulär:	Hypotonie (orthostatische Dysregulationsstörung)
	Hypertonie
	Aortale Gefäßmißbildungen
	Subclavian-Steal-Syndrom
	Störung der Hämodynamik im Karotisströmungsgebiet
	Hypersensitives Karotissinussyndrom
kardial:	Angeborene oder erworbene Herzvitien
	Herzrhythmusstörungen
	Herzinsuffizienz
	Koronarinsuffizienz
metabolisch:	Diabetes
	Hyperlipoproteinämie
	Urämie
	Gicht
hormonell:	Hypo- oder Hyperthyreose
	Phäochromozytom
	M. Cushing
	M. Addison
	Hypophysenvorderlappeninsuffizienz
	primärer Aldosteronismus
hämatopoetisch:	Anämie
	Polycythämia vera
	Polyglobulie
elektrolytisch:	Dehydration
	Hyperkaliämie
	Hypokaliämie
	Metabolische oder respiratorische Azidose oder Alkalose

Ursachen für Schwindel aus internistischer Sicht können vaskulär, kardial, hormonell, metabolisch, hämatopoetisch oder elektrolytisch sein.

Vaskuläre Ursachen für Schwindel

Häufig neigen Personen mit einer **Hypotonie** (primär oder sekundär) unter Schwindel. **Orthostatische Dysregulationsstörungen** verursachen nach schnellem Lagewechsel (meist vom Liegen zum Stehen) Vertigo, oft mit Schweißausbruch, Schwarzwerden vor den Augen und nicht selten sogar Tinnitus. Diese Phänomene werden durch eine passagere venöse und arterielle Blutverteilungsstörung mit Anpassungsschwierigkeiten des peripheren Gefäßwiderstandes und des Herzzeitvolumens ausgelöst (Most 1985). Daraus resultieren passagere Hypoxie-Zustände mit kurzzeitigen zentralen Integrationsstörungen gegenüber orthostatischen Veränderungen. Es sind vier pathophysiologische Mechanismen zur Auslösung einer orthostatischen Hypotonie denkbar: eine Verminderung des peripheren Gefäßwiderstandes, Reduktion des Blutvolumens, Abnahme der Förderleistung des Herzens oder Verminderung des venösen Blutangebots. Mit Hilfe des Schellong-Tests (Puls- und Blutdruckmessungen unter orthostatischer Belastung) und des EKG kann die Diagnose gestellt werden. Durch Beschäftigungstherapie wie Sport, Gymnastik, Unterwassermassagen und gegebenenfalls medikamentöse Therapie (z. B. Dihydroergotamin wie Dihydergot, Sympathikomimetika wie Effortil) kann die Häufigkeit von orthostatisch bedingten Schwindelzuständen reduziert oder beseitigt werden. Zu bedenken ist, daß bestimmte Medikamente einen hypotonieauslösenden Effekt bewirken können, wie z. B. Antihypertensiva, periphere Vasodilatatoren, einige Kalziumantagonisten, Rezeptorenblocker, Diuretika, Antiarrhythmika, Tranquilizer, Digitalis und Fibrinolytika, um einige zu nennen.

Durch **vagovasale Reaktionen** (Halsschlag, Schock, plötzliches Angstgefühl, vernichtender Schmerz) können neben kaltem Schweiß mit Auslösung eines Hypotonus Schwindelzustände bis zur Synkope ausgelöst werden. Neben der Behandlung einer gegebenenfalls vorliegenden Grunderkrankung muß in besonderen Fällen Atropin und eventuell Novadral verabreicht werden.

Beim sog. hypersensitiven **Karotissinussyndrom** kann durch eine abrupte Kopfbewegung, Hyperextension der Halswirbelsäule oder Tragen eines zu engen Hemdkragens ein plötzlicher Blutdruckabfall (vasodepressorische Form) und/oder eine plötzliche Sinusbradykardie (kardioinhibitorische Form) hervorgerufen werden. Als häufiges Symptom klagen Patienten mit einem hypersensitiven Karotissinussyndrom über häufig einsetzende Schwindelgefühle. Bei der vasodepressiven Form löst die Reizung des Karotissinusknotens reflektorisch über den Grenzstrang eine Vasodilatation mit Blutdruckabfall aus. Die Therapie besteht in der Regel in der Gabe von Sympathomimetika. Bei der kardioinhibitorischen Form wird reflektorisch über den N. vagus eine Sinusbradykardie ausgelöst, in schlimmen Fällen bis zur einige Sekunden dauernden Asystolie. In akuten Phasen muß Atropin verabreicht werden und gegebenenfalls besteht die Indikation zur Implantation eines Herzschrittmachers.

Eine **arterielle Hypertonie** ist neben Kopfschmerzen, Sehstörungen, Dyspnoe etc. recht häufig mit Schwindel verbunden (Benommenheitsgefühl, Betrunkenheitsgefühl), insbesondere nach Provokationsmaßnahmen wie Bücken, Aufstehen oder nach einer körperlichen Belastung. Dies kann bei vielen Hypertonikern bereits ausgelöst werden, wenn ihr systolischer Wert unter 120 mm Hg absinkt, bei Normotonikern in der Regel erst ab 80 oder 70 mm Hg. Die unterschiedlichen Hypertonieformen (essentiell oder sekundär erzeugte Hypertonie) gehen vielfach mit Vertigo einher, insbesondere bei krisenhaftem Blutdruckanstieg, labilen Blutdruckschwankungen infolge gestörter Autoregulation, wodurch wechselhafte hypertone und hypotone Zustände ausgelöst werden können, oder bei falscher Medikamentendosierung. Als diagnostische Maßnahmen sind neben Fahndung nach Grundkrankheiten als mögliche Ursachen der Hypertonie engmaschige Blutdruckmessungen und EKG-Untersuchungen wichtig. Die Therapie besteht neben der Behandlung der Grundkrankheiten in Gabe von Antihypertonika wie Adalat, Briserin oder Reserpin, des weiteren von Saluretika, Betarezeptorenblocker oder Kalziumantagonisten.

Zahlreiche andere vaskuläre Erkrankungen wie z. B. **Arteriosklerose** oder **Gefäßstenosen,** insbesondere im Karotisströmungsgebiet und/oder der A. vertebralis, rufen recht häufig neben Sehstörungen (z. B. Amaurosis fugax), psychische Alterationen oder gar einen apoplektischen Insult, Schwindelzustände unterschiedlichen Charakters hervor (Benommenheitsgefühl, Betrunkenheitsgefühl, Drehschwindel). Ein wesentlicher Faktor für Auftreten, Häufigkeit und Schwere der Schwindelsymptomatik liegt im Funktionszustand des Kollateralkreislaufs, und zwar sowohl der extrakraniellen (A. carotis interna und A. vertebralis) als auch der intrakraniellen Abschnitte (Circulus arteriosus Willisi). Kombinationen mit anderen internistischen Leiden, wie z. B. Herzinsuffizienz, vaskuläre Krankheiten, wie z. B. Polycythaemia vera, Periarteriitis nodosa, Arteriitis oder Stoffwechselstörungen, wie z. B. Diabetes, verschlimmern in der Regel die Krankheitssymptomatik. Die dadurch bedingte zerebrovaskuläre Insuffizienz erzeugt eine O_2-Mangeldurchblutung und führt zu Integrationsstörungen der von der Peripherie ankommenden und weiter zentral zu verarbeitenden vestibulären Impulse. Im Laufe der Jahre kann die reduzierte zerebrale Sauerstoffversorgung neben Integrationsstörungen schließlich doch das vestibuläre System mitschädigen. Durchblutungsstörungen im Karotisstromgebiet beeinflussen andere, gleichzeitig vorliegende vestibuläre Erkrankungen wie z. B. Vertebralis-Basilaris-Insuffizienz oder den Vorgang der vestibulären Kompensation nach einem Labyrinthausfall negativ. Neben einer symptomatischen Behandlung mit durchblutungsfördernden Maßnahmen, insbesondere zur Förderung der zerebralen Durchblutung und damit der O_2-Utilisation, ist es ratsam, in besonders kritischen Fällen, wenn nach der Lokalisation möglich, eine Gefäßplastik auszuführen.

Kardiale Ursachen für Schwindel

Kardiale Erkrankungen lösen häufig Schwindelgefühle unterschiedlicher Art aus (Tabelle 55). Die Ursachen können sein: Herzrhythmusstörungen, Herzinsuffizienz, koronare Herzkrankheiten und angeborene oder erworbene Herzfehler.

Herzrhythmusstörungen, infolge Störungen der Erregungsbildung und Erregungsleitung, führen zu einer Verminderung des Herzminutenvolumens und des Schlagvolumens, wodurch eine zerebrale Mangeldurchblutung mit Hypoxie entsteht. Die Vertigo als Folge von Rhythmusstörungen ist in der Regel kurzfristig. Als Charakter des Schwindels wird oft Unsicherheitsgefühl, Benommenheitsgefühl, Schwarzwerden vor den Augen bis hin zur Synkope angegeben. Im schlimmsten Fall kann

Tabelle 55. Beispiele für kardial bedingten Schwindel

---

1. Herzrhythmusstörungen (verschiedene pathologische Formen der Bradykardie, Tachykardie und Extrasystolen, durch koronare Herzkrankheit, Myokarditis, Herzvitien, endokrinologisch induziert, neurologisch induziert, durch Elektrolytverschiebungen)
2. Herzinsuffizienz (Myokarditis, Perikarditis, Herzvitien, maligne Hypertonie, koronare Gefäßstörungen Pulmonalstenose, Überleitungsstörungen, als Folge von extrakardialen Erkrankungen)
3. Koronare Herzkrankheit (vasospastische Angina, Koronarsklerose, Koronarstenose und Koronarverschluß)
4. Angeborene und erworbene Herzvitien (Vorhofseptumdefekt, Ventrikelseptumdefekt, persistierender Ductus arteriosus Botalli, Fallotsche Trilogie, Fallotsche Tetralogie, Aortenisthmusstenose, Mitral- und Aortenklappenvitien)

---

ein kardiogener Schock resultieren. Die verschiedenen Formen der Erregungsleitungsstörungen werden in der Regel durch das EKG verifiziert. Eine Bradykardie kann z. B. durch Atropin i.v., Orciprenalin oder durch Herzschrittmacherimplantation behandelt werden. Eine Tachykardie kann mechanisch durch präkordialen Faustschlag (bei Kammertachykardie) oder durch Vagusreizung wie Karotissinusdruck (bei supraventrikulärer Tachykardie), medikamentös mit Hilfe von Lidocain, β-Rezeptorenblockern oder Kalziumantagonisten, elektrisch durch Defibrillation oder gegebenenfalls chirurgisch angegangen werden.

Eine **Herzinsuffizienz** (akut, chronisch) ist gekennzeichnet durch eine Einschränkung der Leistungsfähigkeit in Ruhe oder unter Belastung. Dadurch reduziert sich das Herzzeitvolumen. Die linke, rechte oder beide Herzkammern können von der Insuffizienz befallen werden. Die Symptome sind je nach der Seitenlokalisation und Schwere der Herzinsuffizienz vielfältig. Bei Linksinsuffizienz imponieren Dyspnoe, Zyanose, Lungenödem; bei Rechtsinsuffizienz Beinödeme, Halsvenenstauung und nicht selten Atemnot. Das reduzierte Herzzeitvolumen verursacht eine zerebrale Mangeldurchblutung mit Hypoxie und löst vielfach, insbesondere nach Belastung, Schwindel aus wie Benommenheitsgefühl, Betrunkenheitsgefühl, Unsicherheitsgefühl und manchmal Dreh- oder Schwankschwindel. Die Diagnostik einer Herzinsuffizienz erfolgt durch eine klinische Inspektion mit Auskultation, Röntgenthoraxaufnahme, EKG, Echokardiographie und gegebenenfalls durch invasive Diagnostik wie z. B. Herzkatheteruntersuchung. Die Therapie besteht in der Behandlung von Grundkrankheiten, Digitalisgabe, Diuretika und Medikamenten zur Förderung der Durchblutung.

Eine *Störung der Durchblutung der Herzkranzgefäße* (**Koronarinsuffizienz**) verursacht eine myogene Herzinsuffizienz und/oder Herzrhythmusstörungen und damit eine Reduzierung des Herzzeitvolumens und/oder des Schlagvolumens. Die Folge ist eine zerebrale Durchblutungsstörung mit Hypoxie. Je nach Schwere der Koronarinsuffizienz wird bei vielen pektanginösen Beschwerden von den Erkrankten häufig über Schwindel unterschiedlichen Charakters geklagt (Unsicherheitsgefühl, Benommenheitsgefühl, Betrunkenheitsgefühl). Die Diagnostik kann erfolgen mit Belastungs-EKG, Subtraktionsangiographie, Koronarangiographie und Kernspintomographie. Neben Behandlung und Reduzierung von Risikofaktoren (Diabetes, Hypertonie, Adipositas, Nikotinabusus) kann die Therapie bestehen in Gabe von z. B.

306

Nitrokapseln, Nitrospray oder gegebenenfalls, bei einer akuten Koronarinsuffizienz, in einer intravasalen Fibrinolysierung und Stenosenbeseitigung. Häufig wird eine koronare Bypass-Operation nötig.

Angeborene Herzfehler (Hemmstörung oder Persistieren von embryonalen Kreislaufverbindungen) oder **erworbene Herzklappenvitien** (meist entzündliche Endokarditiden) verursachen ebenfalls eine gestörte Hämodynamik infolge einer myogenen Herzinsuffizienz und werden in späteren Stadien häufig noch mit Rhythmusstörungen vergesellschaftet. Es resultiert ein reduziertes Herzzeitvolumen und Herzschlagvolumen und damit eine zerebrale Mangeldurchblutung mit Hypoxie. Bei vielen angeborenen Herzfehlern mit primärer Zyanose ist die zerebrale Hypoxie infolge Mischung von venösem und arteriellem Blut (z. B. *Fallotsche Trilogie* oder *Fallotsche Tetralogie*) drastisch erhöht. Alle Herzfehler mit einer gestörten Hämodynamik können mit Schwindelsymptomatik unterschiedlicher Schwere einhergehen. Die Therapie von Herzvitien besteht in der Regel in einer herzchirurgischen Behandlung.

Hormonelle Ursachen für Schwindel

Zahlreiche endokrine Stoffwechselerkrankungen wie beispielsweise **M. Cushing, M. Addison, Hypophysenvorderlappeninsuffizienz, primärer Aldosteronismus, Phäochromozytom, Hyperthyreose** und **Hypothyreose** gehen neben ihren allgemeinen charakteristischen Symptomen häufig mit Schwindel einher. Die Schwindelgefühle werden meist ausgelöst durch hämodynamische Störungen wie hypotone, hypertone oder insuffiziente kardiale Reaktionslagen im Rahmen der jeweiligen endokrinen Grunderkrankung. Dies verursacht eine zerebrale Mangeldurchblutung mit Hypoxie, wodurch es zu zentralen Integrationsstörungen von vestibulären Impulsen kommen kann. Die Therapie richtet sich nach der endokrinen Grunderkrankung.

Metabolische Ursachen für Schwindel

Ähnlich kann der Mechanismus bei metabolischen Erkrankungen wie z. B. **Diabetes mellitus, Urämie, Hyperlipoproteinämie** und **Gicht** ablaufen.

Beim **Diabetes mellitus** gehört neben der Entstehung von vaskulären Komplikationen die diabetogene Neuropathie zu den wichtigsten Folgeerscheinungen. Durch intrazelluläre Hyperosmolarität können Endothelzellen und Gliazellen teilweise irreversibel geschädigt werden. Neben sensomotorischen Ausfällen kann es zu Funktionsstörungen des parasympathischen und des sympathischen Systems kommen. Somit können die Schwindelerscheinungen einmal durch kardiovaskuläre Fehlregulationen oder im Rahmen einer Neuropathie als echte vestibuläre Läsion entwickelt werden. Die Therapie des Diabetes mellitus ist vielfältig und richtet sich neben Insulingabe und diätischen Maßnahmen auf die Behandlung von begleitenden Grundkrankheiten.

Auch **hypoglykämische Zustände** (Glukosekonzentrationsspiegel < 50 mg %) verursachen häufig Schwindelzustände, da das Gehirn für seinen Stoffwechsel auf Glukose angewiesen ist. Es können neuronale Schäden ausgelöst werden. Es kann zu einer intrazellulären Ammoniakvergiftung und gestörtem Abbau von Phospholipiden und freien Fettsäuren kommen. Die Hypoglykämie verursacht zerebrale Symptome wie Schwindel, Verwirrung bis zur Bewußtlosigkeit und Kopfschmerzen sowie über sympathikotone Vorgänge Tachykardie, Schwindel, Parästhesien und Heißhunger. Durch orale oder venöse Gabe von Zucker können diese Vorgänge rasch beseitigt werden.

Im Rahmen eines **Dumping-Syndroms** (nach Magenoperationen) kann Schwindel zunächst direkt nach der Nahrungsaufnahme aus hyperosmolaren Gründen hypovolämisch (Früh-Dumping) und nach ca. 2 Std. infolge einer reaktiven Hypoglykämie (Spät-Dumping) durch vermehrte Insulinausschüttung ausgelöst werden.

Hämatopoetische Ursachen für Schwindel

Hämatopoetische Erkrankungen mit Entstehung einer **Anämie** infolge Reduktion der Erythrozyten und/oder der Hämoglobinkonzentration (Blutungsanämie, sideroblastische Anämie, megaloblastische Anämie, hämolytische Anämie, aplastische Anämie oder Anämie als Folge chronischer Erkrankungen) verursachen neben Müdigkeit, pektanginöse Symptome, Blässe, Atemnot sogar Tinnitus und häufig Schwindel. Die Vertigo wird in der Regel ausgelöst durch hypoxämische und hypotone Vorgänge, wodurch eine zerebrale Hypoxie mit den vorhin erwähnten zentralen Integrationsstörungen von vestibulären Impulsen resultiert.

Auch durch Erkrankungen mit Erhöhung der Erythrozytenzahl wie **Polycythaemia vera** und **Polyglobulie** mit Zeichen einer roten Zyanose, Brustschmerzen, Uhrglasnägeln und Trommelschlegelfinger kann Schwindel durch den gleichen Mechanismus infolge hypertoner und hypoxämischer Vorgänge durch Verklumpung von Erythrozyten (Sludge-Phänomen) ausgelöst werden.

Elektrolytstörungen als Ursachen für Schwindel

Störungen des Wasser- und Natriumhaushalts wie *isotone* **Dehydration** (z. B. Durchfall, Erbrechen, Polyurie, Ileus), *hypotone Dehydration* als Salzmangelsyndrom (z. B. wiederholtes Erbrechen, Durchfall) und *hypertone Dehydration* infolge Wassermangels (z. B. Fieber, Diabetes insipidus, schwere Diabetes mellitus) sowie *hypertone* **Hyperhydration** infolge Natriumüberschusses (z. B. Niereninsuffizienz, erhöhte Natriumzufuhr) verursachen hypovolämische Zustände mit Hypotonie und somit Schwindel infolge zerebraler Hypoxie mit zentralen Integrationsstörungen. Darüberhinaus können zusätzlich Symptome wie Krämpfe bis zum Koma durch Exsikkose der Hirnzellen mit Hirnödem entstehen. Die Behandlung besteht in erster Linie in Substitutionstherapie der fehlenden Substrate.

Elektrolytstörungen wie **Hyperkaliämie** (z. B. durch Niereninsuffizienz, Pankreasinsuffizienz, Lebernekrose, Hämolyse), **Hypokaliämie** (z. B. infolge Durchfall, Polyurie, Saluretika, Leberleiden), **Hyperkalzämie** (z. B. Hyperparathyreoidismus, osteolytische Metastasen, Myelom, M. Cushing) und **Hypokalzämie** (z. B. infolge Durchfall, Hyperventilationssyndrom, Niereninsuffizienz, Nebenschilddrüsenunterfunktion) produzieren in der Regel eine Schwindelsymptomatik infolge einer gestörten kardialen Erregungsüberleitung mit Auftreten von Herzrhythmusstörungen.

Erneut entsteht ein Circulus vitiosus mit Verminderung des Herzzeitvolumens und des Schlagvolumens, die wiederum eine zerebrale Hypoxie mit Auslösung der zentralen Integrationsstörungen bewirken. Die Therapie besteht in Regulierung oder Substituierung von Elektrolyten und Behandlung der Grundkrankheit.

Ebenso können Störungen des Säure-Basen-Haushalts (**metabolische** oder **respiratorische Azidose** *bzw.* **Alkalose**) Schwindel provozieren. Insbesondere die respiratorische Alkalose (als Folge eines Hyperventilationssyndroms, hormonell oder medikamentös bedingt, durch Hypoxie oder ZNS-Erkrankungen) erzeugt Vertigo mit Steigerung der neuromuskulären Erregbarkeit infolge des reduzierten ionisierten Kalziumanteils im Blut mit Auslösung von perioralen Spasmen und Karpopedalspasmen bis zur Tetanie. Als Therapie empfiehlt sich, 10 % Kalzium i.v. zu verabreichen oder CO_2-Rückatmung z. B. mit Hilfe einer Plastiktüte (gestülpt über den Kopf) sowie Grundkrankheiten mitzubehandeln.

Auch ein **Mangel an Spurenelementen,** wie z. B. an *Magnesium,* kann u. a. Vertigo hervorrufen infolge kardio-vaskulärer Insuffizienz. Magnesium übt eine Wirkung auf die Spannung und Kontraktilität der kardialen und vaskulären Muskulatur aus. Es beeinflußt die Bindung und den Transport von Kalzium an membranständige Organellen, die Hormon-Rezeptor-Interaktion, die Regulation des Elektrolytgehalts und Elektrolyttransports, die membrangesteuerte Bildung von Aktionspotentialen, die Regulation zellulärer Bioenergetik, die Koppelung von Erregung und Kontraktion sowie die Regulation des zerebralen und peripheren Gefäßtonus. Eine geringe Veränderung des Magnesiumgehalts kann einen Effekt auf die mechanische und elektrische Aktivität der kardialen und vaskulären Muskelzellmembranen bewirken (Schauerte 1988; Altura 1988). Dadurch kann letztlich Vertigo infolge einer zerebralen Hypoxie mit Auslösung von zentralen Integrationsstörungen von vestibulären Impulsen hervorgerufen werden.

Okulärer Schwindel

Ein *okulärer Schwindel* kann durch eine Fehlinformation von visuellen Eindrücken über unsere Körperposition in Relation zur Umgebung ausgelöst werden. Dieser Schwindel kann außerdem mit vegetativer Symptomatik, Kopfschmerzen und Augensymptomatik einhergehen.

Die Ursachen des okulären Schwindels (Tabelle 56, S. 310) können sein (Schäfer 1986): optisch (z. B. dezentrierte Brille, Astigmatismus, Anisometropie), sensomotorisch (Augenmuskelparesen, Strabismus acutus, Heterophorie), statisch (optokinetischer Schwindel, Höhenschwindel), psychooptisch (durch Farbkombinationen), Glaukom (Anfallsglaukom, durch Betablockertherapie) und durch allgemeine Erkrankungen des Auges (Gesichtsfeldausfall, Stauungspapille, Schleier vor den Augen).

Optisch induzierter Schwindel

Ein optisch bedingter Schwindel kann ausgelöst werden durch **Refraktionsanomalien,** bei denen das Gegenstandsbild nicht richtig auf der Netzhaut fokusiert wird.

Tabelle 56. Ursachen von okulärem Schwindel

optisch:	dezentrierte Brille
	Astigmatismus
	Anisometropie
sensomotorisch:	Augenmuskelparesen
	Strabismus acutus
	Heterophorie
statisch:	optokinetischer Schwindel
	Höhenschwindel
psychooptisch:	grelle Farbkombinationen
Glaukom:	Anfallsglaukom
	Betablockertherapie
Augenläsionen:	Gesichtsfeldausfall
(durch Allgemein-	Stauungspapille
erkrankungen)	Schleier vor den Augen

Dies kann bereits durch eine dezentrierte Brille, wo der optische Mittelpunkt der Gläser nicht richtig in der Mitte sitzt, ausgelöst werden. Auch Brillen mit einer für die Person falschen Dioptriezahl lösen unangenehme Schwindelzustände aus. Eine neu verordnete Brille mit einer für die Augen richtigen Dioptriezahl ist für den Tragenden zunächst häufig gewöhnungsbedürftig. Die Gläser verändern die subjektiv empfundene Bildgröße. Zur Korrektur der Kurzsichtigkeit werden konkave Gläser verordnet, die das Bild auf der Netzhaut verkleinern. Konvexe Gläser vergrößern das Bild. Dies wird vor allem dann besonders empfindsam wahrgenommen, wenn die Person die Brille aufsetzt und ablegt.

Bei der Korrektur des **Astigmatismus** mit der Brille muß oft eine längere Gewöhnungsphase in Kauf genommen werden. Bei Patienten mit unterschiedlicher Brechkraft beider Augen (Anisometropie) entstehen unterschiedlich große Bilder auf der Netzhaut (Aniseikonie). Differenzen zwischen beiden Augen von mehr als 3–4 Dioptrien bei Erwachsenen, die mit Brillengläsern korrigiert werden müssen, können kaum mehr richtig fusioniert werden und lösen in der Regel einen okulären Schwindel aus. Bei Kindern existiert dieses Problem nicht.

Netzhauterkrankungen wie **Chorioretinitis centralis serosa** können für einen optisch induzierten Schwindel verantwortlich sein. Makulaveränderungen in der Netzhaut können Metamorphosen (Verziehung von Linien und Bildern) mit Photopsien (verschiedene Farbwahrnehmungen) auslösen und somit für einen okulären Schwindel verantwortlich sein.

Sensomotorisch induzierter Schwindel

Ein sensomotorisch ausgelöster okulärer Schwindel wird provoziert durch *Augenmuskelparesen* (Lähmungen eines Muskels oder mehrerer). Dies kann z. B. angeboren, traumatisch, tumorös oder infektiös bedingt sein.

Die **Abduzensparese** ist die häufigste Ursache mit Doppelbildern, wobei diese bei Blick in Richtung des gelähmten Muskels entstehen. Die Patienten versuchen, durch eine Kopfzwangshaltung (sog. Torticollis ocularis), die Doppelbilder und damit oft den Schwindel zu beseitigen.

Eine Okulomotoriusparese und Trochlearisparese können ebenfalls einen okulären Schwindel hervorrufen. Eine vollständige **Okulomotoriusparese** geht einher mit einer Ptosis (M. levator palpebrae) und einer Parese der äußeren Augenmuskeln (M. rectus medialis, M. rectus superior, M. rectus inferior) und wird Ophthalmoplegia externa genannt. Bei einer Ophthalmoplegia interna reagiert das erkrankte Auge weder auf eine Lichtreaktion noch auf Konvergenzblick, außerdem erscheint die Pupille weit. Bei Schädigung des peripheren Nervenabschnittes resultieren beide Ophthalmoplegie-Formen. Zentrale supranukleäre Läsionen im Bereich der Vierhügelplatte verursachen eine Augenbewegungsstörung an beiden Augen (z. B. konjugierte Blickparese). Eine Sonderform stellt das **Parinaud-Syndrom** dar mit einer konjugierten vertikalen Blicklähmung nach oben, vergesellschaftet mit Konvergenzschwäche und aufgehobener Lichtreaktion als Folge einer Schädigung im Bereich der Lamina quadrigemina (z. B. ein Pinealom) oder des Nucleus interstitialis neben dem Aquaeductus.

Eine **Trochlearisparese** verursacht infolge Funktionsverlust des M. obliquus superior eine Einschränkung der Blickwendung nach innen und unten. Die Patienten versuchen dies durch Kopfschräglage auszugleichen. Das Treppensteigen und Lesen bei einer Person mit Trochlearisparese kann unangenehm werden, da beim Blick nach unten die Doppelbilder am weitesten auseinanderliegen. Die Therapie von Augenmuskelparesen kann bestehen in Okklusion des erkrankten Auges, Prismenveränderung oder einer Muskeloperation.

Unmittelbar nach einer **Orbitabodenfraktur** kann häufig ein unangenehmer okulärer Schwindel mit Erbrechen auftreten. Er entsteht durch eine Einklemmung des Orbitagewebes, wodurch der Musculus rectus superior seiner Funktion als Augenheber nicht mehr nachkommen kann. Eine operative Therapie steht im Vordergrund.

Ebenso kann ein **Exophthalmus** (tumorbedingt, entzündlich, endokrin) neben Sehstörungen Schwindel verursachen.

Auch Augenschielen wie **Strabismus concomitans acutus** kann zum lästigen Schwindel führen. Als Therapie stehen Brillen- und Prismenbehandlung sowie Schieloperationen zur Verfügung. Manchmal kann ein latentes Schielen (Heterophorie) als Folge von Ermüdung oder Alkoholgenuß eine Vertigo hervorrufen.

Statisch induzierter Schwindel

Statisch kann ein okulärer Schwindel bei Normalpersonen *optokinetisch* und als *Höhenschwindel* (S. 313) provoziert werden.

Psychooptisch induzierter Schwindel

Bestimmte kleinflächige und hervorstechende *Farbkombinationen* können unmittelbar oder nach einiger Zeit bei manchen Personen einen psychooptischen Schwindel auslösen.

Schwindel durch Glaukom

Ein *Glaukomanfall* (primäres Winkelblockglaukom oder Sekundärglaukom) löst in einer sehr hohen Prozentzahl, neben farbigen Ringen um Lichter, intensive Kopf- und Augenschmerzen einen Schwindel mit Erbrechen oder Brechreiz meist infolge vagovasaler Reflexe aus. Das erkrankte Auge palpiert sich infolge erhöhten Augeninnendrucks hart. Sofortige medikamentöse Therapie (z. B. Atropinderivate) und baldige operative Augendrucksenkung müssen erfolgen. Die Glaukomtherapie mit Betablocker kann ebenfalls Vertigo und Verwirrungszustände hervorrufen infolge Resorption der installierten Augentropfen in den Kreislauf.

Okulärer Schwindel durch Allgemeinerkrankungen

Ein *erhöhter Hirndruck* infolge eines Hirntumors kann zu Gesichtsfeldausfall und Stauungspapille führen, wodurch ein okulärer Schwindel entstehen kann. *Vaskulär* im Rahmen einer *orthostatischen Durchblutungsstörung* können Augenflimmern oder Schwarzwerden vor den Augen als Folge der retinalen Mangeldurchblutung Schwindelzustände auslösen. Somit können Allgemeinerkrankungen sekundär einen okulären Schwindel auslösen.

Kinetosen

Die *Bewegungskrankheit* (**Kinetose**) kann bei vielen Personen ausgelöst werden, die mit einem Fortbewegungsmittel (Flugzeug, Schiff, Auto, Zug) unterwegs sind. Es kann zu Schwindel mit Scheinbewegungen, Nausea, Erbrechen, Schweißausbruch bis zum Kreislaufkollaps kommen. Die Kinetose entsteht durch unterschiedliche Mischbewegungen um mehrere Achsen (z. B. Translationsbewegungen, Rotationsbewegungen, Schaukelbewegungen), verbunden mit unterschiedlichen kurzzeitig einwirkenden Akzelerations- und Deakzelerationsvorgängen. Dies führt zu unterschiedlichen Impulsen in den Bogengängen und Otolithen. Hinzu kommen optische und propriozeptive Einflüsse. Es resultiert daraus eine Desorientierung im vestibulo-okulären System und letztlich somit die Kinetose-Symptomatik infolge Aktivierung der Vaguskerne über die Formatio reticularis und Vestibulariskerne. Es besteht eine individuelle Bereitschaft. Psychisch labile Personen mit vegetativer Dystonie neigen zu Kinetosen. Als Vorbeugung gegen die Bewegungskrankheit ist es vorteilhaft, in einem Fortbewegungsmittel fern gelegene optische Ziele im Auge zu behalten (visuelle Kontrolle), möglichst in der Mitte eines Schiffes oder Flugzeuges Platz zu nehmen, in einem fahrenden Auto das Lesen zu unterlassen. Durch fortgesetzte Reizexposition kann eine Habituation erfolgen. Als medikamentöse Therapie wird Scopolamin empfohlen. Üblicherweise wird dieses Medikament (ca. 1,5 mg Transderm Scop) in Form eines Pflasters hinter dem Ohr getragen. Dadurch wird eine ständige Resorption durch die Haut mit konstantem Wirkspiegel ermöglicht. Damit kann eine Wirkungsdauer von etwa 48 Std. erzielt werden. Als weitere Medikamente gegen Kinetosen kommen Dimenhydrinat (Vomex A), Meclozin (Peremesin) oder

Cinnarizin (Stutgeron) in Frage. Des weiteren existieren Mischpräparate gegen Kinetosen. Zur Prophylaxe sollte das Medikament 1–2 Std. vor einer Fahrt eingenommen werden.

Eine spezielle Form der Bewegungskrankheit stellt die Raumkrankheit dar (*„space motion sickness"*), über die mehrere Astronauten geklagt haben (Drehbewegungen, anderes Körperlagegefühl, Schwierigkeiten Gegenstände mit geschlossenen Augen zu lokalisieren). Die Ursache für die Raumkrankheit besteht darin, daß die afferenten Impulse von Körperbewegungen im Weltraum (Schwerelosigkeit = 0 g) sich von Impulsen auf der Erde (1 g) unterscheiden. Hauptsächlich die Otolithen erfahren hierbei eine Reizschwellenänderung. Es kommt in den meisten Fällen während des Raumfluges bei den Astronauten allmählich zu einer Habituation. Durch Rotationen in einer Zentrifuge, durch Trampolinspringen und durch Kunst- oder Parabelflüge können diese Vorgänge trainiert werden.

Viele Personen leiden an **Höhenschwindel** . In größerer Höhe (Turm, Gerüst, Berg) wird ein starkes Angst- und Unsicherheitsgefühl mit vegetativer Symptomatik bis hin zu Gleichgewichtsstörungen ausgelöst. Diese Konfliktreaktionen werden durch den vertikalen Blick in die Tiefe bewirkt. (Winkel zwischen Körper und Standort von 90° auf 180° ausgedehnt). Normalerweise ist der Mensch gewohnt, eine großflächige Ebene unter den Füßen zu haben (Winkel zwischen Körper und Standfläche ca. 90°), wodurch die visuellen und propriozeptiven Einflüsse von außen in Harmonie mit den vestibulären stehen. Jedoch in „größerer" Höhe, z. B. Stehen auf einem Turm, am Abgrund ohne Sicherheitsvorkehrungen und Hinunterschauen, kann bei vielen Personen vestibuläre Fehlreaktionen in Form eines Höhenschwindels auslösen. Am Abgrund fehlen die nahen Bezugspunkte und der konstante Abstand Auge-Bodenuntergrund, womit man sonst normalerweise im täglichen Leben konfrontiert wird. Dadurch kann diese ungewohnte visuelle Information zu zentralen Integrationsstörungen bzw. zu einem Datenkonflikt von vestibulären Impulsen führen und Vertigo oder gar Gleichgewichtsstörungen auslösen, obwohl das vestibuläre System völlig intakt ist. Bereits in geringer Höhe, wie ca. 5 m, kann Höhenschwindel provoziert werden und ab ca. 20 m sein Maximum erreichen. Durch eine stabilere Lage (z. B. Sicherheitsvorkehrungen wie Anseilen am Berg oder Verlagerung des Schwerpunkts durch Hinlegen auf den Bauch), kann der Höhenschwindeleffekt reduziert werden, ebenso durch intensives Training. Durch Erfahrung kann die psychische Komponente Angst verringert werden. Interessanterweise kann Höhenschwindel manchmal bei Patienten mit einer vestibulären Läsion entstehen, die früher nicht darunter litten. Im Flugzeug entsteht kein Höhenschwindel. Jedoch kann bei psychisch labilen Personen Klaustrophobie produziert werden (Angst- und Beklemmungsgefühl, Schweißausbruch, Herzjagen etc.).

Kurze Erläuterung zur Therapie des Schwindels

In diesem Buch werden in den jeweiligen Kapiteln zu den abgehandelten vestibulären Erkrankungen gleichzeitig Therapievorschläge mit auf den Weg gegeben. In diesem Abschnitt werden noch einige gebräuchliche Medikamente (*Antivertiginosa*) zur Beseitigung oder Linderung des Schwindels ohne Anspruch auf Vollständigkeit kurz erläutert.

Je nach gezielter Diagnose bzw. Krankheitsbild sollte zunächst immer eine primär kausale Therapie angestrebt werden z. B. Antibiotika-Gabe bei entzündlichen Erkrankungen, gezielte Medikation zur Behandlung von internistischen Grunderkrankungen und operative Maßnahmen von raumfordernden Prozessen mit der Möglichkeit zur Beseitigung des Schwindels. Es existieren zahllose Medikamente zur symptomatischen Therapie des Schwindels. Bei der Medikation von Antivertiginosa ist wie bei jeder konservativen Medikation auf Dosierung, Kontraindikationen, Nebenwirkungen und Wechselwirkungen des verabreichten Präparates zu achten. Nach pharmakologischen Gesichtspunkten existieren (Hofferberth 1981):

1. Antihistaminika der Benzhydrilgruppe

Die *Antihistaminika dieser Gruppe* scheinen eine Wirkung direkt am Vestibularisapparat durch Blockierung von spezifischen Rezeptoren und außerdem zentral als Anticholinergika auszuüben. Histamin übt eine zentralnervöse Neurotransmitterfunktion aus. Auf vestibuläre Neurone übt es sowohl einen inhibitorischen als auch einen erregenden Effekt aus. Antihistaminika fungieren als H1- und H2-Rezeptorenblocker (Haas 1985). Als Medikamente können Dimenhydrinat mit Koffein (Vomex A), Dimenhydrinat, Nicotinsäure und Pyridoxin (Vertigo-Vomex-retard), Meclozin (Bonamin), Meclozin (Peremesin), Meclozin kombiniert mit Nicotinsäure (Diligan) und Chininhydrochlorid mit Papaverin (Monotrean) genannt werden. Als Nebenwirkung besteht eine Sedierung und Schläfrigkeit mit Einschränkung des Reaktionsvermögens, auf die Verkehrsteilnehmer hingewiesen werden müssen.

2. Antihistaminika der Phenothiazingruppe (Neuroleptika)

Die *Medikamente dieser Gruppe,* wie z. B. Thiethylperazindimalat (Torecan), üben hauptsächlich antiemetische Wirkung aus, indem sie eine spezifische Wirkung auf das Brechzentrum in der Area postrema am Boden des IV. Ventrikels ausüben. Die Phenothiazine besitzen einen dopaminblockierenden Effekt, eine antihistaminische und anticholinergische Wirkung. Die Feuerrate der Aktionspotentiale sowohl in Ruhe als auch bei Reizung vestibulärer Neurone werden gebremst. Als weitere Beispiele sind Chlorpromazin (Megaphen), Triflupromazin (Psyquil), Dihydrobenzperidol oder Haloperidol (Haldol) und Promethazin (Atosil) als Psychopharmaka mit neuroleptischer Wirkung zu nennen. Als Nebenwirkungen können u. a. extrapyramidale Störungen auftreten. Das Reaktionsvermögen kann erheblich eingeschränkt sein.

3. Tranquillanzien und Sedativa

Tranquillanzien und *Sedativa* können neben Angstzuständen und Spannung auch eine dämpfende Wirkung auf das vestibuläre System haben, wie z. B. Diazepam (Valium), Dikaliumchlorazepat (Tranxilium), Phenobarbital als Barbitursäurederivat (Luminal), Medazepam (Nobrium). Auch bei dieser Medikamentengruppe wird das Reaktionsvermögen erheblich herabgesetzt.

4. Parasympathikolytika

Die *Parasympathikolytika* sind als Anticholinergika zentral wirksam. Als bewährtes
Präparat ist das Scopolamin (Transderm Scop) gegen Kinetose-Krankheiten wirksam. Als Nebenwirkungen können Beschwerden wie Wärmestau, Akkomodations-
störungen, Glaukomauslösung, Tachykardie etc., entstehen. Das Atropin (Atropin-
sulfat) hat sich zur Behandlung von Vertigo nicht bewährt.

5. Sympathikomimetika

Das *Psychoanaleptikum* Amphetamin soll ein bewährtes Präparat gegen Vertigo sein.
Nur ist vor Gewöhnung mit Suchtgefahr zu warnen. Außerdem bestehen erregende
Nebenwirkungen.

6. Pyridoxingruppe

Vitamin B6 besitzt angeblich eine positive Wirkung gegen Seekrankheit und Schwan-
gerschaftserbrechen. Dieser Stoff wird zahlreichen Kombinationspräparaten beigemengt.

Allgemeine Hinweise

Es ist schwierig, ein einziges und allgemein wirksames Medikament gegen den
Schwindel anzugeben. Einige üben bei bestimmten vestibulären Erkrankungen einen
günstigen Effekt gegen den Schwindel aus, so z. B. Betahistinabkömmlinge (z. B.
Vasomotal, Aequamen, Ribrain) bei Patienten mit M. Menière. Die Wirkung soll
bestehen in einer Vasodilatation von Kapillaren, Arteriolen und arteriovenösen
Arkaden der Stria vascularis und des Ligamentum spirale (Martinez 1972). Darüber
hinaus gibt es zahllose weitere Präparate wie Ginkgo biloba Extrakt (Rökan, Tebonin), Mischung aus Cocculus, Conium, Ambra und Petroleum (Vertigoheel), Cinnarizin (Stutgeron), Chinin-Papaverin (Monotrean), Piperazin mit Koffeinzusatz
(Peremesin) und Picrotoxin (Ehrenberger 1988), ein GABA-Antagonist, um einige
zu nennen, die allgemein den Symptomenkomplex Schwindel mehr oder weniger
positiv beeinflussen können. Es ist für den Arzt wichtig zu bedenken, daß die
Medikamente einen unterschiedlichen Wirkungsgrad gegen das Symptom Vertigo
auch auf Patienten mit der gleichen Diagnose ausüben können. In solchen Fällen
empfielt es sich, verschiedene Antivertiginosa auszuprobieren bis möglicherweise
das für den Erkrankten wirkungsvollste gefunden wird.

Bei der Behandlung von akuten intensiven Schwindelzuständen, insbesondere
bei akuten peripher-vestibulären Läsionen, ist es vorteilhaft, Antivertiginosa zu
verabreichen, die intravenös injiziert werden können, wie z. B. Sulpirid (Dogmatil)
oder Dimenhydrinat (Vertigo-Vomex). Möglichst bald muß dann zur Förderung und
Beschleunigung der vestibulären Kompensation mit aktiven gezielten Bewegungsübungen begonnen werden (s. S. 316).

In jüngster Zeit vermehren sich Publikationen mit *Kalziumantagonisten* als Medikament gegen den Schwindel. Das Präparat Flunarizindihydrochlorid (Sibelium)
übt erstens eine hämorheologische Wirkung aus. Durch Verhinderung eines gestei-

gerten Kalziumeinstroms in die Zellen der Erythrozyten wird die Blutviskozität reduziert und damit die Fließfähigkeit des Blutes erhöht. Als zweites wird ein vermehrter Kalziumeinstrom in Gefäßwandzellen verhindert und damit eine pathologische Gefäßwandkontraktion (Peters 1988; Borgers et al. 1980). Als drittes übt Flunarizin eine labyrinthdepressorische Wirkung aus. Die Intensität des vestibulär erzeugten Nystagmus kann reduziert werden sowohl bei peripher- als auch bei zentralvestibulären Erkrankungen (Hofferberth 1988; Oosterveld 1982; Elbaz et al. 1988). Darüber hinaus kann das Flunarizin als viertes eine Antihistamin-Wirkung auslösen. Als Nebenwirkung kann Müdigkeit oder Gewichtszunahme manchmal vorübergehend auftreten.

Trainingshinweise für Patienten mit Schwindel

Es ist eminent wichtig, daß Patienten mit Schwindel ihr *Gleichgewichtssystem trainieren.* Insbesondere bei Erkrankten mit akutem Labyrinthausfall (nach Felsenbeinfraktur, Neuropathia vestibularis, akuter kochleo-vestibulärer Insuffizienz, Zoster oticus, Labyrinthitis acuta sowie nach Neurektomie des N.vestibularis) werden anfänglich vorhandener intensiver Dauerschwindel und Gleichgewichtsstörungen über die vestibuläre Kompensation allmählich reduziert, um im Idealfall zu verschwinden. Die vestibuläre Kompensation kann zum einen gefördert und zum anderen durch gezielte aktive Bewegungsübungen beschleunigt werden, wobei das vestibuläre, optische und propriozeptive System miteingeschlossen werden muß. Nach Möglichkeit die Gabe von Antivertiginosa früh einstellen und vor allem keine Sedativa verabreichen, da sie diesen Vorgang reduzieren. Folgende Übungen, anfangs täglich 10 Min. und später 20 Min. lang, werden empfohlen:

A. Akute Phase (im Bett)

1. Augenbewegungen (mit unterschiedlichen Geschwindigkeiten)
   a) hin und her schauen in der horizontalen und vertikalen Blickrichtung
   b) Fixation des eigenen vorgehaltenen Fingers aus verschiedenen Richtungen und Entfernungen (90 bis 30 cm vor dem Gesicht und ihn vor dem Blickfeld mit unterschiedlicher Geschwindigkeit hin und her bewegen)
2. Kopfbewegungen (mit unterschiedlicher Geschwindigkeit und mit geöffneten und geschlossenen Augen liegend oder im Bett sitzend)
   a) Neigen des Kopfes nach vorn und rückwärts
   b) Neigen des Kopfes seitwärts
3. Schulterheben und Schulterkreisen (im Sitzen)

B. Subakute Phase/Kompensationsstadium (im Stehen)

1. Vorbeugen und Aufheben von Gegenständen vom Boden
2. Wechsel vom Sitzen zum Stehen mit offenen und geschlossenen Augen und später mit gleichzeitiger Körperdrehung
3. Werfen eines Balles von einer Hand zur anderen

316

C. Kompensationsphase/Remissionsphase (beim Gehen)

1. Durchqueren des Zimmers mit offenen und geschlossenen Augen
2. Übungen in Form des Unterbergerschen Tretversuchs mit Markierungspunkten. Hierbei können die Patienten selbst ihre Erfolge feststellen (psychologischer Effekt)
3. Gleichgewichtstraining in Form von Spielübungen mit zahlreichen unterschiedlichen und schnellen Bewegungskombinationen (z. B. Gymnastik und Ballspiele wie Tischtennis, Federball, Tennis, Kegeln)

Personen mit einem beidseitigen Labyrinthausfall (Felsenbeinfraktur beidseitig, Akustikusneurinom beidseitig, nach ototoxischer Läsion) müssen ebenfalls spezielle Übungsprogramme ausführen, insbesondere zur Förderung des propriozeptiven Systems (z.B. Schaukelübungen, Gehen im Sand, Hüpfen, Gymnastik).

Verhaltensregeln für Personen mit Schwindel

Personen, die an Schwindel leiden, sollen folgende Hinweise beachten:

1. Vorsicht im Straßenverkehr

Selbst ein Fahrzeug zu lenken als Patient mit akutem Schwindel oder unverhofft auftretenden intensiven Schwindelzuständen, kann sowohl für ihn selbst als auch für den Mitmenschen eine große Gefahr bedeuten. Das gleiche kann auch für Tätigkeiten wie z. B. Fahrradfahren und das Überqueren einer Straße gelten. Dadurch verursachte Unfälle können außerdem zu Versicherungsproblemen führen.

2. Vorsicht beim Schwimmen

Während akuter Schwindelphasen niemals schwimmen. Personen mit vestibulären Erkrankungen sollen nur in schwindelfreien Stadien sowie nur in Begleitung einer Hilfsperson schwimmen; nicht tauchen.

3. Vorsicht in der Dunkelheit

Viele vestibuläre Erkrankungen, insbesondere beidseitige Vestibularisläsionen, verursachen Schwindelgefühle in der Dunkelheit oder verstärken sie. Dadurch kann es zu bösen Folgen kommen (z. B. beim Treppensteigen in der Dunkelheit).

4. Vorsicht bei speziellen Tätigkeiten

Personen, die an akuten Schwindelzuständen leiden, müssen aufgeklärt werden, nicht an gefährlichen Maschinen oder in größerer Höhe (Gerüst, Leiter, Dach) zu hantieren.

5. Tageszeitliche Schwankungen des Schwindels

Viele Personen mit Schwindel verspüren tageszeitliche Intensitätsschwankungen der Vertigo. Wetterumsturz und Streß können ihn negativ beeinflussen, ebenso Medikamente und spezielle Genußmittel (Nikotin, Alkohol).

Es ist wichtig, daß der behandelnde Arzt Patienten mit Vertigo über bestimmte Verhaltensweisen aufklärt und Merkblätter dazu austeilt.

Begutachtung

Zur allgemeinen *Begutachtung* von Schwindelbeschwerden mit Fragen der Arbeitsunfähigkeit, Berufsunfähigkeit, Erwerbsunfähigkeit und Minderung der Erwerbsfähigkeit (MdE) verweise ich auf die Literatur von Feldmann (1984), Scherer (1984) und Stoll (1985), wo diese Probleme übersichtlich erörtert werden.

Dokumentation von Vestibularisbefunden

Es ist vorteilhaft, die Ergebnisse aus der Gleichgewichtsprüfung durch ein speziell dafür angefertigtes Formular zu dokumentieren (Tabelle 57). Als nächstes ist es empfehlenswert, die Resultate der einzelnen Teiluntersuchungen der Vestibularisprüfung numeriert aufzulisten. Daraus können Rückschlüsse über die Läsionsart (peripher-vestibuläre, zentral-vestibuläre oder eine Kombination der beiden), über die Diagnose und über weitere Maßnahmen (z. B. Therapie, interdisziplinäre Zusatzuntersuchungen) getroffen werden.

Name	Vorname

Diagnose:

file:

Geb.-Tag	Prufer	Datum

Positiogramm:

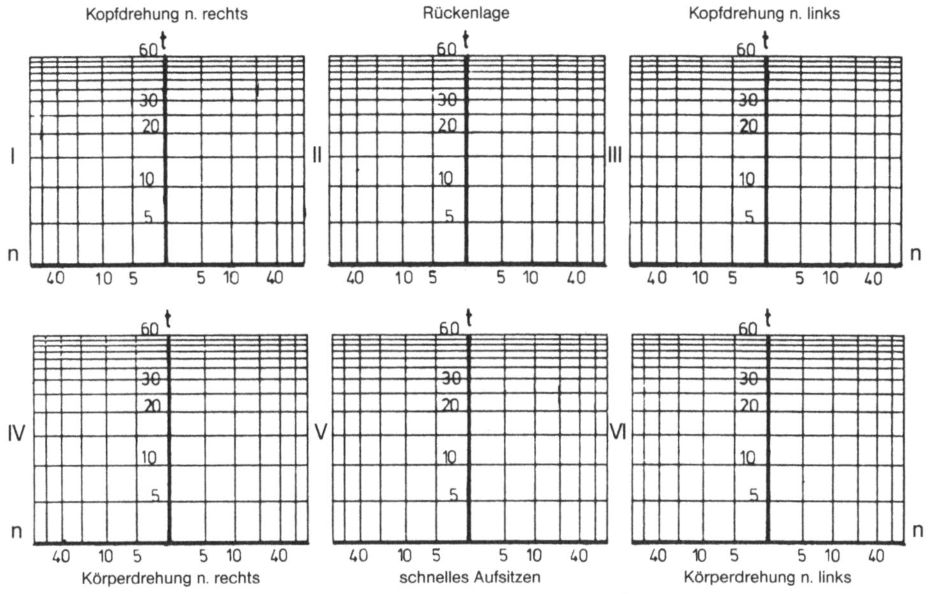

Schwindel: in welcher Position: Übelkeit:

Crescendo – Decrescendo – Charakter: Lymphokinetische Vorgänge:

Nyst. in 1, 2 oder 3 Prüfungen: Latenzzeit:

Frenzelbrille:

ENG:

Frequenz-Calorigramm:

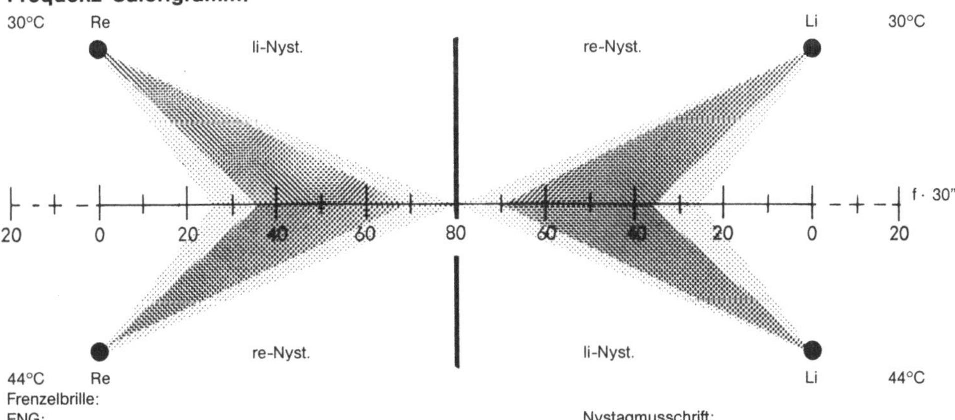

Frenzelbrille:

ENG: Nystagmusschrift:

ENG und Infrarotfernsehkamera: Fixationsindex:

Computerauswertung:

Tabelle 57 (Fortsetzung)

Calibration:

Spontannystagmus:

ENG: **Frenzelbrille:**

    a) geschlossene Augen: (schläge/30 Sek.):   (S.P.V.):   __________/30 Sek.

    b) geöffnete Augen:

    c) am Ende:

    ENG mit Infrarotfernsehkamera:

Untersuchung des Blickrichtungsnystagmus:

Nackenreflex:

Untersuchung der Blickmotorik:

a) Langsame Blickfolgebewegung (Pendel):

b) Optokinetischer Nystagmus:

Stuhlpendelung:

Hirnnervenfunktionsprüfung:

I. N. Olfactorius:		IX. N. Gl. Pharyngeus:
V. N. Trigeminus:	C.R.:	X. N. Vagus:
VI. N. Abducens:		XI. N. Accessorius:
VII. N. Facialis:		XII. N. Hypoglossus:

Statische und Cerebelläre Koordinationsprüfung:

Romberg:

Unterberger: F.N.:

Blindgang: Diadochokinese:

RR: /   Hitselbergersches Zeichen:

Pressorisches Fistelsymptom: **Lagefistelsymptom:**

Anamnese: **Beurteilung:**

Literatur

Alford BR, Gilford RR (1962) A comprehensive study of tumours of the glomus jugulare. Laryngoscope 72: 765

Altura BM (1988) Role of magnesium in the patho-physiology of the cardiovascular system: Vorgetragen beim 5th Int. Magnesium Symposium in Kyoto/Japan

Appaix A, Striglioni L (1959) Le Vertige d'origine sinusienne, à propos d'un cas. Revue Oto-Neuro-Ophthal 31: 483

Arnold W, Altermatt HJ, Arnold R, Gebbers JO, Laissue J (1986) Somatostatin somatostatinlike immuno reactive cells in the human inner ear. Arch Otolaryngol (Chicago) 112: 934

Arslan M (1953) Treatment of Menière's syndrom by direct application of ultrasound waves to the vestibular system. Proc 5th Congr Int Oto-Rhino-Laryngol., Amsterdam 449

Aschan G (1956) Nystagmography, recording of nystagmus in clinical neuro-otological examination. Acta Otolaryngol (Suppl 1) 129: 1

Asselmann D, Chadwick DW, Marsden CD (1975) Visual evoked responses in the diagnosis and management of patients suspected of multiple sclerosis. Brain 98: 261

Aurbach G, Wigand ME (1987) Chirurgisch-anatomische Orientierungshilfen für den erweiterten transtemporalen Zugang zum Kleinhirnbrückenwinkel. HNO 35: 381

Aust G (1978) persönliche Mitteilung

Babinski J, Weil GA (1913) Desorientation et desequilibration spontanée provoquee. CR Soc Biol (Paris) 74 I: 852

Baloh RW (1984) Dizziness, hearingloss and tinnitus: The essential of neurotology. A.A. Davis Company, Philadelphia

Bárány R (1906) Untersuchungen über den vom Vestibularisapparat des Ohres ausgelösten Nystagmus und seine Begleiterscheinungen. Mschr Ohrenheilkunde 41: 191

Bárány R (1907) Weitere Untersuchungen über den vom Vestibularisapparat des Ohres reflektorisch ausgelösten rhythmischen Nystagmus und seine Begleiterscheinungen. Mschr Ohrenheilkunde 41: 477

Barber HO (1964) Positional nystagmuse, especially after head injury. Laryngoscope 74: 891

Barber HO (1964) Positional nystagmus testing and interpretation. Ann Otol (St. Louis) 73: 838

Basser LS (1964) Benign paroxysmal vertigo of childhood. (A variety of vestibular neuronitis). Brain 87: 141

Bauer H (1970) Multiple Sklerose: Grundlagen und Hypothesen der modernen Ursachenforschung. Z Neurol 198: 5

Baumeister S, Terrahe K (1974) Innenohrmißbildungen beim Klippel-Feil-Syndrom. Z Laryngol Rhinol 53: 120

Baumgarten RJ von (1987) General remarks on the role of the vestibular system in weightlesness. Arch Otolaryngol 244: 135

Beck CHL, Schmidt CL (1978) 10 years of experience with intratympanally applied Streptomycin (Gentamycin) in the therapy of M. Menière. Arch Otolaryngol 221: 140

Becker W, Naumann HH, Pfaltz CR (1983) Hals-Nasen-Ohrenheilkunde. Kurzgefaßtes Lehrbuch. Thieme, Stuttgart New York

Benson AJ (1966) Modification of per- and post-rotational responses by the concomitant linear acceleration. NASA SP 115: 199

Berg M, Fischermeier J, Hoth S, Haid CT (1984) Selektivität und Spezifität der Hirnstammaudiometrie – eine klinische Fallstudie an verschiedenen Krankheitsbildern. Arch HNO, Suppl II: 117

Bergenius J, Magnusson M (1989) The relationship between caloric response, oculomotor dysfunction and size of cerebello-pontine angle tumours. Acta Oto-Laryngol (Stockh) 106: 361

Bickerstaff ER (1961) Basilar artery migraine. Lancet 1: 15

Bles W, Jong MBV de (1982) Cervico-vestibular and visual-vestibular interaction. Acta Oto-Laryngol 94: 61

Borgers M, Ghoos E, Thone F, van Neuten JM (1980) Effects of flunarizine on the distribution of calcium in vascular smooth muscle. Blood Vessels 17: 123

Bos J, Oosterveld WJ, Philipzoon A, Vozza J, Zelig S (1963) On pathological spontaneous and positional nystagmus. Pract Oto-Rhino-Laryng (Basel) 25: 282

Brackmann DE (1979) Middle cranial fossa approach. In: Acoustic tumors, vol. I: Diagnosis. University Park Press, Baltimore

Brandt T, Büchele W (1983) Augenbewegungsstörungen. Fischer, Stuttgart, New York

Brandt T, Daroff RB (1980) Physical therapy for benign paroxysmal positional vertigo. Arch Otolaryngol 106: 484

Breuer J (1874) Über die Funktion der Bogengänge des Ohrlabyrinthes. Med Jahrbuch (Wien) 72

Brünings W (1911) Beiträge zur Theorie, Methodik und Klinik der kalorimetrischen Funktionsprüfung des Bogengangapparates. Z Ohrenheilkunde 63: 20

Burmann SO (1956) The chemoreceptor and its tumour – the chemodectoma. Internat Abstract Surg 102: 330

Cawthorne T (1945) Vestibular injuries. Proc Roy Soc Med 39: 270

Cawthorne TE, Fawcett M (1938) Fluid balance in Menière's disease. Lancet 2: 1404

Cis C, Perani G, Cavagna G (1964) Alterazioni cocleo-vestibolari nell'into tossicazione da piombo-tetraetile. Med d Lavoro 55: 811

Clarke AH, Scherer H (1988) Modification of caloric nystagmus during parabolic flight manoeuvers. In: Abstracts of Barany Meeting in Uppsala, June 13–15, 1988

Claussen CF (1974) Die Cranio-Corpo-Graphic. Arch Ohr Nase und Kehlkopfheilkunde 207

Claussen CF (1981) Schwindel, Symptomatik, Diagnostik, Therapie. Ein Leitfaden für Klinik und Praxis. Edition m+p, Dr. Werner Rudat & Co., Hamburg

Claussen CF, Aust G, Schäfer WD (1986) Altas der Elektronystagmographie. Edition m+p Dr. Werner Rudat & Co., Hamburg

Coats AC, Smith SY (1967) Body position and the intensity of caloric nystagmus. Acta Oto-Laryngol 63: 515

Cody DTR (1964) The tack operation. Arch Otolaryngol 79: 447

Crum-Brown A (1874) On the sense of rotation and the anatomy and physiology of the semicircular canals of the internal ear. J Anat Physiol 8: 327

Cruveilhier J (1842) Anatomie, Pathologique du Corps humain, Part 26, Paris p 1

Cushing H (1935) Intracranial tumors. III Charles C Thomas, Springfield

Dandy WF (1925) An operation for the total removal of cerebello-pontine (acoustic) tumors. Surg Gynecol Obstet 16: 129

Dandy WF (1928) Menière's disease: its diagnosis and treatment. Arch Surg 16: 1127

De Jong HAA, Goossens HP, Oosterveld WJ (1988) Vertical nystagmus provoked by locally applied calorization at the vertical semicircular canals: a study on pigeon. ORL 50: 84

Decher H (1969) Die zervikalen Syndrome in der Hals-Nasen-Ohrenheilkunde. Thieme, Stuttgart

Deecke L (1988) Verblüffend treffsicher, MS-Diagnostik heute. Medical Tribune, Klinik Ausgabe Nr. 17: 8

Delank HW (1981) Neurologie, Enke, Stuttgart

Demanez JP (1968) L'influence de la fixation oculaire sur le nystagmus postcalorique. Acta Oto-rhino-Lar Belg 22: 739

Denecke HJ (1969) Surgery of extensive glomus jugulare tumours of the ear. Rev Laryngol 90: 265

Diamond SG, Markham CH (1981) Binocular counterrolling in humans with unilateral labyrinthectomy and in normal humans. In: Cohen B (ed) Vestibular and oculomotor physiology. Int Meeting of Barany Society, New York, 1981, Academy of Sciences, New York

Dix MR, Hallpike CS (1952) The pathology, symptomatology and diagnosis of certain common disorders of the vestibular system. Proc Soc London 45: 341–354

Dodge R, Cline RS (1901) The angle velocity of eye movements. Psychol Rev 8: 145

Dohlman G (1925) Physikalische und physiologische Studien zur Theorie des kalorischen Nystagmus. Acta Oto-Laryngol (Stockh) Suppl V

Domb GH, Chole RA (1980) Anatomical studies of the posterior petrous apex with regard to hearing preservation in acoustic neuroma removal. Laryngoscope 90: 1769

Eckel W (1959) Beiträge zum Problem der Labyrinthfisteln. HNO 8: 1

322

Eckermeier L, Pirsig W, Müller D (1979) Histopathology of 30 non-operated acoustic schwannomas. Arch Otorhinolaryngol 222: 1

Ehrenberger K (1988) Prinzipien einer konservativen Therapie peripherer und zentraler Gleichgewichtsstörungen. HNO 36: 301

Elbaz P, Hagenauer JP, Muller H, Portmann M (1986) Activité thérapeutique d' un inhibiteur de la surcharge calcique, la flunarizine, dans les troubles vestibulaires: e'tude a double insu contre placebo. Journal Francais d'Orl 35 (6): 301

Elies W (1984) Surgery in cranio cervical dysplasia. Otolaryngol Clin North 17: 553

Elies W, Berg P (1983) Gewebeantikörpernachweis bei cochleo-vestibulären Störungen. Arch. für Ohren-, Nasen- und Kehlkopfheilkunde, Suppl II: 180

Engström H, Ades HW, Hawkins JE Jr (1962) Structure and function of the sensory hairs of the inner ear. J Ac oust Soc Am (Suppl) 34: 1356

Evans NC, Courville B (1932) The nervous acousticus. Pathologic conditions involving the 8th nerve and cerebello-pontine angle. Laryngoscope 42: 432

Ewald JR (1892) Physiologische Untersuchungen über das Endorgan des Nervus octavus. Bergman, Wiesbaden

Falbe-Hansen J (1941) Clinical studies on the effect of salicylic acid and quinine on the human ear. Acta Oto-Laryngol (Stockh) (Suppl) 44: 50

Federspil P (1982) Ototoxizität von Antibiotika unter besonderer Berücksichtigung der Lokalbehandlung. In: Ganz H, Schätzle W, Kellerhals B (Hrsg) HNO-Praxis Heute, Bd. 2: 1. Springer, Berlin Heidelberg New York

Feldmann H (1984) Das Gutachten des Hals-Nasen-Ohrenarztes. Thieme, Stuttgart New York

Fenichel GM (1967) Migraine as a cause of benign paroxysmal vertigo of childhood. J Pediatr 71: 114

Fiebach A, Heilmann-Jedamzik CH (1987) Die Intensität des vestibulo-okulären Reflexes als Antwort auf die thermische Labyrinthreizung mit Wasser und Luft. Laryng Rhinol Otol 428: 432

Fisch U (1970) Transtemporal surgery of the internal auditory canal. Arch Otolaryngol 17: 203

Fisch U (1973) Operations on the facial nerve in its labyrinthine and meatal course. In: Miehlke A (ed) Surgery of the facial nerve. Urban & Schwarzenberg, München

Fisch U (1976) Die chirurgische Behandlung des M. Menière. Arch Ohr-Nasen-Kehlkopfheilkunde 212: 385

Fisch U (1980) Tympanoplasty and stapedectomy. A manual of techniques. Thieme, Stuttgart, New York

Fisch U (1982) Infratemporal fossa approach for glomus tumours of the temporal bone. Ann Otol Rhinol Laryngol 91: 174

Fischer PA (1972) Schwindel: Neurologische Aspekte. Deutsches Ärzteblatt Heft 40: 2533

Fitzgerald G, Hallpike CS (1942) Studies in human vestibular function. Observation on the directional preponderance of caloric nystagmus resulting from cerebral lesions. Brain 65: 115

Flock Å (1982) Physiology: motion pattern of sensory hairs in crista ampullaris; structural functional basis for its control. Nordic Symposium on data processing of eye.

Flock Å, Russell J (1977) Postsynaptic action of efferent fibres on hair cells. Nature 243: 89

Flourens P (1842) Recherches sur les conditions fondamentales de l'audition. Memoire presentè à l'Academie royale des sciences dans la séance du 27 décembre 1824. In: Recherches experimentales sur les propriètès et les functions du systeme nerveux dans les animaux

Fluur E, Eriksson L (1961) Nystagmographic recording of vertical eye movements. Acta Oto-Laryng 53: 486

Fredrickson JM, Fernandez C (1964) Vestibular disorders in fourth ventricle lesions. Arch Otol (Chicago) 80: 521

Frenzel H (1955) Spontan- und Provokationsnystagmus als Krankheitssymptom. Springer, Berlin Göttingen Heidelberg

Frenzel H (1982) Spontan- u. Provokationsnystagmus. Seine Beobachtung, Aufzeichnung und Formanalyse als Grundlage der Vestibularisuntersuchung. 2. Aufl. bearb. von Minnegerode B, Stenger HH. Springer, Berlin Heidelberg New York

Friedmann J, House W (1980) Vestibular neuronitis. Electron microscopy of Scarpa's ganglion. J Laryngol Otol (London) 94: 877–883

Fukuda T (1959) Vertical wrighting with eyes covered. Acta Oto-Laryng (Stockh) 50, 26

Gacek RR (1974) Transection of the posterior ampullar nerve for relief of benign paroxysmal postional vertigo. Ann Otol Rhinol Laryngol. 83: 596

Gardner G, Cocke EW, Robertson JT, Trumbull ML, Palmer RE (1977) Combined approach surgery for removal of glomus jugulare tumours. Laryngoscope 77: 665

Gareis G (1986) Untersuchungen zur neurootologischen Symptomatik der Encephalomyelitis disseminata. Inaugural-Dissertation, Erlangen-Nürnberg

Glasscock ME (1973) Vestibular nerve section. Middle fossa and translabyrinthine approach. Arch Otolaryngol 97: 112

Glasscock ME, Jackson CG, Dickins JRE, Wiet RJ (1979) Glomus jugulare tumours of the temporal bone. The surgical management of glomus tumours. Laryngoscope 89: 1640

Goertzen W, Haid CT (1988) Neurootologische Befunde vor und nach chirurgischer Therapie bei Otosklerose. Arch Oto-Rhino-Laryngology, Suppl II: 227

Goltz F (1870) Über die physiologische Bedeutung der Bogengänge des Ohrlabyrinthes. Pflüger Arch Ges Physiologie 3: 172

Goodhill V (1971) Sudden deafness and round window rupture. Laryngoscope (St. Louis) 81: 1462

Goodhill V (1979) Diseases, deafness and dizziness. Harper & Row, New York

Gottwald W (1978) Klinik- und Differentialdiagnose atypischer Syndrome der multiplen Sklerose. Dtsch Med Wochenschrift 103: 1305

Gray LP (1980) Extra labyrinthine vertigo due to cervical muscle lesions. Res 41: 29

Greiner GF (1964) L' examen vestibulaire du practicien. Rev Laryng (Bordeaux) 85: 865

Haas E, Becker W (1958) Neuropathie (Neuritis) und ihre Differentialdiagnose. Z Laryngol Rhinol 37: 174

Haas HL (1985) Histamine In: Rogawski MA, Barker JL (eds) Neurotransmitter actions in the vertebrate nervous system. Plenum Press, New York, London, p 321

Haid CT (1978) Aussage des Fistel- und Lagefistelsymptoms zur Erkennung einer Labyrinthfistel. Laryngol Rhinol Otol 57: 987

Haid CT (1981) Vertigo originating from inflammation of the paranasal sinuses (the so called sinugenic vertigo) Adv Oto-Rhino-Laryngol 27: 190

Haid CT (1981) Früherkennung des Akustikusneurinoms durch quantitative Neurootologie und radiologische Feindiagnostik. Verlag A. Frühmorgen, München

Haid CT (1985) Das Akustikusneurinom. In: Ganz H, Schätzle W (Hrsg). HNO-Praxis Heute, Bd 5: 21 Springer, Berlin Heidelberg New York Tokyo

Haid CT (1988) Chirurgische Eingriffe zur Beseitigung von konservativ therapieresistenten Gleichgewichtsstörungen HNO 36: 308

Haid CT, Gavalas G (1981) Untersuchung des Lagewechseltests mit Hilfe des ENG und der Frenzelbrille. In: Claussen CF (Hrsg) Gesellschaft für Neurootologie und Äquilibiometrie eV, Band VIII: 305

Haid CT, Graeff G (1983) Vertigo, a frequent symptom following cranial injury. In: Claussen CF (Hrsg) Gesellschaft für Neurootologie u. Aequilibiometrie, Band IX: 22

Haid CT, Meier TH (1989) Schwindel und Gleichgewichtsstörungen im Kindesalter, In: Stehr K, Wigand ME, Harms D (Hrsg), Perimed Fachbuch-Verlagsgesellschaft, Erlangen, im Druck

Haid CT, Mirsberger J (1985) Die periphere Neuropathia vestibularis und ein zentral-vestibuläres Äquivalent. HNO 33: 262–270

Haid CT, Rettinger G, Berg M, Wigand ME (1981) Neurootologische Frühdiagnostik des Akustikusneurinoms – Indikation zur Computertomographie und Zisterno-Meatographie. HNO 29: 357

Haid CT, Wigand ME (1976) Das Frequenz-Kalorigramm. Eine Analogdarstellung der kalorischen Nystagmusreaktion. Laryng Rhinol 55: 654

Haid CT, Wigand ME (1984) The vestibular index of patients with cochleo-vestibular insufficiency after neurolysis of the eighth cranial nerve; Acta Otolaryngol (Stockh) Suppl, 406: 275

Haid CT, Wigand ME (1987) Neurootological experience with special regard to the positional test for early diagnosis of acoustic neuromas: 130 operated cases. In: Graham MD, Kemink JL (eds). The vestibular system: Neurophysiologic and clinical research, 335. Raven Press, New York

Haid CT, Wigand ME (1989) Neurektomie des N. vestibularis mit Neurolyse des N. VIII bei M. Menière. Video gezeigt auf dem Kongreß der Deutschen Gesellschaft für Hals-, Nasen-, Ohren-, Kopf- und Halschirurgie in Kiel

324

Haid CT, Wigand ME, Gottwald W, Taghavy A, Egg D (1976) Darstellung der Nystagmusreaktion bei Encephalomyelitis disseminata im Frequenz-Kalorigramm. Zeitschr für Hörgeräteakustik, Sonderheft

Haid CT, Wigand ME, Berg M (1985) Results of vestibular nerve section and neurolysis of the 8th cranial nerve in Menière's disease. Elsevier Science Publ BV (Biomedical Division) New dimensions in Otolaryngology, head and neck surg. Vol. 2: 35

Hallpike CS (1955) Die kalorische Prüfung. Pract Oto-Rhino-Laryng (Basel) 17: 302

Halmagay GM, Gresty MA, Gibson WPR (1979) Ocular tilt reaction with peripheral vestibular lesion. Ann Neurol 6: 80

Hamann KF (1987) Training gegen Schwindel. Mechanismen der vestibulären Kompensation und ihre therapeutische Anwendung. Springer, Berlin Heidelberg New York Tokyo

Hardy M, Crowe SC (1936) Early asymptomatic acoustic tumors. Report of six cases. Arch Surg 32 (2): 292

Hartmann R, Klinke R (1980) Discharge properties of afferent fibers of the goldfish semicircular canal with frequency stimulation. Pflüger Arch 388: 111

Helms J (1985) Die chirurgische Therapie des M. Menière. Arch für Ohren, Nasen- u. Kehlkopfheilkunde (Suppl) 1: 67

Helms J, Steinbach E (1986) The vestibular nerve in Menière's disease: findings from light microscopy. In: Lim DJ (ed) Abstracts of the Second Midwinter Research Meeting. Association for research in otolaryngology, St. Petersburgh Beach 69

Henriksson NG (1956) Speed of slow component and duration of caloric nystagmus. Acta Oto-Laryng. (Suppl) 125

Henriksson NG (1982) Persönliche Mitteilung

Henriksson NG, Pyykkö J (1984) Im yrsel. Sandoz Fack 18320, Täby 1 (Schweden)

Henriksson NG, Lundgren A, Lundgrek K, Nilsson A (1967) New techniques of otoneurological diagnosis. Analysis of eye movements. Ciba Foundation, London

Henriksson NG, Pfaltz CR, Torok W, Rubin W (1972) A synopsis of the vestibular system. Basel, Sandoz monographs

Henschen F (1916) Zur Histologie und Pathogenese der Kleinhirnbrückenwinkeltumore. Arch Psychiatr Nervenkr 56: 20

Hofferberth B (1981) Leitsymptom Schwindel. Neue Aspekte der Diagnose und Therapie. Publiziert als Buch bei Fa. Janssen

Hofferberth B (1988) Der Calcium-Blocker in der Therapie der vertebrobasilären Insuffizienz. In: Hofferberth B, Brune G (Hrsg) Calcium-Antagonisten in der Neurologie. Springer, Berlin Heidelberg New York Tokyo, S 110

Holtmann S, Reimann V (1989) Zervikale Afferenzen und ihre Einbindung in die Gleichgewichtsregulation. Laryng-Rhinol-Otol 68: 72

House WF (1961) Surgical exposure of the internal auditory canal and its contents through the middle cranial fossa. Laryngoscope 71: 1963

House WF, Hitselberger WE (1974) Acoustic tumors. Handbook of clinical neurology, vol. 17/2, 666, Amsterdam, p 66

Hülse M (1983) Die zervikalen Gleichgewichtsstörungen. Springer, Berlin Heidelberg New York

Jannetta PJ (1975) Trigeminal neuralgia and hemifacial spasm etiology and definitive treatment. J Am Neurol 100: 53

Jongkees LBW (1966) The parallel swing test. In: Wolfson RJ (ed) The vestibular system and its diseases. The University of Pennsylvania Press, Philadelphia

Jongkees LBW (1969) Cervical vertigo. Laryngoscope 79: 1473

Jongkees LBW (1980) Physiologie und Untersuchungsmethoden des Vestibularissystems. In: Berendes J, Link R, Zöllner F (Hrsg) HNO-Heilkunde in Praxis und Klinik, Bd. 5, 2. Aufl. Thieme, Stuttgart

Jung R (1939) Eine elektrische Methode zur mehrfachen Registrierung von Augenbewegungen und Nystagmus. Klin Wschr 18: 21

Karbaumer W. (1981) Die kalorische Prüfung an 100 Normalpersonen zur Bestimmung von Annäherungsbereichen verschiedener Parameter. Inaugural-Dissertation, Erlangen-Nürnberg

Katzke D (1982) Die intratympanale Gentamycinbehandlung bei M. Menière. Laryng Rhinol Otolog 61: 4

Kellerhals B (1982) Traumatische Hörstörungen. In: Ganz H, Schätzle W, Kellerhals B (Hrsg) HNO-Praxis Heute, Bd. 2. Springer, Berlin, Heidelberg, New York, S. 35

Klockhoff I, Lindblom U (1966) Endolymphatic hydrops revealed by the glycerol test. Acta Oto-Laryngol (Stockhol) 61: 459

Kobrak F (1923) Über kalorische Schwach- und Kurzreize und hierbei in Frage kommende Gesetzmäßigkeiten. Beitrag Anat Physiol Path Therap des Ohres 19: 321

Koenigsberger MR, Chutorian AM, Gold AP (1970) Benign paroxysmal vertigo in childhood. Neurology 20: 1108

Konigsmark BW, Gorlin RJ (1976) Genetic and metabolic deafness. Saunders, Philadelphia

Koprowski H, Ter Meulen V (1975) Multiple sclerosis and parainfluenza 1 virus. History of the isolation of the virus and expression of phenotypic differences between the isolated virus and sendai virus. J Neurol 208: 175

Kornhuber HH (1966) Physiologie und Klinik des zentralvestibulären Systems. In: Berendes, Link, Zöllner (Hrsg) Lehrbuch Hals-Nasen-Ohrenheilkunde, Bd III. Thieme Stuttgart, S 2150

Kornhuber HH (ed) (1974) Vestibular system In: Handbook of sensory physiologysystem, vol VI/1 and 2. Springer, Berlin Heidelberg New York

Kornhuber HH, Waldecker G (1958) Akute isolierte Vestibularisstörungen. Arch Ohr-Nase-Kehlkopfheilkunde 173: 340

Krejcy F (1952) Experimentelle Grundlagen einer extralabyrinthären chirurgischen Behandlungsmethode der Menièreschen Erkrankung. Pract Otolaryngol 14: 18

Lang J (1981) Klinische Anatomie des Kopfes. Neurokranium, Orbita, kraniozervikaler Übergang. Springer, Berlin Heidelberg New York

Lange G (1977) Die intratympanale Behandlung des M. Menière mit ototoxischen Antibiotika. Laryngol Rhinol Otol (Stuttg) 56: 409

Lasjaunias P, Berenstein A (1987) Surgical Neuroangiography. Functional anatomy of craniofacial arteries, vol. 1. Springer, Berlin Heidelberg New York Tokyo

Lee KJ (1983) Essential otolaryngology. Head and neck surgery; 3 vd edn. Medical Examination Oubl. Co, New York

Lehnhardt E, Samii M (1982) Neurootologische Diagnostik der Tumoren der hinteren Schädelgrube – verzögerte akustische evozierte Potentiale auch auf der Gegenseite. Laryngol Rhinol Otol 61: 501

Leksell L (1971) A note on the treatment of acoustic tumours. Acta Chir Scand 137: 763

Leonhard J, Talbot M (1970) Asymptomatic acoustic neurilemmoma. Arch Otolaryngol 91: 117

Liedgren SRC, Milne AC, Rubin AM, Schwarz DFW, Tomlinson RD (1976) Representation of vestibular afferents in somatosensory thalamic nuclei of the squirrel monkey. J Neurophysiolog 39: 601

Lindgren E (1954) Röntgenologie. In: Krenkel W, Olivecrona H, Tönnis W (Hrsg) Handbuch der Neurochirurgie, Bd. 2. Springer, Berlin Heidelberg Göttingen

Lindquist PG, Wersäll J (1967) The ototoxic effect of gentamycin: an electron microscopical study. In: Gentamycin First International Symposium, Paris

Lindsay JR, Hemenway WC (1956) Postural vertigo due to unilateral sudden partial loss of vestibular function. Ann Otol (St. Louis) 65: 692

Lorente De No R (1933) Vestibulo-ocular reflex arc. Arch Neurol 30: 245

Lowitsch K, Kuhnt U, Sakmann Ch, Maurer K, Hopf HC, Schott D, Thäter K (1976) Visual pattern evoked responses and blink reflexes in assentment of M.S. diagnosis. J Neurol 213: 17

Lucae A (1881) Über optischen Schwindel bei Druckerhöhung im Ohr Arch Ohr-, Nasen- und Kehlkopfheilkunde 17: 237

Mach E (1875) Grundlinien der Lehre von den Bewegungsempfindungen. Engelmann, Leipzig

Makin HK, Matsushita TM (1981) Prognosis of vertigo following cranio-cervical injury. Auris-Nasus-Larynx (Tokio) 8: 1

Mangebeira-Albernaz PL (1977) Atlas de electronistagmografia. Editamad

Mangebeira-Albernaz PL, Gananca MM (1988) Sudden vertigo of central origin. Acta Oto-Laryngol (Stockh) 105: 564

Martinez DM (1972) The effect of serc (betahistine hydrochloride) on the circulation of the inner ear in experimental animals. Acta Oto-Laryngol (Suppl) 305: 29

MC Cabe BF, Ryu J (1969) Experiments on vestibular compensation. Laryngoscope 79: 1728

MC Laren JW (1977) The configuration of the semicircular canal. University of Iowa

Menière P (1861) Mémoire sur les lèsions de l'oreille interne donnant lien a des symptomes congestions cèrebrale apoplectiforme. Gaz méd Paris, Ser 3, 16, 597

Menzel J (1988) Tumore und Pseudotumore des Felsenbeins und der angrenzenden Schädelbasis. Arch of Oto-Rhino-Laryngology, Suppl I: Referate 343

Meran A, Pfaltz CR (1981) Der akute Vestibularisausfall. HNO 29: 39

Meyers IL (1929) Electronystagmography. A graphic study of the action currents in nystagmus. Arch Neurol 21: 901

Mittermeier R (1960) Über die Funktion des Vestibularisapparates. Dtsch Med Wschr 85: 842

Money KE, Myles WS, Hoffert BM (1974) The mechanism of positional alcohol nystagmus. Canad Journal of Otolaryngology 3: 302

Montandon A (1967) L'éprenue giratoire liminaire dans les traumatismes craniens. Rev Oto Neuro-ophthal. 39: 238

Morgenstern C (1983) Pathogenesis of experimental endolymphatic hydrops. Vortrag in Uppsala – siehe Acta Oto-Laryngol (Stockh 1984)

Morgenstern KM, Seung H (1971) Vestibular neuronitis. Laryngoscope 81: 131–139

Moser M (1974) Zervikalnystagmus und seine diagnostische Bedeutung. HNO 22: 350

Most E (1986) Herz-Kreislauferkrankungen. In: Stoll W, Matz DR, Most E (Hrsg) Schwindel und Gleichgewichtsstörungen S 215. Thieme, Stuttgart New York

Muckelbauer W, Haid CT (1986) Die kalorische Prüfung des kindlichen Gleichgewichtsorganes – eine elektronystagmografische Studie zur Feststellung der Altersabhängigkeit der vestibulo-okulären Antwort. HNO 34: 32

Mulch G, Lewitzki W (1977) Spontaneous and positional nystagmus demonstrated only by electronystagmography: physiological nystagmus or functional scar? Arch Oto-Rhino-Laryng 215: 135

Mulch G, Scherer H (1979) Die thermische Gleichgewichtsprüfung. HNO-Informationen, Demeter Gräfelfing

Mumenthaler M (1976) Ein kurzgefaßtes Lehrbuch für Ärzte und Studenten mit Prüfungsfragen. Neurologie. Georg, Stuttgart

Mündnich K, Terrahe K (1979) Mißbildungen des Ohres. In: Berendes/Link/Zöllner. Hals-Nasen-Ohrenheilkunde in Praxis und Klinik, Bd 5: Ohr I, Kap. 18. Thieme, Stuttgart

Mygind SH (1918) Ein neues Fistelsymptom. Mschr Ohrenheilkunde 54: 260

Nager GT (1969) Acoustic neuromas – pathology and differentialdiagnosis. Arch Otolaryngol 89: 252

Netter FH (1964) Atlas Volume I CIBA, Basel

Norén G, Arndt J, Hindmarsh T, Hirsch A (1988) Stereotactic radiosurgical treatment of acoustic neuromas. In: Lunsford LD (ed) Modern stereotactic neurosurgery. Martinus Nijhoff Publ, Boston Dordrecht Lancester, p 481

Norré ME (1987) Cervical vertigo. Acta Oto-Rhino-Laryng. (Belg.) 41: 436

Norré ME (1987) Caloric vertical nystagmus: the vertical semicircular canal in caloric testing. J of Otolaryngology 16: 1

Nylén C (1950) Positional nystagmus. J Laryngol 64: 295

Ödkvist LM (1974) Vestibular project to the cerebral cortex. An experimental and comparative study. Thesis. Linköping University Medical Dissertations, Linköping

Ohm J (1928) Zur Tätigkeit des Augenmuskelsenders. 1 Bd. Berufliches Augenzittern, 2. Bd. Nichtberufliches Augenzittern. Bottrop

Olivecrona II (1967) Acoustic tumours. J Neurosurg 26: 6

Olivecrona H (1978) Persönliche Mitteilung

Oosterveld WJ (1982) Flunarizine in vertigo. A double blind placebo controlled cross-over evaluation of a constant dose schedule. ORL 44: 72

Ormerod FC (1960) The pathology of congenital deafness. J Laryngol 74: 919

Panse R (1904) Ein Gliom des Akustikus. Klinische und pathologische Mitteilungen IV. Arch. Ohrenheilkunde 61: 251

Paparella MM, Hanson DG (1976) Endolymphatic sac drainage for intractable vertigo (method and experiences). Laryngoscope 86: 697

Perry RH (1904) A case of tinnitus and vertigo treated by division of auditory nerve. J Laryngol Otol 19: 402

Peters T (1988) Pharmakologische Begründung für die therapeutische Anwendung von Flunarizin bei zerebraler Hypoxie, Anoxie und Ischämie. In: Hofferberth B, Brune G (Hrsg) Calcium-Antagonisten in der Neurologie. Springer, Berlin Heidelberg New York Tokyo

Pfaltz CR (1969) The diagnostic importance of the galvanic test in otoneurology. Pract Oto-Rhino-Laryng 31: 192

Pfaltz CR (1984) Grenzen und Möglichkeiten der Elektronystagmographie (ENG). Laryngol Rhinol Otol 63: 511

Pfaltz CR, Novak B (1977) Optokinetic training and vestibular habituation. ORL 39: 309

Pfaltz CR, Richter R (1956) Nystagmusregistrierung. Pract Oto-Rhino-Laryng 18: 263

Philipszoon AJ, Bos JH (1963) Neck torsion nystagmus. Pract. Oto-Rhino-Laryng 25: 339

Plester D (1970) Die chirurgische Behandlung des M. Menière. HNO 18: 205

Poeck K (1982) Neurologie. Springer, Berlin Heidelberg New York

Portmann G (1927) The saccus endolymphaticus and an operation for draining the same for the relief of vertigo. J Laryngol Otol 42: 809

Precht W, Shimazu H, Markham C (1966) A mechanism of central compensation of vestibular function following hemilabyrinthectomy. J Neurophysiolog 29: 996

Pulec JL (1970) The surgical treatment of vertigo. Rev Laryngol Oto Rhinol (Bordeaux) 91: 41

Purkinje JE (1827) Über die physiologische Bedeutung des Schwindels und die Beziehung desselben zu den neuesten Versuchen über die Hirnfunktionen. In: Rusts Magazin ges. Heilk Berlin 284

Quijano ML, Schuknecht HF, Bradley DH (1988) The incidence of fibrosis in the vestibular ganglia in Menière's disease. Arch Oto-Rhino-Laryngology 245: 133

Rand RW, Kurze T (1967) Microneurosurgery in acoustic tumors (suboccipital transmeatal approach). Trans Am Acad Ophthal Otolaryngol 71: 682

Rask-Andersen H, Stahle J (1980) Immuno-defense of the inner ear? Lymphocyte-macrophage interaction in the endolymphatic sac. Acta Oto-Laryngol (Stockh) 89: 283

Reicke N (1979) Standardisierungsvorschläge für die vestibulo-spinalen Prüfungen. A.D.A.N.O.-Tagung, München

Rettinger G, Haid CT, Wigand ME (1981) Die computertomographische Frühdiagnostik des Akustikusneurinoms durch Luftfüllung des inneren Gehörganges. Ein Vergleich zur Meatographie mit üblichen Kontrastmitteln. HNO 29: 73

Ritter K, Bräuer H (1987) Exempla otologica. Eine Albert-Roussel-Edition für Ärzte 1987. Bildatlas zur Morphologie und Pathophysiologie des Hör- und Gleichgewichtsorganes Medical Service München

Roland PS, Wright CG, Meyerhoff WL, Mickey B (1988) Anatomic considerations in the posterior approach to the internal auditory canal. Ann Otol Rhinol Laryngol 97: 621

Romberg G, Ohm J von, (1942) Über rhythmische Körper- und Augenbewegungen bei Reizung des Ohres mit langsamen Wechselströmen, Dtsch Z Nervenheilkunde 154: 132

Rosenwasser H (1967) Current management of glomus jugulare tumors. Ann Otol Rhinol Laryngol. 76: 603

Rosenwasser H (1968) Glomus jugulare Tumor. Monograph Arch Otolaryngol 88: 29

Rubenstein R, Norman D, Schindler R, Kaseff L (1980) Cerebellar infarction – a presentation of vertigo. Laryngoscope 90: 505

Ruttin B (1909) Zur Differentialdiagnose der Labyrinth- und Hörnervenerkrankungen. Z Ohrenheilkunde 57: 327

Sakata E, Uchida Y, Nakano Y, Takahashi K (1984) Pathophysiology of positional vertigo of the malignant paroxysmal type. Auris Nasus Larynx (Tokyo) II: 79

Saldana MJ (1973) High altitude hypoxia and chemodectomas. Hum Pathol 4: 251

Samii M, Penkert G (1984) Gesichtsnerven- und Hörfunktionserhaltung bei mikrochirurgischen Akustikusneurinom-Operationen. Acta Neurol 11: 39

Sandifort E (1777) Observations-Anatomico-Pathologicae. Lugduni Batavorum, Chap. IX pp, 116

Schäfer WD (1986) Der okuläre Schwindel. In: Schlitter K (Hrsg) Vertigo, interdisziplinäres Symposium. Harsch, Karlsruhe, 535

Schauerte W (1988) Magnesium in Herz und Kreislauf. Deutsches Ärzteblatt 85: (48) 2428

Scherer H (1984) Das Gleichgewicht. Praktische Gleichgewichtsdiagnostik. Springer, Berlin Heidelberg New York Tokyo

Scherer H (1985) Halsbedingter Schwindel. Arch Otolaryngol, Suppl II: 107

Scherer H, Clarke AH (1987) Thermal stimulation of the vestibular labyrinth during orbital flight. Arch Otolaryngol 244: 159

Scherer H, Clarke AH, Baetke F (1985) Überlegungen zur Physiologie der kalorischen Gleichgewichtsreaktion. Konsequenzen aus den Ergebnissen des Weltraumexperimentes im Spacelab 1. Laryng Rhinol Otol 64: 263

Schott E (1922) Über die Registrierung des Nystagmus und anderer Augenbewegungen mittels des Seitengalvanometers. Dtsch Arch Klin Med 140: 79

Schuknecht HF (1957) Ablation therapy in the management of Menière's disease. Acta Oto-Laryngol. (Stockh) Suppl. 132

Schuknecht HF (1969) Cupulolithiasis. Arch Otolaryngol 90: 765

Schuknecht HF (1974) Pathology of the ear. Harvard University Press, Cambridge, MA

Schuknecht HF (1987) Current method of stapes surgery. Adv Oto-Rhino-Laryngol 37: 101

Schuknecht HF, Kitamura K (1981) Vestibular neuritis. Ann Otol (St. Louis) 90 (1/2) 1–19

Selters W, Brackmann D (1977) Acoustic tumour detection with brainstem electric response audiometry. Arch Otolaryngol 103: 181

Shea JJ (1985) Stapedectomy; technique and results. In: Marquet J (ed) Surgery and pathology of the middle ear. Martinus Nijhoff Publ, Boston Dodrecht Lancester, p 37

Silverstein H, Norrell H (1977) Retrolabyrinthine total vestibular neurectomy. In: Brackman DE (ed) Neurological surgery of the ear and skull base. Raven Press, New York, p 303

Silverstein H, Schuknecht HF (1966) Biochemical studies of inner ear fluid in man. Arch Otolaryngol 84: 395

Simpson GT (1979) Immediate postembolization excision of glomus jugulare tumours. Advantages of combined techniques. Arch Otolaryngol 105: 639

Smolders J, Klinke R (1984) Effects of temperature and the properties of primary auditory fibers of the spectacle caiman. J Comp Physiol A 155: 19

Snyder SH (1969) Paroxysmal torticollis in infancy. A possible form of labyrinthitis. Am J Dis Child 117: 458

Sortland O (1979) Computed tomography combined with gas cisternography for the diagnosis of expanding lesions in the cerebello-pontine angle. Neuroradiology 18: 19

Spector GJ, Fierstein J, Ogura JH (1976) A comparison of therapeutic modalities of glomus tumours in temporal bone. Laryngoscope 86: 690

Spoendlin H (1965) Strukturelle Eigenschaften der vestibulären Rezeptoren. Schweiz Arch Neurol Neurochirurg Psychiatr 96: 219

Stahle J, Wilbrand HF (1983) The temporal bone in patients with Menière's disease. Acta Oto-Laryngol. (Stockh) 95: 81

Stefan H, Neubauer U (1988) Pharmakoresistente Epilepsien operativ behandelt. Deutsches Ärzteblatt 40: 1906

Stenger HH (1965) Schwindelanalyse, Untersuchung auf Spontan- und Provokationsnystagmus. In: Berendes, Link, Zöllner, Lehrbuch Hals-Nasen-Ohrenheilkunde, Bd III/1. Thieme, Stuttgart

Stennert E (1986) Topographical relationship between internal acoustic canal and labyrinth. Vortrag auf dem Internationalen Course on Skull Base Surgery, Hannover

Stennert E, Thumfart W (1988) Tumore und Pseudotumore des Felsenbeins und der angrenzenden Schädelbasis. Arch Oto-Rhino-Laryngology, Suppl I: Referate 167

Sterkers JM, Perre J, Viata P, Foncin JF (1987) The origin of acoustic neuromas. Acta Oto-Larnyngology (Stockh) 103: 427

Sterkers JM, Sterkers O, Mandelonde C, Corlien P (1984) Preservation of hearing by the retrosigmoid approach in acoustic neuroma surgery. Adv Otorhinolaryngol 34: 187

Stewart TJ, Liland J, Schuknecht HF (1975) Occult schwannomas of the vestibular nerve. Arch Otolaryngol 101: 91

Stoll M, Matz DR, Most E (1985) Schwindel und Gleichgewichtsstörungen. Diagnostik-Klinik-Therapie. Ein interdisziplinärer Leitfaden für die Praxis. Thieme, Stuttgart New York

Stoll W (1981) Der vertikale Zeichentest. Arch Oto-Rhino-Laryng 233: 201

Stoll W (1987) Das Fensterfistelsymptom bei Läsionen im Bereich des runden und ovalen Fensters. Laryng Rhinol Otol 66: 139

Strauss C, Fahlbusch R, Haid CT (1989) Funktionserhaltende Mikrochirurgie bei der suboccipitalen Entfernung großer Akustikusneurinome. J Neurochirurgica

Stupp H, Küpper U (1974) Spätergebnisse der transtemporalen Neurektomie des N. vestibularis bei M. Menière. Z Laryngol 53: 637

Takemori S, Cohen B (1974) Loss of visual suppression of vestibular nystagmus after flocculus lesions. Brain Res 72: 213

Terrahe K (1985) Das zervikokraniale Syndrom in der Praxis des HNO-Arztes. Laryng Rhinol Otol 64: 292

Thomas JE, Cody DTR (1981) Neurologic perspectives of otosclerosis. Mayo Clinic Proc 56: 17

Thumfart W, Stennert E (1988) Verletzungen und Frakturen des Felsenbeines und der angrenzenden Schädelbasis. Arch Oto-Rhino-Laryngology Suppl I: Referate, 81

Torok N (1957) The culmination phenomenon and frequency pattern of thermic nystagmus. Acta Oto-Laryng. (Stockh) 48: 530

Torok N, Guillemin V, Barnothy JM (1951) Photoelectric nystagmography. Ann Oto-Rhino-Laryng (St. Louis) 60: 917

Trinker D (1965) Physiologie des Gleichgewichtsorgans. In: Zöllner F (Hrsg) Hals-Nasen-Ohren-Heilkunde, Bd. III/T.1. Thieme, Stuttgart, S 311

Tullio P (1930) Forschung und Betrachtung zur experimentellen Otologie und Phonetik. Mschr Ohrenheilkunde 64: 160

Unterberger S (1938) Neue objektive registrierbare Vestibularis-Drehreaktionen, erhalten durch Treten auf der Stelle. Der »Tretversuch«. Arch Ohren-Nase-Kehlkopfheilkunde 145: 478

Updegraff WR (1985) A new metabolic approach to headache and dizziness. In: Myers E (ed) New dimension in otorhinolaryngology head and neck surgery, vol 2. Elsevier Science Publ BV (Biochemical Division)

Valvassori GE (1969) The abnormal internal auditory canal: The diagnosis of acoustic neuroma. Radiology 92: 449

Valvassori GE (1969) The radiological diagnosis of acoustic neuromas. Arch Otolaryngol 83: 582

Veit C (1928) Zur Technik der kalorischen Schwachreizuntersuchung. Z Hals-Nasen-Ohrenheilkunde 19: 542

Von Glass, Philipp A (1988) Die Darstellung der Kapselotosklerose mit Hilfe der Computertomographie. HNO 36: 373

Wallenberg A (1895) Akute Bulbäraffektion (Embolie der A. cerebelli post. inf. sin.?). Arch Psychiat Nervenh 27: 504

Weidenbecher M. (1988) Mißbildungen des Felsenbeines und der angrenzenden Schädelbasis. Verhandlungsbericht 1988. Archiv für Ohren-, Nasen- und Kehlkopfheilkunde 1: 1

Wende S (1980) Die kombinierte Anwendung von Computertomographie und Luftzisternographie bei Kleinhirnbrückenwinkeltumoren. Fortschr Röntgenstr 132 (6): 666

Wennmo C, Pyykkö I (1982) Vestibular neuronitis. In: Eye movements in posterior fossa disorders. An electrographic study. Lund (Schweden)

Wenzel D (1987) Die Entwicklung des Sehens beim Säugling und Kleinkind. In: Stehr K, Mayer U, Harms D (Hrsg) Perimed, Fachbuch-Verlagsg. Erlangen

Wersäll J (1956) Studies on the structure and innervation of the sensory epithelion of the crista ampullaris in the guinea pig. Acta Otolaryngol Suppl 126

Wersäll J, Lundquist PG (1968) Ototoxic drugs. In: Hexheimer A (ed) Drugs and sensory function. Little, Brown & Co, Boston, MA

Wigand ME (1976) Schwindel ein Leitsymptom der Felsenbeinneurinome. Neurol Psychiat 2: 307

Wigand ME (1978) Persönliche Mitteilung

Wigand ME (1981) Transnasale, endoskopische Chirurgie der Nasennebenhöhlen bei chronischer Sinusitis. Teil III. Die endonasale Siebbeinausräumung. HNO 29: 287

Wigand ME, Haid CT (1976) Labyrinthäre Durchbrüche des Octavusneurinoms: otochirurgische Aspekte. Arch Hals-Nasen-Ohrenheilkunde 213: 415

Wigand ME, Haid CT, Berg M, Rettinger G (1982) Otochirurgische Neurolyse des VIII Hirnnerven bei progressiven cochleo-vestibulären Störungen. Arch Oto-Rhino-Laryngol 235: 531

Wigand ME, Hellweg FC, Berg M (1982) Tinnitus nach Eingriffen am VIII Hirnnerven. Laryngol Rhinol Otol 61: 132

Wigand ME, Haid CT, Berg M, Rettinger G (1983) Mikrochirurgische Neurolyse des VIII Hirnnerven bei cochleo-vestibulären Störungen über einen erweiterten transtemporalen Zugang. HNO 31: 295

Wigand ME, Haid CT, Berg M, Rettinger G (1985) Transtemporal removal of acoustic neuromas from the C.P.A. with preservation of hearing. In: Myers E (ed) New dimension in otorhinolaryngology head and neck surgery, vol 2. Elsevier Science Publ. BV (Biomedical Division), p 1009

Wigand ME, Goertzen W, Berg M (1988) Transtemporal planned partial resection of bilateral acoustic neuromas Acta Neurochirurgica 92: 50

Wilcke O (1973) Differentialdiagnose der Tumoren im Kleinhirnbrückenwinkel. Acta Neurochirurgica 28: 305

Wodak E, Fischer H (1922) Über die Armtonusreaktion. Z Hals-Nasen-Ohrenheilkunde 3

Wolfe JW, Engelkeen EJ, Kos CM (1978) Low frequency harmonic acceleration as a test of labyrinthine function: basic methods and illustrative cases. Trans Am Academy Ophthalmol Otolaryngol 86: 130

Wortmann A, Berg M, Haid CT (1984) A new computer analysis of the caloric test. Acta Oto-Laryngol (Stockh) 406: 174

Yasargil ML (1978) Mikrochirurgie der Kleinhirnbrückenwinkeltumore. In: Plester D, Wende S, Nakaquama H (Hrsg) Kleinhirnbrückenwinkel-Tumore. Springer, Berlin Heidelberg New York

Ylikowski J, Collan Y, Palva T Functional and histological findings in acoustic neuromas.

Ylikowski J, Palva T, House WF (1981) Vestibular nerve findings in 150 neurectomized patients. Acta Oto-Rhino-Laryngol 91: 505

Zenner HP (1986) K+ – induced motility and depolarization of cochlear hair cells. Direct evidence for a new pathophysiological mechanism in Menière's disease. Arch Oto-Rhino-Laryngol 243: 198

Zilstorff-Pedersen KK, Peitersen E (1963) Vestibulo-spinal reflexes. Arch Oto-Rhino-Laryngol 72: 237

Zülch KJ (1957) Brain tumours: Their biology and pathology. Springer, Berlin Göttingen Heidelberg

Sachverzeichnis

Seitenzahlen in **Fettdruck** verweisen auf die Hauptbehandlung der Stichwörter